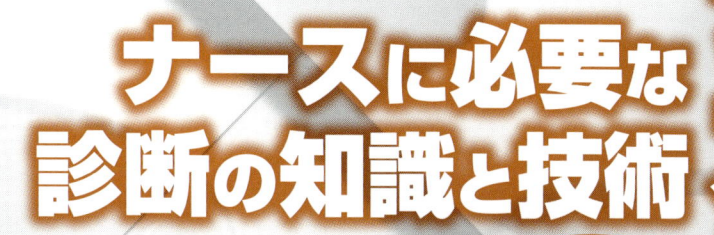

フィジカルアセスメント

ナースに必要な診断の知識と技術
第4版

編集

日野原 重明
元 聖路加国際病院理事長

著

日野原 重明
元 聖路加国際病院理事長

山内 豊明
放送大学大学院教授 生活健康科学プログラム

岡安 大仁
元 日本大学医学部教授

道場 信孝
一般財団法人ライフプランニングセンター顧問

増田 幹生
共和堂医院 内科胃腸科クリニック院長

細谷 亮太
聖路加国際病院顧問

（執筆順）

医学書院

	フィジカルアセスメント	
	ナースに必要な診断の知識と技術　第4版	
	［聴診音 CD-ROM 付］	
発　行	1978年 5 月10日	第1版第1刷
	1980年 2 月 1 日	第1版第5刷
	1980年10月15日	第2版第1刷
	1982年10月 1 日	第2版第3刷
	1983年11月15日	第3版第1刷
	2005年 9 月 1 日	第3版第24刷
	2006年12月 1 日	第4版第1刷Ⓒ
	2019年 2 月15日	第4版第7刷
編　集	日野原重明	
発行者	株式会社　医学書院	
	代表取締役　金原　俊	
	〒113-8719　東京都文京区本郷1-28-23	
	電話　03-3817-5600（社内案内）	
印刷・製本	アイワード	

本書の複製権・翻訳権・上映権・譲渡権・貸与権・公衆送信権（送信可能化権を含む）は株式会社医学書院が保有します．

ISBN978-4-260-00233-2

本書を無断で複製する行為（複写，スキャン，デジタルデータ化など）は，「私的使用のための複製」など著作権法上の限られた例外を除き禁じられています．大学，病院，診療所，企業などにおいて，業務上使用する目的（診療，研究活動を含む）で上記の行為を行うことは，その使用範囲が内部的であっても，私的使用には該当せず，違法です．また私的使用に該当する場合であっても，代行業者等の第三者に依頼して上記の行為を行うことは違法となります．

JCOPY　〈出版者著作権管理機構　委託出版物〉

本書の無断複製は著作権法上での例外を除き禁じられています．複製される場合は，そのつど事前に，出版者著作権管理機構（電話 03-5244-5088，FAX 03-5244-5089，info@jcopy.or.jp）の許諾を得てください．

第4版　序

　このたび，既刊の『ナースに必要な診断の知識と技術』を大幅に加筆し，『フィジカルアセスメント—ナースに必要な診断の知識と技術』と改題して出版することとなった。

　私は，本書では第1章「看護と診断技術」について執筆した。第2章「全身のみかた」では，診断上最も基本となる「視診」「触診」「打診」について詳述し，さらに「聴診器の使いかた」と「バイタルサインのみかた」を解説した。それに続いて，各専門科別に5名の実力ある臨床家が各系統の器官のみかたについて新たに書き下ろし，それを一冊にまとめたのが本書である。

　本書は，ナースのためにup-to-dateの診断技術を教える教科書であり，日本のこれからの看護界で活躍されるナースの皆さんに本書を贈る次第である。

　日本のナースは，第二次世界大戦直後の昭和23年に制定された「保健師助産師看護師法」，略して「保助看法」の法律によって，医業を行う医師の「診療の補助」を行うものと規定され，診断と治療という医療行為は医師の特権とされてきた。しかし，医師自身も，また一般社会もが認めるとおり戦後の日本の医療は驚くほどの進歩を遂げている。21世紀となった今，20世紀の医療体系を脱して，革新されたヘルスケア・システムが期待されるのである。

　日本のヘルスケア・システムは，未だに古い20世紀のシステムを引き継いでいるという現状を脱し得ないのはなぜだろうか。4年制の看護大学が目覚ましいほどの勢いで数多く開学しているのに，看護職は依然として「保助看法」に縛られている現状に，ナースは敢然と訣別しなくてはならない。

　患者や家族に最初に接する看護職こそは，これまで医師が身につけていた診断や治療業務の中に飛び込んで，いち早く得たヘルスケア上のエビデンスを医師に提供する義務が要求される。医学での診断の知識と技術が目覚ましく進歩する中で，看護職は臨床医学からその知識と技術を自分達のものとして，これまで以上に高い臨床能力を身につけることが求められている。それは受療者の側からも要請されていることであろう。

　つまり，医学教育で医学生や卒後研修医が修得するような診断の知識と技術に匹敵する臨床能力が，21世紀の臨床ナースには要請されているのである。そのことによって初めて，医師とナースとのチーム・ヘルスケアの効果がもたらされるものと私は信じている。

　米国では40年前からナースプラクティショナー(Nurse Practitioner; NP)が医師とは独立して患者の診察を行い，検査を指示し，診断を下し，ある程度の診療さえ行える資格が与えられている。日本も近い将来，このような身分で働ける臨床専門ナースの養成が必要であり，本書はそのよきテキストブックといえる。本書は上記の趣旨で，新しい知識や技術を取り入れて書き下ろされた改訂版である。

　本書は，これからのナースの教育に大きな影響を与えることと思われる。看護師のための新しいフィジカルアセスメントの指導書として広く活用されることを私は強く願いたい。

2006年10月25日

聖路加国際病院理事長
日野原重明

第3版 序

　本書の初版が1978年5月に発行されたとき，私達がその序文に書いた文章，「日本の医療界に大きな波紋を投げかける一石となることを予測し……」を，それから5年余り経った今日みると，これを積極的な方向でセンシティブにとらえたのは，やはりナースであったように思われる。

　医師の中にはこのようなテキストをナースが学ぶことに抵抗する気持ちを抱かれた方が多かったと思うが，これは医師やナースの役割を固定的に考えられたためと思う。

　初版後2年余り経った1980年8月に第2版が出版されたが，これには「産婦人系のみかた」の章が加えられた。それから3年経った今回の第3版では「小児のみかた」として27頁がさらに加えられた。

　これで小児から成人まで，しかも両性についての診断の知識と診察の技術が網羅されたわけである。

　最近，「看護診断」という新語が，アメリカから日本にも伝わってきた。これはナースが効果的なケアをするための看護ケア上の患者の問題解決，およびそのための観点とアプローチの手立てを論理的に，全人的に考える知識と技術である。

　この看護診断もその中に技術となるデータベースが必要であり，患者を医学的に，心理的・精神的に，また社会的に取り扱うためのデータの集積と分析がなくてはならないのである。

　医師がややもすると断片的に患者や家族に接して，症候や所見をとらえるのに対して，ナースは交替しつつも，連絡をとりながら四六時中ケアをする間に，身体的所見を幅広く，また鋭くとらえる機会をもっているのである。

　ナースが患者を看る，患者から聴く，患者に触れる，というのは，視診，聴診，触診といった臨床医学的能力をある程度もたなければ，問題解決やケアの計画を実践することはできない。その意味で医師の診断と同じ種類のものがナースによってもなされなければならない。つまり，医師とナースの役割がかなり重複するのである。

　今日は，聴診法による血圧測定は一般の素人にもなされつつある時代である。レベルの高いバイタルサインその他の身体所見は本書に書いてある知識と技術の実地応用によって在来より，はるかに正確にとらえられるものである。

　明日の看護に挑戦する若いナースや学生の学習に本書が広く活用されることを望む次第である。

1983年9月16日

著者ら

第 2 版 序

　第1版が出版されてから2年になる。初版の序にあるように，本書は日本の看護界に一石を投ずるような気持ちで出された。すなわち，質の高いケアを遂行するには，患者の身体的問題をとらえる上でいかなる知識，技能が必要とされるかを具体的に解説したわけである。

　ところが，私達の予想以上に本書が日本全国に普及し，英語版を書いてはどうかとの意見まで寄せられるに及び，一石の波紋の思わぬ大きさに私達は非常な感激を味わったのである。

　初版が読者諸氏により読まれ始めたとき，私達はすぐに第2版の準備に取りかかった。

　今度の改訂のポイントは，第1版で欠けていた産婦人系の章を新たに加えたことである。すでに助産婦は，診断行為を永年行ってきた実績がある。しかし，これからの診断は今までの経験的診断に加え，新しい医学に立脚したものでなければならないと考え，助産婦の方々にも本書を利用していただきたいと願い，書き加えたものである。

　日本においては看護婦が診断に参与するという考えはまだまだ定着していないが，有能な一部の看護婦は，日常の臨床においてすでにこれを行いつつある。本書では，その後に続く意欲をもった看護婦が生理的，科学的裏づけをもって実際の臨床場面で患者からの情報を引き出せるよう明快に述べたつもりである。

　わが国の現状として，まだまだ本だけの学習に終わってしまう人もあるかもしれない。しかし，よき医師ならびに看護指導者の援助のもとに一人でも多くの看護婦が，本書により日常業務の中で質の高いケアを実現することを願うものである。

　1980年8月

著者ら

第1版 序

　本書が恐らくは日本の看護界に，そしてまた日本の医療界に大きな波紋を投げかける一石となることを予測し，その波紋を最も敏感に感じ取られるナースの方々が大いに動機づけられて新しいナーシングへの道を前進されることを希（こいねが）い，この書を出版するものである。

　本書は，患者によりよいケアをするための，科学的アプローチの方法を示したものであり，よき臨床ナース(effective nurse practitioner)になるための「ナースの診断学」の書と呼んでよい内容のものである。

　「診断」という言葉は，聴診器が以前そうであったように，医師の特権領域と考えられてきた。そして医師の診察を助けてきたナースも，患者やその家族も，診断こそは，手術と同様に医師のみが行い，医師の責任によってなされる高級な医学と考えてきた。

　しかし，外来診察室や病棟で医師により測定された血圧値に比べて，家庭で測った血圧の方がはるかに低いという事実は，患者や家族が自宅で正確に血圧を測れるようになり，そのデータを医師に示すことによって初めて明らかにされたことである。つまり，診断のための基礎データが患者より提供され，医師は患者の参与により，もっと正しい診断が下せるようになったわけである。

　ナースが，従来行ってきたバイタルサインの測定や記載は，今や訓練を受けた家庭婦人が行えるまでになりつつある。また，訓練された母親は，語れない乳児の示す病的な身体所見や機嫌の良し悪しから，大切な診断情報をとらえて，医師に伝達するようになってきている。このような時代に，どうしてナースは従来のように患者情報の獲得を医師のみに頼らなければならないのであろうか。

　患者を正しく診ることは，四六時中患者のケアをする臨床ナースには絶対に必要なものである。患者を正しく診るための知識と技術と判断力をもってかなりの程度自主的に行動すること，さらに医師の支援のもとに患者の問題解決をするためのケアを行うこと，それこそ，これからのナースだと考えられるのである。

　拡大されるナースの役割の中で，今までより高い診断能力をもつことは，近代看護を遂行するために，また，患者の生命をより安全に守り，ケアの質をより一層高めるために必要なことであろう。

　今や，診断は医師を中心とするチーム，つまりナース，薬剤師，臨床検査技師，栄養士，ケース・ワーカーなどによってなされる時代になってきたのである。ナースがこのようなチーム医療の中核として，本書から得られた新しい知識と技術を，患者を診る行動や日常のナーシング・ケアの中に生かされることを希い，日本のナーシングが早く世界的レベルにまで高められることを期待するものである。

　本書の中には記載のレベルに多少の難易と詳しさの差がある。それは今日，CCUやICUのように循環・呼吸器方面でのケアはかなり進んでいるという実状に合わせたためであり，この方面の記載はややレベルが高くなっていることを諒承していただきたい。

1978年5月

著者ら

目次

第1章 看護と診察技術 ……… 日野原 重明 ● 1
Ⅰ．看護の役割と実践像の変転 …………… 2
- 1．看護とは ………… 2
- 2．新しい看護と医学 ………… 2
- 3．医師とナースのチーム ………… 2
- 4．看護の新しい場面とは ………… 3
- 5．診断への参与 ………… 3

Ⅱ．患者からの情報とそれへの対応 ………… 4
- 1．判断された情報 ………… 4
- 2．新しい看護記録 ………… 4

Ⅲ．診断，または身体的見わけの意義 ………… 5
- 1．診断とは ………… 5
- 2．診断名の分析 ………… 6
- 3．診断の論理と過程 ………… 6

Ⅳ．身体診察とは ………… 8
- 1．面接 ………… 8
- 2．病歴のとりかた ………… 10
- 3．診断技術について ………… 13

第2章 全身のみかた ……… 山内 豊明 ● 15
Ⅰ．視診 ………… 16
- 1．「何をみているのか」を整理する ………… 16
- 2．視診の観点 ………… 16
- 3．胸郭の視診 ………… 17
- 4．口腔の視診 ………… 18
- 5．指・爪の視診 ………… 19

Ⅱ．触診 ………… 20
- 1．原則と方法 ………… 20
- 2．触診でとらえられること ………… 20
- 3．頸部の視診と触診 ………… 21
- 4．乳房の視診と触診 ………… 22
- 5．波動の触知 ………… 22

Ⅲ．打診 ………… 23
- 1．打診の原理 ………… 23
- 2．打診の適応箇所 ………… 23
- 3．打診時のコツ ………… 23

Ⅳ．聴診 ………… 25
- 1．正しい方法とポイント ………… 25
- 2．スクラッチテスト ………… 26

Ⅴ．バイタルサインのみかた ………… 27
- 1．呼吸 ………… 27
- 2．脈拍 ………… 27
- 3．血圧 ………… 30
- 4．体温 ………… 33
- 5．意識レベル ………… 35

第3章 呼吸器系のみかた　　　　　　　　　　　　　岡安 大仁 ● 37

- I．呼吸器とその役割 ……………………………………………… 38
- II．主な呼吸器症状とそのとらえかた …………………………… 40
    - 1．病歴聴取上の留意事項 ………… 40
    - 2．鼻閉と咽頭痛 …………………… 40
    - 3．咳 ………………………………… 40
    - 4．痰 ………………………………… 41
    - 5．呼吸困難，息切れ ……………… 41
    - 6．喘鳴 ……………………………… 42
    - 7．胸痛 ……………………………… 43
    - 8．喀血 ……………………………… 43
    - 9．嗄声 ……………………………… 43
- III．重要な徴候とそのとらえかた ………………………………… 44
    - 1．チアノーゼ ……………………… 44
    - 2．呼吸パターンの異常 …………… 44
    - 3．ばち指 …………………………… 46
    - 4．意識障害 ………………………… 46
    - 5．樽状胸 …………………………… 46
    - 6．漏斗胸 …………………………… 46
    - 7．脊椎側彎症 ……………………… 46
- IV．呼吸器の所見のとりかた ……………………………………… 47
    - 1．鼻のみかた ……………………… 47
    - 2．咽頭のみかた …………………… 47
    - 3．頸部のみかた …………………… 48
    - 4．胸部のみかた …………………… 49

第4章 循環器系のみかた　　　　　　　　　　　　　道場 信孝 ● 71

- I．病歴のとりかた ………………………………………………… 72
    - 1．現病歴 …………………………… 72
    - 2．既往歴と家族歴 ………………… 72
    - 3．生活歴 …………………………… 73
- II．主な症状と徴候 ………………………………………………… 74
    - 1．胸痛 ……………………………… 74
    - 2．呼吸困難 ………………………… 75
    - 3．易疲労感 ………………………… 75
    - 4．動悸 ……………………………… 76
    - 5．失神 ……………………………… 76
    - 6．浮腫 ……………………………… 76
    - 7．喀血 ……………………………… 77
    - 8．チアノーゼ ……………………… 77
    - 9．その他の症状・徴候 …………… 77
- III．視診 ……………………………………………………………… 78
    - 1．頭頸部と顔面 …………………… 78
    - 2．上肢 ……………………………… 78
    - 3．頸静脈 …………………………… 78
    - 4．頸動脈 …………………………… 80
    - 5．胸郭 ……………………………… 80
    - 6．腹部 ……………………………… 80
    - 7．下肢 ……………………………… 81

- IV．触診・打診 …………………………………… 82
  - 1．動脈の触診 ………………………… 82
  - 2．前胸壁の触診 ……………………… 83
  - 3．循環器系における打診 …………… 86
- V．聴診 ……………………………………………… 87
  - 1．音の性質と聴覚 …………………… 87
  - 2．聴診器の適切な使いかた ………… 88
  - 3．心音の聴診 ………………………… 89
  - 4．正常心音と過剰心音 ……………… 93
  - 5．心雑音 ……………………………… 97
  - 6．血管雑音 …………………………… 104

第5章 腹部のみかた　　　　　　　増田 幹生 ● 107

- I．腹部症状のとらえかた ………………………… 108
- II．腹部の病歴のとりかた ………………………… 109
  - 1．既往歴（消化器系疾患，手術歴） … 109
  - 2．家族歴 ……………………………… 109
  - 3．生活歴 ……………………………… 109
  - 4．検査歴，治療歴 …………………… 110
  - 5．現病歴 ……………………………… 110
- III．主な消化器症状とその意味　自覚症状のとらえかた ………………………………………… 111
  - 1．腹痛 ………………………………… 111
  - 2．腹部重圧感 ………………………… 114
  - 3．食欲不振，もたれ感 ……………… 114
  - 4．悪心，嘔吐，げっぷ，おくび …… 114
  - 5．腹痛に伴う圧痛，反跳痛 ………… 114
  - 6．胸やけ，溜飲，呑酸，むしず，酸逆流，嚥下時つかえ感，嚥下困難，嚥下時痛 ……………………………………… 114
  - 7．全身倦怠感 ………………………… 114
  - 8．口臭 ………………………………… 114
  - 9．便通異常：下痢 …………………… 114
  - 10．便通異常：便秘 …………………… 115
  - 11．腹部膨満，鼓腸，腹鳴，しぶり腹 … 115
  - 12．吐血，下血（タール便，血便，肛門鮮血出血），粘血便 ……………………… 115
  - 13．消化器症状に伴う発熱 …………… 115
  - 14．消化器症状に伴う体重減少，るいそう（やせ） ……………………………… 115
- IV．他覚症状のとらえかた　視診 ………………… 116
  - 1．一般状態（体格，体型，栄養状態）… 116
  - 2．腹壁皮膚の変化 …………………… 116
  - 3．リンパ節 …………………………… 117
  - 4．腹壁の形態 ………………………… 117
  - 5．腹壁静脈の怒張 …………………… 118
  - 6．腹部の拍動 ………………………… 118

Ⅴ．他覚症状のとらえかた　触診，打診，聴診 ……………………………………………… 119
　　1．腹部の局所解剖と所見の記載法 …… 119
　　2．腹部触診の姿勢 ………………… 119
　　3．腹部触診法の種類と要領 ………… 121
　　4．腹痛における腹部触診所見 ……… 123
　　5．腹部の打診 ……………………… 124
　　6．腹部の聴診 ……………………… 125
Ⅵ．他覚所見の実際 …………………………………………………………………………… 127
　　1．腹腔内臓器 ……………………… 127
　　2．異常所見 ………………………… 130
Ⅶ．留意すべき症状と初期対応　急性腹症と消化管出血，黄疸 …………………………… 133
　　1．急性腹症 ………………………… 133
　　2．消化管出血 ……………………… 134
　　3．黄疸 ……………………………… 135

第6章 神経系のみかた　　　　　　　　　　　　　　　　　　　　　　　山内 豊明 ● 137

Ⅰ．神経系のアセスメントを進めていく上での基本方針 …………………………………… 138
　　1．神経学的診察法とは …………… 138
　　2．神経系の系統的アセスメントの実際 … 138
Ⅱ．神経系の系統的アセスメント …………………………………………………………… 139
　　1．意識状態のみかた ……………… 139
　　2．高次脳機能のみかた …………… 145
　　3．脳神経のみかた ………………… 149
　　4．眼のみかた ……………………… 151
　　5．耳のみかた ……………………… 155
　　6．頸部のみかた …………………… 157
　　7．四肢の運動機能のみかた ……… 157
　　8．四肢の筋トーヌス，筋萎縮，不随意運動
　　　　のみかた ………………………… 164
　　9．小脳機能・平衡機能のみかた … 166
　　10．反射のみかた …………………… 168
　　11．感覚のみかた …………………… 172
　　12．自律神経のみかた ……………… 175

第7章 小児のみかた　　　　　　　　　　　　　　　　　　　　　　　　細谷 亮太 ● 177

Ⅰ．病歴のとりかた …………………………………………………………………………… 178
　　1．問診のしかた …………………… 178
　　2．主訴ならびに現病歴 …………… 179
　　3．既往歴ならびに発達歴 ………… 179
　　4．家族歴 …………………………… 180
　　5．系統的レビュー ………………… 180
　　6．習慣歴 …………………………… 180

Ⅱ．全身のみかた …………………………………………………………………………… 181
1．小児における特異性 ……………… 181
2．身体所見のとりかたの実際 ……… 181

Ⅲ．身体測定の方法とスクリーニングテスト ……………………………………… 203
1．身体測定 …………………………… 203
2．バイタルサイン …………………… 203
3．身体発育 …………………………… 204
4．精神と運動の発達 ………………… 204
5．視力，聴力のスクリーニング …… 205
6．血液，尿，便によるスクリーニング … 205

第8章 高齢者のみかた　　　　　　　　　　　　　　　　　　　山内 豊明 ● 211

Ⅰ．加齢による変化 ………………………………………………………………………… 212
1．加齢と身体的変化 ………………… 212
2．加齢と心理的変化 ………………… 212
3．社会・文化的変化 ………………… 213
4．加齢に伴う症状や徴候の現れかたの変異 … 213

Ⅱ．病歴聴取のための問診のポイント ……………………………………………… 215
1．病歴聴取の観点 …………………… 215
2．コミュニケーションへの影響要因 … 215
3．患者のプロフィールの作成 ……… 218
4．家族歴 ……………………………… 221
5．既往歴 ……………………………… 221
6．身体各機能についてのシステムレビュー … 221

Ⅲ．機能評価 ………………………………………………………………………………… 223
1．機能評価とは ……………………… 223
2．機能評価を行う際の留意点 ……… 225

Ⅳ．身体各系統のみかた ………………………………………………………………… 227
1．外観ならびに全身系 ……………… 227
2．呼吸器系 …………………………… 229
3．循環器系 …………………………… 231
4．消化器系 …………………………… 234
5．泌尿器・生殖器系 ………………… 235
6．感覚系 ……………………………… 236
7．神経系 ……………………………… 238
8．筋骨格系 …………………………… 240

索引 ……………………………………………………………………………………………… 243

CD-ROM 操作ガイド …………………………………………………………………… 252

●本文中の 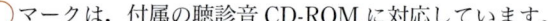 マークは，付属の聴診音 CD-ROM に対応しています。

イラスト：櫻井ゆきのり／表紙デザイン：デザイン・プレイス

1
看護と診察技術

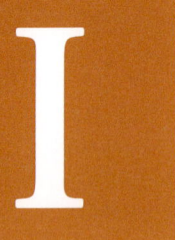 看護の役割と実践像の変転

1 看護とは

　看護(nursing)とは，もともとは病む人間の病気の苦しみをできるだけ和らげ，患者が自己の力を用いて病気に立ち向かい，これを克服できるように，身体的，心理的，社会的，さらに霊的(spiritual)な面などの全体的立場(holistic)から，患者を援助することを目標(goal)として，医学(medicine)の中に生まれたものである。

　医学が近代科学として発展するにつれて，その関心の中心は，主として病気の診断や治療法の研究や実践に向けられるようになった。それに伴い，病む患者の側に立って，ハンディキャップのある患者の生活を全面的に援助すること(英語ではcareという言葉で表現される)の重要性が認識され，この大切な患者のケアを担うのが，看護の主な役割であると考えられるようになってきた。

　さらにまた，病気のときだけではなく，平素の健康維持への支援をも科学的に行うことが近代看護(modern nursing)の内容とみなされるようになってきた。

　ナースが患者を真にケアする中に，患者を慰め，支援し，励ますという患者の内的な存在へのはたらきかけがなされているのであるが，このナースのすべき行動は，日本では長い間，医師によりゆがめられて存在することを余儀なくされたのであった。つまりナースはただ医師の命令の下に，手足となって働くという下廻りの仕事に従事するといった現実が続いたのである。

2 新しい看護と医学

　近年，欧米の看護界では看護の独自性ということが強調されてきた。日本の看護界にもこの考えかたは取り入れられ，発展してきた。しかし，その一方で医学と看護との協調性は，患者の病床や地域住民の住む社会の中でしだいに失われてきたというのが，昨今の実態であろう。

　在来の医師の多くは狭い医学の中で病気にばかり心を奪われていたが，もっと患者やその家族，社会の人々を考えつつその人々の心身を健康な状態にもっていき，これを維持させるということ，すなわち患者のケアを目指すことこそが，臨床医学の真のゴールであるということに気づき始めた医師がしだいに増えてきたのである。

　このような考えに立つと，人々を健康へ導くケア(health care)を目指す学問とその実践こそが，広義のmedicineと考えられ，医師とナースは，この新しい考えの中にそれぞれの独自性を発展させるべきものと考えられるのである。

3 医師とナースのチーム

　ヘルスケアの中で医師とナースとは，どうしてもチームを組んで働かざるを得なくなるが，そのチームの組みかたは，在来の，ただ命令する者とそれを受けて行動をする者といった関係ではない。それぞれ，場面場面で，お互いの情報交流によりどちらかが調整者的役割をするかを話し合いながら，患者や家族のケアという実践の中に一体化して日常の業務を行うという方向に進むべきだと思う。

4 看護の新しい場面とは

　ナースの側からいえば，これからの近代看護は，在来の看護の目指した患者のケアを，その面上で発展させるとともに，その活動内容を拡大させることが必要となってきたのである。Murphy(1970)は，拡大するということは，仕事(task)の種類がさらに多様化するとともに，多様化したもの相互の間に新しい関係が展開し，看護自体がより内容の豊かなものになってくることを意味すると述べている。

　この拡大される看護の中には，患者のケアをよくするために欠くことのできない，患者の身体的，ならびに心理的，社会的評価(assessment)を行うということが含まれる。

　その中で，心理的，社会的な面を含めながらも，その身体的な情報を正確に取り扱い，これを正しく評価すること，すなわち身体診察(physical examination)による情報確認(data base)とその評価(assessment)は，今後のレベルの高い看護には必須のものであろう。これなしには，ナースはレベルの高いケアを責任をもって行うことはできないと私達は考えるのである。

5 診断への参与

　ナースは，医師のためにというよりも，患者の問題解決のために，バイタルサインにとどまらず，広範囲の患者や家族の情報を集めるが，同時にこれを評価し，患者の診断や患者の治療(treatment, therapy)と問題の処理(management)のプロセスを円滑にするように貢献しなければならない。

　すなわちナースは，診断された患者のケアを引き受けるだけでなく，診断という目標に向かって，それを築き上げる過程に参与し，自らもデータを集め，評価しつつ，総合的診断治療の責任をもつ医師に協力すべきものであると思う。

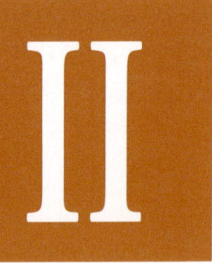

II 患者からの情報とそれへの対応

病気をもつ患者と，患者の中の病態とを正しく把握し，評価し，これを正しく処理することが，看護の中でなされるためには，まず患者からの情報とは何かということを理解することが必要である。

1 判断された情報

私たちの頭の中で患者の情報が正しく処理されてこそ，正しいケアがなされる。それには，情報が正しくinputされることと，臨床的判断力(clinical judgement)で正しく操作されることが必要である。この判断が評価(assessment)ともいわれる。

このことがなされるには，信用のおける基礎データ(data base)を基に，医師とナースとのチームによって，意志決定(decision-making)がなされなければならない。その意味で，医師とナースは意志決定のチームメイトといえよう。CCUやICUまたは血液透析室での日常活動の中で，このことは，日米のレベルに差はあれ，すでに日本でも徐々に行われてきたことである。このようなチーム活動は，地域医療の実践の中でも普遍化されるべきであろう。

患者や家族，関係者からの主観的，客観的情報は，病歴として取り入れられるものである。患者の身体的・心理的情報は，診察を通して得られる。バイタルサインは，今まではナースによる観察事項とされてきたが，これは診察の中の一部にすぎない。

2 新しい看護記録

ナースは今まで，看護記録といわれるものの中で，医師とは別に病歴をとり，視診，触診により，バイタルサインを記載してきた。聴診は，医師の専門と考えられがちであったが，ナースは血管音を聴取(血圧測定時)し，助産師は胎児心音を聴取してきたという古い事実がある。

これらはすべて患者からの情報である。これらをもっと拡大し，視診，触診，打診，聴診を幅広く行うことにより，患者の評価に参考となる情報が集められれば，医師が接しない多くの時間に，患者から与えられる情報を，または医師の得難い情報をナースは患者から収集できる。そしてこのデータ・ベースを科学的に処理することを医師との共同作業で行えるのである。このような技術と臨床判断力が高く養われれば，ナースの責任でかなりの患者の診断とケアとが臨機応変に処置され，看護計画が医学的基礎をふまえてなされるに違いない。また，その動作の足跡は，問題志向システム(POS)を提唱したL. Weed(1969)の述べたように記録の中にとどめられ，臨床的判断力が評価され，そして医師との協力で問題が討議され，その解決や監査もされるのである。

このようにして，ガラス張りの中で情報が処理されるうちに，臨床医学，看護学が発展するものと考えられる。

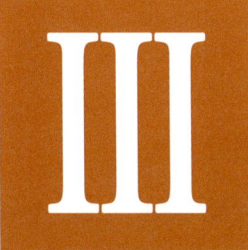

III 診断，または身体的見わけの意義

1 診断とは

　看護診断という言葉が比較的最近使われるようになってきた。この場合の「診断」は，看護プランに結ばれる判断という意味で，医師の使ってきた「診断」，または身体的見わけ(physical appraisal)とは異なる内容のものである。

　医師の使ってきた診断(diagnosis)は，一口でいえば病名を決めることであった。diagnosis の dia- とは，diameter(直径)，diagonal(対角線)の dia で，"通して"という意味であり，gnosis(知る：知識)とくっついて"知り貫く，徹底して知る"というのが diagnosis のもともとの語源であった。

　しかし，本当に病気をその根底から知ることは難しく，レベルの低い面でその病気を一応分類して命名しておくこともあった。たとえば，原因はわからないが熱型その他から，回帰熱，腺熱という診断名がつけられたり，膠原病という病理学的な名称での分類がなされている紅斑性狼瘡(狼瘡とは治りにくい病気，狼に噛まれたあとの治りにくい傷)，紅斑性硬結などのように皮膚の外見上の所見から，一応分類されて命名されている病気もある。

　本態性高血圧症というのは，本態が未だ明白でない，遺伝的，環境的因子その他により引き起こされる高血圧状態という分類にすぎず，ネフローゼは浮腫，低蛋白血，蛋白尿を示す原因の不明確な腎疾患を命名しているにすぎない。

　本当の病名は，原因を明白にしたものでなければならず，そのようなものは病因的診断(etiological diagnosis)といって，レベルの高い診断名となる(例：溶連菌による急性糸球体腎炎)。しかし多くのものは，不明確な症状を，1つの独立疾患として区別す

るために，診断名を与えるにとどまることを我慢しなければならないのが実情である。

　診断をその明確さのレベルから分類したものに表1-1 がある(Engel, R.L. & Davis, R.J. に準じる)。

　病歴に記してある医師の診断名を 10 ばかり取り上げて，その病名とされたものが，この診断の確実度の分類の A → E の中のどれに該当するかということをチェックすると，医師の記した病名がどの程度の確実度があるかがわかり，診断とは何かということを深く

表1-1　診断のレベル
A. 第1度の確実性のある診断
最も確実度の高いもの：肉眼または顕微鏡下にみて欠陥が明白になるもの(例：骨折などの外傷，兎唇，鎌状赤血球貧血などの遺伝的疾患)
B. 第2度の確実性のある診断
次に確実性の高いもの：種々の細菌やウイルスなどの微生物による感染(病気の現れかたには，いろいろの特色がある：肺炎など)，栄養失調，薬物中毒，虚血性心臓病(心筋梗塞)など
C. 第3度の確実性のある診断
主に記述的であり，その診断名で病気は一応理解されるが，それだけで病因や病態の原因を知ることはできないもの(例：消化性潰瘍や本態性高血圧，肝硬変など)
D. 第4度の確実性のある診断
一般的な反応状態のタイプは，それでわかるが，その病態を起こしている特別な原因がわからず，そして個々のケース，ならびにその環境についても，いろいろのバリエーションが存在するもの(例：良性腫瘍および悪性腫瘍などが，この範疇に属する。これは主に細胞の顕微鏡的所見によって識別されるので，病理学者の間でも，しばしばそのいずれの診断名をとってよいか，迷うことの多い内容のものである)
E. 第5度の確実性のある診断
最も確実性の少ないもの：これは，いろいろの所見および症状をいくつかまとめて，それでその病気の像を現したような診断名である。この場合，病気の原因は不明瞭である(例：伝染性単核球症，サルコイドーシス，全身性紅斑性狼瘡)

考えるのによい資料となるであろう。

2 診断名の分析

さて、ここで心臓病を診断するプロセスを考えてみよう。

1. リウマチ性心臓病，2. 心房細動，3. 僧帽弁狭窄症，4. 心不全，5. 心筋梗塞，6. 狭心症，7. 虚血性心臓病など。

以上のように心臓病にはいろいろな種類があり、様々な呼び名で表現されている。これらはいろいろな角度からみた病名で、あるものは総括的または病因論的分類(1, 7)、あるものは症状による分類(6)、またあるものは、病理解剖的分類(3, 5)、あるものは病態生理的(2)、あるいは機能的分類(4)である。

1人の心臓病患者の診断名をより正確に記載するには、たとえば次のように書くと理解しやすい。

```
リウマチ性心臓病(病因的)
僧帽弁狭窄症ならびに閉鎖不全(病理解剖的)
心房細動(生理的)
左心不全(中等度)(機能的)
```

```
動脈硬化症(または虚血性)心臓病(病因的)
急性前壁心筋梗塞(病理解剖的)
心房細動(生理的)
乳頭筋不全による僧帽弁閉鎖不全(機能的)
左心不全(高度)(機能的)
```

以上のように、心臓弁膜症(詳しくは僧帽弁狭窄症、大動脈弁閉鎖不全症など)や、心不全などを単独に取り出して、それで診断がついたと考えるのは、古い医学である。現代の医学では可能な限りその表現法を、病因的、病理解剖的、生理的、または機能的面からも取り上げて、全体を1つの診断とするような努力がなされている。したがって、心臓病が悪化したときは、その悪化の程度の理解に、上記のことがらをナースも理解し、なぜ悪化したかの判断をくだし、その情報を医師に伝えなければならない。

3 診断の論理と過程

1) 診断の第1相から第2相に

患者からの情報(病歴，診察所見，検査データ)を集め、その正確性や情報の条件(どのような状況下でそのデータが得られたか)を考慮しながら、それらを分析して、データの背後にある病態を推測する。それらの諸要素を総合的に組み合わせて様々に表現された病態〔たとえば、発熱状況、痛みの放散、紅斑の形、腫脹の程度、運動障害のタイプ、白血球増加、CRP値上昇、ガンマグロブリン増加、胸部X線(異常陰影)〕を評価し(evaluation)、仮説(hypothesis)を立て、1つの独立した病気(entity)として把握する。

以上が診断の第1相である。その認識評価のもとに、1つの方針を意図的に決定し、その病気の根源を攻撃するか、患者への被害や苦しみを和らげるための治療(therapy)や処置(management)を行う。そのケアの作業の過程の中に生じる情報から、逆に仮説的に

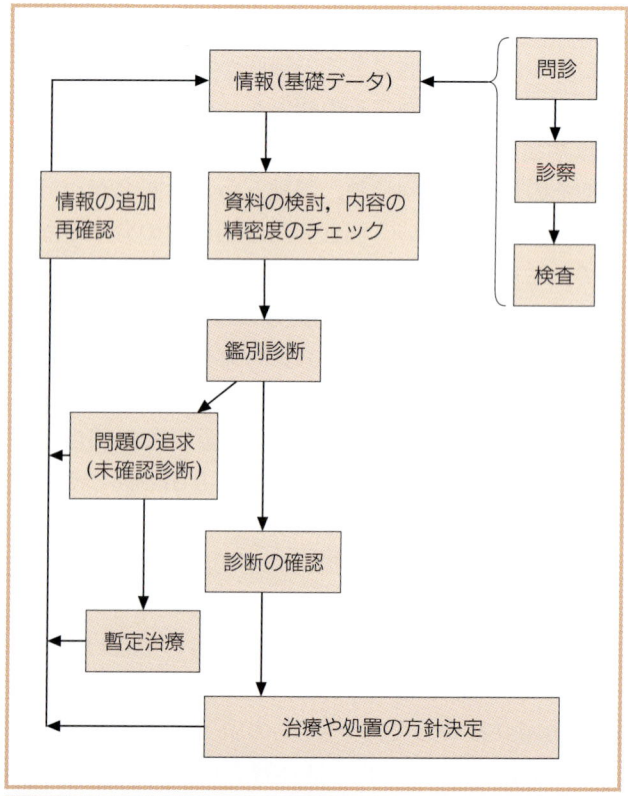

図1-1　診断から治療までの過程

診断として把握されたものを再検討し，ますます確証を得るか，または把握のしかた，仮説の立てかたを変えて，より正しく実体を識別，評価して，次のケアの過程に進む。このことが絶えず繰り返されつつ，問題解決が進行する。この治療と処置がフィードバックされて，より高い第2相の診断，評価に到達する。以上が診断の論理(logic)の進行パターンであり，また過程(process)といえよう。

2）ナースの参与

　そこでこれからのナースには，在来の患者のケア・プランの実践活動，患者や家族とのコミュニケーションによる援助にとどまらず，さらに診断や治療の選択や評価に連なる臨床的な判断力を医師および患者にフィードバックすることにより，よりレベルの高いケアを患者に与えることが期待されよう。

IV 身体診察とは

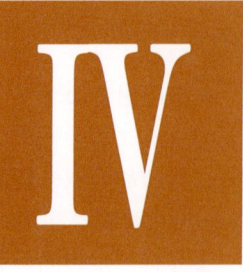

診察とは，従来は医師だけによってなされてきた診断的医療行動である。しかし，もし診察を患者からの身体的(心をもつ体としての身体)情報を集めて，問題解決の初段階とみなし(physical appraisal)，これを記録に正確にとどめる行動とすれば，これは医師以外の者，特に医師と相携えて患者のケアに従事してきたナースが，それぞれの知識，技能のレベルにおいて，これを行うことも妥当とされよう。したがって診察という言葉も，これが行える実力のあるナースの診断的行動として認められてよいだろう。

さて，診察は次の要素からなり，その実行には一定の段階がある。

面接→観察→身体診察(physical examination；視診，触診，打診，聴診)

在来のナースの情報集めの方法は，面接と観察が主なものであった。今後，ナースには，上述の内容がさらに格調高くなされることがまず第一に望まれる。専門ナースは，従来医師の技能に限定されていた視診，触診，打診，聴診までを取り入れる方向に業務を拡大すべきである。今までの医師により独占されていた診察技能がナースにも取得されれば，その技法によってナースが得た情報は，ケアの評価や臨床的判断を正しく導くデータとして活用されよう。また患者の身体の中の病態生理は，診察により得られたデータから，より合理的にナースにも理解でき，ケアのレベルがますます科学的となり高められよう。

1 面接

診察は問診から始まるというのが在来の常識的な考えであった。しかし問診とは，面接(interviewing)の中に含まれるもので，忙しすぎる医師の問診は面接のない問診といえよう。

患者や家族が詳しい病名を書いてきても，それは病歴の代わりになるのでなく，どこまでも補助的なもので，面接の中に行われる問診で得られた情報が何より大切なものである。しかし，患者の提出したメモも，患者のきめ細かいくふうで書かれたものであるだけに，単なる問診では得られない情報をもつことを知り，大切な資料として扱い，その場ですぐ目を通すという態度が必要である。

1) 上手な面接のしかた

患者が診察室に入るときから，またナースが入院患者の部屋に最初に入るときから，面接が始まる。医師またはナースと患者との最初の出会いは，きわめて大切である。

ひどく待たされた患者，痛みをそのまま長く放っておかれた患者，夜遅く救急室に運びこまれた患者など，患者の状況により面接の技法は様々である。

1 患者の受容と挨拶と配慮

問題(病気だけでなく，患者が抱いている不平，不満，焦燥感，孤独感を含めて)をいくつかもっている患者を，まず温かく受け入れ，礼儀正しく挨拶すること，その最初の場面における振舞い，言葉の切り出しかたが，面接での最も大切なポイントである。

ナースは，自分の身分，名前などを患者にわかりやすく述べ，患者を楽に座らせるか，患者に最も楽な姿勢をとらせ，その位置で会話を始める。寒気のある患者にはまず，毛布などで身体を暖かく包むといった配慮が，問診を始める前になされるべきである。

2 患者の把握

患者の知的レベルを早くつかんで，それに対応したていねいな言葉，わかりやすい言葉で問診を始めるべきである。そのとき，患者に難聴があったり，視力が落ちていることに早く気づき，それに対応しなければならない。また集中力がない，表現力が乏しい，記憶力が低下していることなどの患者の特色を早くつかむことが大切である。

3 病歴とり

病歴が医師によりすでにとられている場合は，先にこれを読んでから病室に入る。医師に述べられた病歴を確認するために病気の大筋をききつつ，医師の病歴によく書かれていない生活像，または生活のスタイル，心理的・社会的問題，医師には述べることができなかった患者の小さい訴えまでもよく聴取する。

患者が苦しむ強い症状，たとえば目まい，腹痛などが主訴として述べられ，その大筋が現病歴に書かれるが，患者が小さなこと，もとからある長期の訴えとしてもっている事項を上手に引き出して記載することも必要である。その小さな訴え(minor problems)の方が，その患者の命の保持，生き甲斐により大切なものであることがある。

4 上手なきき手

上手な面接とは，時間の許す限り上手なきき手になることである。立て続けに質問をし，Yes か No かを返事させることは，患者をいらいらさせたり，疲れさせたりする。ドックの質問表のようなものを患者にたずね，Yes，No と答えさせることは，問い忘れをなくするという意味で大切ではあるが，その前に患者との精神的つながり，ラポールがなければならない。その上で，まず，患者にきくという態度が必要である。

5 ききかたの例

患者への質問は，最初から具体的に，
「動悸がしますか」
「血圧は高くありませんか」
ときくのではなく，まず最初には，
「どこかお身体の悪いところがありませんか」とか，
「どういうことで病院に来られましたか」とか，
「心臓や血圧に関して気になることはありませんか」

などという一般的なききかたから始め，
「最近，眠りが少なくなりましたか，耳鳴り，動悸はしませんか」
などの個別的な質問をする。

こちらの質問と言葉が相手によく通じないような専門語，外国語，略語は使わない。
「ECG を持ってきましたか」
「チャートをとってきます」
「耳鳴(じめい)がありますか」
「不整脈がありますか」
「潜血反応は陽性でしたか」
「嚥下障害がありますか」

などの耳慣れない専門語はさけなければならない。こちらがたずねたことに対して，「ありません」とか「別に……」と答えたりしても，必ずしもはっきりわかって答えたとは限らないということを心得ていなければならない。外国人と外国語で話すとき，意味が実際にわからなくても大よその意味で Yes などと答える日本人の心理に似たものが，日本の患者にはある。また，難聴の患者はなかなか問い返すことをしないで，うなずいたり，「ええ」といったりすることが多いということをよく知っておくべきである。動悸がするとか，しびれるという表現を患者がするとき，その内容が何であるかもよくきいて明確にすべきである。

また医師，ナースの使う言葉が，患者には別の概念で理解され，両者間の会話はされていても，話をしていることの内容が違うということがある。たとえば，専門用語としての「貧血」とか「便秘」などは，患者の理解している内容と異なることが多い。

2）医師，ナースの前に立つ患者の心理

医師，ナースの前に立つ患者には，対等に向かうという感じがない。特に医師の前では，患者は診察を乞うという弱味のある感じ，ときには卑屈な感じさえもつ。ナースの場合にも，患者との間に断絶がある場合があるが，これは在来の日本の医療と社会制度や風習がよい方向に変わるのが遅れていたためである。医師，ナースと患者との関係には，世話を「する人」と「される人」といった古来の風習がなお残っている場合が多い。

このような心理状態の中では，患者は訴えたいと感

じるものを適当に表現することが困難である。したがって，先に述べたようにナースによる面接の冒頭から，楽に患者を受容する態度と言葉遣いがナースの側に配慮されなければならない。

入院患者や外来患者の記録に挿入する経過記録の中でも，POS(problem oriented system)におけるSubjective(S)の項に書くものは，やはり毎日の病歴であり，患者に初めて接したときの病歴に加えられるべき性質のものである。

2 病歴のとりかた

患者の病気，または健康に関する記録を作ることが病歴（または健康歴）作り(medical or health history-taking)である。これは診察録上に配置する順序からいうと次のものからなる。

患者の生活像→主訴→現病歴→既往歴（過去歴）→システムレビュー→家族歴

この病歴は，患者の問題が何かを明確にするため，その後にくる身体検査や検査室のテストを併せたものと同様に重要性をもつものである。

世界的な心臓専門医のP.D. White教授は，「心臓病の診断の半分は，病歴とりでなされる」と述べている。よい診断，問題解決をするためには，よい病歴が必要であり，よい病歴は，医師やナースの臨床的実力を示す指標ともなるという。経験が増すにつれ，短くても内容の明確な，利用度の高い情報がわかりよく記録に残されるわけである。

病歴のとりかたの順序としては，

主訴→現病歴→既往歴→システムレビュー→家族歴→患者の生活像

であるが，記録としては生活像が最初にくるのが望ましい。病気の前に患者やその家族についてよく理解できるからである。主訴または現病歴はその後に記録される。

1）患者の生活像

Weedの提唱したPOSでは，患者の生活像(patient profile：P.P.)を特に重要視する。すなわち患者の病気がどのような家庭的，社会的背景から出た

かを示す有力な情報となる。

これには，**図1-2**のような表を用いてもよいし，適当な文章でこれを記載してもよい。内容次第でその文章の長短があるのは当然である。

記載する内容としては，患者やその家族の生活環境，家庭生活の状況，暮らしのスタイル，仕事の内容や職場の環境，一日の暮らしかた，その他に運動，趣味，嗜好（アルコール，タバコ，その他）のアウトラインを書く。

チャートにはよく職業を書くが，ここではただ社長とか工員，教師といっても，それぞれの職業の社会的地位や業務の内容，人間関係などは様々なので，その内容がよくわかるように記述する。

病歴をとっている間に，患者をよく観察し，理解力，指南力，記銘力，集中力などを評価した記載をそえることも非常に役立つ。

この23歳の未婚女性は，短大英文科卒業後，

患者の生活像 (patient profile)

姓名　　　　　　　　年齢：
出生地：　　　　　　職業：
教育：　　　　　　　結婚状態：
宗教：　　　　　　　家庭状況：
連絡のつく（または世話のできる）家族名：

趣味または関心のあること：

平均的な1日の過ごしかた：

嗜好（アルコール，タバコ）：

面接問診中の行動・態度：

意志や状況を表現したり，話の内容を理解できる能力：

意見：

　　　　　　　　　　署名＿＿＿＿＿＿＿

　　　　　　　　　　　　＿＿＿＿＿＿＿
　　　　　　　　　　　　年　月　日

図1-2　患者の生活像の記載

A 会社(50人の社員，雑貨輸出入業)の社長の秘書として，2年間勤務している。朝9時出勤後，土曜日の半日の勤務を除き，毎日午後7時までの勤務をしている。通勤に2時間半の時間を要する。未亡人で年金暮らしの母と二人暮らしである。昼食時間はきわめて不規則で，コーヒー一杯で過ごすことがある。夕食は夜9時になることが多い。1週に2回は生け花のけいこで遅く帰宅し，午後10時すぎに食事をとるという。
　日曜日は，月2回は外国向けのタイプの仕事を家に持ち帰って，半日くらい仕事をすることが多い。
　タバコは1年前から1日25本。母に喫煙についていつも反対されている。これという趣味はなく，運動もせず，余暇はテレビをみて暮らしている。

　以上は胃腸障害と体重減少を訴えて服薬を続けている独身女性患者のプロフィールの1例である。

　40歳の家庭の主婦。10歳，8歳，5歳の3人の男の子をもち，10年前，夫の勤めていた九州の会社が倒産したため，夫の弟を頼りに上京。現在エレベーターのないアパートの4階に住んでいる。夫は長距離トラック運転手で，週4日は自宅に帰り，大酒家で，悪酔いするという。
　マーケットや銭湯に行くのに歩道橋を渡らなければならず，またアパートの階段を1日4〜5回は上り下りするという。

　上記の例は心臓弁膜症のため，心不全で入院した主婦の生活像であり，診断や薬物療法では問題が解決できない要素を生活の中にもっていることが，この記載の中に明らかに示されている。

2) 主訴

　患者の訴え(そのために来診)の主なもの(chief complaint：C.C.)を，1，2取り上げて書く。詳しい現病歴をとる前に，まず来院のねらいをきく。その質問は，「どこが悪くて入院されましたか」，「どういう問題で外来に来られましたか」などという言葉で始めるのが自然である。

　このとき，たとえば，「頭痛」が主訴とすると，「1週間続く頭痛」とか，「むかつきを伴う頭痛」など，訴えの性質や持続状況を簡単に示す付加語を主訴に記入しておくことは非常によい。

　意識のない患者であれば，「昏睡，持続時間不明」，「駅の階段で無意識に倒れて30分後に送院」と記載をする。また，「食欲不振と胃癌の不安」などを主訴として取り上げてもよい。

　患者の表現する言葉を診断名のような言葉に直して書くことは妥当ではない。胸痛発作は「胸痛」と書き，狭心症発作という表現を使うことはよくない。患者が赤い尿と言えばそう書き，血尿と書かない方がよい。

　主訴の後，現病歴の前に，今回も前回同様の病気で入院したとすれば，「何回めの入院，前回○○にて当院に入院」と書いておくこともよい。前回入院の内容が，今回まったく異なる場合は，その病気や入院のことは既往歴に書く。

- 口渇と目立った体重減少(2カ月に4kg)
- 労作時の息切れ
- 突然，食直後に起こった心窩部の激痛
- 転落後の大腿基部痛と歩行困難
- 意識喪失を伴う四肢の痙攣発作
- 右膝関節痛と腫れ
- 就眠困難
- 嚥下時の違和感と食道癌の恐怖

3) 現病歴

　現在の病気の始まりからの経過，つまり現病歴(present illness：P.I.)を順序立てて書く。その間の症状については，その始まりの時間や，始まったときの状況，その訴えで患者はどのように苦しんだかなどをできるだけ正確に書く。痛みの場合は，特に時間，場所，持続，性質，激しさ，放散，どういう条件で痛みが増すかなどを明確に書く。具体的に数で示せるものは，定量的に示すとよい。たとえば，「夜間に5回

の水様便」，「40°Cの発熱」，「右の示指の基部から先が蒼白になった」など，できるだけ明確にきき出して書くことがよい。

患者が現在の症状などの説明をする際に，発病の時間や，発病時の状況を要領よく述べることができないことは覚悟すべきである。たとえ教養が高くても，このようなことがうまく述べられない人がある。

いつ，どこで，またはいつから，何が，どう起こったか，それがどのくらいの時間続いたか，などという具体的なはっきりしたデータが得られることは，正しい診断をする上には必要である。

不正確であったり，当人の代わりに他人が代弁するときは，「○○によれば」とか，「……と家族は言う」という説明語が必要である。病歴に書かれたことがすべて信頼のおけるデータ・ベースではないので，それが区別されなければならない。

子供や意識のない患者の場合には，すべて代弁者の情報に頼らなければならないので，その代弁者が正確に述べる表現力をもつか否かを評価しておかなければならない。症状の始まりや，消失などの期日をはっきり思い出せないことは，老人にはしばしばある。老人でなく，若い人の間にも自分の健康に無関心な人の場合には，老人と同じようなことが少なからずある。それゆえ，病歴をとるときには不明瞭であっても，後で周囲の人，その他から情報が得られれば，より正確なデータとして記載できるので，初診のときに書いたものを後になって若干加筆することが必要な場合がある。

症状を患者が述べたとき，たとえば「きわめて激しい頭痛であった」と言ったとき，嘔吐を伴わなかったかなどということも確認し，「あること」の他に「なかったこと」を書き込むことが診断上参考になることがよくある。あったというものはpositiveの情報，なかったというものはnegativeの情報として，共に診断上意義をもつ。

患者の訴えを整理して書く場合，2つの方法のうちのいずれか1つを記録する。
① 歴年的記述：時間の流れを中心に問題をまとめて書く。
② 問題別記述：いくつかの問題を訴えている場合，問題別に書く。

- 発熱，咳，痰のこと
- 糖尿病に関すること
- 長年にわたる不眠のこと

上述のように，問題別に日時の経過を追って整理して書く方が明解であれば，そのようにする。

今までに受けた薬物療法や，その他の処置やその効果も書く。

その他，食欲や排泄，排便，体重の変動，睡眠の状況などについてもきく。さらに女性の場合には月経のことをきくことを忘れてはならない。生理の周期については，結婚の有無にかかわらず，詳しくきいた方がよい場合がある。

面接中の患者の判断力，集中力などについては，別に生活像という項目にくわしく記載することもできる。

4）既往歴

既往歴(past history：P.H.)とは現在の病気と直接関係はないが，過去に患った病気や事故，手術があればそれを書く。

既往歴について問診をするときは，次のように区別して質問する。
① 子供のとき，麻疹，風疹になったか，結核を病んだことがあるか。
② 大人になってから何かの病気をしたか。
③ 手術を受けたことがあるか，その手術名は何か，また手術はどこでされたか。
④ 妊娠，出産，流産，月経に関すること。
⑤ 内科に受診のときには，内科以外の科に属する病気のことも聞き，また外科受診の場合には，内科，婦人科などに関する病気についても聞く。
⑥ 予防接種のこと。
⑦ アレルギーに関すること，薬物過敏のことなど。
⑧ 常用してきた薬など。

5）システムレビュー

現病歴には，一応いろいろの問題や症状が記述されるが，各系統別にきき直してみると，様々な問題が

```
毛髪────（多毛），脱毛
循環器系──動悸，（立ちくらみ），痛み，浮腫，高血圧
消化器系──嚥下困難，嘔気，（腹痛），黄疸，出血，下痢（回
          数＿回）
耳────難聴，（耳鳴り），痛み，分泌物，痛風結節
```

図1-3　病歴の記入例

引っかかってくる。そこで一応，以上の現病歴，既往歴が終わった後，系統別に，これはないか，あるか，などとききき直すのがシステムレビュー（system review：S.R.）である。

病歴の記入書類に，あらかじめ系統別の症状や所見が印刷してあれば，存在するものに○印をつけておくと簡単である（図1-3）。

6）家族歴

家族歴（family history：F.H.）は，両親，兄弟，子供についての，死因や遺伝体質に関係のある病気を特に選び，それぞれ記入する。糖尿病，高血圧，神経疾患，心筋梗塞，癌などを主に取り上げる。

```
父────脳卒中死
母────糖尿病，高血圧症（生存）
兄────気管支喘息（生存）
姉────糖尿病（生存）
妻────（40歳）→健在
子供──15歳（男），10歳（女）の2子ともに健在
```

両親や祖父母の死亡病名の中には，当時の医学のレベルでは不確定のものが少なくないことを心得て，よく問診する。

7）個人の習慣

個人の習慣（personal habit）については，生活像の中に記入してもよい。また独立した項目として記述してもよい。
① 食事の時間や規則性の習慣，嗜好，噛む習慣。
② アルコールやタバコの習慣：量と年数を書く。

アルコールは，「ビール3本，10年間」，「日本酒2合，20年間」，「ウィスキーダブル2杯，5年前の30年間（5年前から禁酒）」など。

タバコについては，「30本25年間」，「20本5年前までの15年間（5年前から禁煙中）」など。
③ 運動：「ゴルフ1週1回，1.5ラウンド」，「毎朝30分マラソン，2年間」など。

3　診断技術について

診断とは，患者全体として，また患者の身体の各部を次の方法により調べ，治療のための客観的情報を提供することである。

1）診断のための基礎データ

診断のための基礎データ（data base）は次の方法で得られる。
① 視診
② 触診
③ 打診
④ 聴診
⑤ 診察器具（聴診器，検眼鏡，ハンマー，知覚検査器具，懐中電灯，携帯式心電計）を用いての診察検査
　以上については身体系統別に各章で詳しく述べる。

2）診断をくだすために必要な諸検査の選択

初診または入院時には上記の診察手順の行われた後，診断を決定するために診察者は必要な諸検査を決定して実施する。以下は診察後などに行われる検査の種類である。
① 一般臨床検査（尿，便，喀痰，血液，髄液，分泌物，穿刺液，嘔吐物）
② 物理的検査
③ 化学的検査
④ 血液学的検査
⑤ 生理的検査（心電図，超音波図，脈波，心音図，呼吸機能，基礎代謝）
⑥ 血清学的検査，免疫学的検査
⑦ 微生物検査（細菌，ウイルス，その他）

⑧ 寄生虫検査
⑨ 病理学的検査(骨髄,喀痰,穿刺液,生検,摘出組織)
⑩ 放射線科検査；X線撮影,MRI撮影,CTスキャン撮影,その他
⑪ 内視鏡検査(気道,消化管,泌尿器,子宮,腹腔)
⑫ 直腸鏡,気管支鏡,膀胱鏡,関節腔鏡検査

　以上の諸検査については,何を必須とするか,補助的検査とするか,何を優先的に行うか,何が他医によって行われて既知のものか,これまでの総合健診記録があるかを診察者が調べて,新しく行うべき検査の内容を決定すべきである。

　ナースが独立して診察を行う場合も,以上の中から何を選択すべきかを,医師の直接・間接の指導のもとに決定すべきである。それがなされるためには,ナースは在来以上の医学的知識をもたなければならない。これらの知識や技術を身につけ,患者や家族にその内容をわかりやすく伝える義務がある。

NOTE

スクラッチ法を用いた診察術

　スクラッチ(scratch)という英語は,「引っかく」という意味である。指の爪で被験者の皮膚上面を引っかく動作により,心臓や肝臓の大きさを診断することができる。

　心臓のサイズ測定では,聴診器の膜面の側を胸骨下部の心臓部上に当て,背臥位に寝た被験者の胸壁で心臓に該当する左前胸部の皮膚を患者の左から右へ,指の先端を引っかくようにして爪の動きをずらす。聴診器から聴取される音が急に強くなった部位が心濁音界の左端の境界と判断できる(**左図**)(「全身のみかた」(26頁)参照)。

　肝臓の腫大(肝腫瘍または心不全によるうっ血肝)を診断するには,引っかく指の先を肝臓の半ばあたりから下方にずらし,肝臓より2,3横指下方から,肝臓下線と平行に指の引っかく動作を上方に少しずつずらす。肝臓上に当てた聴診器でその音を聴取し,音が強くなった線上に肝臓があることがわかる(**右図**)。

　スクラッチ法は,誰にでもできて判断がしやすく,胸部X線写真を撮らなくても心臓のサイズや,肝臓の腫脹の程度を正確に読み取ることができる。

　日本ではまだ普及していないが,アメリカのナースの間では常識となっている方法である。

●心臓の大きさを測る

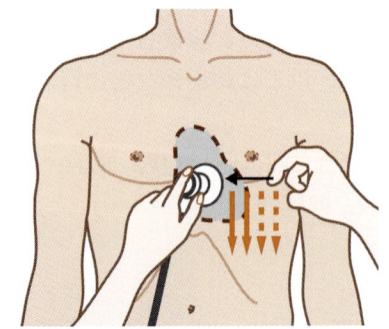

●肝臓腫脹を調べる

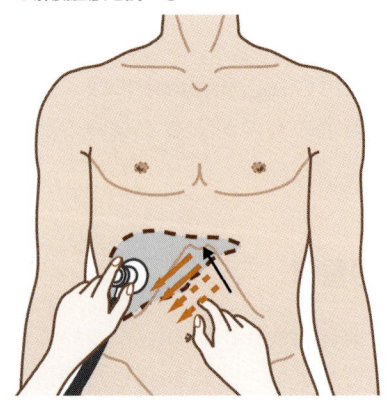

参考文献
1) 日野原重明：刷新してほしいナースのバイタルサイン技法　古い看護から新しい臨床看護へ．日本看護協会出版会,2002．
2) 日野原重明：臨床看護の基礎となる新看護学テキスト　看護の革新を目指して．日本看護協会出版会,2009．

2
全身のみかた

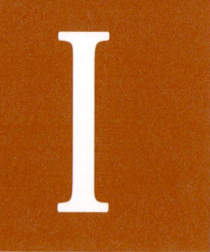

I 視診

1 「何をみているのか」を整理する

私たちの日常生活では，情報の70％が視覚から入ってくるといわれている。「みたものを情報として拾い上げることができなかった」ということはあっても，一目でも患者をみていればそれも視診となりうるので「視診をする機会がなかった」とはならない。

しかし，「みえている」ということと，それを「情報としてとらえる」ということは同じではなく，みたもののすべてを情報として受け止めているわけではない。「何をみているのか」ということを整理せずにみているだけでは，「何か」を情報としてとらえることはできないのである。

たとえば，パーキンソン（Parkinson）病には「ブリンク・ダイアグノーシス（瞬目診断）」という別名があるように，「これから視診をします」とじっとみなくても，あの独特な姿勢や足の運びかたをみるだけで，かなり病名を絞り込める。つまりパッとみることで，すでに重要な視診をしているといえる。しかし，パーキンソン病の患者の特徴を知らなければ，何をみるべきかがわからず，情報を得ることはできない。視診の能力を向上させるためには，「何をみているのか」を整理することが不可欠なのである。

NOTE
「指標」の落とし穴

他者と情報交換をしやすいように，患者の状態を指標に置き換えることが多々ある。その場合，その指標には何が反映されているかを理解すると同時に，何が失われているのかということも思い起こす必要がある。

たとえば栄養状態では，一見することで，栄養状態がよい・悪い，ととらえているが，これを指標に置き換えると学童ならローレル指数，成人ならBMI（body mass index）という指数がある。

BMIは，体重（kg）を身長（m）の2乗で割って求めるもので，栄養状態が正常と思われる場合ならおおむね，22±2という範囲には収まる。

では逆にBMIが22なら栄養状態は正常かというと，必ずしもそうではない。低栄養で腹水がたまっていれば，全体として体重は結構あることになるので，BMIを計算すると22近くになることもある。しかし栄養状態は当然，正常とはいえない。

また，BMIは身長と体重から得られた比率であるため，身長，体重それぞれの情報に戻すことはできない。したがってBMIがわかったからといって，大柄であるか小柄であるかなどについては何ら情報提供できない。

このように，指標で表したときに失われたものを補い，落とし穴に引っかからないようにするためにも，単に「みる」のではなく，「観点を明確にしてみる」，つまり観察することが大事なのである。

2 視診の観点

まず全体をみることを視診としていかすためには，次のような観点が必要とされる。
① 意識状態
② 精神状態・気分
③ 発育状態
④ 体位や姿勢
⑤ 活動性

最初の意識状態は，「目を開けているか，閉じているか」，「手足を動かしているか」などは着目点であって，目にみえる姿イコール意識レベルとはならない。それらの着目点をすべて総合して評価したのが意識レベルである。

次の精神状態・気分では，「この患者さんは落ち込んでいそうだ」とか「舞い上がっているようだ」ということを，私たちは無意識に判断している。

発育状態では，身長100 cm，体重15 kgという情報は4歳児のものならば正常であろうが，成人ならおかしいし，身長が180 cmでも，首から上が60 cmも

あるならば，やはり正常を逸脱している。そのようなことにも自然に着目しているはずである。

体位や姿勢としては「気をつけ」の姿勢は，立位でも臥位でも関節の角度はどれも同じである。「気をつけ」の姿勢で立っているか，バタンと倒れているかが両者の違いであるので，股関節や肩関節の角度に限定してみた場合，両者の姿勢は同じということになる。体位や姿勢の観察は，「部分」ではなく，「全体」としてみる必要があり，実際そうしているものである。

「どのくらいアクティブに動いているのか」という活動性も同様である。「1分間に何回手を動かしているのか」などでカウントすれば，たとえば振せんのある患者は非常に活動性が高いことになってしまう。通常，活動性は全身の動きから判断しており，局所の動きだけで判断しているものではない。

なお，全体だけでなく，部分としてよくみるとわかること，細かくみてわかることもある。部分としてみるのなら，「皮膚に色素沈着や傷がないか」，頭なら「形はどうか」，「こぶがないか」といったところがあげられよう。また，「胸郭に目立つ変形はないか」，「きちんと動いているか」ということも，みるということで判断している。

このように，私たちがパッと患者をみたときに，何をみているのかということを少し整理するだけで，観点がはっきりしてくる。そして観点をはっきりさせることで情報に気づき，整理しやすくなるものである。

3 胸郭の視診

胸郭を観察する場合は，形状の左右差の有無，横径と前後径との対比，目立った変形はないかなどについて調べる。通常は前後径に比べて横径が大きく，その比率は1：1.5〜2程度である(図2-1)。

1）樽状胸

樽状胸(barrel chest)とは，胸の厚みが増し横幅に迫ることで胸郭全体が丸みを帯び，前後径：横径が1：1に近くなったものをいう。同じ周囲径では真円に近づくほどその周囲径で囲まれる面積は大きくなり，同様に同じ表面積の場合は球体に近づくほどその容積が増す。そのため樽状胸の場合は，肺気腫などにより，胸腔内容積を増やさなくては身体が必要とする量の酸素摂取が困難な状態であることが推察できる。

2）漏斗胸

漏斗胸(funnel chest)とは，胸骨下部と剣状突起に認めやすく，本来外方へ凸の構造である胸郭の一部が内方へ陥凹しているものである。多くの場合は先天性であるが，くる病(rickets, rachitis)などでみられる後天性のものもある。

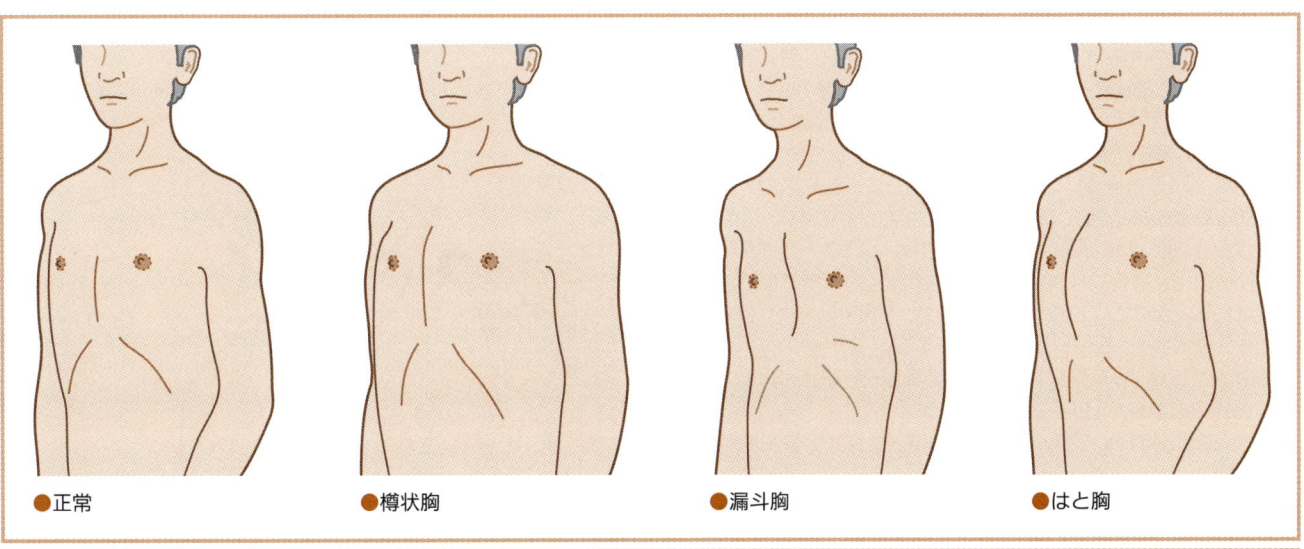

●正常　　●樽状胸　　●漏斗胸　　●はと胸

図2-1　胸郭の異常

3）はと胸

はと胸（pigeon chest）とは，先天的に胸骨角が異常に突出しているものである。

4）左右不整

先天性と後天性がある。胸膜炎の後，胸膜の高度な癒着後に患側の胸郭が狭小化した場合や，結核の外科的治療である胸郭形成術を受けた人などにみられる。

4 口腔の視診

1）口唇・口角，口腔内の観察

口唇や口角が荒れていないか，亀裂の有無，皮膚の色つやをみる。口唇や口角の炎症がある場合には唇ヘルペス，口角炎などが，また口腔内に炎症による痛みがある場合にはアフタ性口内炎が示唆される。

ペンライトと舌圧子を使って口の中を観察する（図2-2）。口腔前庭，頬部粘膜，口腔底粘膜の色つや，浸潤状態，出血・圧痛・腫瘤・潰瘍の有無を観察する。

NOTE
メタボリックシンドローム

メタボリックシンドロームとは，内臓脂肪の蓄積，インスリン抵抗性，低HDL-コレステロール血症（善玉コレステロール不足），高中性脂肪血症，高血圧など，動脈硬化の原因になる様々な原因が重なり合い，狭心症や心筋梗塞などの虚血性心疾患を起こしやすい状態をさす。特に内臓脂肪が多いと，高血圧，糖尿病，脂質異常症（高脂血症）などの程度は軽くても，心筋梗塞や脳梗塞のリスクは急激に増大する。

下腹部，大腿部，腰や殿部周囲の皮下に脂肪が蓄積する「皮下脂肪型肥満（洋ナシ型肥満）」に比べ，内臓の周りに脂肪が蓄積する「内臓脂肪型肥満（リンゴ型肥満）」は外見からはわかりにくいが，日本内科学会が2005年に提唱した診断基準では，ウエスト径が男性では85 cm以上，女性では90 cm以上であれば，内臓脂肪型肥満が示唆される。さらに，下記の3項目のうち，2項目以上当てはまる場合をメタボリックシンドロームと診断する。
① 収縮期血圧が130 mmHg以上か，拡張期血圧が85 mmHg以上
② 空腹時の血糖値が110 mg/dl以上
③ 中性脂肪が150 mg/dl以上，またはHDL-コレステロールが40 mg/dl未満

日本では，40歳代の20％，国民全体で1,000万人以上がメタボリックシンドロームであると推定されている。

口腔内が乾燥していたり唾液が出にくいなどの訴えがあれば，唾石症，シェーグレン症候群などを考える。

舌の視診は，舌圧子を使い外側や裏側までを観察し，色つや，形状の左右差，潰瘍や腫瘤の有無をみる。舌のカンジダ感染症では舌苔が厚く，白くなっている所見を認める。

両側に麻痺がある場合は舌を突き出すことができない。片側の麻痺の場合は舌が麻痺側に向かう。麻痺側の舌は筋が萎縮して小さくなり，深い溝がみられる。

2）歯肉・歯の観察

歯肉を観察し，腫れや歯槽膿漏の有無，抜けた歯の本数と位置も確認する。舌圧子を使い歯を触診し，ぐらつきや痛みを感じるような重度の齲歯の有無をみる。

歯や歯肉に痛みや炎症があれば齲歯や歯槽膿漏を，上下の歯が噛み合わなければ不正咬合などを考える。

3）口の開閉と下顎の動きの観察

下顎関節突起の上に手を置き，ゆっくり口を開閉させる。下顎の動きが正常か，開口するときの引っかかりや音の有無を観察する。開口のたびに引っかかり，開口が十分でない場合は顎関節症などが示唆される。

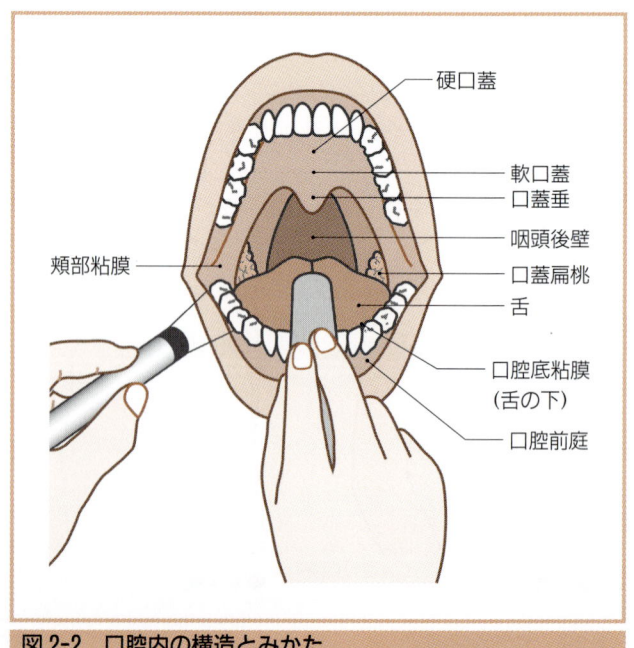

図2-2　口腔内の構造とみかた

4）口輪筋，咬筋の観察

口腔内に空気を溜め込んで膨らませ，空気が漏れずに「ふくれっ面」ができなければ，口輪筋に問題がある。また，口輪筋が機能していないと，空気が漏れ出してストローを使って吸うことができない。

両側の下顎関節突起に検者が手を当てた状態で，患者に歯を食いしばらせる。咬筋の機能が正常であれば，筋肉の盛り上がりを触知できる。

脳血管障害，神経疾患などでは咬筋や口輪筋が十分に機能していない状態を生じうる。

5）咽頭の視診と咽頭反射の観察

咽頭反射をみる前に，咽頭の視診を行う。舌圧子で舌根から3分の2のところを押し下げる。「アー」と発声させ，口蓋垂が正中にあるか，発声によって軟口蓋と口蓋垂が左右対称に挙上するかを確認する。左右対称に上がらない場合は，半身麻痺などの可能性を考える。

咽頭反射とは，咽頭後壁や舌根などに異物が触れたときに，咽頭筋がキュッと収縮して吐き出そうとする反射である。これは異物が食道に落ちるのを防ぐために起こる正常な反応であり，この反射が起こらないと，誤嚥を引き起こす可能性がある。

咽頭反射をみるには，咽頭後壁を舌圧子で触れ，舌圧子を押し戻すような反応があるかを確認する。

咽頭反射は，脳血管障害や神経疾患などの他，咽頭部の局所麻酔時にも消失する。

5 指・爪の視診

1）ばち指

指先がばち状に膨れ，爪が手掌側へ丸くなっている状態がばち指（clubbed finger）である。右-左シャントを伴う先天性心疾患や低酸素血症を生じた肺疾患などの中枢性（中心性）のチアノーゼが数ヵ月にわたってみられた場合に認められる。

ばち指の有無は爪のつけ根で作られる角度で判断する。正常では160°程度であるが，この角度が180°を超えた場合はばち指あり，と判断する。この角度をみるには，指先同士と遠位指節間関節同士とを合わせてもらう（図2-3）。正常では左右の爪の間に隙間が空くが，ばち指があると指のつけ根が出っ張っているために，指先と関節同士を合わせることができない。

ばち指の本態は爪のつけ根での浮腫であり，そのために爪のつけ根が盛り上がる。この指先が太鼓バチの先のようにみえるため，このような名称で呼ばれる。

2）爪の変形

高度な貧血に伴う爪の先の扁平化や爪先の反り返りを認める場合があり，その形状からスプーン状爪（spoon nail）と呼ばれる。また栄養障害のために爪の菲薄化を認める場合もある。爪白癬（白癬菌の感染）による爪先の肥厚化にも注意する。

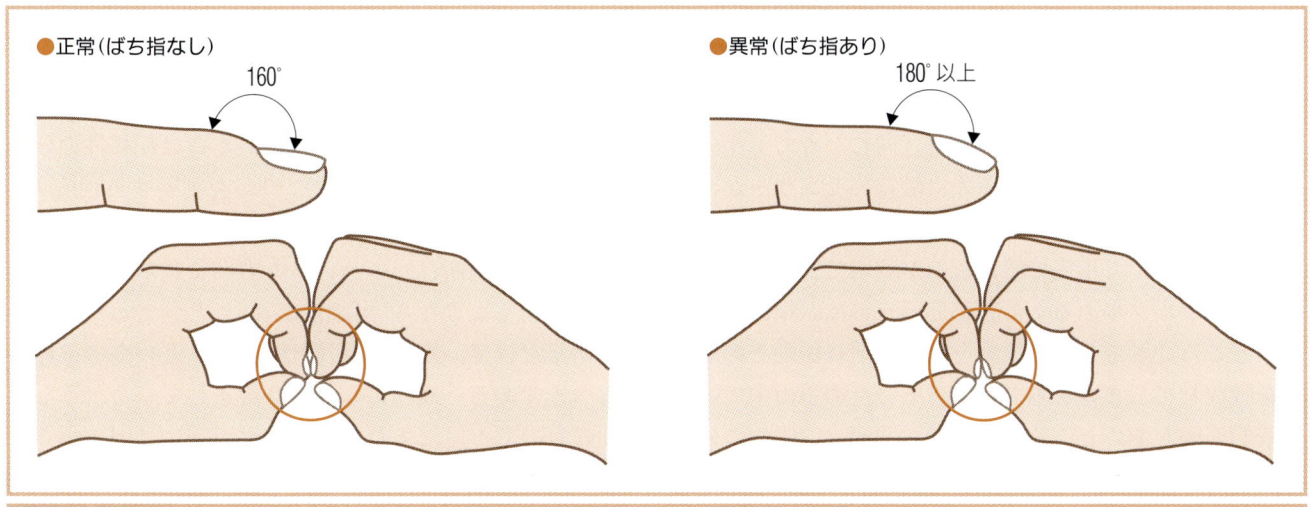

図2-3　ばち指

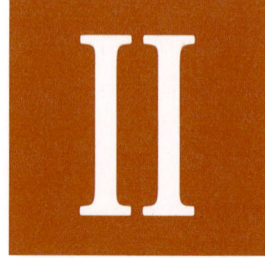

II 触診

1 原則と方法

　対象に触ることで身体各部の特徴を判定するのが触診である。人間の身体を覆っているのは，皮膚か粘膜のいずれかである。微妙な感覚が一番わかるのは舌先であるが，「舐める」という粘膜を使っての触診というものはない。したがって皮膚による触診を行うことになる。

　皮膚には，「熱い」，「冷たい」と温度を感じる感覚（温覚，冷覚），痛みを感じる感覚（痛覚），ものに触れたときに起こる感覚（触覚），そして，押された感じ，圧迫を感じる感覚（圧覚），の4種類の皮膚知覚がある。触診とは，この4種類のうち触覚を使って積極的にものを認識・判断する方法である。

　皮膚にはすべて触覚があるが，場所によってそれが鋭敏なところと鈍感なところがある。指先では，2〜3mm離れた2カ所を同時に触られても，2カ所触られたということがわかるが，背中では，7〜8cm離れたところを同時に2カ所触られても，触れられたのが1カ所なのか2カ所なのか，区別は難しい。触診にはできる限り触覚の鋭敏な部位を使えば有利になる。

　このように非常に繊細な感じをみることができるのは，手の中でも敏感な指先である。同じケガでも指先にするととても痛いのは，指先に触覚のセンサーが密に備わっているためなのである。

　しかし，何でも指先で感じるのが適切であるともいえない。ブルブルふるえる感じというのは，指の軟らかいところで触るとその振動を感じる前に振動そのものを吸収してしまいがちである。そのため手の中でも比較的筋肉が薄いところ，すなわち関節の内側やつけ根，あるいは小指のつけ根にある中指骨を，ブルブルふるえているところに当てがって，骨で響かせるとよ

り鋭敏にとらえることができる。

　また，温かさを感じるためには，どうしても温まり気味の手のひら（手掌）を用いるのではなく，より皮膚温が低めの手の甲（手背）を使った方がわかりやすい。

2 触診でとらえられること

　触診では体表そのものと体表に覆われているものをとらえることができる。

　皮膚表面については，ツルツルかザラザラかという「滑らかさ」，ベトベトかサラサラかという「湿潤性」，硬いのか軟らかいのかという「弾力性」，そして温かいのか冷たいのかという「温度」などをみている。

　たとえば，自分の握りこぶしを触ると体表そのものだけでなく，皮膚を通して下の骨の様子を知ることができる。一方で皮膚の下や深部にある組織，腫瘤もとらえることができる。すなわち硬いとか，表面がでこぼこだとか，ツルツルとしているなどの情報を得られる。

　その情報の1つに「可動性」がある。たとえばリンパ節がグリグリと触れたときに，その可動性がよいのか悪いのかということは，そのリンパ節の腫脹が炎症の影響などによる良性のものか，あるいは転移性の癌の浸潤などによる悪性のものなのかを判断する目安の1つになる。

　可動性の判断は，いろいろな方向に動かしても同じように動くようなら「可動性がよい」といえるが，少し動いただけで，安易に「可動性がよい」というのは避けるべきである。周囲にしっかり癒着しているような悪性のものでも，たまたま動かした方向には引っ張られていくことがあるため，様々な方向に動かしても同様によく動く場合に初めて「可動性がよい」と判断する。

何もしなくても痛みがわいてくるのは自発痛であるが，触られて初めてわかるのは「圧痛」である．多くの場合，患者自身から「ここを触れると痛い」などという言葉があるが，他者に触れられて初めて訴えが生じる場合もあるので，慎重な判断が必要である．

3 頸部の視診と触診

頸部の診察の重要な項目である，リンパ節の腫脹の有無のみかたを解説する．

リンパ節の腫脹には腫瘍と炎症によるものがある．部位，大きさ，数，硬さ，圧痛の有無，表面の性状（平滑か，凹凸があるか），表面皮膚の性状，可動性，周囲組織との癒着の有無に注意する．

耳下腺部，顎下部，側頸部，鎖骨上窩，鎖骨下窩などを柔らかくなでる要領で触診する．腫脹が頸部だけに限局したものか，系統的に全身にみられるものかに注意する．大きなリンパ腫は視診により，一見して見分けることができる．ホジキン(Hodgkin)病などでは頸が太くなっているようにみえることもまれではない．結核性リンパ腺炎では項部(頸部の背側)にしばしば数珠状にリンパ節の腫脹がみられる．

リンパ節の位置については，「小児のみかた」(図7-4，185頁)を参照されたい．

頸部の触診で甲状腺についての情報を得る．腫大が著しいときは視診でもすぐ見分けることができるが，軽度の場合は触診によらねばならない．患者の前面から母指で触診する方法と，患者の背面に回って母指以外の指で後ろから触診する方法がある(図2-4)．

甲状腺の触診は座位または立位で行わねばならない．やむを得ず臥位で行うときは枕を外して行う．嚥下運動をさせると甲状腺腫は甲状軟骨と一緒に上下する．通常は前面からで，患者の顎をやや引かせて全体の視診・触診を行い，次いで甲状腺の左葉，右葉，峡部についてそれぞれリンパ腺の場合と同様に部位，大きさ，形，表面の性状，硬さ，可動性，癒着，結節の有無などを確認し記載する．

大きさは辺縁を触診し，皮膚鉛筆で辺縁を描き，トレース紙に写し取っておくと経過の前後の比較ができる．また対称性か否かも鑑別上重要である．甲状腺機能亢進症は通常は対称性，びまん性(広範囲)に腫脹し弾性硬(硬くて弾力のある状態)である．これに対し嚢腫の場合は片側性のことが多い．

甲状腺の痛みには自発痛と圧痛がある．亜急性甲状腺炎では自発痛があり，しばしば耳に放散し，嚥下運動で痛みが増強する．

甲状腺疾患の診断は局所の詳細な観察と同時に，甲状腺機能が亢進している(hyperthyroidism)か，正常(euthyroidism)か，低下している(hypothyroidism)かを全身状態から判断しなければならない．

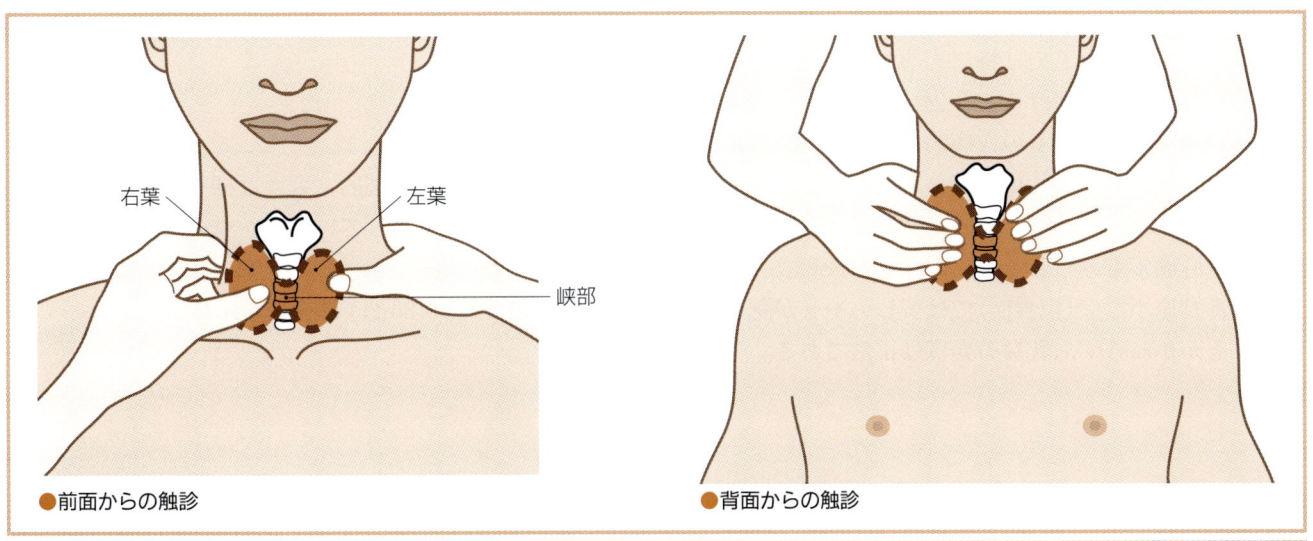

● 前面からの触診　　　　　● 背面からの触診

図2-4　甲状腺の触診

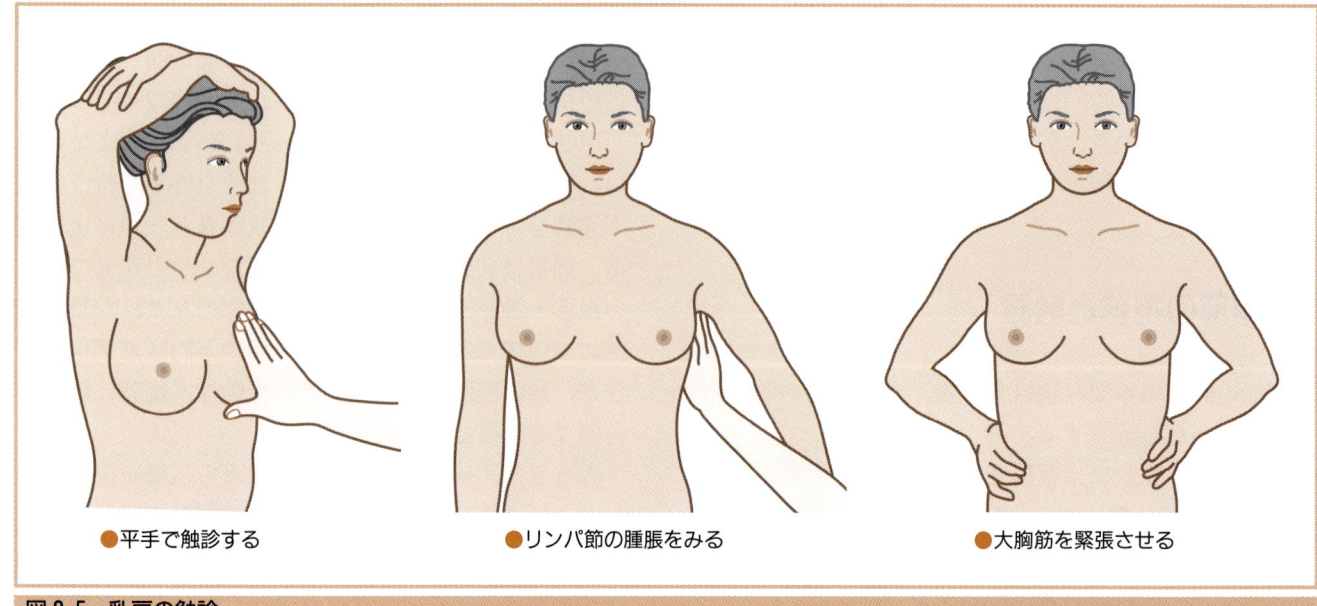

- 平手で触診する
- リンパ節の腫脹をみる
- 大胸筋を緊張させる

図 2-5　乳房の触診

4　乳房の視診と触診

1）乳房の視診

　乳房（乳腺）の診察は，まず視診で形態の異常の有無をみる。先天性異常の多乳房症はまれならず認められるが，それ自体だけでは特別な病的意義はない。陥凹乳頭や多乳頭症も特に病的なものではない。視診の際は乳房の対称性，位置，大きさ，表面皮膚の性状，色素沈着などを観察する。

　女性化乳房とは，男性で乳房が腫脹するもので，思春期における軽度なものは特に病的なものではない。この際，軽い圧痛を伴うことが少なくない。肝硬変や慢性肝疾患でみられるものは病的で，肝機能障害によるエストロゲンの不活性化障害によるものと説明されている。この他，クラインフェルター（Klinefelter）症候群や肝癌でもみられる。

　神経性食思不振症（拒食症）では著しいやせが認められるにもかかわらず，乳房の発育は正常である。

2）乳房の触診

　特に女性では乳癌を見逃さぬよう，平手で丹念に触診し，また所属リンパ節（腋窩，鎖骨上，鎖骨下など）の腫脹の有無を調べる（図2-5）。腫瘤を触れた場合には辺縁の性状，周囲組織との癒着の有無，圧痛の有無をみる。両手を左右の腰に当て，強く押すことで大胸筋を緊張させると，腫瘤が手から逃げずに触知しやすくなる。また乳頭分泌の有無を調べ，分泌が認められるときはその性状を，たとえば血性か，漿液性か，といった言葉で記載しておく。

5　波動の触知

　「波動の触知」は意図的に大きな振動を与えて，その波動がどこまで伝わっていくのかをみる方法で，腹水などの判別に使う。腹水の有無の判断については，「腹部のみかた」（130頁）を参照されたい。

III 打診

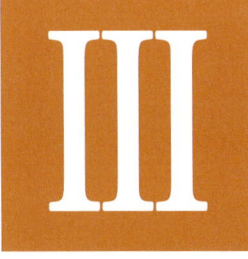

1 打診の原理

　打診とは，指やハンマーで身体の表面を直接的，または間接的に叩いて振動を起こし，音としてきき取ることで，その下部にある性状を知ろうとする方法である。叩いたときの音（打診音）は，下部にある組織の緻密性や含気性などにより特徴づけられた音となる。

　たとえば，壁に釘を打つときには，梁がしっかりしているところに打とうと指で壁を叩いて探す。音が響くようなら，その下は空洞，響きがあまりないようならば，その下には硬いものがあるなどと経験的に判断ができる。この方法を身体へ応用したのが打診である。すなわち振動を起こして，その振動がどのくらい残るかという残響の長さを基準にして，叩いた下にどのようなものがあるかを推定する方法である。

　打診音は叩いたところの直下5〜7 cmくらいの範囲の情報を反映する。打診音の種類・分類，すなわち打診をしたときの音は，表2-1のような表現が一般的である。

　まず肺のように，外側が硬くて中が空洞になっているところは「共鳴音」と呼ばれ，同じように空気が入っていても，軟らかい袋状になっている胃袋や腸管は，ポコポコと太鼓が鳴るように響き「鼓音」と呼ばれる。

　一方，肝臓や心臓のように中が均一に充実している臓器を打診すると詰まったような音がする。これを「濁音」と呼ぶ。さらに筋肉のように組織がぎっしり詰まっていて，ほとんど響きが残らないような音を「平坦音」と呼ぶ。

　幼児の肺や，大人でも肺気腫のある人のように，外側が硬く，中の空洞内の空気の含量が非常に多いようなところでは「過共鳴音」と呼ばれる音がする。

2 打診の適応箇所

　今日のベッドサイドでは，打診は主に以下の4つの場面で用いられる。
① 肝臓の位置，大きさの推定
② 心臓の大きさの推定
③ 横隔膜の位置の推定
④ 腹部膨満の原因の推定

　主に胸郭で行われる①〜③のうち，①と②はスクラッチテスト(26頁)をもって代用することができる。

3 打診時のコツ

　打診には，叩く指側（打診指側）のコツと，叩かれる指側（被打診指側）のコツがある。

　叩く指側のコツは，手首のスナップをきかせ，叩いたらすぐ引っ込めることである。

　打診は叩いた音の特徴やその違いによってその下の情報を得る方法なので，音を響かせることが必要であ

表2-1　打診音の分類

種類	強さ	高さ	長さ	性質	正常聴取部位
過共鳴音	きわめて大	低い	超長	轟く音	幼児の肺
共鳴音	大	低い	長い	空洞音	成人の肺
鼓音	大	高い	中間	太鼓のような音	胃袋，腸管
濁音	中間	中間	中間	ずしんと響く音	肝臓，心臓
平坦音	弱い	高い	短い	鈍く響かない音	筋肉

る。楽器のトライアングルを叩く場面をイメージしてみよう。よく響かせるためにはチンと叩いたら，パッと棒を引っ込めているはずである。叩きっぱなしだと決して音が響かない。よい音を響かせるためには，叩いたらサッと引っ込める。打診も同様で，手首を柔らかくしてスナップをきかせ，スパッと打ってサッと引っ込めるのがコツである。叩いた次の瞬間，もう離すぐらいのつもりでないと，せっかく響いた音を止めかねない。

そのため，打診には素早い動きが必要になる。叩く力はある程度以上あればよいので，力よりも素早い動きを優先する。叩くことを強く意識するより，素早く引っ込めることを意識するくらいがよい。肘の動き，あるいは指先の動きは不要である（図2-6）。

打診をする指は，一番大きな弧を描き，かつ安定して動かせるので中指が扱いやすい。2本あるいは3本の指をそろえて打診するのも必ずしも悪いわけではないが，「力を入れなければ」と思って複数の指でベタベタと叩くと，せっかくどれかの指で作った響きを他の指で止めてしまいかねない。また，触っている面積が小さければ小さいほど力はそこに集中し，面積当たりの圧力が高くなるので，できる限り小さい面積で，限りなく短い時間で叩くことがコツである。

叩かれる指のコツは，患者の皮膚に指を密着させることである。指で直接患者を叩くと，患者に痛い思いをさせる。また直接叩いたのでは，どんなにやせている人でも皮膚と骨の間の脂肪がクッションとなり，叩いた指の接触している時間が長くなり，音が響きづらくなる。

音は硬い表面の方が響くので，硬いものを当てがい，その上から叩けばよい。自分の身体で，それも扱いやすい手の硬いところといえば指の節の骨である。それを打診しようとしている部分の表面にピタッと当てがうのである。

繰り返すが，当てがう指は皮膚にぴったりつけるのがコツである。当てがっている指が浮いているとその下の情報を反映できない。ぴったり当てがうためには，指を手の平側に反らせ押しつけるようにするのがよい（図2-7）。指は開いてもそろえても構わず，叩く指先の真下に当たる部分の指が，打診する部位に隙間なく当てがわれてさえいればよいのである。

もう一度打診のコツをまとめると，叩く側はできる

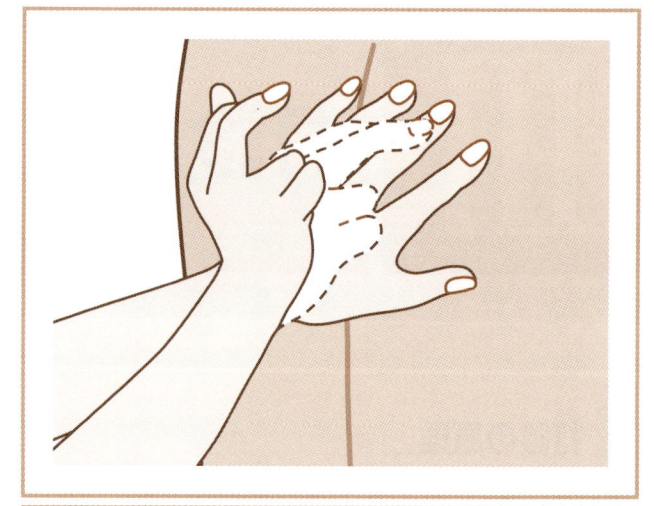

図 2-6 打診指の動かしかた

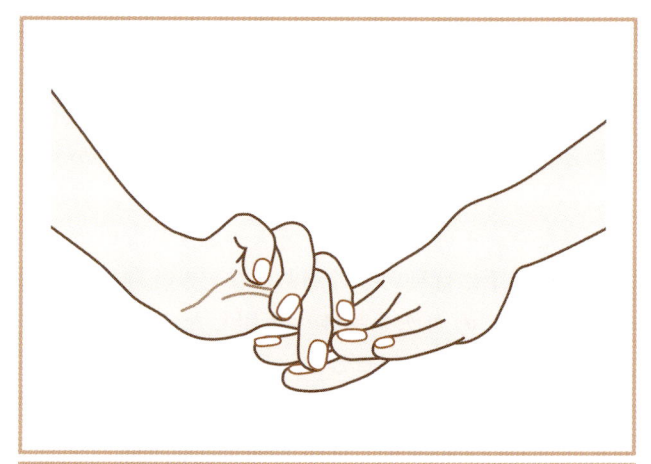

図 2-7 被打診指の当てがいかた

だけ狭い面積を短い時間で叩いてサッと引っ込める。当てがう指は，皮膚に隙間なくピタッとつける。それさえできていれば，1本の指で叩いても2本の指で叩いても，本質的に違いはない。

打診がうまくいかないときには，まず当てがっている手を確認してみる。ほとんどの場合は，その当てがっている手と相手の体表面との密着具合が不十分であるので，ピタッと押しつけることで改善する。

IV 聴診

1 正しい方法とポイント

1）静かな場所で行う

聴診の一番のポイントは，静かな場所を探す，あるいはそういう条件を作ることである。特に呼吸音などは相当小さな音なので，周囲が静かな場所でないと集中しづらく，聴取しにくい。

2）1つの音に集中し，予測をして臨む

聴診は，生じている音をきき取って身体の中の変化を判断する方法である。聴診では欲張らず，目的とする1つの音に集中するのがコツである。レファレンス（入ってきた情報を頭の中で比較参照するもの）を鍛えてさえいれば，目的とする音を追いかけることができる。

オーケストラの指揮者は，たくさんの楽器の音を同時にきき分けることができる。一般人との違いは，それぞれの楽器がどんな音を出すのかというレファレンス，つまり識別するための知識をたくさんもっていることである。

同じことは聴診にもいえる。胸に聴診器を当てると，いろいろな音がきこえてくる。心臓は大きな音をたてて鳴っているし，呼吸器はスーハーと弱い音を出している。「少し息をこらえてください」といって心臓の音に集中することはできるが，呼吸音に集中するために，心臓を止めてもらうことはできない。そのような場合でも，呼吸の音だけを自分の中のレファレンスと照合して追いかけていけば，脇で心臓が大きな音をたてて鳴っていても，スーハーという呼吸音はきこえる。ポイントは，一度に全部をきこうとしないことである。

このレファレンスは鍛えることができる。音はどんなに混ざっても，もとの性格を失って違う音になることはない。そこで，心臓や肺の音を知り，たくさんきいて耳を慣らすことで目的の音をきき分けられるようになる。逆にいえば，レファレンスがゼロなら，はっきり鳴っていても気がつかない。どんな場合に，どういう音がきこえうるのかという予測や知識ベースを積んでおかないと，きくべき音として認識できないものである。

3）聴診器の膜型とベル型を使い分ける

聴診器は直接肌に当てがうものである。患者に当てる側をチェストピース，検者の耳に当てる側をイヤーピースというが，この両者の間の距離が長ければ長いほど，高い音が減弱する。つまりチューブが長い聴診器ほど，高い音がきこえづらい。

聴診器にはいろいろなタイプがあるが，基本的には，膜が張っている側（膜型）とお椀のようになっている側（ベル型）を切り替える，あるいは押しつけかたによって替えるようになっている（図2-8）。この両者にはそれぞれにメリット，デメリットがある。

1 膜型のメリット・デメリット

膜型のメリットは，膜の全面が皮膚にくっついていなくても，膜がふるえれば音はとれるという点である。非常にやせて肋骨が浮き出てみえるような場合でも，膜型の一部分がピタッと密着していれば聴取できる。これとは反対にベル型では，少しでも隙間があくと，その隙間から周りの音が入ってくるので目的とする聴診はできない。

それならばすべて膜型にすればよいかというと，そうでもない。膜型には低い音をカットしてしまうとい

うデメリットがある。つまり，長いチューブの先に膜型の聴診器を接続してきいたなら，高い音も低い音も制限され，限られた音域の音しかきこえなくなるのである〔「循環器系のみかた」(88頁)参照〕。

2 ベル型のメリット・デメリット

ベル型は，隙間さえなければ音響的には非常によいものとなる。しかし使用する上で1つ注意点がある。隙間があってはいけないからと，ベル型をギューッと押しつけると，押しつけられたところの皮膚がピンと張ってしまう。するとそこの部分が膜を張ったのと同じようになってしまい，ベル型できいているつもりでも，膜型できいているのと同じになってしまう。すなわち隙間があってはいけないが，だからといって押しつけてもいけない，というのがベル型で聴診するときの注意点である。その点，膜型はどんなに強く圧力がかかっても機能する。その面でも扱いやすさでは膜型に軍配が上がる。

身体の中で発生する音は，ほとんどが膜型でカバーできる高い音である。しかし，心臓をみるときには低い音を判断する必要が生じる。心不全が起きていると，ふつうの状態では聴取されない低い音が生じる可能性があるからである。どこでどんな音がして，それをきくにはどちらがよいのかという知識を正確にもち，それぞれの特徴をいかして使うことが大切である。

4）音の性状をきき取る

聴診では，ある音が「している」，「していない」とい う情報だけでなく，音の性状もきき取る。音には必ず高さ，強さ，長さがある。つまり音の高低や大小，残響の長短，といった情報は音が存在する限り必ずついてまわるものである。そうした観点を意識してきけば，それだけ情報量も増える。

2 スクラッチテスト

皮膚を爪などで引っかいて(スクラッチ)，音をたて，その音の伝達具合によって引っかいている部位の直下の構造物が充実性であるか，空洞を伴っているかを判断する手技がある。これをスクラッチテストという。これは，液体に満たされた部位ないしは均一の構造物の中の方が，空気中よりもよく伝わるといった音の性質を利用している。

具体的には，胸郭における肺と肝臓の境界(肝臓の上限，lung-liver border：LLB)，腹部における肝臓と腹腔との境界(肝臓の下限)，心臓の左端を見極めるのに有用である。

実際の手技としては，肝臓ないしは心臓の直上に聴診器の膜型を当て，もう一方の手をそちらに向かって皮膚を引っかきながら近づける。聴診器で聴取している音が突然大きくなるので，その場所が境界線であることがわかる(図2-9)。

スクラッチテストは打診に代わる手技として用いられ，その実施ならびにその評価については，打診を用いる場合よりも簡便かつ正確であるとされている。

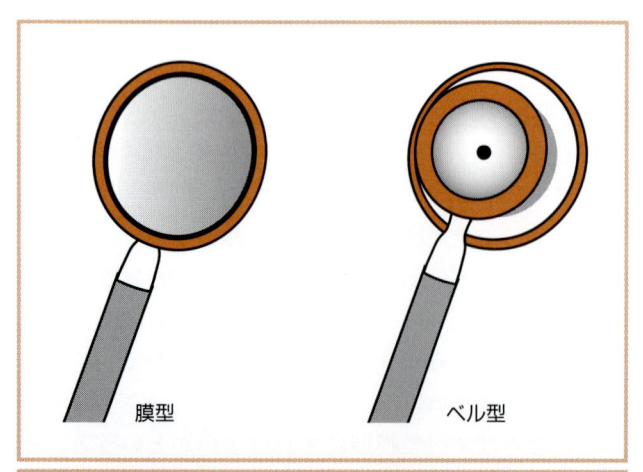

図2-8 聴診器のチェストピース

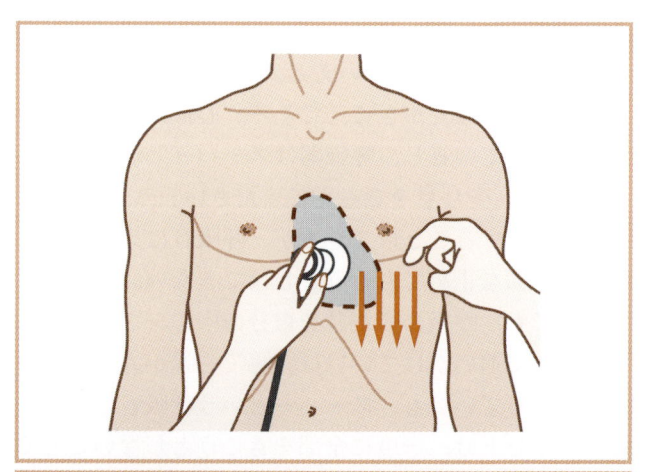

図2-9 心臓のスクラッチテスト

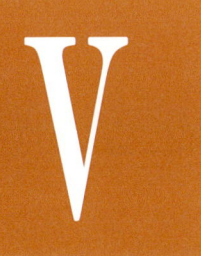

V バイタルサインのみかた

1 呼吸

1）目的・意義

呼吸は身体にとって一時も欠かすことのできない「酸素」の取り込みを担当する。自動能をもつ心臓の鼓動と異なり、呼吸は呼吸を制御する脳幹の機能なしには成り立たない。したがって、呼吸の状態を観察することは単なる呼吸機能の観察にとどまらず、生命維持に直結する脳幹の状態を把握することにもつながる。呼吸数や呼吸音については、「呼吸器系のみかた」（44頁）、「神経系のみかた」（142頁）を参照されたい。

2 脈拍

1）目的・意義

心臓が動いていても、それが有効な脈にならなければ、身体のすべての細胞に必要なだけの酸素が配られない。最終的に身体のすみずみまで血液が十分にいきわたっているかを把握するために、脈がきちんと触れるか否かを確認する必要がある。
通常は、以下の動脈で脈拍測定を行う。
① 橈骨動脈（心臓に近く、最も脈拍が触れやすい。一般的な測定部位）
② 頸動脈
③ 上腕動脈
④ 大腿動脈
⑤ 膝窩動脈
⑥ 後脛骨動脈
⑦ 足背動脈

2）測定部位別の基本手順

1 橈骨動脈

母指の延長線上の内側に橈骨動脈の走行を確認し、3指（示指・中指・薬指）を軽く当てる（図 2-10 ①）。特に初めて測定を行う患者の場合は、両腕を同時に測定して左右差を確認する（図 2-10 ②）。

2 頸動脈

「循環器系のみかた」（80頁）参照。

3 上腕動脈

上腕動脈は上腕の内側で、二頭筋の走行の内側を走っている。上腕動脈をみる場合には、左手で患者の前腕を保ち、検者の右の3指を皮膚ごと押し込むようにして触知をする（図 2-11）。この場合に、動脈硬化が強く、動脈が蛇行していると、目で上腕動脈をみることができることがある。

4 大腿動脈

両下肢を伸ばし、仰臥位をとってもらう。下肢の基部の緊張をとるには、下肢をやや外転位で少し後方に回転させるとよい。鼠径靱帯のすぐ下で、その中央の内側よりに3指を当てると、拍動する大腿動脈を触れる（図 2-12）。

5 膝窩動脈

両手の3指をそろえて膝蓋骨を裏側から持ち上げるようにして触知する。膝窩動脈はかなり深いところにあるので、しっかりと押し込んで探らないと触れにくい（図 2-13 ①）。

① 橈骨動脈の触知　　　　　　　　　　　　② 左右差の確認

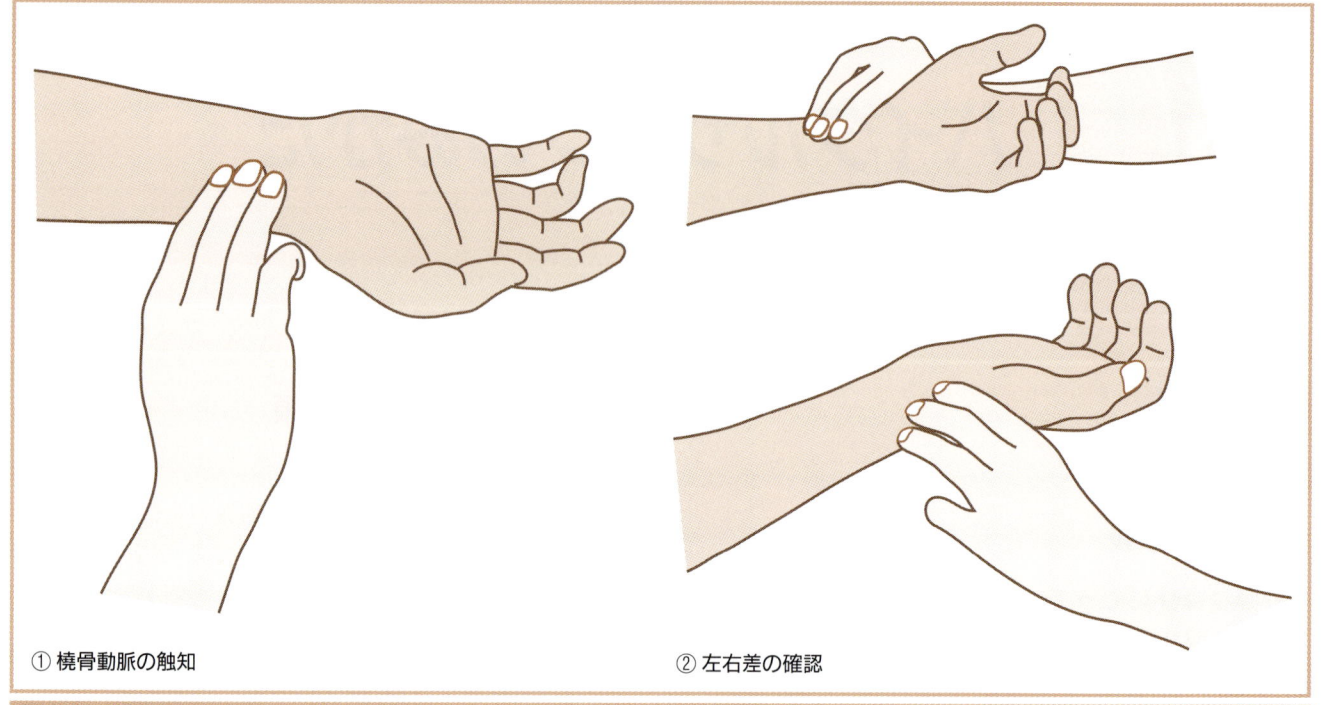

図 2-10　橈骨動脈の触知と左右差の確認

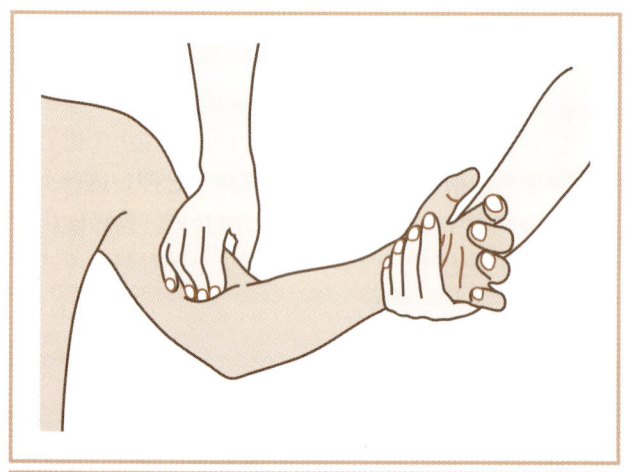

図 2-11　上腕動脈の触知

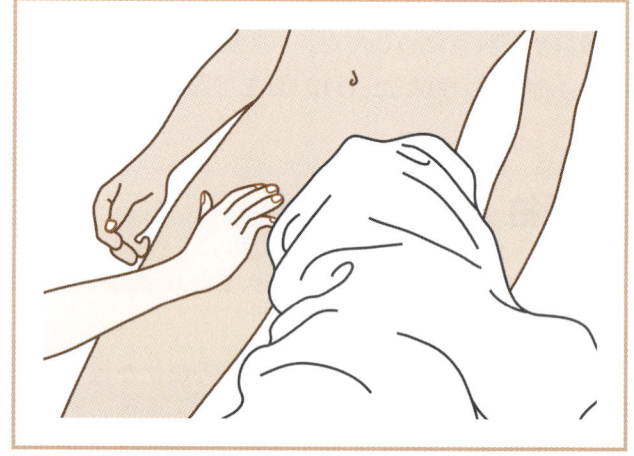

図 2-12　大腿動脈の触知

6 後脛骨動脈

後脛骨動脈は内果(内くるぶし)とアキレス腱の間を，アキレス腱に並走している。そのため，アキレス腱側から内果に向かって指をさしこむようにして探っていく(図2-13②)。下肢の大腿動脈以下の動脈に動脈硬化が強く閉塞などがあり，下肢ないし足への血行が障害されている場合に，このような脈拍の触知をすれば，その有無の見当がつく。個人によって血管の走行が違うので，左右を比較して記載することが大切である。しばらく歩くとどちらかの足が痛み，歩けなくなるという疾患(間欠性跛行症)を発見するのに有利である。その他，脈なし症の診断にも役立つ。

7 足背動脈

患者を仰臥位にして両脚を伸ばしてもらい，足の方に患者の顔と相対して立つ。両手でそれぞれの足背に検者の両手をおき，3指を用いて足背中部にある血管が触れるかどうかをみる(図2-13③)。

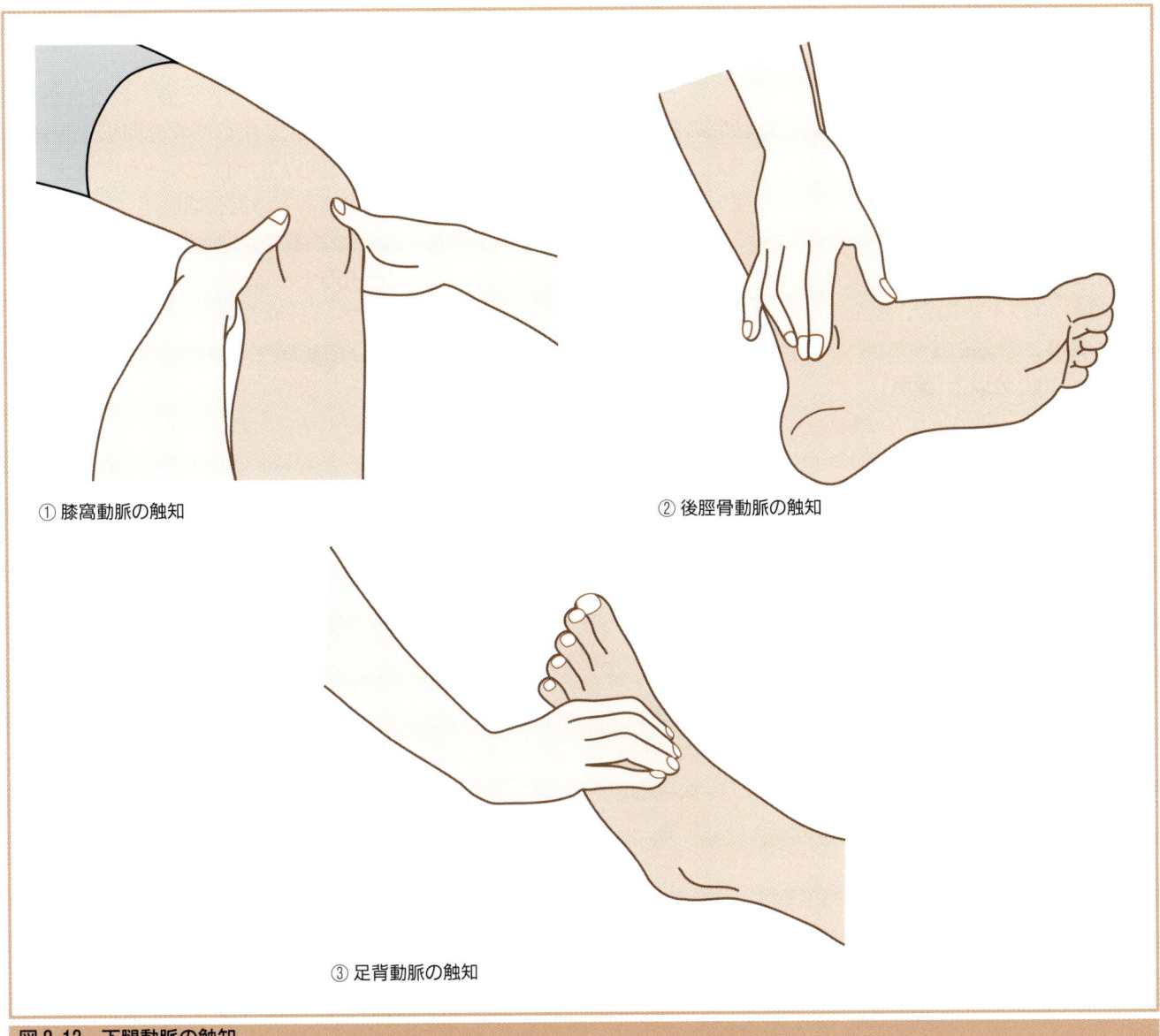

① 膝窩動脈の触知
② 後脛骨動脈の触知
③ 足背動脈の触知

図 2-13　下腿動脈の触知

3）脈拍測定のポイントと注意点

- 脈拍は心臓から末梢に血液がいき届いているかを示すサインなので，より末梢で確実に脈を触知できたら，それよりも中枢側の脈を確認する必要はない。たとえば足背動脈ではっきりと脈が触れれば，膝窩動脈を確認する意味はない。
- 血圧が低下すると，必ずしもすべての部位で脈拍が触知できるとは限らない。一般に収縮期血圧が80 mmHgを下回ると，橈骨動脈では脈が触知できないといわれる。この場合でも，もう少し中枢側の上腕動脈では触れる可能性がある。
- 脈拍に左右差があるときには，どちらかに血行障害があることが考えられる。左右の上腕動脈の血圧を測り，その差が20 mmHg以上あれば，血行差があると判断できる。
- 微弱な脈のときには，自分の指先の拍動か，患者の拍動かがわかりにくいことがある。そのような場合は，患者の脈を触知しながら，反対側の指で自分の橈骨動脈（あるいは尺骨動脈）に指を当てる。自分の脈と，患者に触れている脈が完全に同期していなければ，患者に触れている部位に感じている脈は，患者の脈であることがわかる。

4）評価

1 脈拍数

脈が規則的に打っている場合には15秒間の脈拍数を測り，4倍すれば1分当たりの脈拍数がわかる．正常の脈拍数は60〜100/分だが，年齢や個人によって差がある．

● 脈拍が60/分以下（徐脈）

脈拍が40以下の場合，完全房室ブロックなどの可能性もあり，緊急を要する．

● 脈拍が100/分以上（頻脈）

生理的には，活動時など心臓からの拍出を多く必要とする場合には心拍数を増加させて対応する．発熱時，甲状腺機能亢進時，貧血などの場合である．

2 リズム

● 吸気時に脈拍数が増え，呼気時に減る

呼吸性不整脈と呼ばれ，病的とはみなされない．

● 脈拍が脱落する

期外収縮と呼ばれる不整脈．心臓の拍動数が1回だけ早めに打つために起こる．十分な血液が末梢の動脈に伝わらないので，その拍動も末梢に伝わらず，脈が抜け落ちてしまう．

● リズムがまったく不規則

心房細動の場合が多いが，他の不整脈の可能性もある．これまで指摘されていないようであれば，すぐに医師に伝える．

3 脈拍の大きさ，立ち上がり

「循環器系のみかた」(82頁)参照．

3 血圧

1）定義・目的・効果

血圧は心拍出量と末梢血管抵抗との積で表され，血液の循環動態の様子を把握することができる重要な値である．この値を知ることによって，循環器系における身体変化の早期発見および経過観察が可能になる．

2）基本手順

- あらかじめ安静にさせておく．安静の目安はAHA（米国心臓病協会）によると座位で5分間以上とあるが，可能ならば10分間以上座位でゆったりとすることが望ましい．若年健常者の拡張期血圧は，ほとんどが10分間座位を保つことで安定した状態に達する．
- 測定部位付近を圧迫する可能性のある衣類は脱いでもらい，寒いようならば適切に部屋を暖めておき，不必要な寒冷暴露による影響をさけるように努める．
- 通常は椅子に座った状態で右上腕で測定する．ただし最初の測定では必ず左右両側で測定する．
- マンシェット内の空気が十分に抜けていることを確認する．

1 上腕での測定

- 肘窩の正中ないしは尺側で上腕動脈を触知する．
- マンシェットのゴム袋の中央が上腕動脈の真上にくるようにし，マンシェットの遠位端は肘窩から2〜3cm上になるように，すなわち肘窩が覆われないようにマンシェットをぴったりと巻く（図2-14①）．この際，マンシェットからのチューブは肘側でも腋窩側でも構わない．マンシェットの中のゴム袋は全周になっておらず，巻き上げたときの約80%を覆うようになっている．したがって圧迫すべき上腕動脈を真ん中に置かないと適切な圧迫にならないこともありうるので注意する．マンシェットの幅は上腕周囲径の半分程度のものがふさわしく，幅が狭すぎると測定値は高めになり，逆に幅が広すぎるマンシェットを用いると測定値は低めになる．
- 手首橈側の橈骨動脈を触知しつつ，マンシェットに空気を入れていき，一気に70mmHgまで素早く上げる（図2-14②）．その後は10mmHgずつ引き上げる．
- 脈拍を触知しなくなったら毎秒2〜3mmHg程度のスピードで内圧を下げていき，再び脈拍を触知し始めた値を触診法による収縮期血圧（最高血圧）とする．
- 次に聴診器を上腕動脈の上に置き，マンシェットの内圧を触診法で得られた収縮期血圧よりも20〜30mmHg高い値にまで加圧する（図2-14③）．
- 毎秒2mmHgのスピードで内圧を下げていき，コロトコフ音（Korotkov音，血管雑音）がきこえ始めた

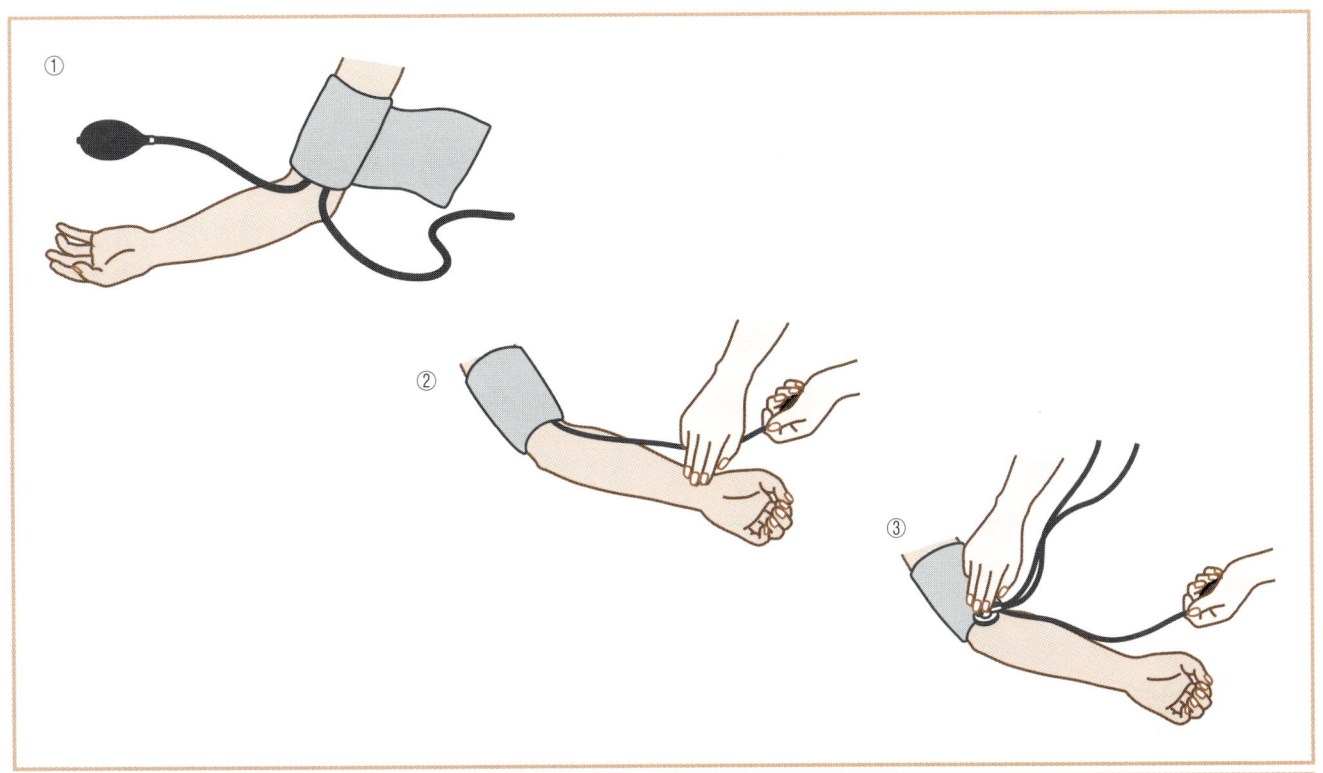

図 2-14　血圧測定の基本手順

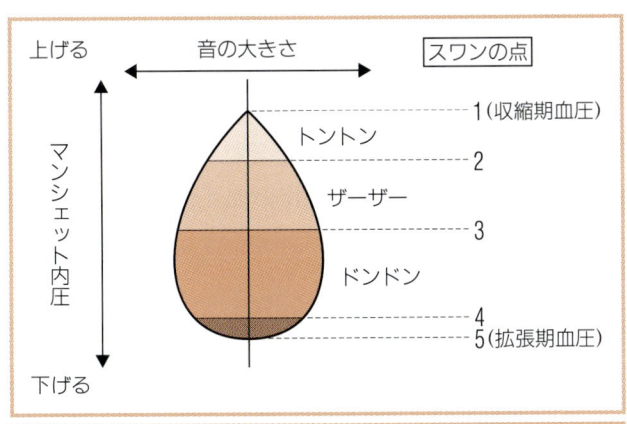

図 2-15　血圧測定で聴診されるコロトコフ音の変化

点（スワンの第1点）を収縮期血圧とする（図2-15）。
・コロトコフ音がきこえにくい場合は内圧を上昇させた後，患者に手を5～6回握ったり開いたりを繰り返してもらい，血流を増大させた後に内圧を下げ始める（コロトコフ音の増強法）。
・心拍ごとに2mmHgずつのスピードでさらに下げていき，最終的にコロトコフ音がきこえなくなった点（スワンの第5点）を拡張期血圧（最低血圧）とする。
・そこからさらに同じスピードで10mmHg内圧を下げ，音がきこえてこないことを確認した後，マンシェットの内圧を急激に下げて測定を終了する。
・血圧測定は30秒以上の間隔をおいて2度行い，平均をとって血圧値とする。血圧値の読みは2mmHg単位で行う。また血圧の記載は，どの部位で，左右どちらで，どのような体位で，何時に測定したかも含めて明記する。

なお，初めて血圧を測定する際には，必ず左右とも測定し，以降は高い側で測定するのが原則である。

2　下肢での測定

・下肢で血圧を測定する場合は，本来は大腿後面を中心にして大腿用のマンシェットを巻き，膝窩に聴診器を当てて膝窩動脈でのコロトコフ音聴取（あるいは後脛骨動脈または足背動脈での触診法）によって測定するのが原則である。しかし実際は，通常の上腕用のマンシェット（幅14cmのもの）を下腿に巻き，後脛骨動脈で聴診することで測定することが多い。
・まず後脛骨動脈（内果のすぐ後方）を触知する。
・ゴム袋の中央が後脛骨動脈上にくるようにし，マンシェットの下端が内果の直上になるようにマンシェッ

トを巻く。
・後頸骨動脈でのコロトコフ音の聴取（聴診法），あるいは後頸骨動脈の触診（触診法）によって，上腕と同様に測定する（図2-16）。

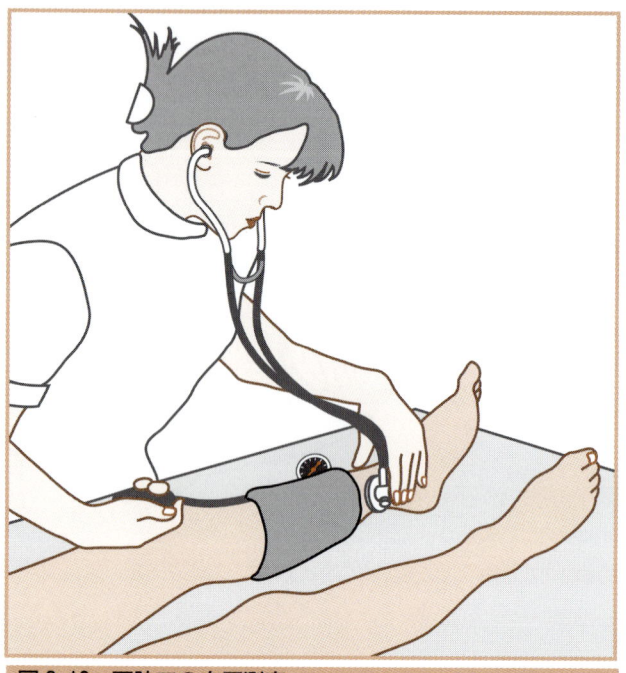

図2-16 下肢での血圧測定

NOTE
触診法による血圧測定

血圧測定は一般的には聴診法を用いるが，触診法によっても測定が可能である。その際は，触診法による値である旨を明記する。

触診法による収縮期血圧の測定は比較的容易である。マンシェットの内圧（カフ圧）を徐々に下げていき，初めて脈を触知したところが収縮期血圧である。そのままカフをゆるめていくと脈ははっきりと触知できていくが，ある時点から急に弱くなる。この時点が拡張期血圧である。

カフによって収縮期血圧以上に圧迫されている時点では血管内を血液が通過できず脈を生成しないが，カフ圧よりも血管を押し広げる力が勝ると血流が生じる。その脈が再開した時点のカフ圧が収縮期血圧である。さらにカフ圧を下げ拡張期血圧に近づくと，カフよりも遠位にある動脈を拡張させる拍動力が徐々に強まり，拍動ごとに動脈が一気に開通し，その直後には完全に虚脱する。そのために脈を触知している指先には大きな脈として感じられる。カフ圧が拡張期血圧よりも低くなると拍動と拍動との間で完全には虚脱しなくなるため，知している脈が穏やかになるのである。

この脈の大きさの変動は直接触診をしなくても，アネロイド式血圧計ならば針先の動きとして反映されるため，よく観察していると触診法と同様の測定ができる。

なお，触診での測定値は聴診での測定値よりも低めとなるが，その差は6〜8 mmHg以下である。

なお，通常は下肢での血圧は上腕のそれよりもやや高めである。

3）血圧測定のコツと注意点

マンシェットを巻くときには適度なゆるみが必要といわれるが，このことをあまり強く意識しすぎてゆるくなりがちなので注意を要する。実際は指が1本入る程度で十分である。あまりゆるく巻くとマンシェットがずり落ちてくることがあり，かえって不適切な測定になりかねない。

なお，血小板減少症のような出血傾向があると，きつく巻きすぎたマンシェットのせいで，その部位の皮下に内出血を起こしてしまう危険がある。必要以上に加圧をせず，手早く測定を行うように注意する。

4）評価

血圧は，時間によっても環境によっても変化する。たまたま測った血圧が高いときには「血圧が高い」といえるが，「高血圧症」とはいえない。

繰り返して測定した平均の収縮期血圧が140 mmHg以上，あるいは，拡張期血圧が90 mmHg以上であれば，高血圧と診断される（表2-2）。

また，上肢と下肢との血圧比による評価（Ankle-Brachial Index：ABI＝下肢の血圧／上肢の血圧）も有用な情報となる。

表2-2 成人における血圧値の分類

分類		収縮期血圧 (mmHg)		拡張期血圧 (mmHg)
正常域血圧	至適血圧	<120	かつ	<80
	正常血圧	120〜129	かつ/または	80〜84
	正常高値血圧	130〜139	かつ/または	85〜89
高血圧	I度高血圧	140〜159	かつ/または	90〜99
	II度高血圧	160〜179	かつ/または	100〜109
	III度高血圧	≧180	かつ/または	≧110
	（孤立性）収縮期高血圧	≧140	かつ	<90

（日本高血圧学会：高血圧治療ガイドライン2014による）

上肢で測定した収縮期血圧と下肢で測定した収縮期血圧とを比較すると，通常は下肢での血圧の方が高めであるため ABI は 1.0 以上になる。しかし下肢での閉塞性動脈硬化症や大動脈縮窄症では下肢での血圧が低めになるために ABI は 1.0 未満になる。

4 体温

1）目的・意義

正常では，人間の体温は熱の産生と放散のバランスがとれ，そのために一定の温度を保っている。前者が後者を上回る場合には発熱(体温の上昇)，逆の場合は体温低下となる。炎症をはじめとする様々な病態変化によって体温の上昇を認めることもしばしばみられ，体温測定を行うことで身体的変化をより早期に発見することが可能になる。

2）使用物品

体温計には電子体温計，赤外線鼓膜体温計などがある。

平衡温予測方式の 1 分間電子体温計での計測値は測定温度の上昇スピードから平衡となる値を予測し表示するものであり，10 分間の水銀体温計での計測値と非常に強い相関を示すように作られている。わが国では従来の水銀体温計に代わって，平衡温予測方式の 1 分間電子体温計で，腋窩温を測定することが多い。一方，欧米では口腔温をもって体温としていることがほとんどであり，腋窩温はあまり用いられない。

また最近は，赤外線鼓膜体温計を用いて鼓膜からの赤外線を測定することにより，体温を測定する方法が普及してきている。この方法では数秒で体温を測定することができるのがメリットである。しかしこれは簡便ではあるが，向きを正しく挿入しないと測定値に大きなばらつきが生じるので扱いかたに注意を要する。

3）測定部位別の基本手順

体温とは本来は身体内部の温度のことであるが，体内温度を直接測定することは困難である。強いて行う場合はカテーテルを挿入して心臓部での血液温度を読み取る。通常の体温測定としては，熱の放散が少なく身体内部温度に近い値を示す部位で測定された値をもって体温とする。

具体的に用いられる部位としては，① 腋窩，② 口腔，③ 鼓膜，④ 直腸，である。体温はなるべく高温部で測定することが原則であるが，通常，腋窩より口腔ならびに鼓膜では約 0.5℃(1°F)高く，直腸温はさらに約 0.5℃(1°F)高い。したがって，深部体温に最も近い値を与える部位は直腸であるが，特別に必要とされる場合以外は直腸での測定は行わない。

1 腋窩

① 体温計を腋窩の最深部に当てがうように挿入する（当てがう部位に大量の発汗を認める場合は，汗をよく拭きとっておく）。
② 一定時間(電子体温計では測定完了の合図があるまで：通常約 1 分間)保持した後，目盛りの表示を読み取る。

2 口腔

① 体温計を舌下に当てがう。この際，正中にある舌小帯を避けるように置く(図 2-17)。
② 口を閉じたまま一定時間(電子体温計では測定完了の合図があるまで：通常約 1 分間)保持した後，目盛りの表示を読み取る。

NOTE

水銀式血圧計を置く位置をめぐる誤解

かつて「水銀式血圧計と心臓の高さをそろえる」と記述された成書があったが，これは明らかな誤りである。マンシェットの位置と心臓の高さをそろえることは必要であるが，水銀式血圧計との高さの差による測定値の違いは無視できる程度のわずかなものである。

この誤った理解は，水銀式血圧計の高さを心臓より高く，あるいは低くすることで，血圧値が心臓と水銀式血圧計にかかる大気圧に左右されることから記述されたものである。確かに，標高 0 m にいる患者のマンシェットから，たとえば富士山の頂上まで果てしなく長いチューブをつないで，そこに水銀式血圧計を置いて測定したならば，その標高差分に相当して水銀式血圧計での測定値は下がることになる。しかし，実際のマンシェットと水銀式血圧計との高さの差はせいぜい 1 m が限界であり，そのような高さの差は無視して構わない。

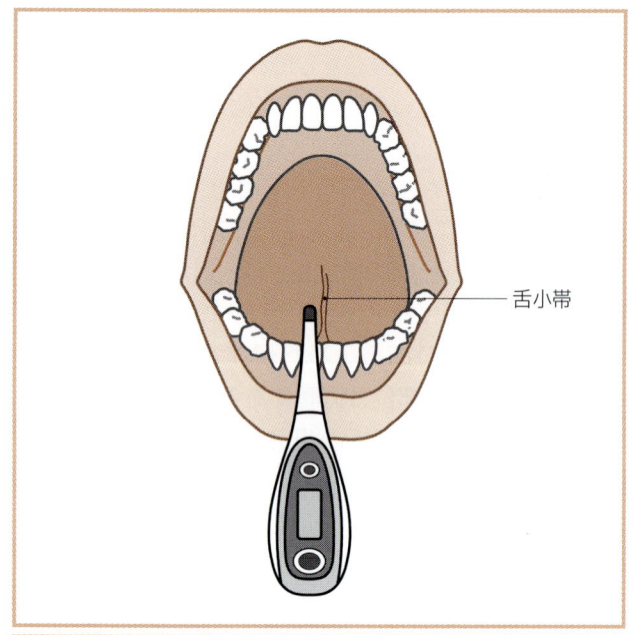

図 2-17　体温計の当てがいかた

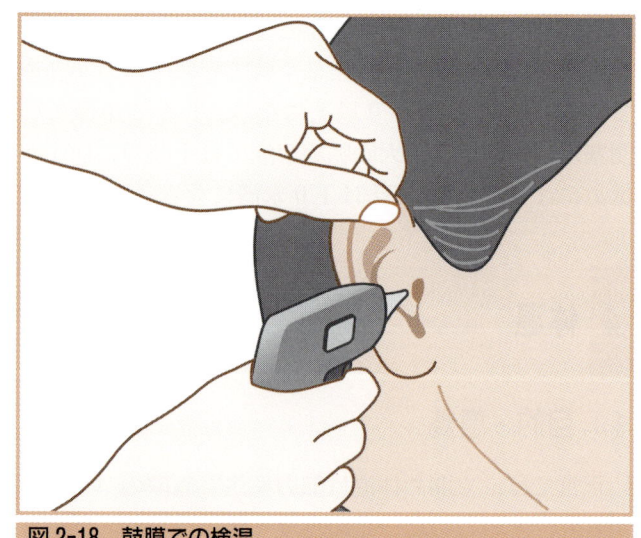

図 2-18　鼓膜での検温

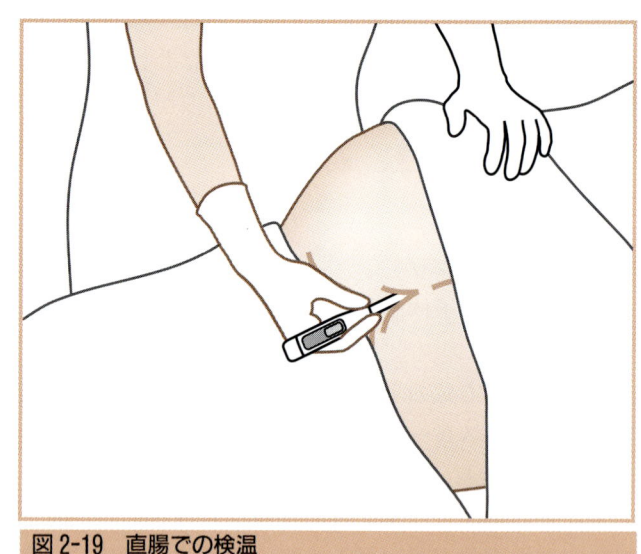

図 2-19　直腸での検温

3 鼓膜
① 耳介を，成人では上後方に，乳児では下方に引っ張り，外耳道をまっすぐにする(図 2-18)。
② 外耳道を均等に押し広げるようにしながら，赤外線鼓膜体温計のプローベをゆっくりと，ていねいに挿入する。
③ 測定開始のボタンを押し，測定完了の合図があるまで(通常2～3秒間)保持した後，測定値を読み取る。

　赤外線鼓膜体温計による測定ではプローベと鼓膜との間に障害物がない状態で測定する必要がある。外耳道が十分に直線化していないと正確な測定値を得られない。したがって安定した測定値が得られるまで数回繰り返して測定してみることが大切である。
　また，赤外線鼓膜体温計を挿入するときには外耳道を損傷しないように十分に注意する。

4 直腸
① 患者に側臥位をとらせる。
② 体温計の先端に潤滑剤を塗布する。
③ 緊張を和らげるために，できるならば患者に口呼吸をしてもらう。
④ 体温計を直腸内に挿入する(成人では5～6 cm，乳児では2～3 cm)(図 2-19)。
⑤ 体温計を手に持ったまま一定時間(電子体温計では測定完了の合図があるまで：通常約1分間)保持した後，目盛りの表示を読み取る。

　直腸温は腋窩温や口腔温に比べて高めに測定されるが，その差はそれぞれ1℃，0.5℃以内である。これを超えて直腸温が高いときには腹腔内に炎症などが存在することが示唆される。

4）注意すべきことがら
• 体温は正常でも部位による違いや時間帯による変化(日内変動)，あるいは活動状況に伴う変動があるため，できる限り同一時間に同一部位で測定することが

大切である。
- 麻痺側では血流低下などがありうるため，健常側で測定することが原則である。
- 外傷などの炎症部位での測定値は深部体温とかけ離れることもあるので要注意である。
- 体温計の電池切れに注意する。

5）体温の異常

体温の異常には正常な体温（平熱）を逸脱して上昇している場合（高体温）とその逆（低体温）がある。

高体温を示す場合は，体温調整中枢において正常よりも高い温度にセットされる場合（発熱）と，熱の放散能を超えて熱が産生される場合（うつ熱）がある。感染などによって発熱物質が大量に血液中に増加した場合や体温中枢を含む脳の機能障害（中枢性発熱）は前者の例であり，日射病のように熱放散を障害する場合などが後者の例となる。

低体温は甲状腺機能低下症のように代謝活性が低下している場合や，長時間寒冷外気にさらされて熱産生を最大にし，熱放散を最小限にしてもなお熱が奪われていく状態などで認められる。実際の臨床場面では低体温状態に接することはあまり多くなく，体温異常は高体温の場合がほとんどである。

6）発熱の経過

高体温の場合，その多くは発熱物質によって体温中枢が一時的にいつもよりも高い温度に体温をセットする，いわゆる発熱である。発熱は体温が高めにセットされる段階（発熱期），その高めにセットされた体温で維持される時期（稽留期），そして発熱物質の減少に伴い体温調整中枢での設定体温がもとに戻る段階（解熱期）で構成される。

これらの段階の経緯を観察することで，発熱の原因に迫ることが可能になるため，次にあげるような体温の変化パターン，すなわち熱型を観察することが重要である。

● **稽留熱**
1日の体温差が1℃以内で高熱を保っている状態（肺炎，腹膜炎など）

● **弛張熱**
1日の体温差が1℃以上であり，低いときでも平熱にならない状態（敗血症など）

● **間欠熱**
高体温と平熱が一定期間をおいて交互に繰り返される状態（マラリア，3日はしかなど）

注）水銀体温計の製造・販売は全世界的に2020年以降は中止となる。「水銀に関する水俣条約」を受けて，WHO（世界保健機関）が指針をまとめた。血圧計も同様の扱いとなる。

5 意識レベル

「神経系のみかた」（139頁）参照。

NOTE

体温のメカニズム

身体での主たる熱の産生部位は内臓と筋肉である。内臓では食物の分解・代謝に伴い熱が発生する。また筋肉は収縮し運動することによって副次的に熱産生を行う。身体各部でもある程度の体温が保たれているのは，産生された熱が血液によって運ばれるためである。身体表面に運ばれた熱は輻射，伝導，対流などの物理現象によって放散される。

熱の産生が高まる原因としては，甲状腺ホルモンのように代謝活性を高める物質が増加した場合や，運動の増加によって筋肉からの熱産生が増加する場合などがある。熱産生減少はその逆の場合などが考えられる。

熱産生が増加・減少しても体温がほぼ一定に保たれているのは，熱の放散を調整しているからである。熱放散の主たる調整は，体表から水分を蒸発させることで気化熱として体表から熱を逃がすことによる。蒸発には常に維持されている不感蒸泄と放散を促進するために行われる発汗がある。

一方，体温が低い場合には，体表付近の血管を収縮させることや，立毛筋を収縮させいわゆる「鳥肌が立つ」状態にすることで，皮膚表面と外気との間に空気の層を形成し熱の放散を防いだり，あるいは悪寒・戦慄として筋肉をふるえさせることによって熱産生を増加させようとはたらく。

3
呼吸器系のみかた

I 呼吸器とその役割

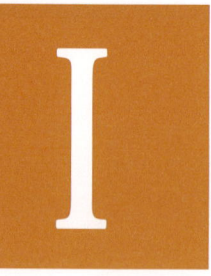

呼吸器系の役割は全身の酸素化(オキシジネーション)である。それは次のようにしてなされている(図3-1〜3)。

① 外気から鼻腔・咽頭を通して空気を吸い込み肺胞にまで至らせ，次いで肺胞内の空気を鼻腔・咽頭を通して外気中に排出する(換気)。

② この際，肺胞に入った空気から酸素を肺胞毛細血管内の静脈血(酸素分圧が低い)に移行(拡散という)させ動脈血とし，肺静脈を通して心臓に至らせる。またこの際，静脈血の中の高い分圧の二酸化炭素を肺胞内に移行させる(ガス交換)。

③ 換気とガス交換を可能にしているのが呼吸運動である。呼吸運動は胸郭の拡大(吸気期)と収縮ないし復元(呼気期)のリズミカルな運動として客観的に観察される(呼吸パターン)。

④ 呼吸運動における胸郭の拡大は肺胞内圧を強い陰圧とし，それにつれて外気を気道に入れる(吸気)。胸郭の縮小は肺胞内圧を陽圧にし，肺内に入っている空気を気道から排出する(呼気)。この呼吸運動は中枢神経の呼吸中枢に支配されている。しか

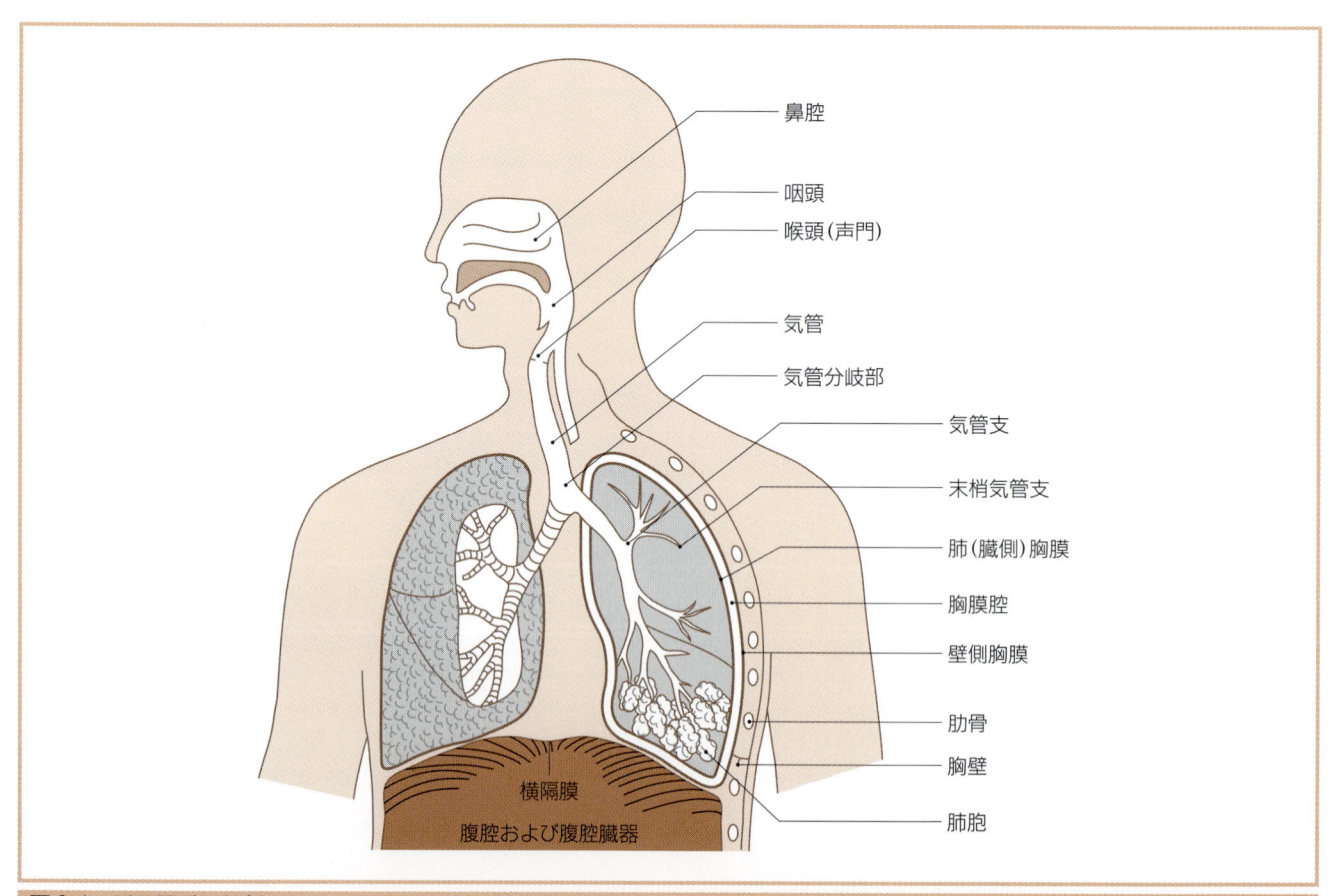

図 3-1 呼吸器系の解剖

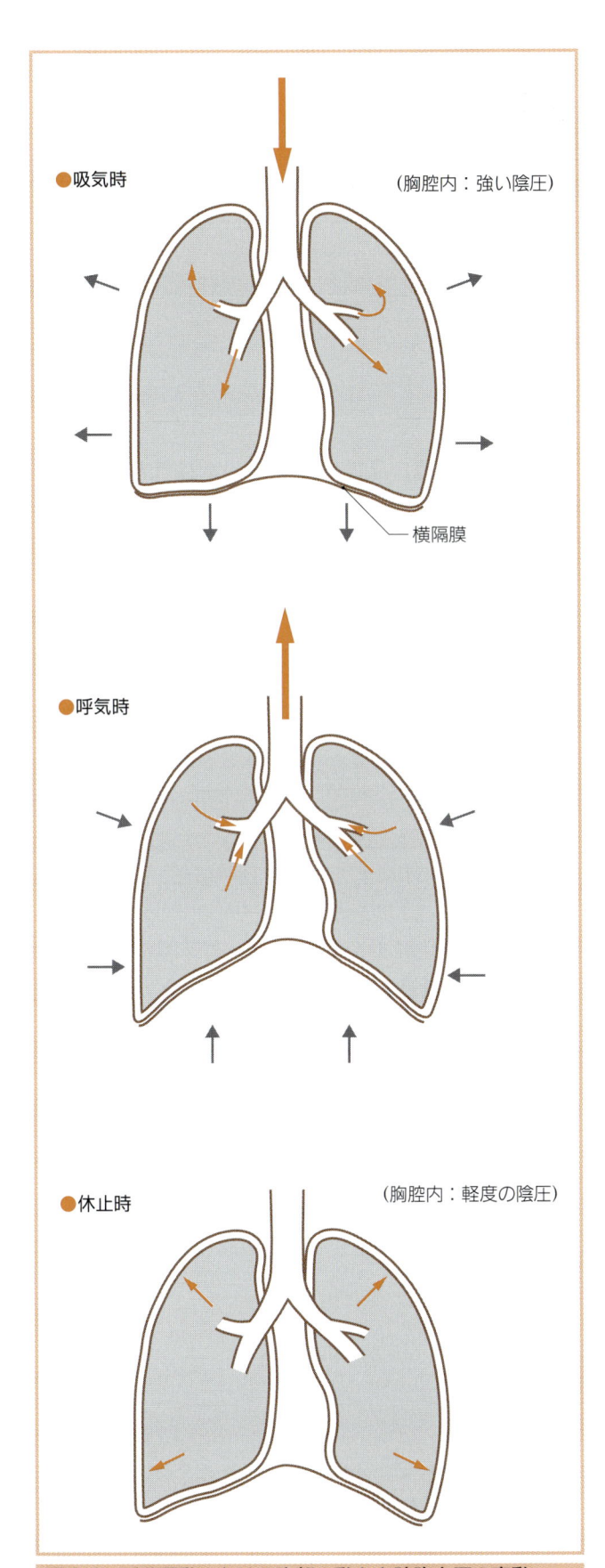

図3-2 呼吸運動における胸郭の動きと肺胞内圧の変動

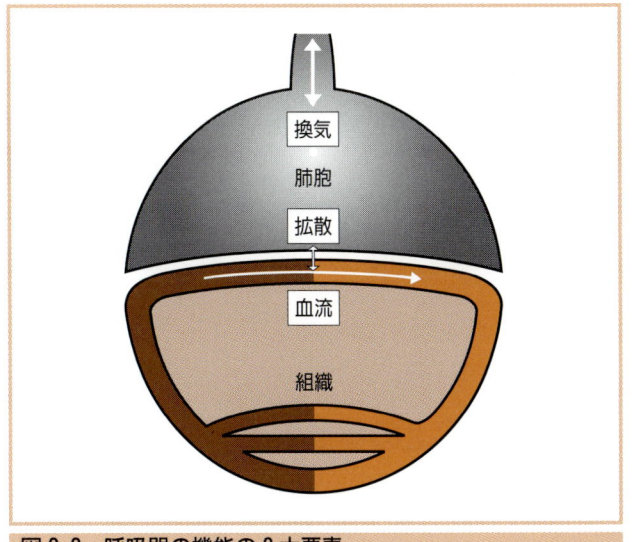

●吸気時 （胸腔内：強い陰圧）
横隔膜

●呼気時

●休止時 （胸腔内：軽度の陰圧）

図3-3 呼吸器の機能の3大要素

換気
肺胞
拡散
血流
組織

も無意識的にも意識的にも呼吸運動は行うことができる[*1]。

⑤ 肺胞には肺動脈系の毛細管(静脈血が入っている)と肺静脈系の毛細管(動脈血が入っている)が網状に結合してとりまいている。肺静脈系の毛細管は肺静脈(酸素化された動脈血)を通して心臓にかえり(肺循環)，大動脈を介して全身を酸素化する。

⑥ 呼吸の過程をスムーズに行わせるためには，気道の浄化作用が不可欠である。物理的浄化作用(くしゃみ，咳や気道分泌液および線毛運動による排泄)と化学的浄化作用(気道分泌液による化学作用や液性免疫，気道のマクロファージによる貪食作用など)がある(気道クリアランス)。

[*1]「吸気・呼気」は空気量や質を表すので，呼吸動作を表す場合は「吸息・呼息」と呼ぶのが正しいとする考えかたもある。しかし医療現場でも医学・看護教育でも「吸息・呼息」とせず「吸気・呼気」とするのが慣習となっているため，本章では吸気・呼気で統一した。

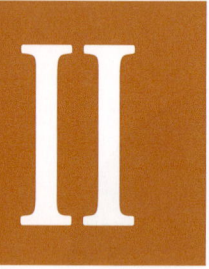

II 主な呼吸器症状とそのとらえかた

1 病歴聴取上の留意事項

呼吸器の異常には「かぜ」のように頻度は高いが予後のきわめてよいものもある反面，少数ながら肺癌や肺気腫，肺線維症などの重大な疾患を患者が「かぜ」として感じていることもある。今日でも肺結核患者が「かぜ」と思って来院することもある。

以下に病歴聴取の主要点をあげる。
① 現在の苦痛の有無をよくきく。
② 栄養や体形，姿勢に注意する。
③ 患者の主訴を大切にしつつ関連する問題点をききだしていく。
④ 既往症と家族歴では特に結核などの感染症，遺伝的素因の可能性もある悪性疾患や全身系統疾患などに注意する。
⑤ ツベルクリン反応，BCG接種の有無などは忘れずに記録する。
⑥ 嗜好では特に喫煙歴に注意する。喫煙は慢性気管支炎，肺気腫，肺癌の誘因となるため，呼吸器病歴上最も重要である。
⑦ 1日の過ごしかたでは特に睡眠時間を記録する。
⑧ 夜間の「いびき」の有無と家人の話をきく(睡眠時無呼吸について)。

2 鼻閉と咽頭痛

鼻閉(sniffle，鼻づまり)と咽頭痛(sore throat)は普通感冒によくみられる症状で，急性の上気道炎の徴候であることが多い。鼻粘膜および咽頭粘膜の発赤と腫脹があり，外気の刺激や飲み込みの際には痛みを伴うことが多い。

1）鼻閉

普通感冒の他，反復する多量の水様性鼻漏(nasal discharge)を伴う鼻閉はアレルギー性鼻炎にみられる。また，慢性の鼻閉は慢性鼻炎や慢性副鼻腔炎を疑わせる。このような例では鼻の周囲の腫脹がみられることがあり，特に副鼻腔炎では前額部痛を伴うことも多く，前額部・頬部を圧迫すると痛みを訴える。鼻閉で鞍鼻(saddle nose)を伴う場合は，先天性や外傷によるものもあるが，壊疽性鼻炎やウェゲナー肉芽腫症など重大な疾患の場合もある。さらに慢性の鼻閉では咳や痰を伴うことが多く，慢性の下気道炎すなわち慢性気管支炎や気管支拡張症を合併していることが少なくない。また鼻閉のある患者では一般に，口呼吸や鼻声(nasal speech)がある。

なお，壊疽性鼻炎やウェゲナー肉芽腫症については，耳鼻咽喉科書を参照されたい。

2）咽頭痛

咽頭痛はかぜ症候群や急性扁桃炎のような治癒しやすい疾患ばかりでなく，扁桃周囲膿瘍や咽後膿瘍，まれには咽頭ジフテリアなどもある。また，咽頭炎や咽頭潰瘍が顆粒球減少症や急性白血病などの部分症状であることもある。

3 咳

咳(cough)は，呼吸器疾患で最もよくみられる症状で，無意識的にも意識的にも出すことができる。

1）咳の意味

　咳は気道から異物を排除しようとする生体の防御作用で気道クリアランスの1つである。"咳は肺の番犬である"ともいわれるように気道や肺の感染，喫煙，塵埃，ガスなどの刺激で起こり，また気管支炎における分泌物の集積の刺激でも起こる。急に出てきた咳か，慢性で習慣性であるかをまず留意すべきである。強い咳はその人の最大呼気流量[*2]（ピークフロー）の2倍以上と思ってよい。したがってピークフローの小さい人は咳も弱いことになる。

[*2] 最大呼気流量は肺機能検査のフローボリューム曲線あるいはピークフローメータで検出できる。

2）咳の種類

　一般に痰を伴う咳は湿性咳(productive cough)というが，特に痰の多い場合はゴホゴホといった濁った音の咳となる。湿性咳は，気道や肺の炎症，特に慢性炎症でみられる。痰のない咳は乾性咳(dry cough)と呼ぶ。分泌物の少ない気道の障害，たとえば急性気管支炎の初期や気道異物など，また肺炎の初期や間質性の肺炎[*3]，胸膜病変などにみられる。また咳が肺癌の唯一の初発症状である場合も少なくない。さらに発作性の咳には喘鳴を伴う気管支喘息，百日咳のレプリーゼといわれる特徴的な咳，ジフテリアやクループなどの際の犬吠性(けんばい)の咳などがあり，診断上きわめて重要である。

[*3] 肺炎には肺胞腔内に白血球が集まるふつうの細菌性肺炎と，肺胞と肺胞の間に存在する肺胞間質だけに細胞浸潤が認められる間質性肺炎がある。

4 痰

　痰(sputum)は多くの場合，咳とともに口から喀出される。痰は気道あるいは肺の病変の確実な証拠である。

　また痰は検体として細菌感染，細胞診などの他，生化学的検査などを行い，呼吸器感染症や肺癌などの肺疾患の診断にきわめて重要である。

1）痰の種類

　痰は性状から漿液性痰(serous sputum)，粘液性痰(mucous sputum)，膿性痰(purulent sputum)，粘性・膿性痰(muco-purulent sputum)，血性痰(bloody sputum)，錆(さび)色痰(rusty sputum)，三層形成痰などがある。

　膿性の痰は気道あるいは肺の化膿性炎症の存在を示している。

1 血性痰

　血性痰は気管支あるいは肺の小血管の破綻によるもので，肺炎，気管支拡張症，肺結核症や肺化膿症，肺吸虫症，肺癌，その他の多くの疾患にみられる。しかし同じ血性痰でも血線痰，鮮血痰，錆色痰(肺炎球菌肺炎)，チョコレート痰(肺吸虫症)，いちごゼリー痰(肺癌)などを区別する必要がある。

2 三層形成痰（粘液・漿液・膿の三層）

　これは多量の粘液・膿性痰の出るような気管支拡張症や肺化膿症の場合にみられ，コップに蓄痰すると三層に分離するのが認められる。このことからも理解できるように，痰は性状ばかりでなく量の観察を忘れてはならない。多い場合は1日300〜500 ml にも及ぶものもあり，栄養上でも重大である。

3 痰の臭気

　肺の腐敗菌感染時や，真菌感染でも種類によっては強い臭気を伴うことがある。

5 呼吸困難，息切れ

　呼吸困難(dyspnea)は息切れ(shortness of breath)ともいい，患者自身に自覚される症状である。また，息切れを伴い，努力して呼吸している状態が客観的にも観察できる症状である。まず急性の呼吸困難か慢性の呼吸困難かを区別することが大切である。

1）急性の呼吸困難

　急性の呼吸困難で呼気性の呼吸困難(呼気の延長が

表3-1	ヒュー-ジョーンズの呼吸困難の程度分類
第1度	同年齢の健常者とほとんど同様に仕事ができ，歩行，階段の昇降も健常者とほぼ同様にできる。
第2度	平地では同年齢の健常者と同様に歩行できるが，坂や階段は息切れを感ずる。
第3度	平地でも健常者並には歩けないが，自分のペースなら約1,500 m以上歩ける。
第4度	休み休みでなければ約50 m以上歩けない。
第5度	話をしたり着物を脱いだり，身の回りのことをするのも息切れがする。このため外出できない。

表3-2 呼吸困難の成因
- 気道の変化による換気の障害
- 肺内の変化による換気の障害
- 肺胞と毛細管とのガス交換の障害
- 循環不全の存在
- 貧血
- 異常ヘモグロビン血症
- 精神的因子

著明)は気管支喘息によくみられる。この場合，強い喘鳴を伴い起座呼吸となることがある。吸気・呼気の両気性で喘鳴も強くない場合は心不全による肺水腫を考える。急性呼吸困難ではこの他，有毒ガス吸引，気道異物，肺炎，肺塞栓症[*4]，自然気胸[*5]，胸膜炎，胸部外傷などによるものがある。これらの患者では頻拍，頻呼吸を伴うことが多い。また，発熱やチアノーゼを伴うこともある。

[*4] 肺動脈の一部が血栓や空気などで閉塞して血流がとだえる疾患
[*5] 明らかな原因なく肺胞の一部が破れ，肺胞内の空気が胸膜に漏れてしまい肺が縮小してしまう疾患

2）慢性の呼吸困難

慢性の呼吸困難は特に慢性気管支炎，肺気腫，慢性の気管支喘息などの慢性閉塞性肺疾患[*6]によく認められる。これらでは多くの場合，咳と痰を伴い，呼気の延長がみられる。特に慢性の気管支喘息では喘鳴を伴う発作性呼気性呼吸困難を反復するのが特徴である。慢性の呼吸困難では，多くの例で病初は坂道や階段上昇後の息切れがみられるが，しだいにその強さを増し，ついには安静時にも息切れを感じるようになる。このような呼吸困難の程度を区分しておくことは，疾患の程度および経過を観察する上で重要であり，一般にはヒュー-ジョーンズ(Hugh-Jones)分類が用いられている(表3-1)。

慢性の呼吸困難には慢性閉塞性肺疾患の他に肺線維症や塵肺のような拘束性の肺疾患[*7]，中等症以上の肺結核症，胸部成形術後，胸膜胼胝などの肺疾患がある。これらでは呼気延長はみられず多くは吸気性の呼吸困難である。また肺疾患以外ではうっ血性心不全，高度の貧血，甲状腺機能亢進症，上気道疾患(腫瘍や術後狭窄などで喘鳴を伴う)，肥満などがある。

呼吸困難が高度の場合にはチアノーゼを伴うことが多いが，貧血があるとチアノーゼは現れにくい。

[*6] 慢性閉塞性肺疾患(COPD)は呼気時に末梢気道に抵抗がかかり肺機能検査上，努力呼気肺活量に対する1秒めの量(1秒率)が70%以下になる疾患。慢性気管支炎と肺気腫とが総合されたような疾患群。
[*7] 拘束性の肺疾患は，肺が膨らみにくくなり肺活量が標準値の80%以下となる疾患群。

3）呼吸困難の成因

呼吸困難の成因を列挙すると表3-2のようなものがある。

鼻翼呼吸

鼻翼呼吸は重篤な呼吸不全の徴候であり，意識障害を伴う患者では特に呼吸数，深浅，リズムに注意し，チェーン-ストークス(Cheyne-Stokes)呼吸，クスマウル(Kussmaul)大呼吸，ビオー(Biot)呼吸などの特異的呼吸型にも留意する。

6 喘鳴

喘鳴(ゼイゼイ音)は気道の狭窄あるいは閉塞によって生じる。気道の比較的上部で感じる喘鳴はストライダー(stridor)といい，主として吸気時に発する。よくきかれる下気道での喘鳴(ウィーズ：wheeze)は，比較的細い気管支あるいは末梢気管支で広範囲に閉塞が生じている場合であり，主として呼気時にきかれる。その典型的なものが気管支喘息の発作時の喘鳴である。その他，慢性気管支炎，急性気管支炎，毛細気管支炎(閉塞性細気管支炎)，心臓性喘息(急性心不全に

よる肺水腫)などの場合がある。心臓性喘息の喘鳴は前述したように両気性で速く，しかも気管支喘息よりは弱い。

7 胸痛

　胸痛(chest pain)は，呼吸器疾患に限らず胸壁疾患，肺・胸膜疾患，心臓・大血管疾患および腹部疾患などで発現するので，痛みの部位および性状は鑑別診断にとってきわめて重要である。

1) 激しい急性の胸痛

　表在的で灼熱的，片側だけに帯状に胸痛が出てきた場合は，帯状疱疹の前兆のことが多く，発疹が出てくれば確定診断となる。胸壁でしかも肋間に沿っており，痛みのある方に身体を屈曲させると痛みが増す場合は肋間神経痛を疑う。一側の胸背痛で，呼吸困難や刺激性の咳を伴う場合は自然気胸を疑う。しかも切るような激しい痛みで呼吸運動や咳で増強する場合は，胸膜炎の痛みが多い。発熱を伴い深呼吸で増強する痛みは肺炎でしばしばみられる。吸気時に下胸部に限局し，夏期で発熱を伴う場合には流行性筋痛症のこともあり，発熱・血痰を伴う前胸部痛では肺塞栓症，肺梗塞症[*8]のこともある。左前胸部の絞扼感は狭心症や心筋梗塞症の特徴であり，左肩に放散痛がある。しかし前胸部絞扼感は解離性大動脈瘤でも起こる。またこれらの心臓および大血管疾患の胸痛は反復したり，長引くことも多い。

[*8] 肺動脈内に血栓や腫瘍細胞塊などが詰まり血流をふさぐ疾患。肺塞栓症と成因は同一と考えてよいが，肺梗塞症では肺内への出血が著明。

2) 持続性の胸痛

　帯状疱疹による胸痛は急性に発症し，ときには長期に持続することもある。持続する鈍痛は癌性胸膜炎や肋骨転移のことが少なくない。また，解離性大動脈瘤も持続性胸痛を起こすことが多い。

3) 長期の反復性の胸痛

　肋間神経痛，胸膜癒着などでは反復性に胸痛を認めることが多い。また，前述したように心臓疾患によるものもある。その他，急性胃炎，腎疾患，胃・十二指腸潰瘍，胆嚢炎，胆石症，腹膜炎などでも急性あるいは持続性ないし反復性の胸痛を感じることがある。

8 喀血

　喀血(hemoptysis)は気道あるいは肺の病変部の血管の破綻によるもので，前述した血痰の程度を超え，1回に5ml以上の出血量を咳と一緒に喀出した場合である。吐血と違って鮮血で泡を伴い，喀血後数日は咳と血痰があることがふつうである。

　原因となる疾患には，気管支拡張症，気管支炎，空洞のある肺結核症，肺炎，肺化膿症，肺梗塞症，肺癌，肺動静脈瘻などの他，まれな疾患であるが特発性肺血鉄症，グッドパスチャー症候群(Goodpasture syndrome)などの肺疾患がある。肺外疾患として解離性大動脈瘤の破綻，僧帽弁狭窄症，出血性素因，代償性月経などがあり，また原因不明の特発性肺出血もある。

9 嗄声

　嗄声(hoarseness)にはカスレ声，ガラガラ声，無力なカスレ声の3種類がある。カスレ声は反回神経麻痺，ガラガラ声は声帯ポリープ，一側性喉頭癌など，無力なカスレ声は胸部手術後などの続発性反回神経麻痺にみられる。反回神経麻痺の原因にはインフルエンザなどによる予後のよいものもあるが，肺癌や縦隔腫瘍によるものが少なくない。

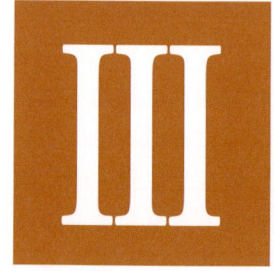

III 重要な徴候とそのとらえかた

1 チアノーゼ

チアノーゼ(cyanosis)は，表在毛細管の色調の変化に基づいて皮膚または粘膜が青色を帯びることであり，毛細血管中の脱酸素化(還元)ヘモグロビンの増加(末梢血ヘモグロビン 15 g/dl の人では脱酸素化ヘモグロビンが 5 g/dl 以上となった場合)のためである。したがってチアノーゼは貧血のある患者では現れにくいし，反対に赤血球増多症があると現れやすいことになる。

1）みかた

一般に口唇や爪甲でみるが，口腔の粘膜でみるほうがより検出しやすい。またこの際，太陽光線でみるのが最もよい。特に薄暗い電灯や青い蛍光灯では誤診しやすく注意が必要である。チアノーゼを認めた場合は急に出てきたか，以前からあるのかを患者あるいは家族にきくことを忘れてはならない。ばち指を認める患者のチアノーゼは，経過の長い疾患によることがほぼ明らかである。チアノーゼは前述したように脱酸素化ヘモグロビンの絶対量によっているが，チアノーゼを認める場合は動脈血酸素飽和度(SaO_2)は 80％以下(正常値98％)，酸素分圧(PaO_2)は 50 mmHg 以下(正常値は成人 90〜100 mmHg，ただし高齢者では 80 mmHg 以上)になっていると考えてよく，かなり強い低酸素血症であることを意味している(図3-4)。

2）原因

チアノーゼの原因は呼吸器疾患および心・脈管疾患の他，異常ヘモグロビンによるものもある(表3-3)。

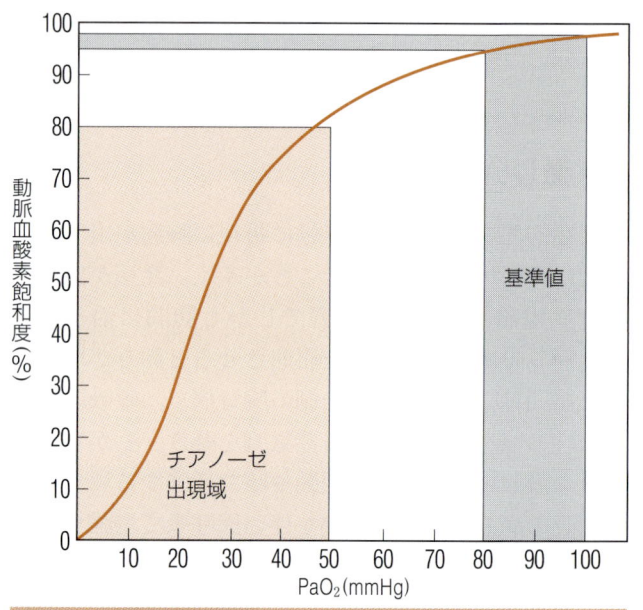

図 3-4 酸素解離曲線とヘモグロビン 15 g/dl の場合のチアノーゼ出現域

呼吸器疾患によるチアノーゼは多くの場合酸素吸入によって消失するが，心性あるいは脈管疾患によるものは消失しないので 1 つの鑑別法にもなる。異常ヘモグロビンによるものは採血後空気中で振っても採血時のチョコレート色のままである。

呼吸器疾患によるチアノーゼは頻呼吸，呼吸困難，喘鳴，咳，痰などの呼吸器症状を伴っていることが多く，胸部所見，胸部 X 線写真によってほとんどのものは診断できる。しかし低酸素血症の程度は動脈血ガス分析かパルスオキシメータによらねばならないし，肺機能検査によって数量的に把握する必要がある。

2 呼吸パターンの異常

呼吸には数と深さとリズムがあり，これらは生理的

表 3-3 チアノーゼの分類 (Harrison & Wintrobe に準ずる)

中心性チアノーゼ
1. 動脈血酸素飽和度の減少
    1) 大気圧の低下(高地)
    2) 肺機能の低下
        ・肺胞低換気
        ・換気-血流不均等分布
        ・拡散能低下
    3) 解剖学的シャント
        ・Fallot 四徴などの先天性心疾患
        ・肺動脈・静脈瘻
        ・多発性の肺内小シャント
2. ヘモグロビン異常
    1) メトヘモグロビン血症(遺伝性・症候性)
    2) スルフヘモグロビン血症

末梢性チアノーゼ
1. 心拍出量減少
2. 寒冷曝露
3. 末梢血流不均等分布
4. 動脈閉塞
5. 静脈閉塞

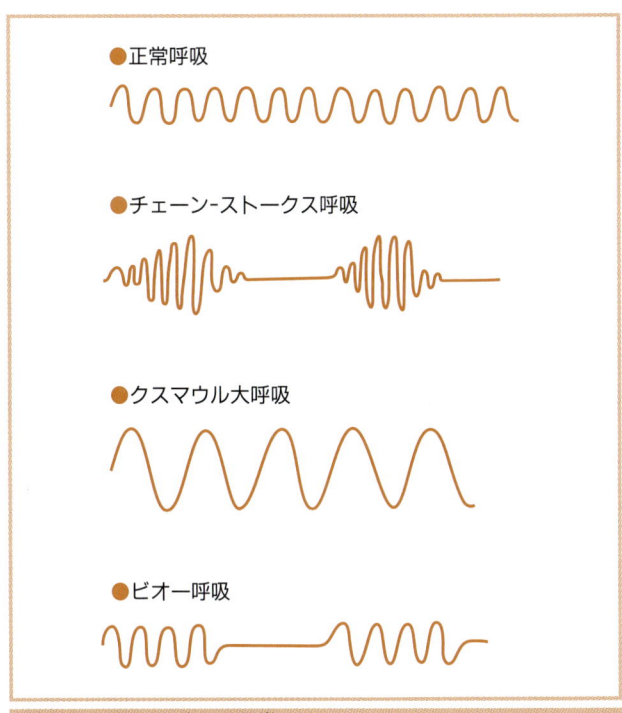

図 3-5 呼吸リズムの異常
（●正常呼吸、●チェーン-ストークス呼吸、●クスマウル大呼吸、●ビオー呼吸）

にも種々に変動するが，疾患時には生理的範囲を超えたり，あるいは種々の異常がみられる．以下は安静時正常呼吸(eupnea)に対する異常としてとらえられる呼吸である．これらは呼吸器疾患には直接関係のないものもあるが，呼吸の観察上きわめて重要である．

1) 数と深さの異常

恐怖や興奮時には呼吸の深さはほとんど変わらず，数だけが増加し 24 回/分以上にもなるが，これを頻呼吸(tachypnea)という．呼吸数が増し，しかも浅い呼吸となるのを浅促呼吸(shallow breathing)といい，肺炎や肺水腫などでみられる．呼吸数が増し，深さも増すのは多呼吸(polypnea)といい，過換気症候群(hyperventilation syndrome)にみられる．反対に呼吸数が少なくなるのは徐呼吸(bradypnea)で，この場合多くは深さを増しており，脳圧亢進時や睡眠剤の多量服用時にみられる．

数も深さも減るのは小呼吸(oligopnea)で，死戦期(末期)でみられる．さらに呼吸数は変わらず深さだけ主として増すのを過呼吸(hyperpnea)，逆に浅くだけなるのを減呼吸(hypopnea)という．呼吸の数も深さも視診と胸壁での触診によってより確実にとらえられる．

2) リズムの異常 (図 3-5)

1 チェーン-ストークス呼吸

深さと数の増加と減少との間に一時無呼吸(apnea)の状態が入るような異常なリズムを繰り返す呼吸の型で，脳卒中，脳腫瘍，脳外傷，睡眠剤中毒，尿毒症，重症心不全などの重篤状態にみられる．しかし肥満があり低換気を有する場合など，睡眠時に本呼吸型を認める睡眠時無呼吸症候群もある．本呼吸型の発生機序は呼吸中枢の周期的感受性増大と疲労，脳循環障害などで説明されている．

2 クスマウル大呼吸

呼吸の深さが極端に増し，数が減る場合で，糖尿病や尿毒症によるアシドーシス(酸血症)で現れる．

3 ビオー呼吸

呼吸の深さは変わりないが，無呼吸時期があるもので，脳圧亢進時にみられる．

なお，呼吸の深さ，リズムの観察のしかたについては，54 頁を参照のこと．

3 ばち指

　ばち指(clubbed finger)は肺疾患，心疾患および肝疾患などの際にみられる。指端が膨らみ，指と軟部組織との角度が消失し，爪が長軸に沿った凸の彎曲をするようになる。しかも高度のばち指では軟部組織が太くなるために，上からみると爪が丸く柱時計(砂時計)のようにみえるようになる〔「全身のみかた」(19頁)参照〕。さらに指関節の腫脹・変形まで伴うほどになり，これが肺疾患によるものを肺性骨関節症ともいう。ばち指は肺疾患としては肺癌，肺化膿症，肺結核，肺線維症，肺気腫，慢性気管支炎，気管支拡張症などの亜急性ないし慢性の肺疾患にみられるが，肺癌では呼吸器症状がないのにばち指だけが出現してくることがあるので，きわめて重要な他覚症状の1つである。

4 意識障害

　意識障害は，中枢神経を障害する多くの疾患時に出現するので，呼吸器症状に含めることは必ずしも妥当でないともいえるが，呼吸不全(ガス交換が低下して正常の生活機能ができなくなった状態)のために，頭痛，めまい，全身倦怠感あるいは不安などから，昏迷・昏睡に至ることがある。この際，低酸素血症だけによるものと，高炭酸ガス血症(CO_2 ナルコーシス)によるものとがある。後者ではしばしば手指振せん，嗜眠を経て昏睡となる。

5 樽状胸

　胸部の前後径が増し，洋樽のようになった胸部変形を樽状胸(barrel chest)と呼ぶ〔「全身のみかた」(17頁)参照〕。強度の肺気腫でみられる。肺気腫は，末梢気道の長年の狭小化により肺胞内に空気が残存した換気障害で，閉塞性換気障害の典型である。

6 漏斗胸

　漏斗胸(funnel chest)とは，胸骨柄の部分が内方にへこんでいる胸部をさす〔「全身のみかた」(17頁)参照〕。先天性がほとんどであるが，まれには外傷後のものもある。

7 脊椎側彎症

　脊椎側彎症(scoliosis)の多くは先天性であり，肺機能の障害を伴いやすい。高度の一側性胸膜炎後の胸膜肥厚によるもの，胸部手術後によるものなどもある。肺機能障害は脊椎後彎症より強いことが多い。

IV 呼吸器の所見のとりかた

1 鼻のみかた

1) 鼻背・鼻翼

　鼻背・鼻翼の形は民族差や個人差が強い。一般的には鼻背に傾きがあり，鼻翼に左右不均等な彎曲がある場合は鼻中隔彎曲症や肥厚性鼻炎などである。鞍鼻（図3-6）は外傷によることが多い。壊死性鼻炎，ウェゲナー肉芽腫症などでもみられる。

　また鼻背の両側（鼻屋）が頬部にかけて腫脹しているかどうかや圧痛をみる。圧痛をみるには両方の手掌で顔を抱くようにして，両母指で頬部，前頭部および上顎部をやや強く圧迫し，左右の圧痛をみる（図3-7, 8）。活動性の副鼻腔炎などでは疼痛を訴える。

　呼吸とともに鼻翼が拡大するのは呼吸困難の症状（鼻翼呼吸）である。特に幼児，小児には現れやすい。

2) 鼻腔

　鼻腔をみるには，右手掌をもって患者の顔を上向きにして右手の母指の先で軽く鼻の先端を持ちあげるようにしてみると内腔がみやすくなる。この際，疼痛の有無，粘膜の発赤，腫脹，鼻漏，鼻出血，痂皮などをみる。また，鼻中隔の異常，腫瘍，化膿巣，タンポンなどの異物の有無を確認する。さらに詳しくみるのには鼻鏡を用いる。鼻鏡は左手で軽く保持して静かに鼻腔内に挿入する（図3-9）。この際，深く入れすぎると視野も狭くなり，鼻中隔を圧迫して痛みを与え，またキーゼルバッハ部位からの鼻出血を起こすことがある。鼻鏡の使用時には額帯鏡を用いて採光する方がよくみえる。一般に重要なのは鼻腔に鼻汁や発赤や狭小があるかをみることである。

2 咽頭のみかた

　咽頭(pharynx)は，咽頭痛を伴うかぜ症状のある場合は当然みておかねばならない。自覚症状がなくとも必ずみておくべき部位である。なぜならば，咽頭は外気と呼吸器との関所のような役割をもつところで，特に若年者の扁桃肥大はきわめて頻度が高く，しかも扁桃炎は反復する上，下気道炎の原因になることも多いからである。また中耳炎，糸球体腎炎などとの関連も強い。

　咽頭は非常に敏感な部位で，少しの刺激でも咽頭反射（または絞扼反射，ゲーとなる現象）を起こしやすいので，視診には次のような注意が必要である。

① 一般には咽頭とはいっても中咽頭（咽頭口腔部 oropharynx）をみるので，上咽頭や下咽頭まではみない。これらの部の診察が特に必要な場合は耳

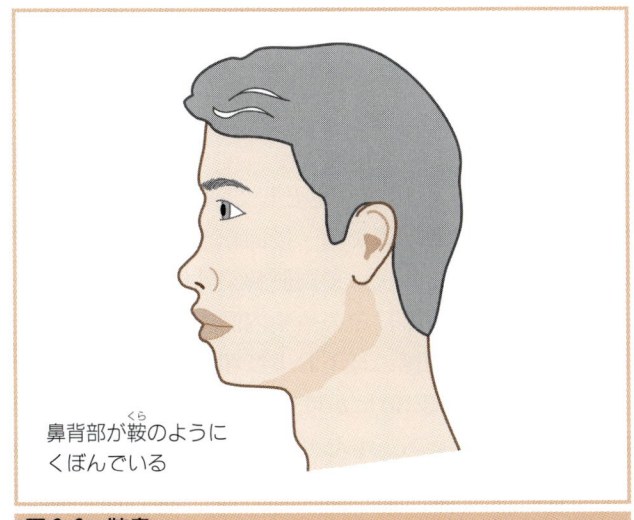

鼻背部が鞍のようにくぼんでいる

図3-6　鞍鼻

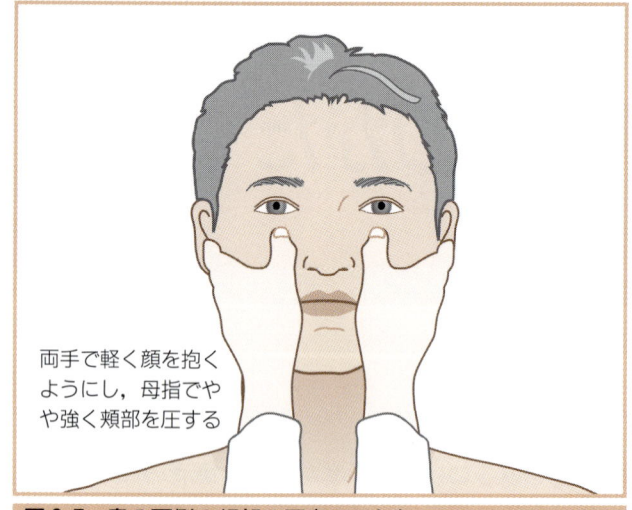

両手で軽く顔を抱くようにし，母指でやや強く頬部を圧する

図3-7　鼻の両側の頬部の圧痛のみかた

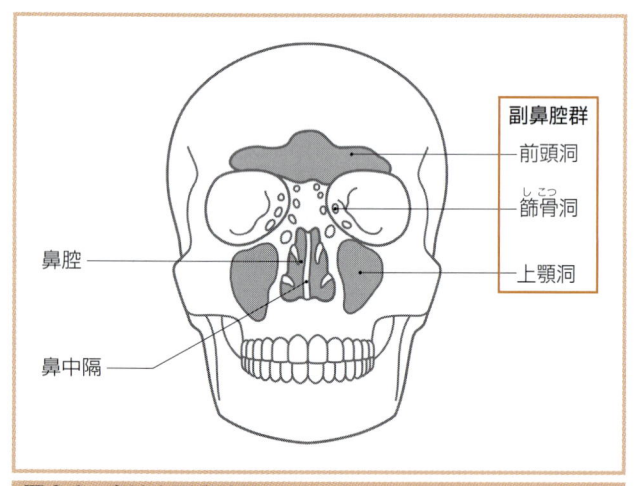

図3-8　鼻腔と副鼻腔群

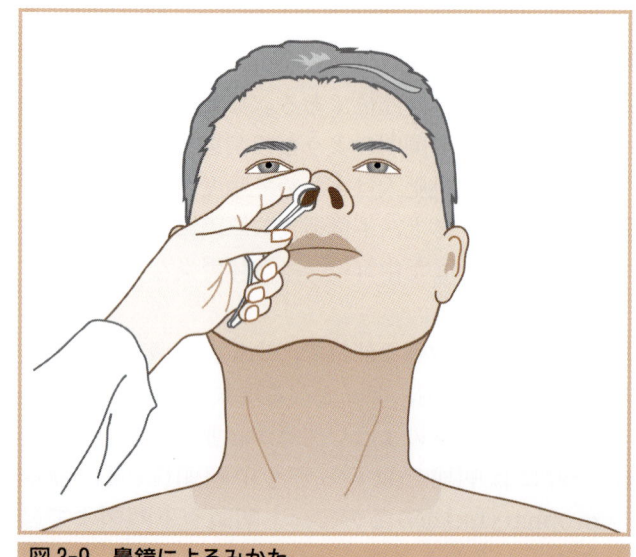

副鼻腔群
- 前頭洞
- 篩骨洞
- 上顎洞

鼻腔
鼻中隔

図3-9　鼻鏡によるみかた

鼻科専門医に依頼する方がよい。
② 患者と向かい合って腰かけ，口を開いて光を十分に入れてまず口腔内をみる。
③ 次いで舌圧子を舌前1/3の部に当て，その先端で静かに舌を圧しつつ「アー」と発声させながら中咽頭をみる。
④ 咽頭粘膜の発赤，充血，偽膜，口蓋扁桃の発赤，腫脹，膿栓の有無をみる。特に口蓋扁桃の下部をみるときには舌圧子で舌を中心線からやや側方で圧してみるとみやすくなる。
⑤ この際，鼻汁が上咽頭部から流下あるいは付着していないかなども注意する。咽頭の異物，腫瘍，潰瘍などの有無についてもみる。

3　頸部のみかた

1）視診

　頸動脈の拍動は健常者でもみることがあるが，老人や高血圧患者で比較的多くみられる。頸静脈の怒張はうっ血性心不全，肺性心，縦隔腫瘍などの重要な徴候である。頸部から顔面の浮腫はうっ血性心不全や肺性心ばかりでなく，特に上大静脈閉塞症候群の最も重要な徴候の1つである。上大静脈閉塞が右肺尖部の肺癌の唯一の徴候であることもある。甲状腺の腫大は若い女性にしばしばみられる。
　次いで患者に自分で頭部を前後および回転させ，頸部を左右に曲げさせ，能動運動性や痛みの有無をみておく。

2）触診

　頸部の触診はまず両手（主として示指・中指）で軽く両側から触れ始め，頭を前・後回転させ，筋の攣縮・弛緩などを調べる。次いで両側胸鎖乳突筋を触れその緊張度を調べ，のちにそのやや内側の頸動脈の拍動を触れる。さらに両側の耳下および顎下部から始まり，頸部鎖骨上窩（図3-10）にかけて慎重にリンパ節腫大の有無などを確かめる。もしリンパ節腫大を触知した場合は圧痛，大きさ，硬さ，波動，皮膚や周囲との可動性などについてみておく。また，軽く圧迫しながら触

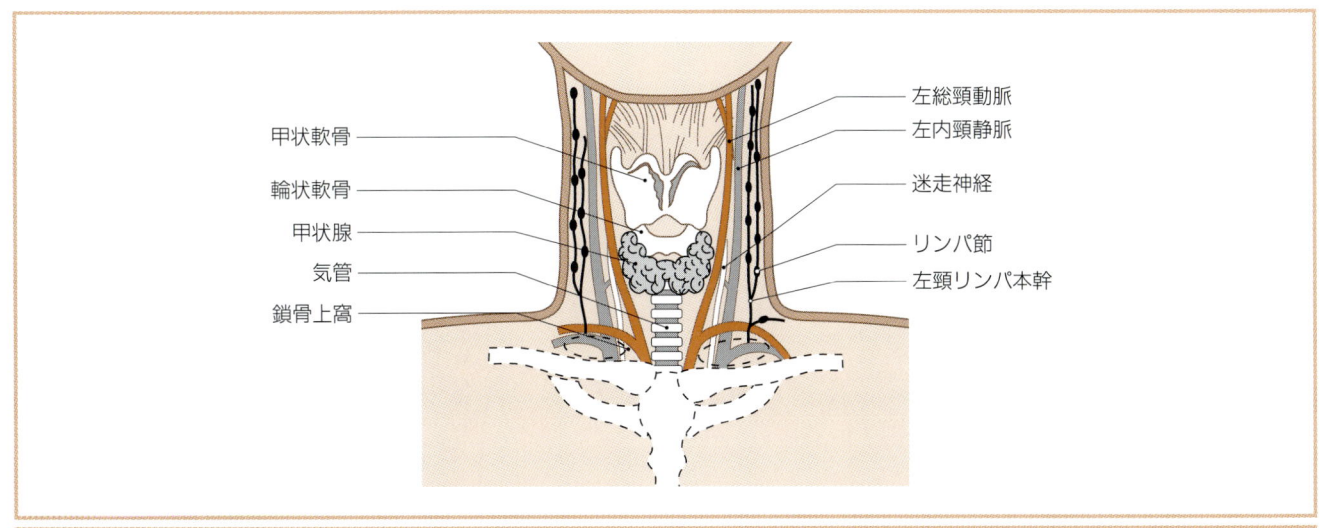

図 3-10 頸部前面の解剖

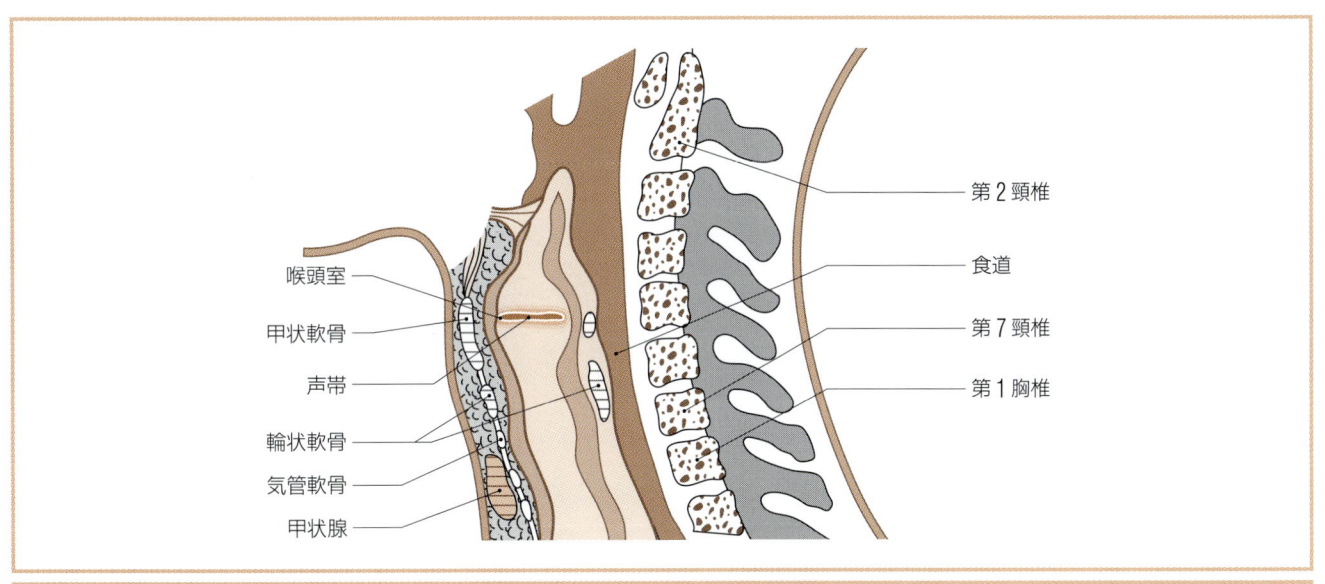

図 3-11 頸部側面縦断面の解剖

診するとブツブツと泡をつぶすような感触を感じることがあり，これは皮下気腫の存在を示す。

喉頭部では片手の母指頭と示指頭の間にはさむようにして甲状軟骨や甲状腺の位置と形態を触れてみる（図 3-10，11）。慢性の咳，痰や嗄声のある患者では輪状軟骨部を軽く圧するだけで軽い痛みと咳を誘発することがある。次いで気管を両指で鎖骨上窩まで軽く探ってみる。気管の一方への偏位は縦隔腫瘍，胸腔の大量の胸水や気胸，甲状腺腫，大動脈瘤などによる圧迫で反対側に押されて起こることもあり，逆に肺結核症硬化萎縮，無気肺などでは患側の方に寄るものもある（図 3-12，13）。また気管を胸骨の直上部で指ではさ

んでやや上に上げるようにすると，心臓の収縮期に気管が下方に牽引されることがあり，大動脈瘤の徴候として重要である（オリバー徴候）。

4 胸部のみかた

1）骨性胸郭と胸部の位置づけ

胸部（thorax）の所見をとるにあたっては，胸部の解剖学的および生理学的な知識が基礎になくてはならない。逆にいえば，胸部の視診，触診，打診，聴診を

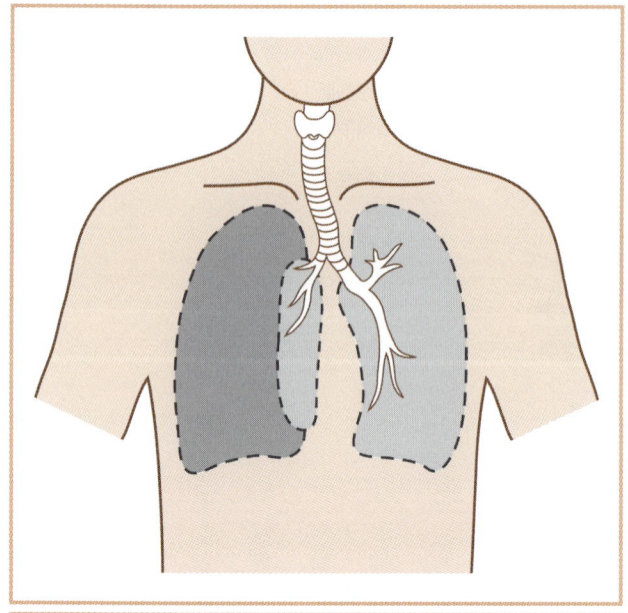

図 3-12　右肺：多量の胸水による気管の反対側偏位

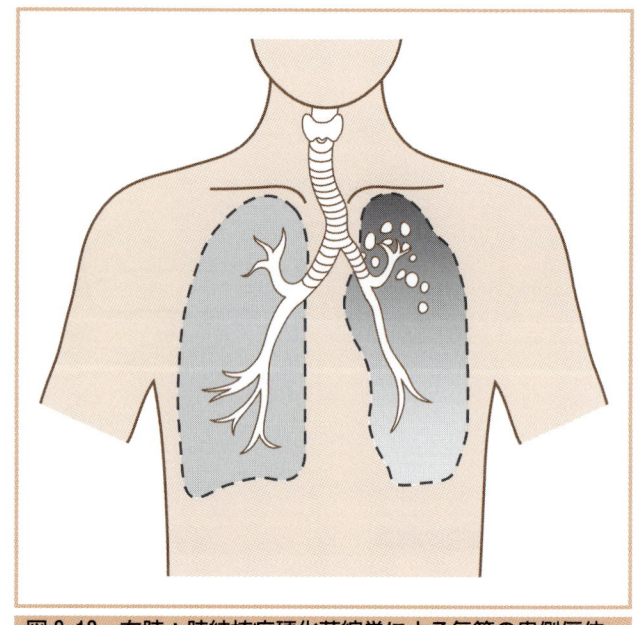

図 3-13　左肺：肺結核症硬化萎縮巣による気管の患側偏位

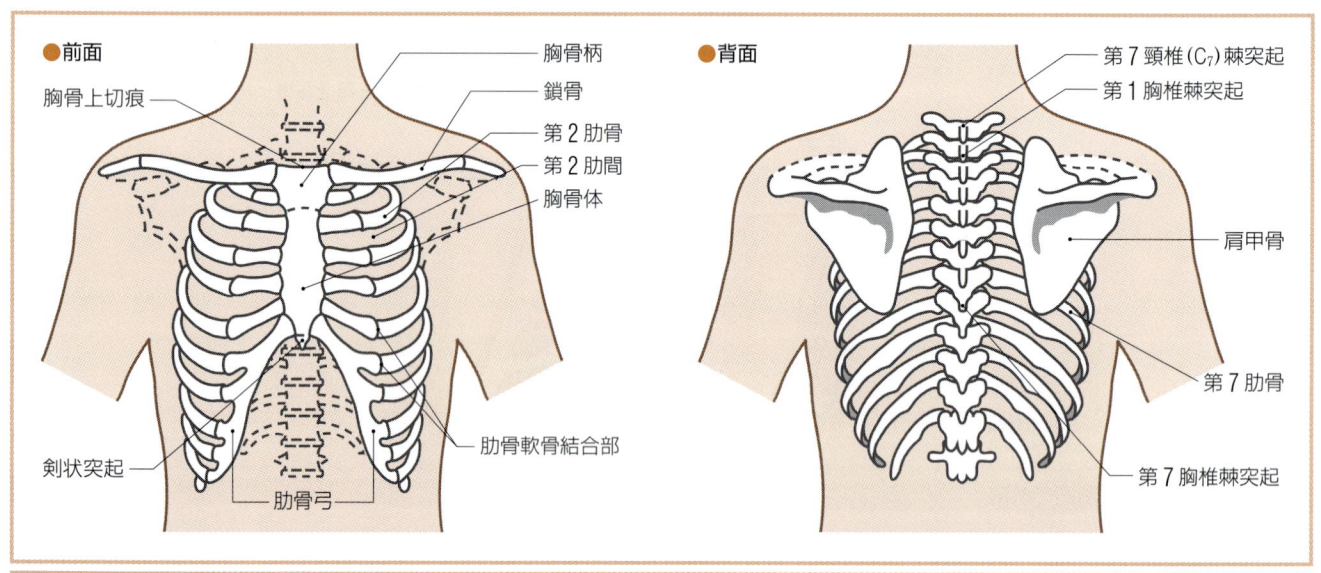

●前面
胸骨上切痕／胸骨柄／鎖骨／第2肋骨／第2肋間／胸骨体／肋骨軟骨結合部／剣状突起／肋骨弓

●背面
第7頸椎(C_7)棘突起／第1胸椎棘突起／肩甲骨／第7肋骨／第7胸椎棘突起

図 3-14　骨性胸郭

行うことは胸部の解剖学および生理学をより具体的に把握することである。まず骨性胸郭についてそれぞれの位置関係と形態の知識は重要である（図3-14）。すなわちこれらの骨の位置をもととして，区分や境界線を仮定し胸部の身体的所見がとられ，記録されることになる。

1 胸部の区分・境界線（図3-15, 16）

胸部前面では，横の線は鎖骨，肋骨（1〜10），肋間，乳頭（嘴）が用いられる。肋骨は第2肋骨を中心に数えるが，これは胸骨縁で初めて触知できる肋骨が第2肋骨のためである。乳頭はふつう第4肋骨か第4肋間部にあるが，女性では個人差が強く基準にしにくい。縦の線は胸骨中線（midsternal line），左右の胸骨線（sternal line），左右の鎖骨中線（midclavicular line），左右の腋窩線（anterior axillary line）を定めている。これらは視診，触診，打診，聴診にあたって所見（正常および異常）などの位置を規定する必要上生じたものである。

さらに下部では肋骨下角（costal angle）も用いられ

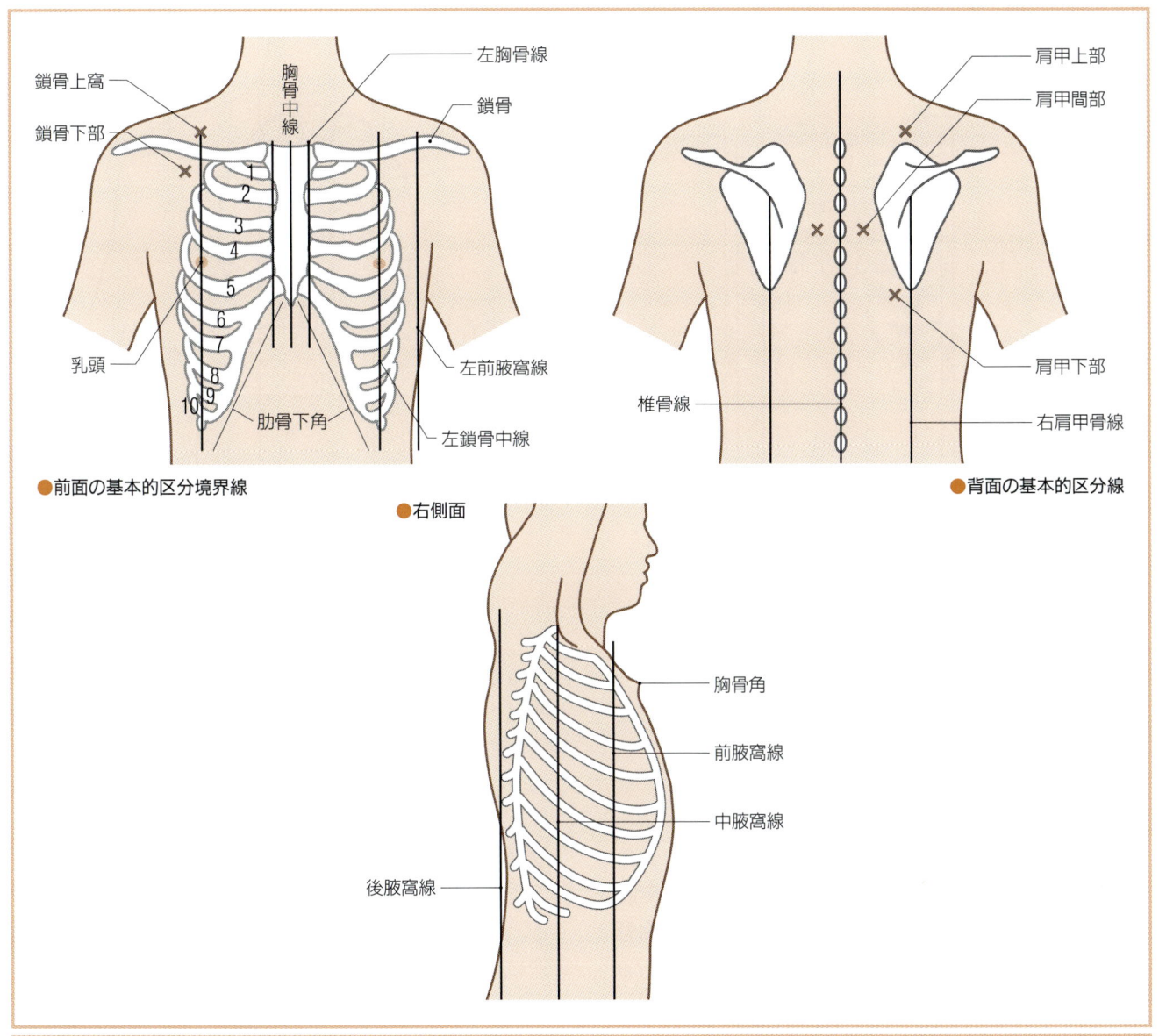

図 3-15 胸部の区分・境界線

る。背面では，横の線は椎骨の頸椎棘突起(第7棘突起が触知しやすいのでこれを基準として数えるとよい)から引き，また肩甲間部(interscapular area)も用いられる。縦の線は椎骨線(vertebral line)と肩甲骨線(scapular line，肩甲骨の下角を通る線)が基準となる。

側面では腋窩の前境界，中央，後境界を通る各線が仮定されている。また胸骨角は胸骨柄の直下にできた角(angle)で気管分岐部の高さを示すので重視される。

これらの区分・境界線を定める場合は正しい姿勢をとらせねばならない。特に腋窩線では上肢を胸壁の外側方に90°挙上させた位置で定めねばならない。しかし胸郭に異常があり，正しい姿勢をとることが難しい場合は，別個に記載する。

2 各肺葉の位置

斜裂(肺葉の境界)は正面よりも側面で理解しやすい。すなわち図3-17のように，右斜裂は第3胸椎棘突起の高さから中腋窩線上第5肋骨の位置を経て前方鎖骨中線上で第6肋骨に至っている。さらに背面では両腕を挙上すると，第3胸椎棘突起の高さから始まった上・下葉の斜裂(oblique fissure)は肩甲骨の内側縁に接して下外方に走っている(図3-18)。これらの各肺葉の位置関係の理解は，肺炎や無気肺などの打診・聴診

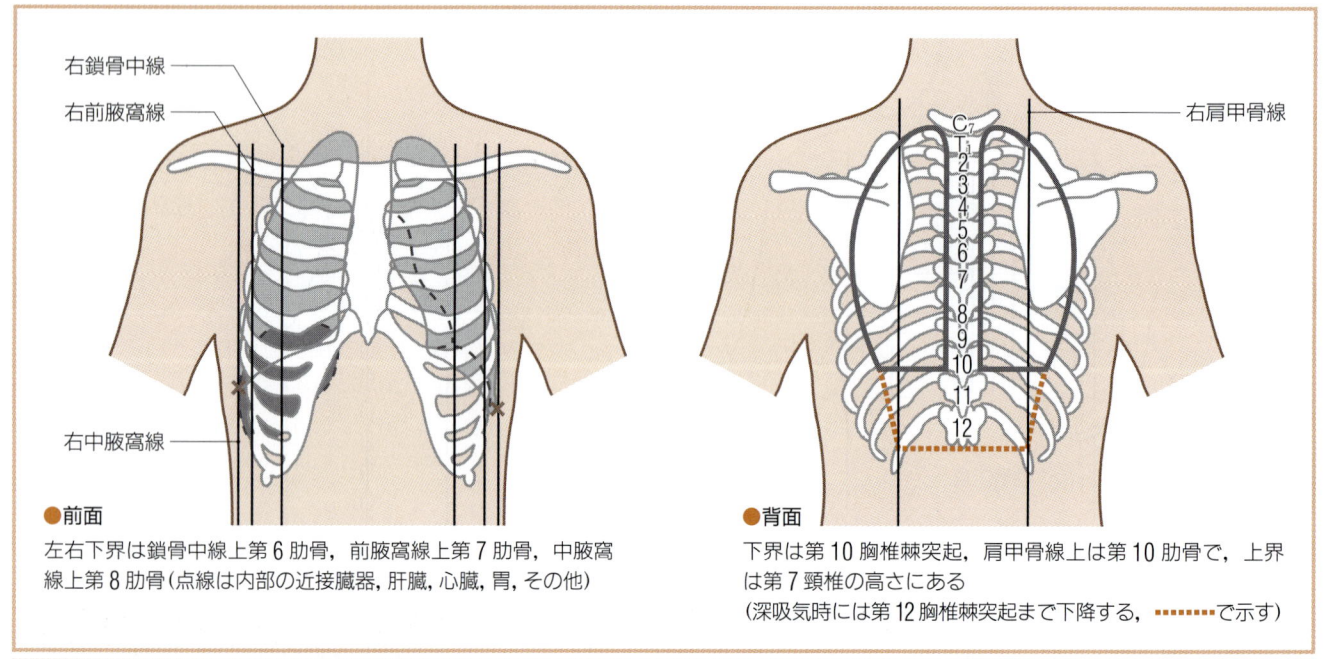

●前面
左右下界は鎖骨中線上第6肋骨，前腋窩線上第7肋骨，中腋窩線上第8肋骨（点線は内部の近接臓器，肝臓，心臓，胃，その他）

●背面
下界は第10胸椎棘突起，肩甲骨線上は第10肋骨で，上界は第7頸椎の高さにある
（深吸気時には第12胸椎棘突起まで下降する，・・・・・で示す）

図3-16　肺の上・下境界と各区分境界線

上に，また特に胸部X線写真の読影に，さらにナースにとっては体位排痰などの呼吸理学療法時にも欠くことのできない知識である。

3 気管と気管分岐部の位置

気管と気管分岐部の位置は前述したように胸骨角（sternal angle）の位置で，背部では第4胸椎棘突起の高さにある（図3-19）。急性気管支炎の際の上部胸骨下の痛みは気管分岐部あたりの炎症によるものであることが，これからも理解できよう。

2）胸部身体所見のとりかたと原則

1 胸部所見の意味

胸部の身体所見をとることが鼻腔・咽頭および頸部と異なるのは，患者に衣服を脱いでもらう必要がある点である。救急室やICU，CCUのナースにおいては胸部所見はケアの要素の1つとして欠くことができないが，さらに第1版の序にもあるように患者のための高度のケアにおいても，広くは健康管理の深化と普及においても，ナースが身体所見を現状よりももっと深くとらえておくことは必要不可欠である。そのような意味で呼吸器系のみかたとその評価はナースにとって，従来のような個々の呼吸器病の単なる知識よりも

はるかに大切である。以下に書かれてある胸部の身体所見のとりかたをいつどのようにして修練し，また役立てるか各自のおかれた状況によってかなり異なるものとは思うが，多くの可能性を期待しつつ記述した。

2 診察の順序

実際の診察では，一般にまず座位で前面の視診をする。続いて触診，打診，聴診を行い，その後背面の視診に移り触診，打診，聴診で終わる。

しかし腰掛けた位置では背面だけを診察し，その後ベッドに仰臥した位置で前面を診察するとそのまま腹部の診察に移れるという利点もある。初診の，特に女性の場合はこの診察順序の方がよいと思う。脱衣した患者と相対して腰掛けたまま前面の視診だけに時間をかけることは，特に若い女性患者には控えた方がよい。ナースが女性で患者が男性の場合はその反対の意味になることもあろう。そこで視診はきわめて短時間ですませ，触診あるいは打診・聴診をしている間に視診をすればよい。

3）胸部の視診

1 胸郭前面

まず胸郭の形と大きさからみる。一般には左右ほぼ

図中ラベル（前面）：水平裂／鎖骨中線で右第4肋骨／中腋窩線で第5肋骨／右上葉／左上葉／右斜裂／右中葉／右下葉／左下葉／左斜裂／鎖骨中線上第6肋骨／●前面

図中ラベル（右側面）：第3胸椎棘突起の高さ／右上葉／中腋窩線上第5肋骨／右中葉／右下葉／鎖骨中線で第6肋骨／●右側面

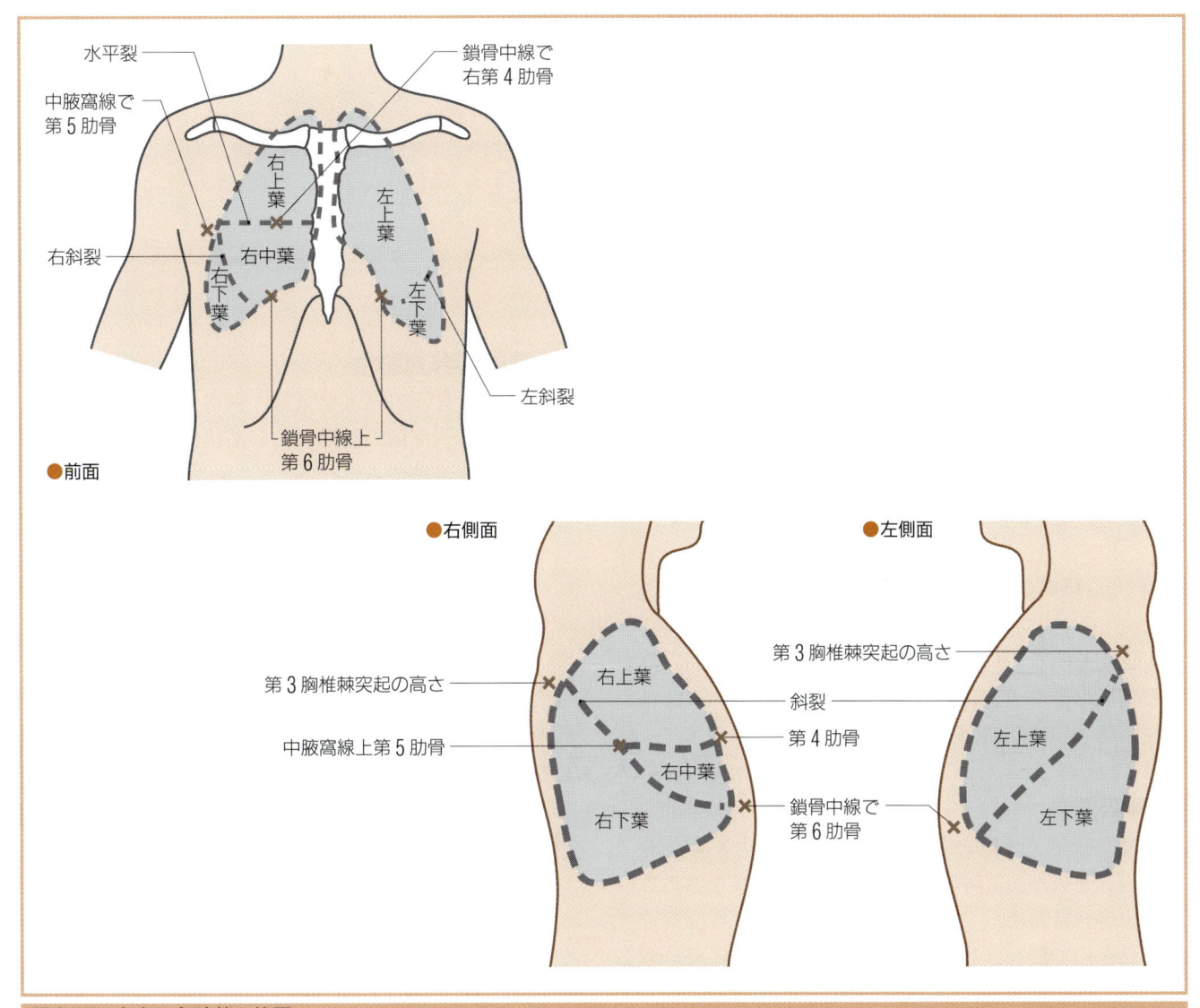

図中ラベル（左側面）：第3胸椎棘突起の高さ／斜裂／第4肋骨／左上葉／左下葉／●左側面

図 3-17　左右の各肺葉の位置

対称的(symmetry)であるが，右利きでは右の方がわずかながら大きく，特に仕事上の姿勢や筋肉の使いかたで厳密には対称的とはならない。肩はほぼ同じ高さである。鎖骨もほぼ左右対称の位置にあり，その上部に鎖骨上窩(supraclavicular region)のへこみがある。鎖骨下部はやや隆起しているが，これは内部の組織が厚くなっているためである。肋骨の走行はその下部の肋間腔(intercostal space)のへこみで知るわけで，やせた患者ではみやすいがふとっているとみられない。肋骨は背部で高く，側面，前面と低くなっている。肋骨腔の長さは上部から下部ほど長くなっており，広さ(幅)は前部の方が背部より広い。胸骨部はその左右の胸壁よりもへこんでいる。特に胸骨の下部は胸壁よりもへこんでいる。このへこみは女性では乳房のためにより著しくなっている。またへこみがなくなり隆起していたり，へこみの著しいのは病的である。胸壁下部には両側の肋骨弓があり，その前上部交点に胸骨剣状突起がある。これと両肋骨のなす角は大体90°で，その角度は女性では男性よりやや大きい。胸郭の幅と厚さ(前後径)では幅の方が広い。

2 背面

背面では両側の肩甲骨が左右対称にあるかどうか注意する。その中央に脊柱が真直ぐに走っているので，上方は棘突起がみられるが下方はへこんでいる。すなわち上方では第7頸椎の突起，第1〜3胸椎棘突起に

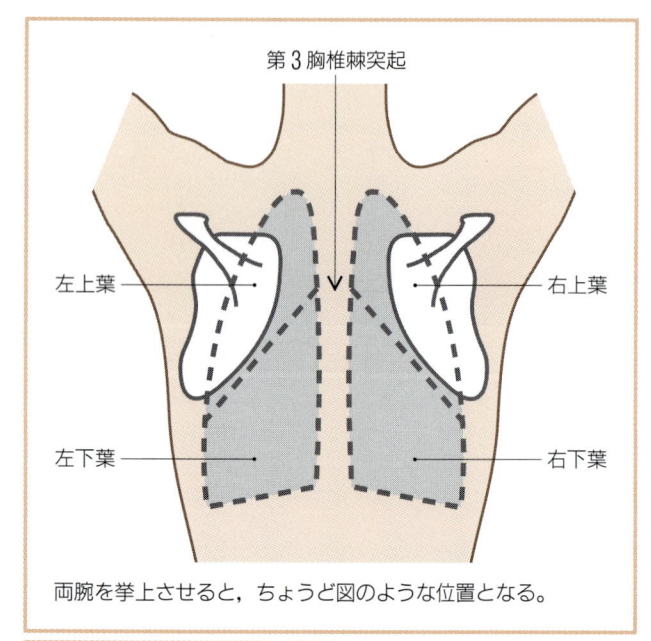

図3-18 背面における肺葉の境界
（左上葉、右上葉、左下葉、右下葉／第3胸椎棘突起）
両腕を挙上させると，ちょうど図のような位置となる。

よる隆起を明らかにみるものもある。また側面からみると胸椎はやや前方に軽い彎曲をなしている。これは脊柱の解剖学的知識があればわかる。

3 呼吸運動

速度，吸気・呼気の差と左右対称性，リズムをみる。胸式呼吸か腹式呼吸かをみる。呼吸困難を訴える患者の場合は特に，これらを注意して観察する。気管支喘息発作ではしばしば吸気が短く，呼気が延長している。

表3-4 胸部触診で特に重要な点

1	両側対称的に比較する
2	呼吸運動による動きを触知する
3	音声の伝達を触知する（音声伝導）
4	鎖骨上窩動脈の拍動および心尖拍動を触知する

4 胸郭の非対称性

たとえば片側の拡大は気胸，胸水，肺腫瘍でしばしばみられる。片側の萎縮は古い結核性胸膜炎による胸膜胼胝や肺萎縮でみられる。

4）胸部の触診

触診は視診で得た所見をさらに確実にするばかりでなく，視診ではわからない種々の新たな所見を見出すことにもなる。

胸部触診で特に重要な点を**表3-4**に示した。4つめの拍動については「循環器系のみかた」(83頁)に譲る。

1 触診の順序

一般には両手で両鎖骨上窩から触診を始める。両側の総頸動脈の拍動，硬さ，リズムをみる。その周辺のリンパ節や腫瘍の有無をみる。腫瘍があれば拍動性，

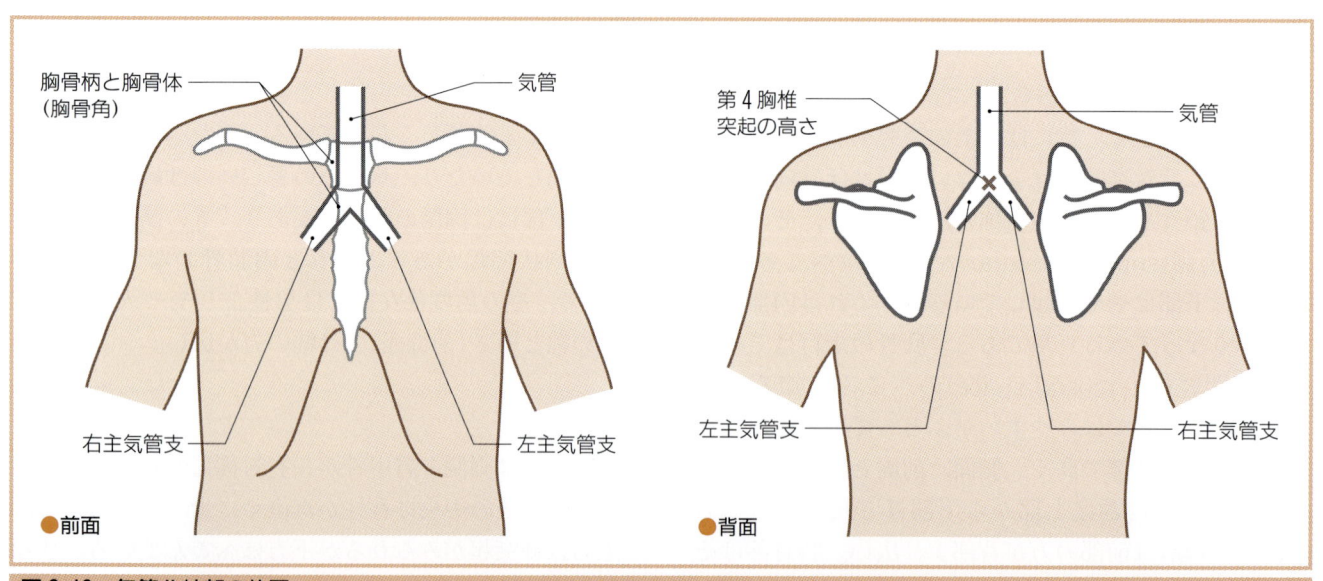

図3-19 気管分岐部の位置
●前面（胸骨柄と胸骨体（胸骨角）、気管、右主気管支、左主気管支）
●背面（第4胸椎突起の高さ、気管、左主気管支、右主気管支）

●前面　　　　　　　　　　　　　　　　　　●背面

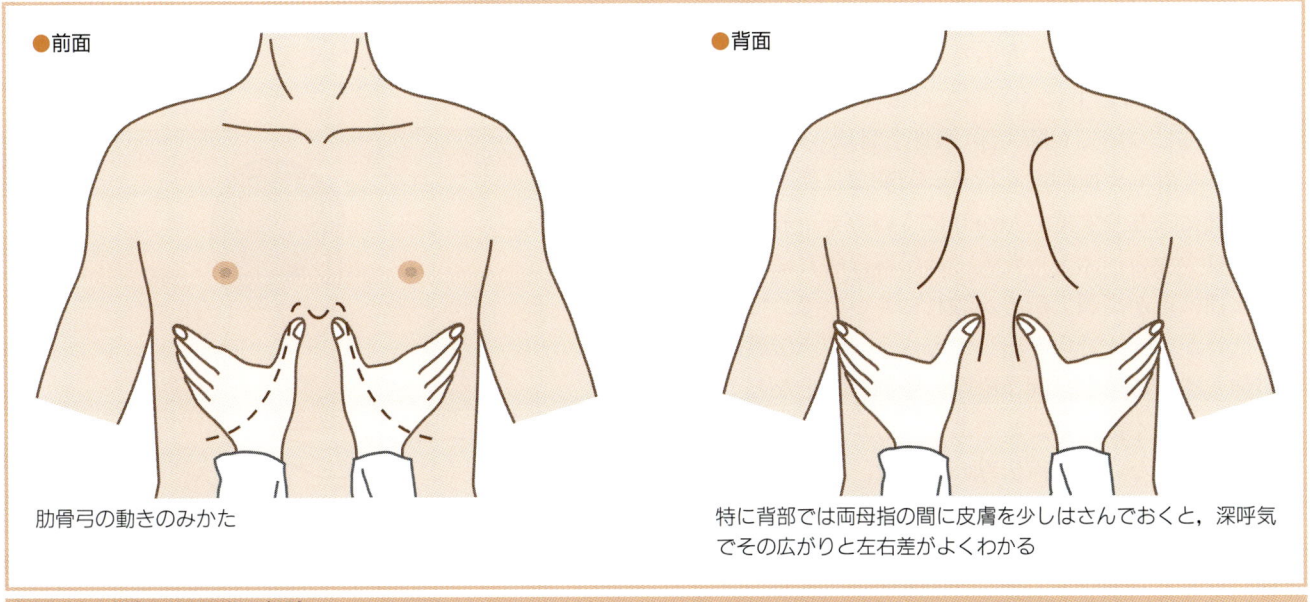

肋骨弓の動きのみかた　　　　　　　特に背部では両母指の間に皮膚を少しはさんでおくと，深呼気でその広がりと左右差がよくわかる

図 3-20　胸部呼吸運動の触診

硬さ，圧痛，大きさ，周囲組織との移動性があるかどうかなどをみておく。この部位はリンパ節腫大が最もよく触れるところで，リンパ節結核，サルコイドーシス，癌の転移，悪性リンパ腫など良性のものも悪性のものもある。これらでは圧痛がない。結核性のものは初期にはやや硬いが後には軟化する。悪性のものは硬い。同様に両方の腋窩部についても探る。圧痛のある場合は炎症性のものと考えてよい。

　腋窩部をみるには両方の腕を約60°くらい外方に挙上させると触知しやすくなる。この部位はあまり強く圧すと痛むことを忘れてはならない。次に左右の大胸筋を左右の手ではさんでその発育の程度の左右差などをみておく。次いで前腋窩線の部位で上方から下方に肋骨を両手横に当てながらなでるようにして触れ，両側の肋骨の走行をある程度判断しておく。40歳以上の女性の乳房では乳房の腫瘤の有無についても触診しておくことを忘れてはならない。左側の心臓部では振動や心尖拍動の部位と性状に注意する〔「循環器系のみかた」(83頁)〕。また胸痛などがある場合には痛む部位の肋骨の形態，走行，圧痛をみるばかりでなく，肋骨下縁を前方からその走行に沿って指先でやや強く圧しながら，圧痛の有無をみていく必要がある。肋間神経痛ではその走行に沿った痛みがある。

2 胸部の呼吸運動の触診

　胸部の呼吸運動をみるには，まず肋骨弓に左右の母指を当てがいながら，その形状と両肋骨弓が剣状突起になす角度(肋骨下角)をみる。その上で両手を図3-20のように当てがいながら深呼吸してもらい，肋骨角の吸気による広がりと胸郭の広がりを手掌で感じ比較する。これは上胸部やさらに下胸部位についても行うとよいが，特に患者の背中から背部下部について行うとよい。この際，両母指間に皮膚を少しはさんでおいて深呼吸してもらうと，その差は約5〜7cm程度になることがわかる。これで最大換気量(吸気量)と最小換気量(呼気量)，すなわち肺活量の大小がほぼ判断できる。

　左右差は一側の胸膜炎，胸膜胼胝，激しい片側胸痛などによってその側の呼吸運動が障害されるために生じる。

3 音声伝導

　音声伝導〔vocal fremitus, tactile fremitus, 従来は音声(声音)振とうとも訳されていた〕は，音声が胸壁に伝わって微細に振動するのを触知して，その振動の強弱によって内部の異常を知ろうとする方法である。

　図3-21のように一般には手掌を胸壁に当てるか軽く尺骨側(小指側)を当て，患者に"ひとーつ"，"ひ

"とーつ"と低く長く発声してもらう。健常ならば明らかに振動として感じる。左右を比較しながら，肩甲間部，中部，下部と下にくだって計6カ所程度検査する。前胸部についても肺尖部（鎖骨上窩）から左右対称にくだって計6カ所程度を行う。前胸部は発声が直接検者の耳に入りやすく，わかりにくいので一般には行うことは少ない。ふとった人では伝導は触れにくく，また女性は声が高調で伝導が触れにくいので，できるだけ低音かつ強く音声を出してもらう。音声伝導の響きが強く感じる場合は肺炎や厚い空洞の真上などで，これは音がよく伝わるためである。しかし小部分の変化では差は出ない。音声伝導の減弱は，胸水，気胸の存在する部位や大きな気管支が閉塞している場合（腫瘤，異物などによる）である（図3-22）。減弱の場合も病変の大きさが必要である。

気管や気管支に癌があり呼吸によって共鳴振動するとき，すなわち聴診上では強い連続性副雑音（後述）を生じているようなときに胸壁に軽く手を置くと，伝導として感じる。気管支の喘息などで喘鳴をきく場合や死前喘鳴（death rattle）を，以前はラ音伝導といった。このときには明らかに伝導する。

4 皮下気腫の触診

皮下気腫は明らかに病的な所見である。前述したように頸部でも触れることはあるが，胸壁，特に鎖骨上窩や鎖骨下部でも触知する。これは指先で圧すと泡をつぶすような，あるいは毛髪をねじるような手触り

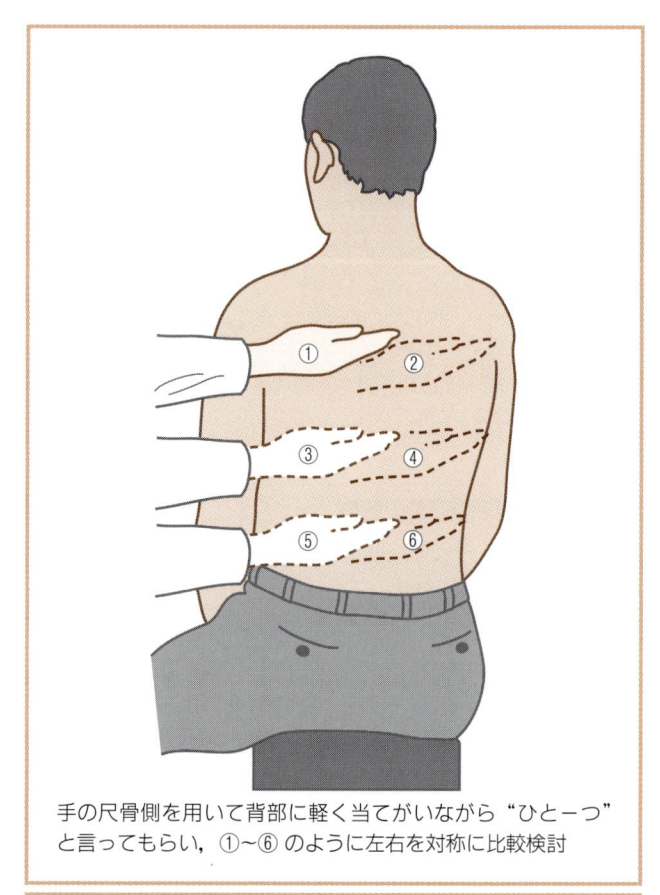

手の尺骨側を用いて背部に軽く当てがいながら"ひとーつ"と言ってもらい，①〜⑥のように左右を対称に比較検討

図 3-21　音声伝導のみかた

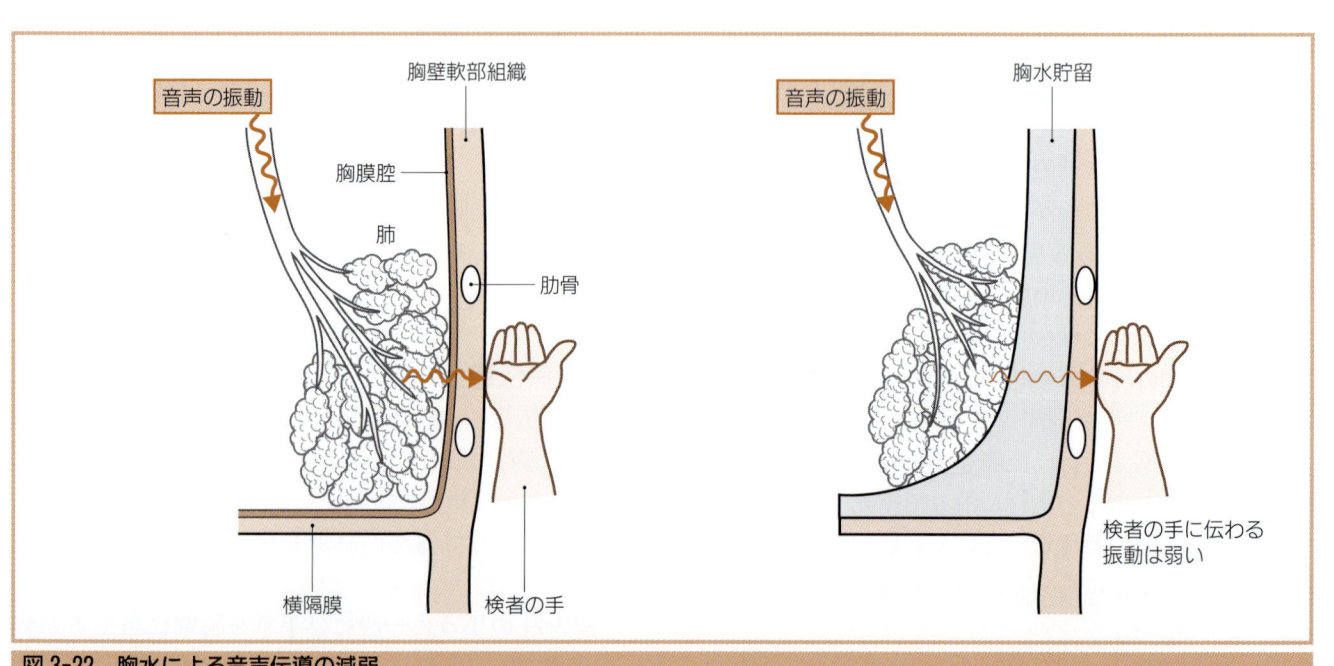

図 3-22　胸水による音声伝導の減弱

IV. 呼吸器の所見のとりかた ● 57

で，皮下捻髪音(subcutaneous crepitus)という。気管切開後や肺切除術後によく続発するが，自然気胸や縦隔気胸に続発するものもあり，重大な徴候である（図3-23）。

5）胸部の打診

1 肺肝境界を決める

胸部の打診にあたっては，両側肺部の打診の前に肺肝境界と心濁音界を決めるのが正当な打診順序である。

肺肝境界を決める場合の打診は左中指を横にして胸壁に当て弱打診で右鎖骨中線上，だいたい第5肋骨あたりから叩き始め，指幅ずつていねいに叩きながらくだってくる（図3-24）。その辺かと感じたならば呼吸を止めてもらい，2，3回叩き清音と濁音の境を確実にする。そしてその部に左中指を固定しておき，右手で第2肋骨から数えて第何肋骨の上縁，下縁あるいは第何肋骨と決定する。左肺下界を決めるのもほぼ同様にするが，人によっては心濁音があるので肺肝境界は決めにくくなる。しかも肺肝境界下方の前腋窩線では胃泡の鼓音に移行するので，肺の下界は決めにくい。

2 心臓の濁音界を決める

肺肝境界を決めたならば，その上方を左中指を縦にして胸骨右縁に向かって中等度または強打診を行って進めるとまず軽度の濁音を感じる。さらに胸骨中央線に向かって弱打診で進めると濁音が明瞭になるところがある。

これが絶対的心濁音界左界である。さらに中等度打診にして濁音の消えるまで左方に進め，消えたところが比較的心濁音界左界である。同様にして胸骨左縁第2肋骨付近を中等度打診でくだると上界が決められる（これらについては「循環器系のみかた」（86頁）に詳しい）。

3 肺部の打診

肺部の打診は左右対称に行うのが原則である。図3-25のように前面（前胸部）では鎖骨上窩を右，左と叩き，次いで鎖骨下部の左，右に移り，鎖骨中線を順次下にくだり，第5肋骨あたりは前腋窩線上を叩く。肺の打診では左中指を横にする方が肋間腔に沿って，当てやすい。

なお女性で乳房の比較的大きな場合などは，鎖骨中央線よりやや外方を打診してもよい。また，手で患者に乳房をよけてもらう（図3-26）。女性の前胸部の診察はむしろ仰臥位が適している。

背部も同様に左右を対称的に打診する（図3-25）。両肩部は筋肉のため濁音に近い。

図3-23 皮下気腫の触診とX線検査所見

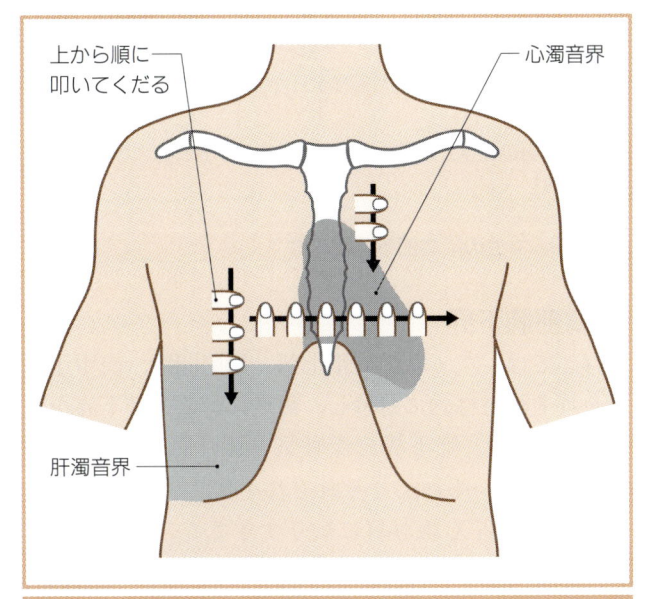

図3-24 肺肝境界と心濁音界の決めかた

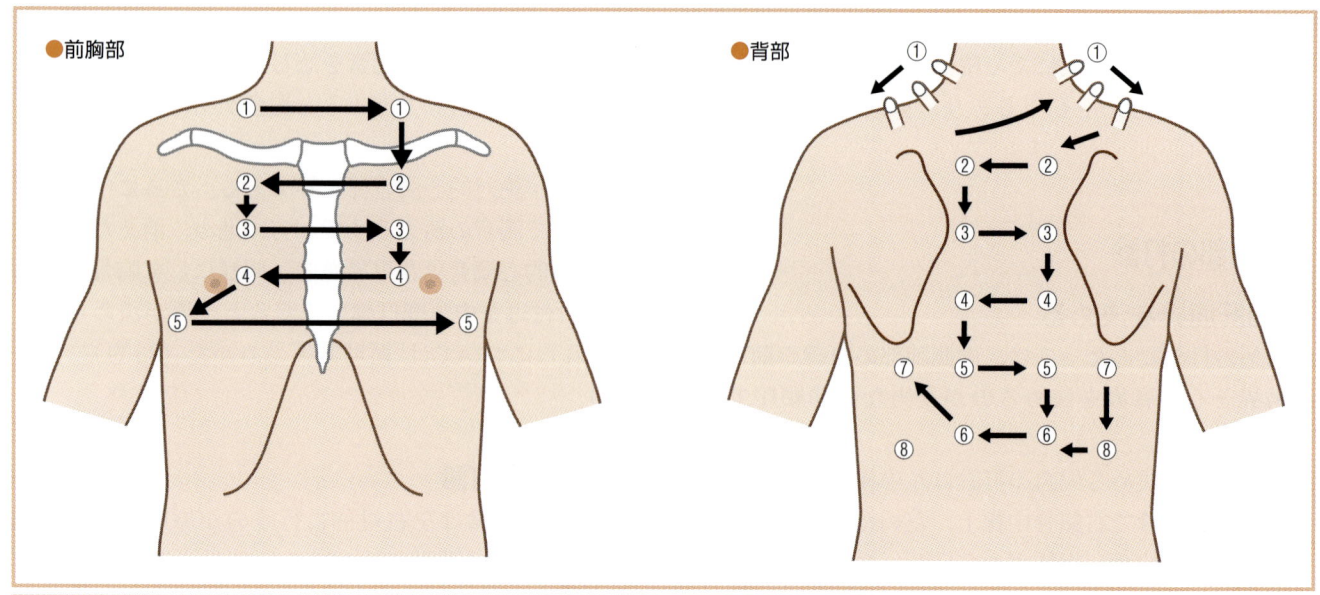

図 3-25　肺部の打診順序

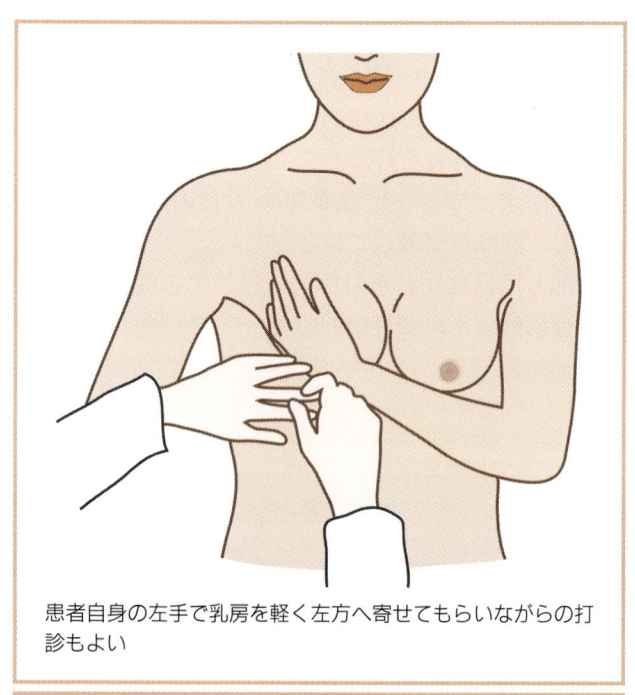

図 3-26　女性の前胸部下部の打診
患者自身の左手で乳房を軽く左方へ寄せてもらいながらの打診もよい

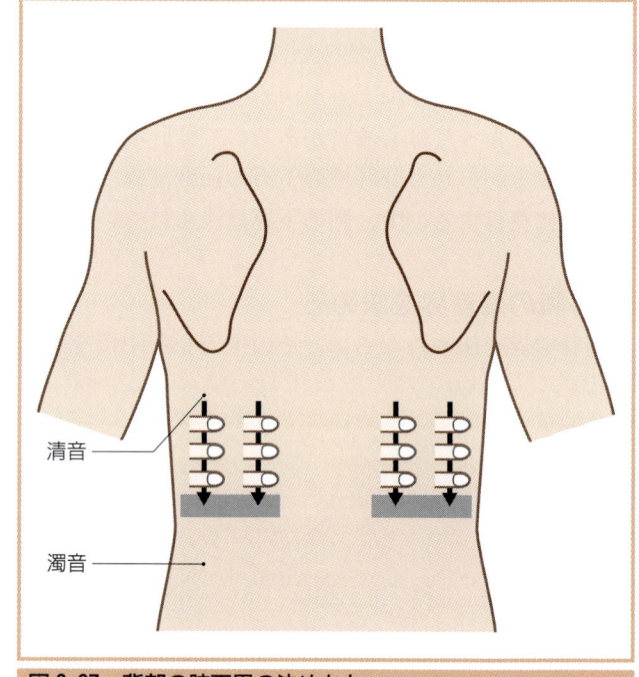

図 3-27　背部の肺下界の決めかた
清音
濁音

4 背部肺下界

　背部では，左・右の肩甲上部，肩甲間部，肩甲下部をそれぞれ対称的に打診し，最後に背部の肺下界を決める（図3-27）。肺下界は深吸気と深呼気による差（正常ではほぼ3〜5 cm）をそれぞれ左右とも決めておく。最近では胸部X線写真に頼りすぎてこのような打診所見を怠る傾向がある。しかし胸部X線は頻回にとれるわけではないので，打診の手技は身につけておくべきである。

5 打診音の種類

　肺の含気量のある部位の打診音は清音（loud and hell）で，左右ほぼ対称的である（図3-28）。ただ鎖骨上窩や肩甲上部などは肺の含気量も少なく，筋組織が主であるので弱くやや短い音（faint and short）に傾くが，左右対称かどうかをよく感じることである。ま

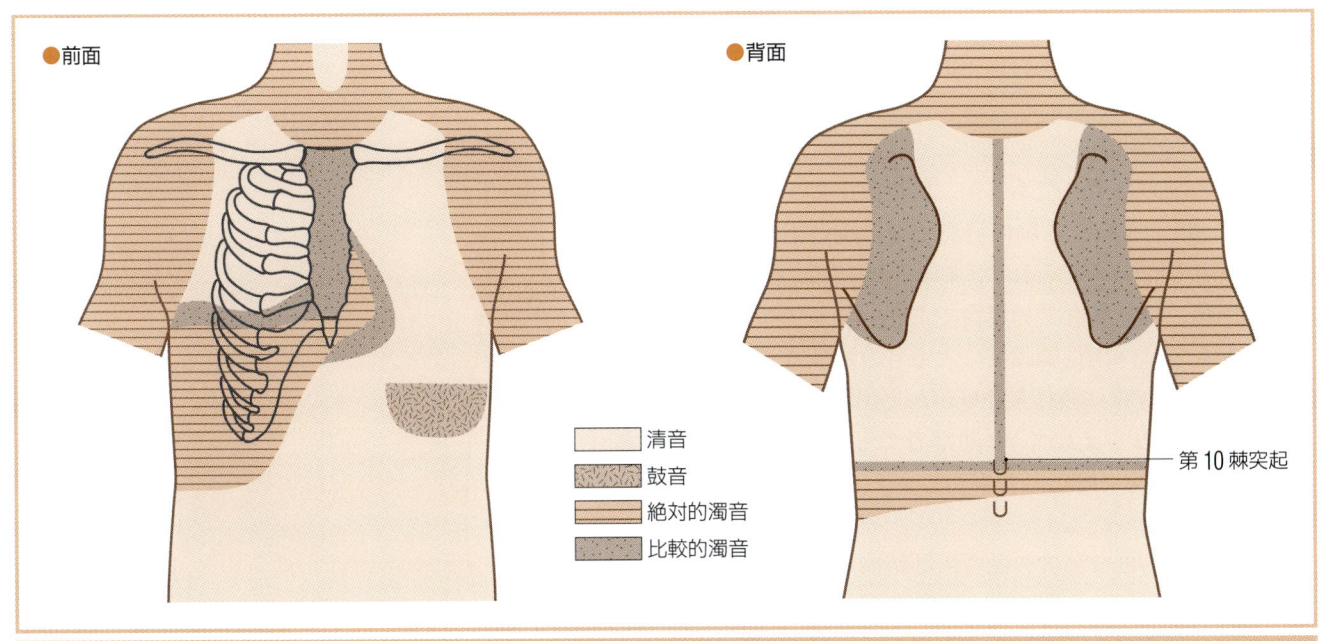

図3-28 正常胸部打診所見

凡例:
- 清音
- 鼓音
- 絶対的濁音
- 比較的濁音

第10棘突起

表3-5 打診上の肺境界（正常）

肺下界		右側	左側
前面	鎖骨中線上	右第6肋骨下縁（肺肝境界）	左側は決定しにくい
	前腋窩線上	右第7肋骨下縁	同上
	中腋窩線上	右第8肋骨	同上
	肩甲骨線上	右第10肋骨	右側とほぼ同じ高さ
背部	椎骨線両側	右第10胸椎棘突起の高さ（深吸気では第12胸椎棘突起まで）	同上
肺上界		右側	左側
前面	鎖骨上	鎖骨上3〜4cm	右側に同じ
背部	肩甲骨上部	第7頸椎棘突起	右側に同じ

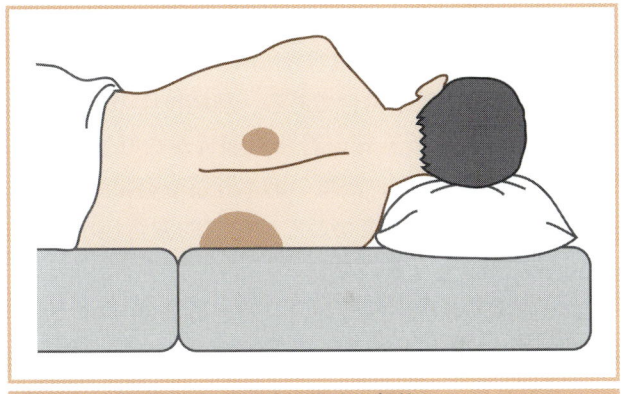

図3-29 臥位における濁音を呈する部位

た鎖骨上窩の場合，直上方から肺の中心部をめがけて叩くようにしなければならない。

6 打診上の肺境界

健康成人の肺境界は(表3-5)のようである。肺下界の低下は肺気腫，気管支喘息発作時などにみられる。上昇は妊娠，腹水，鼓腸，腹部腫瘤などによる。また一側性の場合は胸膜癒着，胸水貯留，横隔膜神経麻痺，肺萎縮，無気肺などで起こる。

肺上界の低下や上昇は，その部位の肺病変そのものによることが多い上に移動性も少ないので，特別の意味をもたない。また，臥位では肺の下界の肺野はマットレスと上方からの体重の重みのため濁音を呈する。また，上側の肺でも姿勢によって肋骨腔が狭小となって濁音傾向を示すこともあるので，病的所見と間違ってはならない(図3-29)。

7 打診上の異常

胸郭は前述したように，正常の肺野では原則として清音を呈し，心臓部，肝臓部，肩甲骨部では濁音(dull)となる。しかし肺野が濁音となれば病的であり，また肺肝境界がくだってしまうなどして清音部が広がれば，これも異常である。打診音自体は正常で

も，打診する部位と音が異なれば異常となることから，異常打診音といわず打診上の異常という。

8 肺野の濁音

健常者の肺野は清音であるが，胸壁直下で少なくとも径3cm以上を有する肺の浸潤または無気組織があると濁音としてとらえられる。肺炎，肺結核，肺化膿症，肺腫瘍，無気肺などの場合である。

胸膜病変では滲出性胸膜炎によるものが多く，一般には胸水が全胸腔に液体量400ml以上貯留しなければ濁音としてとらえにくい（健常者でも100ml以上ある）が，局所的に貯留した場合はさらに少量でも濁音としてとらえられる。

なお，部位的には肺尖の濁音は肺結核，肺癌，肺下部では肺炎，無気肺，胸膜炎，胸膜肥厚・胼胝などである。また胸骨縁の心濁音より上部ないし外方の濁音の場合には縦隔腫瘍，動脈瘤，肺門部肺癌，リンパ節腫大，胸腺腫などがある。

また濁音に至らず，短音（short）を呈する場合は浸潤が軽度で小範囲の場合である。肺結核症の浸潤でよく認められ，胸部X線の普及以前はかなり重視された。また巨大な腫瘤，高度の胸水貯留や胸膜胼胝，高度の無気肺，肺全摘後などでは絶対的濁音（absolute dullness flat）となる。

また胸膜炎の滲出液貯留時には，図3-30のように，濁音を呈する上界は内側から上外側方に向かって上昇し，後腋窩線で最高に達する（エリス・ダモワゾー曲線：Ellis-Damoiseau's curve）。その場合，背部の脊柱寄りでは逆三角形のやや鼓音を呈する部を認める（ガーランド三角）。また胸水が著しくなると健側の背面下部に，脊柱に接した細長い三角の濁音部（グロッコ・ラウハフス三角）が生じる（図3-31）。これは縦隔の移動によるものである。これらの図は従来の教科書に必ずあったが，胸部X線検査の普及した現在，必ずしも重要ではなくなった。むしろ左胸水による胃泡鼓音消失の方が重要である（図3-32）。滲出性胸膜炎では体位による打診所見は比較的に変化しないが，胸水でも心不全などの漏出液では体位による変化が強い。しかし滲出性胸膜炎でも気胸を伴って上部に空気が入ると，液面は水平面を形成するので濁音部と明瞭に判別できるようになる。また患者の位置によって移動し，低い方が濁音となる。この際患者をゆすると振と

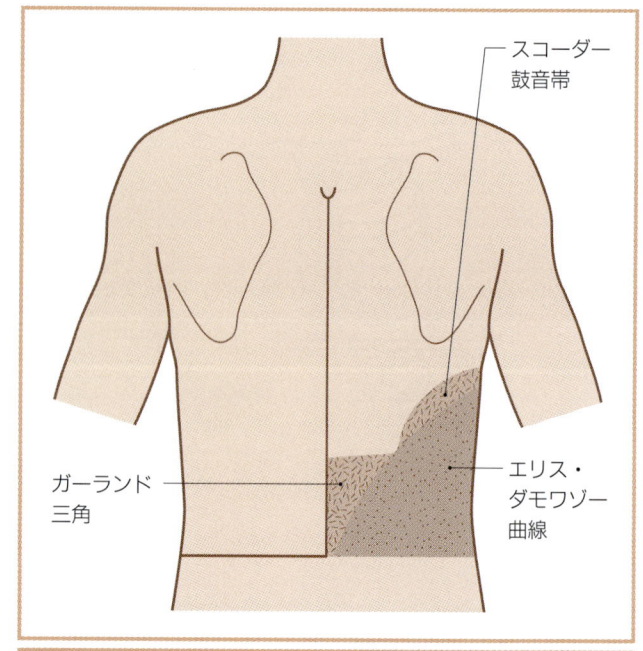

図3-30 滲出性胸膜炎で中等度の胸水貯留時の打診所見

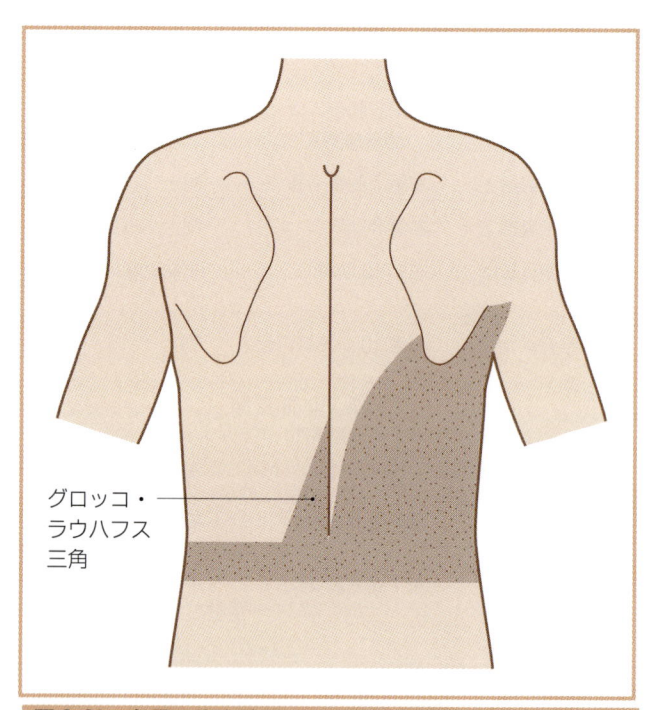

図3-31 多量の胸水貯留による健側の濁音

う音（ヒポクラテス振とう音，Hippocratic succussion）がきかれる。

9 肺・胸郭内の鼓音

健常者では，鼓音（tympanitic hyperresonance）は胸郭内では胃の上部（トラウベ半月状部）だけであ

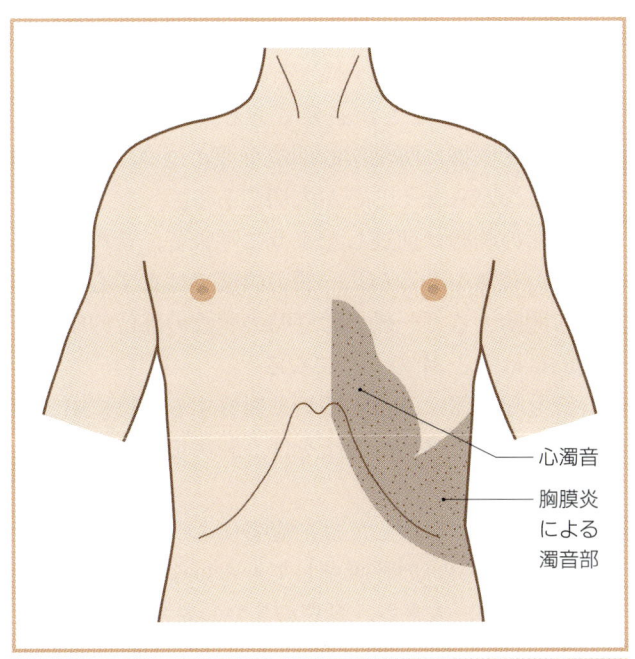

図 3-32　左胸膜炎によるトラウベ半月状鼓音(胃泡鼓音)の消失

る。その他の部で鼓音がきかれるときは肺気腫あるいは気胸の場合である。局所性の鼓音は表在性空洞，(肺結核，肺化膿症などの)肺嚢胞，部分的気胸などできかれる。

10 経過観察時の打診

前述の触診および打診のしかたは，初診時に際しての正規の基本的な順序である。同一の患者の経過観察に際しては，重点的にして簡略化があってよい。肺尖部の打診などは，肺結核が重視された頃にはきわめて慎重に検索されたが，初診で X 線検査が行われた後では，そのような必要性は失われる。

経過観察時などになされる打診の部位と順序は図 3-33 のようである。ただ，ある部位に所見があった場合はその部位のチェックは当然加える必要がある。

6) 胸部の聴診

1 呼吸器疾患のケアと聴診の重要さ

聴診器が医師のシンボルとされた時代は去って，むしろナースのシンボルに変わりつつある。それは聴診が患者の日々のケアにとって重要で，しかも，いつ，どこででも行いうる優れた観察手段，アセスメントの要素であるからといえる。特に呼吸器疾患のケアにおいてはナースが聴診器を利用するのとしないのとでは大きな違いがあることを忘れてはならない。

聴診は体内で自然に発した音を体外(胸壁)できいて，体内の状況を判断する方法である。呼吸器で発する音とは，ふつうの呼吸音，音声，それ以外に副雑音(adventitious sounds)といわれるものなどである。これらの音から，① 気管・気管支の気流，② 気道の分泌液増加やそれによる閉塞，③ 周囲の肺や胸膜の状態などを判断するのである。

呼吸器の聴診には膜式がよく用いられる。膜式を用いる場合は膜面を胸壁に確実に密着させることを忘れ

●前胸部　　　　　　　　　　　　　●背部

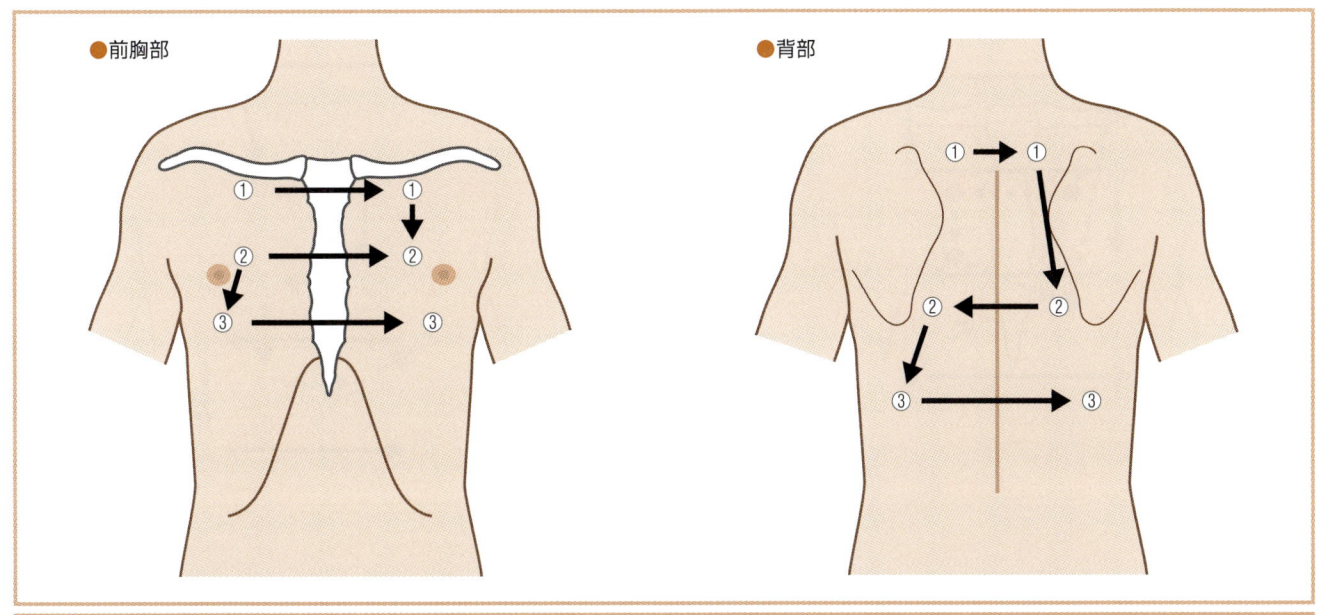

図 3-33　経過観察時の打診順序

てはならない。しかし強く密着しすぎると膜面が集音口を防ぎ集音を障害するし、密着していない場合（肋骨腔がへこんでいて隙間ができているときなど）は内部の集音が少なく呼吸ごとの皮膚の接触音や外の音が入ってききにくい。そこで肺尖部（鎖骨上窩）や肋間腔のへこんでいるような患者の聴診には、小さなベル式を用いた方がよい。

鎖骨上窩はくぼみのため背部から当てた方が当てやすい。一般にはベル式より、膜式の方が高音（high pitch）をきくのに適している。さらに聴診器の導管が周りの衣服などに触れていたり、また自分の鼻息が耳のバネ金などに直接当たるような位置にすると、自分の呼吸の共鳴まで入って判断を誤ることがある。また聴診を行うときにはできるだけ周囲を静かにしてもらう必要がある。最近では種々の検査法に依存するあまり、聴診を軽視するためか診察室や病室の周囲の騒音に対して医師もナースもきわめて鈍感になっている。現在の医師にとっては聴診の重要さは以前ほどでなくなっていることは確かであるが、ナースにとってはケアのきわめて優れた武器であり、よりよく利用するべきであろう。

2 呼吸器の聴診のしかたと順序

ふつう、患者（被験者）にはやや前かがみの起座位をとってもらい相対して腰をかけるか、患者の側面に位置する。臥位でもよいが、その場合にも両面（前胸部・背部）をみることが必要である。肺の聴診では打診のときと同様に解剖学的部位を考えつつ、左右対称に比較しながらきくことが大切である。

呼吸器の聴診は前述したように呼吸音、音声および副雑音の有無をきくが、一般の診察ではまず心臓の聴診から開始する。一般の診察時の聴診の部位的順序は原則的には図3-34のようになる。

心音も呼吸器に直接・間接に影響する。特に第2肺動脈の亢進などは肺高血圧を伴う肺疾患の重要な所見である。

呼吸音の聴診に際しては、患者にふつうの呼吸よりやや大きめ（深め）の呼吸をしてもらいながらきく。音の高さ、長さ、大きさ、音色の4つの要素を注意する。

3 正常呼吸音 normal breath sounds（図3-35）

●気管呼吸音 tracheal breath sounds 呼吸音 1-1

頸部で気管の側方に聴診器の膜面を当てて呼吸してもらうと、吸気と呼気にしたがって強いヒューヒューといった音がきかれる。吸気と呼気はほぼ同じ長さ（1:1）で、これを気管呼吸音という。

●肺胞呼吸音 vesicular breath sounds 呼吸音 1-2

肺野では肺胞呼吸音をきく。これは空気が気管支か

●前胸部　　　　　　　　　　　　　　　　　　　　　●背部

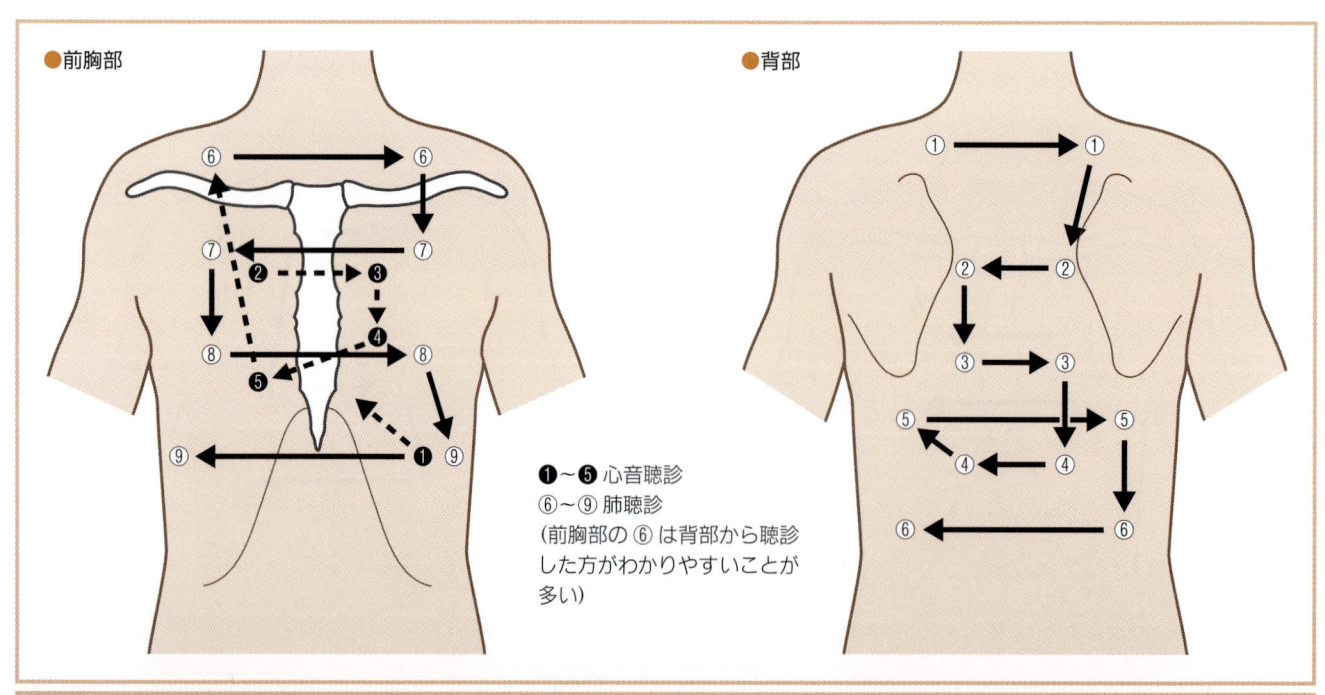

①〜⑤ 心音聴診
⑥〜⑨ 肺聴診
（前胸部の⑥は背部から聴診した方がわかりやすいことが多い）

図3-34　一般的な聴診順序

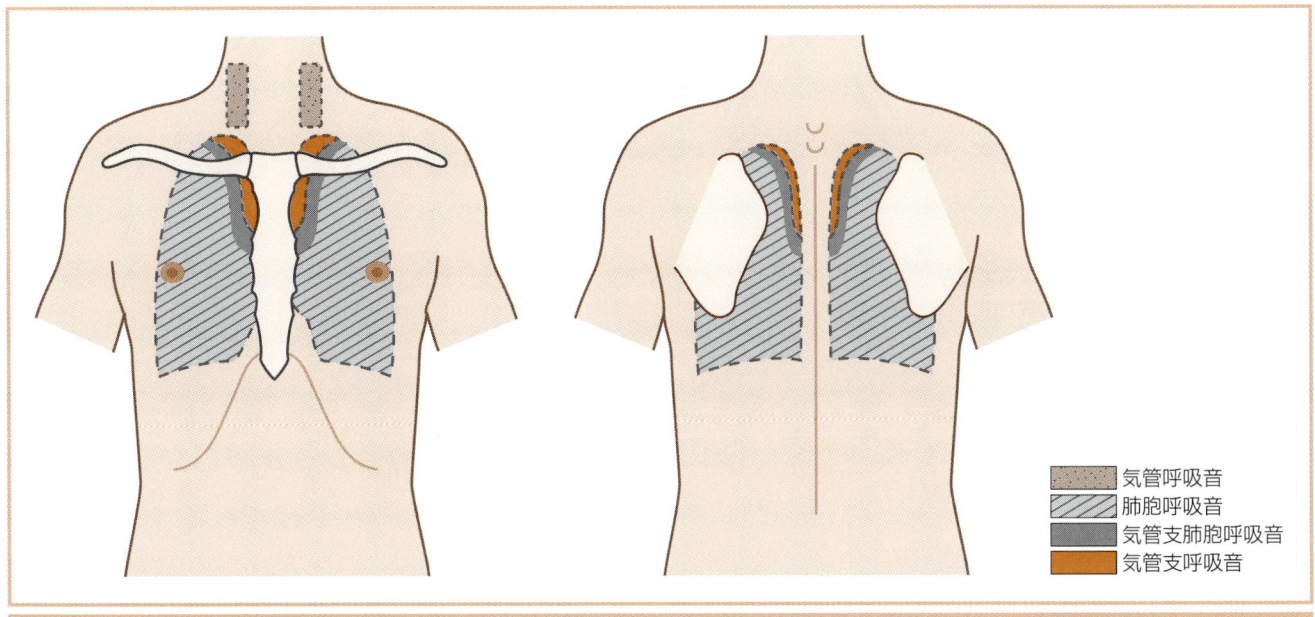

図 3-35　正常呼吸音と聴取部位

凡例：
- 気管呼吸音
- 肺胞呼吸音
- 気管支肺胞呼吸音
- 気管支呼吸音

ら末梢気管支，さらに肺胞に入ってくる際に相互に肺胞で入り乱れる振動音の共鳴が伝達されてくる音と理解できる．こちらは吸気における肺胞呼吸音であるが，呼気にも肺胞呼吸音をきく．これは肺胞や末梢気管支内の空気が，それより太い気管支の分岐部を通って出ていくときの共鳴音と理解できる．そこで呼気の呼吸音は気管・気管支の近くの部位（前胸部および背部の肺上中部，すなわち胸骨縁の両側上部と背部肩甲骨）でよりはっきりときけるが，他の肺野では周囲の肺胞に打ち消されてききにくくなっている．このために肺胞呼吸音の主体は吸気時の音で，吸気と呼気の長さの比率は3：1である（図3-36）．

音の性質は木の葉を風が吹くときの音に似ている．吸気の方が呼気よりも高い．呼吸音は強さも，また長さも個人差が多い．特にふとっている人とやせている人でも異なっており，やせている方がよくきこえる．また小児ではききやすく音も強いが，吸気と呼気の長さの比率は同じく3：1である．

●**気管支肺胞呼吸音**
　bronchovesicular breath sounds　呼吸音 1-3)

胸骨に近い肺野では気管支肺胞呼吸音がきこえる．気管支肺胞呼吸音は正常では肺尖（鎖骨上窩），第1と第2肋骨の胸骨縁，背部では肩甲間部できこえる．左肺尖はききにくく，右肺尖の方がききやすい．気管支肺胞呼吸音は肺胞呼吸音よりやや高く，やや長い．また肺胞呼吸音と異なり，呼気の方が吸気よりも長い．

●**気管支呼吸音　bronchial breath sounds**　呼吸音 1-4)

気管呼吸音と気管支肺胞呼吸音の間に気管支呼吸音がきかれる．

口を細くして息を長く吐くときに発する音に似た音で，管性の音であり，高く，長い．呼気の方が吸気よりも長い（強さは，吸気：呼気＝1：3で呼気が強い）．

以上の呼吸音は頸部と肺野できこえる正常呼吸音で，やせた人や胸郭の薄い人，小児などではよくきこえる．また運動後にも強くきこえる．このような場合は呼吸音が"強勢（exaggerated）"であると表現する．

もし健常者で肺胞呼吸音しかきけないような肺野（たとえば，右鎖骨中線上第5肋骨あたり）で気管支肺胞呼吸音がきこえた場合は明らかに病的である．気管支呼吸音でも，肺野できかれる気管支呼吸音は明らかに異常所見ということになる．

4　異常呼吸音　abnormal breath sounds（表3-6）

異常呼吸音は呼気の変化が主である．

●**呼気延長　prolonged expirum**

呼気が延長するもので，呼気がききやすいためと，明らかに呼気が延長している場合とがある．

●**気管支肺胞呼吸音 bronchovesicular breath sounds**

これは正常でも肺上中部できこえることは前述した

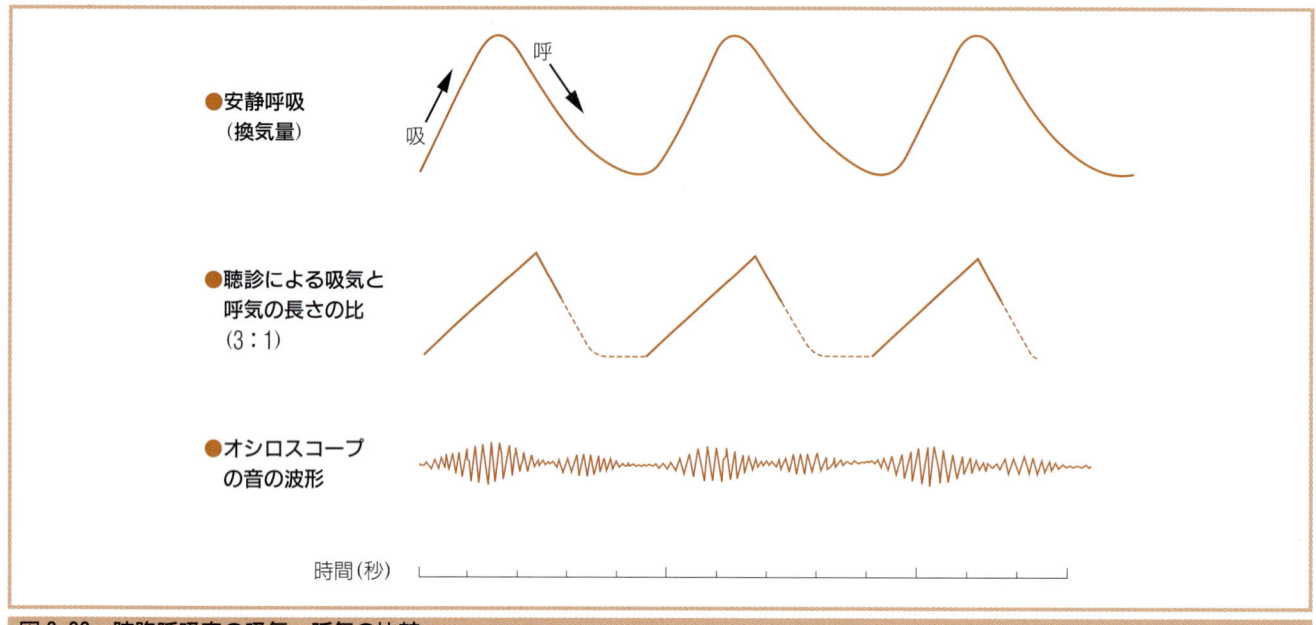

図 3-36 肺胞呼吸音の吸気・呼気の比較

とおりであるが，他の部位できこえれば異常である．小部分の肺炎や肺の圧縮が起こっていて，気管支呼吸音が優位となって肺胞呼吸音と混ざる場合に出てくる．

●**気管支呼吸音** bronchial breath sounds

前述したように，この呼吸音は気管の下，胸骨の上部両側できかれるのは正常であるが，その他の肺野できかれれば異常である．気管支呼吸音は肺組織が圧迫されたり，肺内に浸潤があったりするときに肺野の広い範囲できこえる．これはその部位では気管支からの音(管性の音)の方がより多く伝わりやすくなるためである．

呼吸音をきく場合には前述したようにふつうよりやや大きな呼吸をしてもらう方がよい．気管支呼吸音や呼気の延長が明瞭になることがある．

●**喘息様呼吸音** asthmatic breath sounds 呼吸音 2-1

喘息様呼吸音は喘息発作患者にきくことのできる呼吸音で，吸気が短く呼気の延長(呼気延長)が著しい上に呼気時に喘鳴や連続性副雑音(後述)を伴うものである．気道の分泌液，浮腫，気管支筋の痙攣などによって気道内腔の閉塞があるので，呼気時には狭小化して呼気しにくくなり，呼気延長やその他の副雑音を伴う．気管支喘息の他，肺気腫，細気管支炎などでもきかれることがある．

●**呼吸音の減弱および消失** absent breath sounds

これには気管支・肺で呼吸音を発していたとしても胸壁まで伝わりにくくなっている場合と，呼吸音そのものが弱いか消失してしまっている場合の2つの成因が考えられる．肥満，筋肉の厚い人などは前者に属するが，一般には前者だけによるものは少ない．胸痛や筋力低下などで呼吸音そのものが小さくなっている場合は，当然呼吸音は減弱する．肺気腫の場合は呼吸の換気速度も遅くなり，また周囲の気腫肺のため音の伝導も悪くなり呼吸音は減弱する．また気胸や胸水があれば呼吸音の伝導は障害され，減弱したり消失したりする．また肺癌(気管支癌)や異物などで気管支が完全に閉塞してしまっても，その末梢部の呼吸音は減弱ないし消失する．

●**空びん音性呼吸音** amphoric breath sounds

空のびんにヒューと息を吹くときの音に似た呼吸音である．緊張性あるいは開放性気胸や誘導気管支を伴う硬化壁空洞のある場合にきこえる．

●**空洞性呼吸音** cavernous breath sounds

空びん音性呼吸音と似ているが，それよりもやや柔らかい．開放性気胸や非硬化壁空洞のある場合にきこえる．これらの呼吸音は陳旧性肺結核患者でよくきこえることがある．

●**断続性呼吸音** cogwheel breath sounds (respiration)

肺胞呼吸音で，しかも吸気に断続がある場合である．これは特に疾患のない若年者でもきくことがあるので，必ずしも病的所見とはいえない．吸気時に肺胞

IV. 呼吸器の所見のとりかた

表3-6 異常呼吸音とその原因

異常呼吸音	原因
気管支呼吸音 bronchial breath sounds	鎖骨上部や上部胸骨両側など，ふつうは気管支音がきこえる場所でないとき ・無気肺 ・肺炎 ・肺腫瘍 ・肺梗塞 ・胸水の上または周辺(多くはない)
気管支肺胞呼吸音 bronchovesicular breath sounds	気管支呼吸音と同様と考えてよい
喘息様呼吸音 asthmatic breath sounds	・気管支喘息 ・心臓喘息 ・気管支炎 ・肺気腫 ・細気管支炎
呼吸音の減弱，消失 absent breath sounds	・高度の肥満 ・完全気道閉塞 　(腫瘍，異物，喉頭，痙攣など) ・肺摘出術後 ・横隔膜麻痺 ・気管内のチューブ不全 ・胸水 ・気胸 ・無気肺 ・荒蕪肺
空びん音性呼吸音 amphoric breath sounds	・硬化壁空洞 ・緊張性あるいは開放性気胸
空洞性呼吸音 cavernous breath sounds	・非硬化性壁空洞 ・開放性気胸
断続性呼吸音 cogwheel breath sounds	・主に年少者，健常者でもきくことあり ・胸膜癒着
変態性呼吸音 metamorphosing breath sounds	・閉塞した気管支が急に開く場合 (異物・腫瘍・分泌物など)

の膨らみが特に不均等な場合に発する。胸膜炎や呼吸筋の減弱などの場合できかれる。

● **変態性呼吸音 metamorphosing breath sounds**

異物，腫瘍，気道分泌物などが気管支を閉塞していて，呼吸ごとに開いたり閉じたりするために発する。呼吸の途中で変化する呼吸音。

5 音声の聴診 voice sounds

音声伝導と同じ成因で，これを聴診器できくか，耳できくか，の違いである。健常者に発語(「アイウエオ」というように発語)してもらって，それを胸壁できくと言葉としてはききとれない。もしも明瞭にききとれるならば病的である。

● **気管支声 bronchophony**

音声が明瞭となり強くきこえる場合で，音声伝導が強くなるときと同様の成因で，肺炎，胸膜炎の上部，硬化壁空洞などが考えられる。

● **私語ペクトリロキー whispered pectriloquy**

気管支声と同じ原理であるが，私語(ささやき)を使うとよりわかりやすく診断価値が高い。

● **山羊声 egophony**

患者に"e"と長い発音をしてもらうと健常者では"e"ときこえるが，肺炎や胸水による圧迫のある場合には"a"という山羊のような声にきこえる。これをegophonyという。

6 副雑音 adventitious sounds

副雑音は異常な音であって，これらがきこえる場合は何らかの異常を考える。しかし，必ずしも病的といえないものもある。

副雑音は正常あるいは異常な呼吸音や音声に付加されるようにしてきかれるものがほとんどである。これには肺性のものと非肺性のもの(胸膜摩擦音，皮下気腫捻髪音など)がある(表3-7)。肺性の副雑音は胸部診察上最も重要なものの1つで，これには連続性副雑音と断続性副雑音とがある。

副雑音は，吸気か，呼気か，両気時かを特に注意してきく必要がある。それぞれの副雑音の発生機序については，図3-37に示す。

なお，肺の副雑音をまとめてナースは「肺雑」と呼んでいることもあるが，ここでは肺音の国際的な基準に基づいて，日本の呼称についてもできるだけ正確に記載する。また，副雑音の表現や命名は欧米の教科書でも一定しておらず，分類は今日でも世界的にもかなりまちまちであるが，最近統一の方向に向かいつつある。

● **連続性副雑音 continuous adventious sounds**

連続性のある高音で笛の音(ピー)のようにきこえるのが笛声音(pipng)，鼾のように低音のガーというようにきこえるのが類鼾音(rhonchi)，あるいはいびき音(snoring)ともいわれる。車輪のきしむようなギーという軋轢音のこともある。

① **高調性連続性副雑音(笛声音) wheezes, piping**
呼吸音 2-2)：wheeze(ウィーズ)と呼ばれることも多

表3-7 副雑音（adventitious sounds）

肺性副雑音（pulmonic adventitious sounds）
1. 連続性副雑音　continuous adventitious sounds
   - 高調　high pitch continuous adventitious sounds
     笛声音　wheezes, piping
   - 低調　low pitch continuous adventitious sounds
     類鼾音（いびき音）　rhonchi, snoring
2. 断続性副雑音　discontinuous adventitious sounds
   - 水泡音　coarse crackles
   - 捻髪音　fine crackles
   - 死前喘鳴　death rattle（gargling rale）

非肺性副雑音（non-pulmonic adventitious sounds）
1. 胸膜摩擦音　pleural friction rub
2. 皮下気腫捻髪音　subcutaneous crepitus
3. 振とう音　succussion splash
4. 骨軋音　bone crepitus
5. 収縮期摩擦音　systolic pop

い。気道（気管および気管支）の閉塞や狭小部を空気が通るときに発する。気管支腔にやや固い分泌液があったりすると吸気では比較的空気は入りやすいが，呼気では腔の閉塞はさらに強まるために管楽器の発する音（管性の音）に似てくるわけである。気管支炎や気管支喘息患者によくきかれる。これらは痰によるので，一度咳をさせると消失したり場所が変わることが多い。また，肺門リンパ節腫や縦隔腫瘍（気管支癌，気管支腺腫など）でもきかれる。この場合は咳払いをしても消えない。

② 低調性連続性副雑音（類鼾音）rhonchi

呼吸音 2-3）：笛声音よりも太い気管支の病変によるもので，多くは気管支が広範におかされ移動しにくい分泌液が多在性にべっとり壁についてしまっているような場合である。慢性気管支炎，慢性的な気管支喘息などの比較的高度な場合にきかれる。

肺気腫や喘息の患者では，ふつうの呼吸での聴診より大きく吸って一気に呼気してもらう（1秒率の検査のように）と，笛声音や類鼾音が出やすく，呼気の延長もわかりやすい。

● 断続性副雑音
discontinuous adventitious sounds

連続しない途切れ途切れの音で，音の性質によって粗い断続性副雑音と，細かい断続性副雑音に分けられる。

① 粗い断続性副雑音（水泡音）coarse crackles

呼吸音 2-4）：比較的細い気管支や末梢気管支に流動性の強い液体があって，そこを吸気，呼気の空気が通過していくときに発する破裂性の音で，主として吸気に際してきかれる。水の中にストローを入れて泡をたてるときに発する音にもやや似ている。

気管支炎や，肺のうっ血の際によくきかれる。また液体がやや固く周囲の気管支壁や肺が硬くなっていた

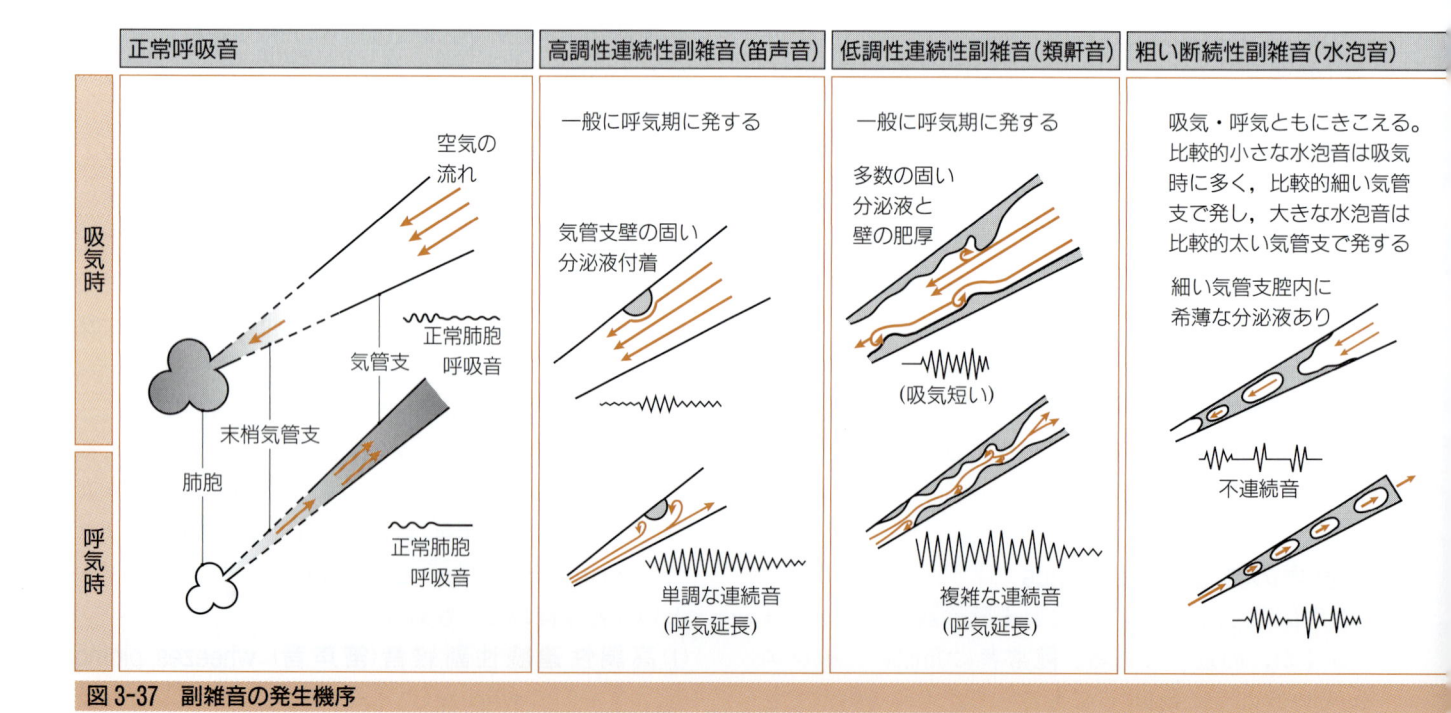

図3-37　副雑音の発生機序

り，変形していたり空洞があったりすると，水泡音は有響性(crash)となったり，金属性(metallic)な響きをもったりする。陳旧性の肺結核ではこのような水泡音をしばしばきく。

② **細かい断続性副雑音（捻髪音） fine crackles**

呼吸音 2-5)：非常に細かな水泡音で，髪の毛を耳のそばでねじるときにきかれるパチパチといった音に似ている。吸気の終末期にきかれることが多い。液体のつまった肺胞に末梢気管支から空気が入る際に発する音であろうと考えられている。大葉性肺炎や肺水腫の初期にきかれる。しかし長く寝ている患者を急に起こして背部を聴診すると初めの2, 3回の呼吸には健常な肺でも捻髪音をきく。これは体位性あるいは無気肺性捻髪音といい必ずしも病的なものではない。

また捻髪音に似ていて，もっと表在性で響きの強いはっきりした細かい副雑音を吸気の終末期にきくことがある。これはびまん性間質性肺炎あるいは肺線維症のときにきかれるので，特別に肺線維症性捻髪音(fibrosis rale)，セロファン音，ベルクロラ音(Velcro rale)などと呼ばれていた。

● **死前喘鳴 death rattle**

死前喘鳴は，末期に気道系の排力を失い気道の分泌物が咽頭下部に蓄積し，呼吸により喉頭部で発する喘鳴であり，死前喉声と訳すこともある。「死前」と記録するのに抵抗や不確定性を感じる場合は括弧を付し，「(死前)喘鳴」としておくとよい。

● **胸膜摩擦音 pleural friction rub**

胸膜炎の際，臓側胸膜と壁側胸膜が呼吸に応じて付着したり剥がれたりするときに発する音である。バリバリとかザザとか，あるいは捻髪音に似ているものもある。吸気と呼気，両気性にきくが吸気終末期が多く，強い音で聴診器を胸壁にぴったり当てるとさらに表在性にきこえてくる。体位を変えると急にきこえなくなる点が肺線維症性捻髪音と異なる。また胸部の異常感を訴えていることが多い。

● **皮下気腫捻髪音 subcutaneous crepitus**

触診でも感じる捻髪音で，呼吸と無関係に聴診される。胸部外傷，気管切開後，気胸，縦隔気胸などに併発する。

● **その他の副雑音**

振とう音(succussion splash)は胸腔内に液層と空気層がある場合で，患者の身体を揺り動かしながら聴診すると内部でポチャンといった水のはねる音がする。水気胸(hydropneumothorax)や横隔膜ヘルニアで，胃や腸が胸腔内に入っている場合にきかれる。

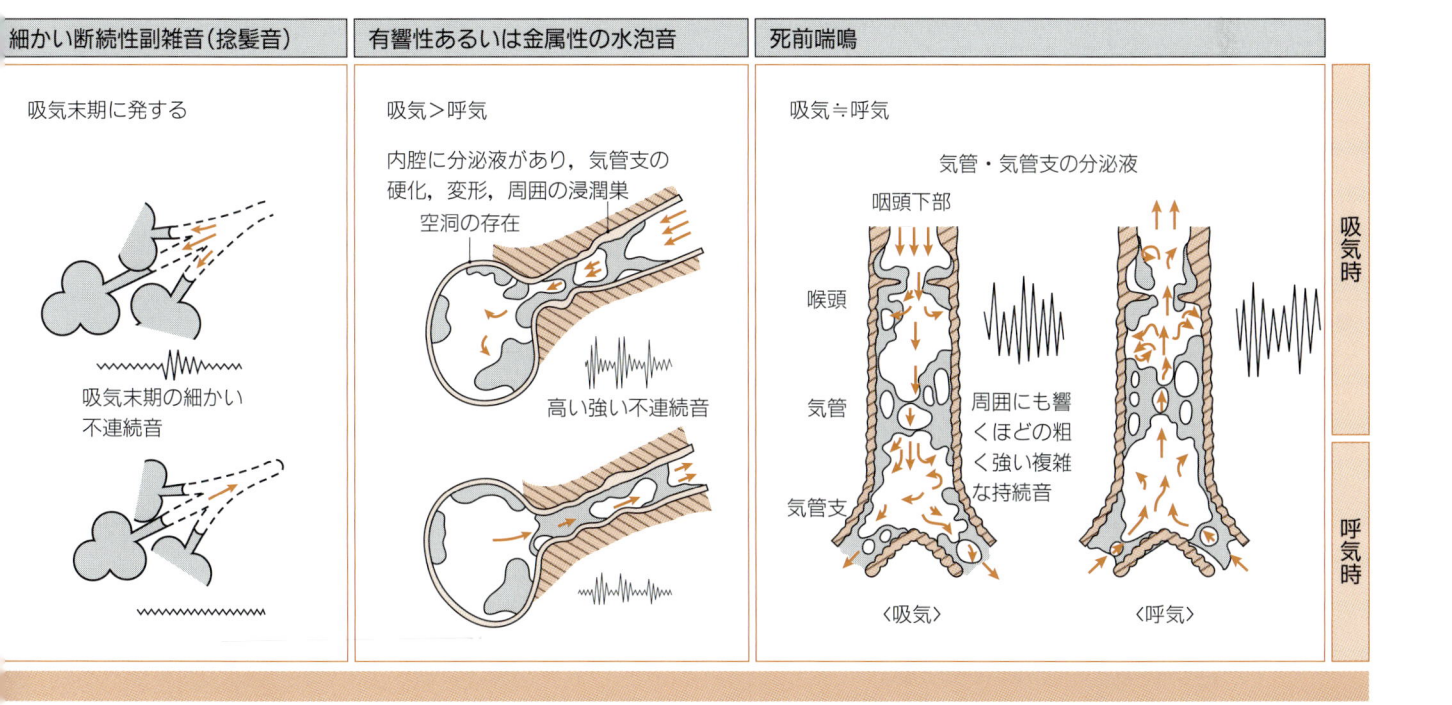

付表　主要な肺疾患の打・聴診所見

主要な肺疾患	打診	聴診 呼吸音	聴診 音声	聴診 副雑音
●健常 胸膜／肺胞／気管支	清音	肺野は肺胞呼吸音，ただし気管分岐部の周囲では気管支肺胞音をきく	正常	なし
●気管支炎 分泌液／気管支壁の収縮 ・肺胞や胸膜は正常	清音	正常または呼気の延長	正常	笛声音などの連続性副雑音，ときに水泡音あり
●肺炎（大葉性） ・肺胞内浸潤，気管支内分泌液	病変部濁音	病変部で気管支呼吸音	気管支声 山羊声 私語ペクトリロキー	捻髪音または水泡音
●肺気腫 ・気管支閉塞と肺胞壁の破壊を伴う肺の膨化	低い鼓音 肺肝境界低下，心濁音界減少，肺下界低下	呼吸音減弱 呼気延長	減弱	ときに喘鳴，連続性副雑音をきくことあり

（つづく）

付表　主要な肺疾患の打・聴診所見（つづき）

| 主要な肺疾患 | 打診 | 聴診 |||
		呼吸音	音声	副雑音
●肺線維症（びまん性間質性） ・肺胞壁および周囲の肥厚に伴う肺の萎縮	重症では肺野で短音ないし軽い濁音 肺肝境界上昇（肺の硬化）	重症では粗で速い 吸気≒呼気	やや強勢	吸気終末時の捻髪音
●無気肺 ・気管支完全閉塞，その末梢の肺の虚脱	病変部濁音	病変部減弱	病変部減弱ないし消失	なし
●胸水または胸膜肥厚 ・胸腔内貯水，または肥厚	濁音ないし絶対的濁音	減弱ないし消失，しかし胸水上部では気管支呼吸音となることがある	減弱ないし消失，しかし胸水の上部では気管支声，山羊声，私語ペクトリロキーあり	胸膜摩擦音をきくこともある
●気胸 ・胸腔内空気	鼓音	減弱ないし消失	減弱ないし消失	なし

4
循環器系のみかた

I 病歴のとりかた

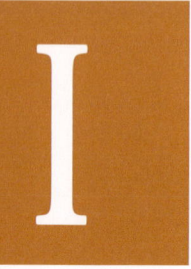

今日の医療では全人的で包括的なケアが社会的需要であり，循環器系疾患においても有効な治療が行われるためには，患者の生活背景や疾病に至るまでの経過について十分な情報が把握されていなければ，治療に対する有効なプランを立てることはできない。したがって，既往歴，家族歴，生活習慣を含めた生活歴，心理・社会的背景などについての適切な情報が，患者の示す症状や徴候とともに重視される。

1 現病歴

患者の状態を的確に評価するには，まず循環器系における種々の症状や徴候を正しく理解しておかなければならない。そして多くの場合，患者の示す情報のみでおおよその病態の把握が可能であることから，患者や家族との調和のとれた関係に基づいて，必要にして十分な情報を引き出すコミュニケーションの技術を駆使した問診を行うことが大切である。

一般に，入院している患者よりも外来患者の問診でよい病歴がとれるのは，患者が部屋に入ってくるときの態度，話しかたなど，その他多くの情報が，病室における患者の受動的な状態より，外来におけるより能動的な状態で得やすいためである。患者の情緒的な状態は，それについて直接患者に質問するよりは，患者の態度を観察することによって有効に得られるものである。

患者の訴えは，患者が主観的に感じている問題を整理した結果である。したがって，患者自身の言葉で表現されたものを記載することが望ましい。循環器系疾患の多くの症状や徴候がこれに相当するが，患者の訴えは，知的で論理的なもののみに意味がある。そのためインタビューする者はある程度患者を助けて，問題点を要約することが重要である。同時に，医療者にとって関心の高い情報に偏ったり，都合のよい要約にならないよう心がけなければならない。

患者の訴えの中で，発病の時期，期間，重症の程度，症状発現の頻度，そしてそれらを増悪させたり，軽減させるような様々な条件などについては自発的に語られないことが多いので，これらについては直接質問することで病歴を完全にする必要がある。関連したポジティブな情報のみでなく，ネガティブなものについても記載する。

2 既往歴と家族歴

発育の経過に従って関連した疾病をきいていく。乳児期のチアノーゼまたは心雑音，幼児期の様々な感染症，特に連鎖球菌感染症とそれに関連したリウマチ熱や糸球体腎炎の有無，成人では性病とその治療の状態，胸部の外傷とその後遺症，原因の不明な心拡大の中にはウイルス性の感染症があり，流行性耳下腺炎，水痘，肺炎，インフルエンザなどの既往歴が重要である。伝染性単球症，膠原病も心筋症を伴うことがある。骨盤内や下肢の静脈炎は肺塞栓症の原因となる。

代謝性疾患の中で，高脂血症や糖尿病はアテローム硬化性病変に関連するし，肥満もその意味で重要である。甲状腺疾患の有無も記載しなければならない。

また，先天性心疾患，結核などの慢性感染症，虚血性心疾患，高血圧，脳血管障害などの家族歴が重要である。糖尿病，アレルギー疾患，精神疾患，悪性腫瘍など家族性に発現する疾患の情報は特に有用である。

3 生活歴

喫煙や飲酒，常用薬，食事や運動の習慣，家庭環境，特に婚姻関係，そして勤務者であれば勤務の態様とメンタルヘルスに関する情報は，虚血性心疾患や脳血管障害との関連で重要である．循環器疾患の発症には生活習慣が密接な関連を有することから，生活習慣を系統的に評価することが望ましい．ライフ・プランニング・センター式生活習慣検査（資料）を行うのも1つの方法である．

このような問診を通じ，患者のもつ問題に対してある特定の診断につながる印象が得られるような病歴がよい病歴であり，それによって問題解決への方向づけが論理的になされる．多くの循環器疾患の機能的状態は患者の表現から，より正しく評価されるものであり，それ以後に行われる種々の検査によってその推測の妥当性が立証されることになる．

資料 ライフ・プランニング・センター式生活習慣検査

生活習慣の評価には，社会的背景と行動様式に基づいた全人的で包括的なアプローチが必要とされる．しかし，医学的に生活習慣を定義し，それを科学的に評価する研究はきわめて少ない．

臨床の場で高い信頼性と再現性を有し，かつ生活習慣を適切に評価しうる方法の1つとして，財団法人ライフ・プランニング・センター(Life Planning Center，以下LPC)が作成したLPC式生活習慣検査について概説する．

■生活習慣病とは何か

1997年に厚生省（当時）は，それまでの成人病を生活習慣病(lifestyle related diseases)と命名することによって，21世紀を見据えた新たな総合的健康政策を打ち出した．その目的は，成人病という呼びかたでは曖昧であった病気の原因を明確にして疾病を予防し，増大する医療費に歯止めをかけることであった．

したがって，生活習慣病という呼称は医学的な診断名ではなく，定義としては，食習慣，運動習慣，休養，喫煙，飲酒などの生活習慣がその発症・進行に関与する疾患群とされる．このようなことから，生活習慣病と呼ぶことには以下のような意義がある．
- 病気の発症や進行に生活習慣が深く関与していることが印象づけられる．
- 生活習慣は小児期に身につくため，出生から生涯を通じた健康教育の大切さが理解されやすい．
- 生活習慣の改善により病気そのものが予防されれば，結果的に国民医療費の浪費が避けられる．

なお，生活習慣病の内包は以下のようにまとめられる．
- 食習慣が関連する病気（糖尿病，肥満，高脂血症，高尿酸血症，心臓病，大腸癌，歯周病など）
- 飲酒習慣が関連する病気（アルコール依存症，アルコール性肝疾患，高血圧症，事故など）
- 運動習慣が関連する疾患（糖尿病，肥満，高脂血症，高血圧症など）
- 喫煙習慣が関連する病気（肺癌，心臓病，慢性気管支炎，肺気腫症，歯周病など）

■LPC式生活習慣検査

LPCでは，1978年より調査研究を重ね，1982年にわが国に即した生活習慣検査法の第一報を報告した．その後改変を重ねた結果，1992年にはLPC式生活習慣検査として市販されるに至り，全国的に用いられるようになった（総受検者数はおよそ30万人）．市販後，1993～95年の3年間に受検した65,596例のデータに基づいて生活習慣尺度の信頼性と因子構造とが再検討され，1998年に最終的な検査法が確立された．

■LPC式生活習慣検査の内包

この検査は136問の質問よりなり，解答は三者択一で行われる．生活習慣の評価は22の尺度について行われる．各尺度には5～6の質問が含まれ，各尺度ごとに評点される．生活習慣尺度の主なドメインを表1に示す．これらの生活習慣尺度は，すでに得られている基準値との比較で数値，および，視覚的にレーダー・チャート（パイ・チャート）として示されるので，自己の生活習慣上の位置づけが容易に理解できる（外へ広がるほど好ましい状態を表す）．

さらに総合評価として，22の生活習慣尺度から主因子分析によって得られる5つの生活習慣因子によって生活習慣を特徴づけることができる（表2）．

生活習慣病へのアプローチは，生活習慣を定義し，それを定量可能な範囲で評価することから始められなければならない．このようなプロセスなしに好ましくない生活習慣を変容させることは不可能なのである．

表1　生活習慣尺度の主なドメイン

ドメイン	尺度数
食習慣	6
嗜好品の摂りかた	2
生活態度	7
健康状態	3
性格	3
運動習慣	1

表2　生活習慣を特徴づける生活習慣因子

生活習慣因子	関与する生活習慣尺度
①精神的な活発さ	自発性，外向性，義理人情，共感性，社会奉仕
②知的な行動力	健康情報，料理への進取性，娯楽，清潔，運動実施
③生活の堅実さ	伝統型，経済型，食事の規則性
④心身の不安定さ	多愁訴，情緒不安定，疾病頻度
⑤望ましくない食習慣	肉・油脂，洋風の食事，高塩分

II 主な症状と徴候

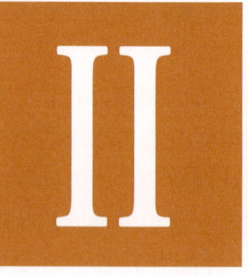

　患者の訴える問題はPOS(problem oriented system：問題志向型システム)の枠組みではすべて主観的情報として扱われるが，それらの中でも真に主観的な情報が症状(symptoms)であり，客観的なものが徴候(signs)と呼ばれる．胸痛，呼吸困難，易疲労感，動悸，めまい，頭痛，腹痛などは症状であり，浮腫，喀血，失神，チアノーゼ，黒内障，鼻出血，嚥下障害，嗄声などは徴候である．

1 胸痛

　胸部の痛み(chest pain)，あるいは不快感は，心筋の虚血性病変によって生じる場合とそれ以外の原因によるものに大別され，適切な問診によってその原因を推測することができる．

1) 心筋虚血による胸痛

1 症状の特徴

　典型的な場合には，問診のみによって診断しうる重要な疾患の1つである．心筋への血液供給が減少して需要をまかないきれないときに生じる機能不全の状態が，胸痛として表現される．多くの場合，痛みというよりはむしろ前胸部の圧迫感，絞扼感，閉塞・窒息感，あるいは不快感として感覚され，重篤な場合には冷や汗とともに死への恐怖感を伴うとされる．症状は両肩，特に左肩から上腕，前腕の外側，そして小指へ，あるいは，頸，のど，下顎，背中，上腹部へ放散することがある．これらの放散痛は心筋虚血に特徴的であり，ときにはこれのみが主な症状であることもまれではない．

2 発作のパターン

　種々の労作によって発作が誘発されるものを労作性発作，そして安静時に生じるものを安静時発作として区別する．その他に心理的な動揺，寒気の吸入，食後，喫煙，夜間就眠時，あるいは早朝起床時などに生じるものもある．

　労作性に生じる場合は，労作の停止によって症状は3〜5分で消失するのがふつうで，ニトログリセリンの舌下使用により速やかに症状は消退する．このように症状の誘発されるメカニズムが常に同じで，そのような状態が長い期間続いている場合を安定型狭心症と呼ぶ．これに対して症状の発現が最近であり(2カ月以内)，症状がしだいに強くかつ頻繁に生じ，あるいは安静時に発作が生じる状態は病態が切迫しており，冠動脈の閉塞が間欠的に生じている緊急事態を示唆するものである．これを不安定狭心症，あるいは急性冠動脈症候群として区別し，急性心筋梗塞へ移行する緊急状態と判断する．

3 持続の長い発作

　症状が重篤で30分以上続くときには急性心筋梗塞を考える．急性心筋梗塞の50％に狭心症の既往歴があり，また特に心筋梗塞の発症前に狭心症の発作がある者では比較的予後が良好であることが知られている(preconditioning現象)．心筋梗塞ではニトログリセリンは無効であり，狭心症の患者で事前にニトログリセリンを有している者に対しては，すぐにニトログリセリンを舌下使用し，効果がなければ10分後に再度舌下使用する．それでも効果がみられない場合には，すぐに医療機関を受診するようあらかじめ教育しておくことが大切である．

2）非虚血性の胸痛

非虚血性の胸痛を生じる病態を**表4-1**にまとめて示す。狭心症に類似する症状が縦隔洞や腹部臓器の疾患でも生じるが、これらの非虚血性の症状が真の狭心症と合併して現れることもある。これらの中で最も多いのがパニック発作で、その際には頻脈、高血圧、心電図変化を示すので、適切な対応を誤るとパニック発作の経過に好ましくない影響を与える（救急車症候群）。

2 呼吸困難

呼吸困難（dyspnea）は心疾患が原因で生じる心臓性呼吸困難と、それ以外の原因で生じる非心臓性呼吸困難に分けられる。

1）心臓性呼吸困難

5つの主な病態が関連する：①虚血性心疾患、②弁膜性心疾患、③高血圧性心疾患による肺うっ血、④チアノーゼを伴う先天性心疾患〔アイゼンメンゲル（Eisenmenger）症候群〕、そして⑤肺性心。呼吸困難の現れかたから以下の臨床状態が区別される。

表4-1 虚血性心疾患以外の原因による胸痛

心臓および大動脈に由来する痛み	心筋梗塞後症候群、心手術後症候群、急性心膜炎、僧帽弁逸脱症候群、大動脈弁狭窄、大動脈弁逆流、特発性肥大性大動脈弁下狭窄、うっ血性心筋症、解離性大動脈瘤
肺に由来する痛み	急性気管・気管支炎、慢性気管支疾患、肺動脈高血圧
胸膜に由来する痛み	肺塞栓症、気胸、肺炎、胸膜炎、癌性胸膜炎
筋肉や骨格系に由来する痛み	頸椎の炎症、椎間板障害、ティーツェ症候群、肋骨骨折、腫瘍の転移、リウマチ様関節炎
食道逆流と痙攣	逆流性食道炎
その他の消化器症候群	胆嚢および膵疾患、腸内ガス貯溜、消化性潰瘍、横隔膜下膿瘍
神経に由来する痛み	帯状疱疹、肋間神経痛
心理的障害に関連した痛み	パニック発作、うつ

1 労作性呼吸困難

潜在性心不全の最もふつうにみられる初期症状で、階段や坂道ののぼり、その他日常生活での労作や性交などによって誘発され、息切れや空気飢餓感として感じられる。進行するとより低いレベルの労作で症状が生じるようになる。

2 安静時呼吸困難

一般に重篤な左心不全の症状であり、患者はそれに適応するために座位をとることから起座呼吸と呼ばれる。

3 発作性夜間呼吸困難

就寝時、患者が仰臥位をとることによって数分から1～2時間の間に生じる。通常の眠りに入った後、急に生じる呼吸困難によって目覚める。軽い場合には起き上がったり、ベッドからおりて立ち上がるだけでよくなるものから、起座呼吸で激しい呼吸困難を生じるものまで重症度に応じて現れかたが異なる。

4 急性肺水腫

発作性に肺胞内に水分貯留をきたすきわめて重篤なうっ血性心不全の状態で、通常上述の発作性夜間呼吸困難に引き続いて生じる。著しい不安状態と呼吸困難を伴い、呼吸促迫、頻脈、喘鳴とともに肺野に湿性ラ音が聴取される。肺胞内に血液成分が漏出することから、ピンクの泡沫性痰や血性の痰がみられる。

2）非心臓性呼吸困難

最も多いのは呼吸性のものと不安を主体とする心理的な原因によるもので、前者については「呼吸器系のみかた」（41頁）で述べられる。心理的な呼吸困難については、過換気症候群のように不安状態から過呼吸を生じ、引き続いて、めまい、顔面や四肢末端部のしびれ、胸部の圧迫感を伴うものと、パニック発作のように強い空気飢餓感を訴える2つのタイプがある。

3 易疲労感

心疾患でみられる易疲労感（fatigue）は、1日の終

わりになって，それまでに経験したことがないような異常な疲労感として現れる．これは心拍出量が低下して，組織への血液灌流が不十分となることによって生じ，心不全が進行するにつれて疲労感の起こりかたが早くなる．労作性の疲労は四肢の運動に際して生じる異常な疲労感で，労作の中止によって消失するが，これらは他の心疾患の徴候に伴って生じるときにのみ意味がある．

うつ状態による心理的な疲労感は，通常十分な休養や睡眠にもかかわらず起床時に感じる疲労で，1日の終わりに生じることはほとんどない．しかし，心疾患でも夜間の発作によって睡眠が妨げられる場合には早朝の疲労を訴えることもあり，また，心理的原因の場合でも不眠のときには早朝に疲労感が残る．

4 動悸

心臓の存在を強く感じる状態を動悸と呼ぶ．これは急に心拍数が変化するか，不規則な拍動になるか，あるいは，1回拍出量が増すような状態で生じる．不整脈の診断には心電図記録が必須である．突然，速くそして規則的な拍動として動悸が生じ，それが急に停止する場合には発作性頻拍が考えられ，原因としては発作性上室性頻拍，発作性心房粗動があげられる．また，急に速く不規則な動悸として現れるときには発作性心房細動の可能性が高く，発作が停止するときにめまいを生じたり，失神をきたすことがある．強くかつ繰り返し動悸が生じ，脈がとぶような場合は期外収縮が考えられる．頻拍性の動悸とともに息切れや失神をきたす場合には，発作性心室性頻拍が疑われる．1回拍出量が増すような大動脈弁の逆流や左-右シャントのある先天性心疾患（心室中隔欠損や動脈管開存）では心拍数の変化なしに強い動悸を感じる．

完全房室ブロックや洞性徐脈では，1回ごとの心収縮が強く感じられる．これらの器質的心疾患の他にパニック発作では動悸が主要な症状となり，その他，アルコール，カフェイン，喫煙によっても動悸が生じる．甲状腺機能亢進症，貧血，感染症なども動悸の原因となる．

5 失神

失神（syncope）は突然に生じる一過性の意識障害を意味し，病態の主因は脳循環不全である．循環器系が原因となる場合としては，心停止，著しい徐脈，発作性心室性頻脈，あるいは心室細動などがある．肥大型心筋症などで拡張不全が顕著な場合には，心房細動を発症することによって失神をきたす場合がある．完全房室ブロックなどで著しく徐脈になるときに生じる失神や痙攣発作はアダムス-ストークス（Adams-Stokes）症候群と呼ばれる．重篤な大動脈弁狭窄では労作時に失神や狭心症を生じるが，これは労作に見合った心拍出量が維持できないために生じる主要臓器の低灌流が原因となる．ファロー四徴症や肺高血圧症では運動時に著しいチアノーゼとともに失神する．広範な肺塞栓症でも心拍出量の低下と血圧下降によって失神をきたす．起立性低血圧では，起立による静脈還流不全で心拍出量が著しく低下する場合に，血圧が下降して脳循環不全を生じ，その結果失神をきたす．

神経原性心血管失神（neurogenic cardiovascular syncope）は，起立やその他静脈還流の減少をきっかけとして誘発される過剰な左室収縮の結果，神経原性に徐脈と血圧下降を生じ，失神を誘発するとされている．

6 浮腫

うっ血性心不全ではナトリウムや水分の体内貯留によって浮腫（edema）を生じる．労作性息切れ，起座呼吸，発作性夜間呼吸困難など左心不全の症状・徴候は，肺循環系の静脈や毛細血管のうっ血によって生じる．また，右心不全では体循環の静脈系および毛細血管系のうっ血が生じる．

通常，下腿のむくみや体重増加で現れるが，衣服がきつく感じられるときには肝腫大や腹水の存在が示唆される．胸腔に水がたまるときには，しだいに呼吸困難が増す．寝たきりなどで長く仰臥位をとっている患者では，下腿の浮腫よりも腰背部や陰部に著明な浮腫が生じる．非心臓性に生じる浮腫としては，末梢静脈やリンパ系の疾患，あるいは腎，肝などの疾患があげられる．

7 喀血

心血管系疾患の徴候として喀血(hemoptysis)を生じる場合，肺うっ血，肺梗塞，あるいは肺血管系の破綻が原因となる。僧帽弁狭窄，肺梗塞，そして種々の原因による肺水腫で喀血がみられる。

8 チアノーゼ

チアノーゼ(cyanosis)は毛細血管の血液が$5\,g/dl$の脱酸素化(還元)ヘモグロビンを有する場合にみられる。したがって，ヘモグロビンが$5\,g/dl$以下の貧血ではチアノーゼが生じない。動脈血の酸素飽和度が低下して生じるチアノーゼを中心性チアノーゼ，また，動脈血の酸素飽和度が正常で生じるチアノーゼを末梢性チアノーゼと呼ぶ。前者は先天性心疾患でみられ，チアノーゼは結膜，口蓋，舌，唇の内側などでよく観察される。また，しばしば手や足のばち指を伴う。末梢性チアノーゼは耳たぶ，鼻，頬，唇の外側など寒気にさらされる部位にみられる。心拍出量の低下，および末梢血流の減少によって末梢脈管が収縮し，末梢組織での酸素の取り込みが増すために，静脈血の脱酸素化ヘモグロビンが上昇することで生じる。僧帽弁狭窄や心筋梗塞などでみられ，生理的には寒気にさらされた部位に生じる。

9 その他の症状・徴候

脳動脈の動脈瘤によって発作性の頭痛が生じることがある。心房細動による血栓性塞栓症では，急激な一過性の一側性失明をきたすことがある(黒内障)。肝腫大，腸間膜動脈の閉塞，腎や脾の血栓性塞栓症で腹痛が生じる。嚥下困難は大動脈の奇形で生じ，胸部大動脈瘤や僧帽弁狭窄では嗄声がみられる。

III 視診

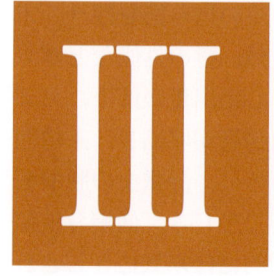

視診は病歴をとる際に患者を観察することから始まる。全体から受ける感じと年齢の関係，栄養，心理，呼吸などの状態は容易に把握できる。

1 頭頸部と顔面

チアノーゼの有無，そして，その存在箇所は診断上重要である。冷や汗を伴う顔面蒼白は重篤な徴候で，低拍出性の心疾患(心原性ショック)でみられる。蒼白な粘膜は貧血の徴候である。頭部が心拍に連動して動く徴候はミュッセ(Musset)の徴候と呼ばれ，大動脈弁逆流でみられる。心内膜炎の場合には粘膜の斑状出血に注意する。リウマチ熱が激減した今日ではまれな現象になったが，僧帽弁狭窄に特有な顔貌として両側の頬が紫色に紅潮する(僧帽弁顔貌)。眼球突出や輝く瞳は甲状腺機能亢進，そして表情の乏しい顔貌，薄い眉毛，顔面の浮腫は甲状腺機能低下の徴候である。

2 上肢

冷たい手は心拍出量の低下，あるいは代謝の低下を示唆し，温かく湿った手は心拍出量の増大，あるいは代謝の亢進を示唆する。ばち指は手や足の指にみられ，チアノーゼを有する先天性心疾患や肺疾患で生じるが，疾患とは関連なしにみられることもある〔「呼吸器系のみかた」(44頁)参照〕。

心内膜炎ではしばしば塞栓症の表れとして爪床に線状出血を認める。また有痛性の小結節が指先に生じるときにはオスラー(Osler)結節と呼ばれ，細菌性塞栓症によるものである。マルファン(Marfan)症候群では指が細く長く(くも指)，手関節を母指と小指で取り囲むときに1〜2cm余るくらいに長くなる(wrist sign)。

3 頸静脈

頸静脈(jugular vein)の圧上昇を，右心の心内現象との関連で説明する。

仰臥位から45°上体を挙上するとき，健常者では鎖骨上縁を越えて静脈が怒張し拍動を示すことはない。座位で鎖骨上に静脈の怒張と拍動をみるときには，静脈圧が異常に高いと考えてよい(>15 cmH$_2$O)。斜めに光を当ててみると，怒張の状態や拍動がより明確に観察できる。

頸静脈と右心の関係は図4-1のようであり，内頸静脈の方が太く，より直接的に心臓とつながっている。右室の収縮期には三尖弁が閉じるので，内頸静脈は右房とのみつながるが，拡張期には三尖弁が開くので内頸静脈，右房，右室のすべてがつながることになる。

1) 静脈圧

胸骨角は胸骨柄と胸骨の接合部に相当し，体位にかかわらず右房に対しておおよそ一定の位置関係を保つことから，この点を基準にして静脈圧を判定する方法がある(図4-2)。患者の上体を45°挙上した状態で胸骨角(Louis角)の高さを基準とし，その水平線までの範囲に内頸静脈の拡張のレベルがみられるのは正常範囲である。このレベルを3cm以上，あるいは鎖骨上縁を越えなければ，そのときの上大静脈圧は10 cmH$_2$O以内であって正常とし，そのレベルを越えれば胸骨角より何cm上かを垂線で測って記載する(鎖骨上縁上何cmと記載してもよい)。胸骨角上4.5cm

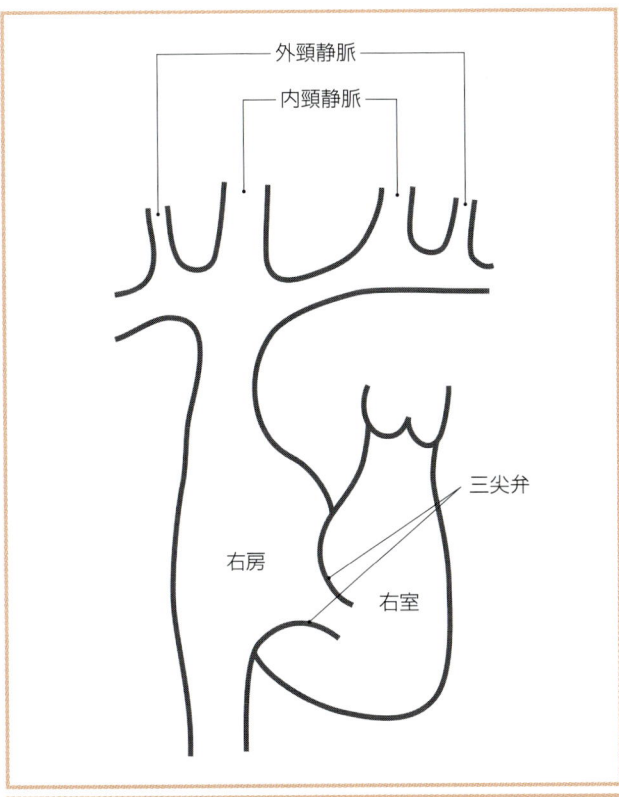

図 4-1　頸静脈と右心の関係

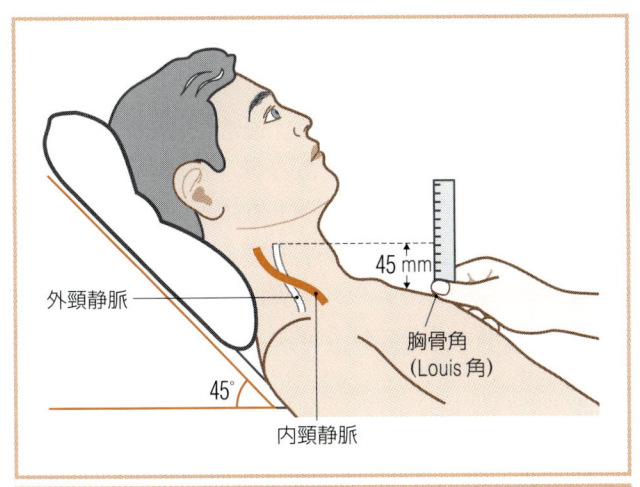

図 4-2　胸骨角と頸静脈の関係

以上のレベルに達しているときには，右心圧が異常に高いと判断する。

2）頸静脈の怒張

　右心不全では両側の頸静脈に怒張がみられ，肝腫大や末梢の浮腫を伴う。45°の上体挙上で頸静脈がやや怒張しているとき，右上腹部の圧迫で頸静脈の怒張が

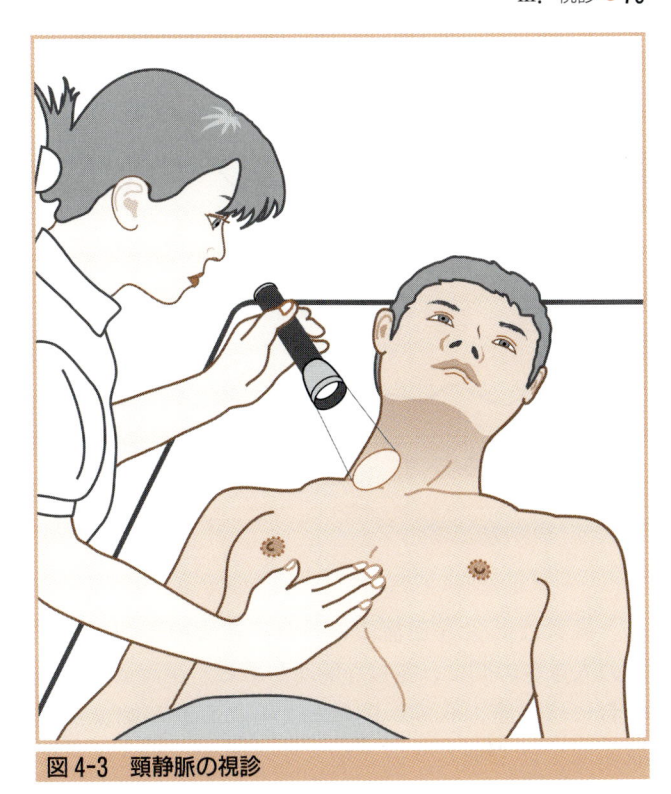

図 4-3　頸静脈の視診

増強される現象を hepato jugular-reflux と呼び，右心不全の徴候として重視されるが，肥満で頸が太い患者では観察が困難なことも多い。

3）内頸静脈の拍動パターン

　患者を 45°の上体挙上位とし，顔を検者とは反対側へ軽く向けさせて内頸静脈がよくみえるようにする。鎖骨上窩で内頸静脈に対して斜めに光を当てると，その拍動のパターンを観察することができる(図 4-3)。基本となるパターンを 図 4-4 に示す。後述の聴診とともに観察すると，正常心音である第 1 心音（Ⅰ音：S_1）と第 2 心音（Ⅱ音：S_2）にほぼ一致して a 波と v 波が認められる。前者は右房が収縮する時点，そして後者は右室の拡張期の始まりに相当する。

　正常，巨大 a 波，逆流性 s(cv)波，優位 v 波のパターンについて，視診で重要なポイントは 2 つある。第 1 は巨大 a 波，そして第 2 は逆流性に生じる大きな v 波，すなわち s(cv)波である。前者は右房から右室への流入が困難な病態，すなわち右室の肥大や線維化による拡張障害がある場合で，肺高血圧症，肺動脈弁狭窄，肥大型心筋症，拡張型心筋症などでみられ

図 4-4　頸静脈の拍動パターン

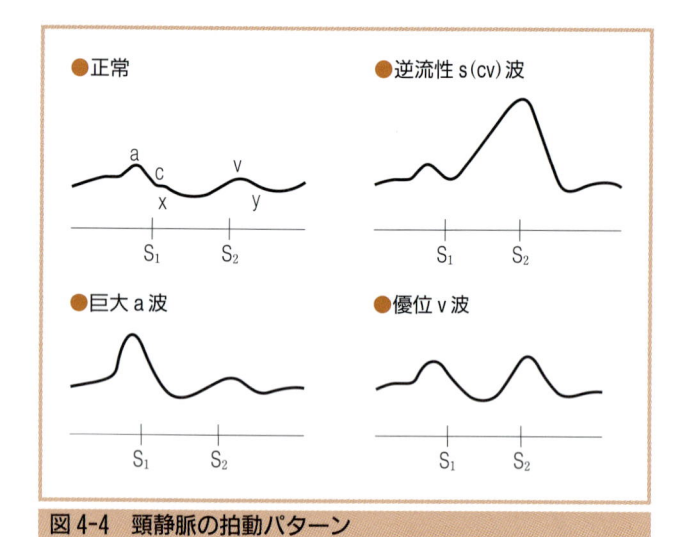

- 正常
- 逆流性 s(cv) 波
- 巨大 a 波
- 優位 v 波

る。後者は三尖弁逆流でみられ，逆流の重症度と v 波の大きさの間には密接な関連がある。逆流量が多い場合には右室の収縮の開始とともに v 波が始まり，収縮期全体を通じ v 波が増大するので，右室圧そのものを表すパターンとなる。顕著な場合には耳たぶ，あるいは頭部全体の拍動として認められるので，患者と対面したときに気づくことがある。その他，完全房室ブロックでは心房と心室の興奮が無関係に生じるので，たまたま心房の興奮が心室の興奮に重なって生じるときには a 波が巨大化する。これは大砲波と呼ばれ，その際，患者は異常な拍動を自身の頸部に感知する。

4　頸動脈

　頸動脈(carotid artery)の拍動は通常目でみることはできないが，大動脈弁逆流，甲状腺機能亢進症，妊婦，高度の貧血，動静脈瘻などで脈圧が大きくなるときに著しく大きな拍動として観察される。また，大動脈の動脈瘤，あるいは大動脈弓部の延長でも胸骨上窩に拍動がみられる。動脈硬化で動脈が延長するときには，蛇行した頸動脈が認められる。

5　胸郭

　上半身を脱衣させ，座位と仰臥位で観察することが

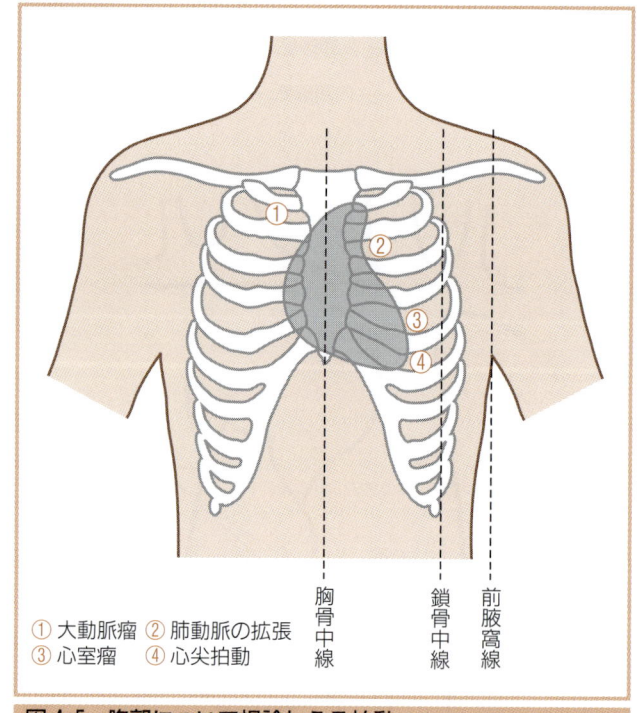

図 4-5　胸郭について視診しうる拍動

① 大動脈瘤　② 肺動脈の拡張
③ 心室瘤　④ 心尖拍動

胸骨中線／鎖骨中線／前腋窩線

望ましい。まず正面から胸郭の左右対称性をみ，そして心尖拍動の位置を確かめておけば，その後の触診や打診が有効に行える。胸郭上のおおよその目安を図4-5 に示すが，これらの基準線から何 cm 内側あるいは外側というように表現する。通常胸壁で拍動が観察されるのは心尖拍動のみであるが，その他の部位で観察される場合，第 3 肋骨より上方にあれば上行大動脈あるいは肺動脈，それより下方であれば左右の心室の拍動によるものと考えられる(図 4-5)。
　胸郭の変形とそれに伴う病変，または診察所見を表4-2 に示す。

6　腹部

　腹部(abdomen)の単純な突出は肥満によるが，ウエスト／ヒップ比で肥満度を表していた(正常＜0.8)。しかしメタボリック症候群(内臓脂肪症候群)が特定健診制度に取り入れられてからは腹囲が診断基準となっている。内臓脂肪症候群では，高血圧，異脂血症(低HDL コレステロール血症，高中性脂肪血症)，糖尿病が診断基準に含まれており，血管疾患との関わりが大きい。測定に関しては国際基準が肋骨下縁と腸骨上

表 4-2　胸郭の変形

変形タイプ	形状の変化	臨床的意義
漏斗胸	胸骨の異常な陥没	しばしば無害性心雑音を伴う
樽状胸	胸郭の前後径が増して断面が円形に近くなる	肺気腫でしばしばみられるが健常老年者にも生じる
はと胸	胸骨の異常な突出	くる病によるものもあるが，先天性の変形でも生じる。心疾患を伴わない
前胸壁の隆起	胸骨左縁付近の隆起	若年者で右室の拡大によって生じる
脊椎後側彎曲	脊椎が後彎と側彎を示す	肺機能障害を生じ肺性心をきたすことがある
上胸部の隆起	第3肋骨より上方の胸骨突出	肺動脈の拡張または大動脈瘤によって生じる

縁の中間であるのに対して，わが国では臍の高さで測定されており，前者が後者より長いのがふつうである。日本肥満学会の診断基準では男性で 85 cm 以上，女性で 90 cm 以上となっている。

　腹水があるときには腹壁の皮膚が緊張して光沢が増し，腹壁自体に浮腫が認められることがある。

　やせ型の患者では上腹部に腹部大動脈の拍動がみられることがあり，それ自体は異常所見ではないが，大きな拍動性腫瘤であれば腹部大動脈瘤の可能性がある。

7　下肢

　下腿の脛骨面は心臓性浮腫の好発部位であるが，その他，下大静脈の閉塞，リンパ系の閉塞性疾患，腎や肝の疾患など，非心臓性疾患でも浮腫を生じる。種々の心疾患による塞栓症は，上肢より下肢に好発して壊疽を生じる。静脈瘤は静脈壁の先天的脆弱によって生じる一次性（原発性）のものと，静脈の炎症や外部からの圧迫によって生じる二次性（続発性）のものに区別され，これらは妊娠の後期に生じ，家族性にも発症する。静脈瘤は立位で観察するのがよい。下肢の静脈瘤では皮膚の変色や潰瘍形成を示すものがあり，治療の選択において有用な所見となる。

　下肢深部静脈の血栓性静脈炎では，患側の下肢全体が有痛性に熱感をもって腫脹する。

　肺塞栓症の 80％ で，深部下肢静脈の血栓が原因になるとされている。浅在性の静脈障害は診断が容易であるが，深在性静脈に障害があるときには診断が困難であり，かつ重篤なことが多い。リンパ系の障害による浮腫は非対称性であり，右心不全の徴候を伴わない。

IV 触診・打診

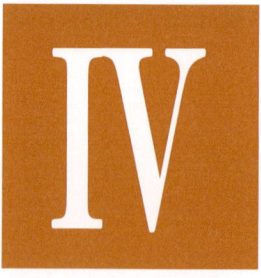

1 動脈の触診

　動脈の触診については,「全身のみかた」(27頁)ですでに述べられているが,ここではより専門性の高い循環器系疾患の診断に必要な所見のとりかたと,病態との関連について述べる。

1）橈骨動脈と尺骨動脈

　脈拍数と調律の変化は,通常橈骨動脈の触診によって判断されるが,まず最初は両側の動脈を同時に触れて左右差をみる。左右差があるときには,血圧の測定を必ず両側で行う。一般に脈拍数が100/分以上を頻脈,60/分以下を徐脈と呼ぶ。心室収縮のすべてが末梢動脈へ伝達されない場合,心室拍と脈拍数に差を生じ,これを脈拍欠損と呼ぶ。脈拍欠損は期外収縮でみられるが,特に心房細動では重要であり,心臓の聴診と橈骨動脈の触診を同時に行って脈拍欠損の状態を診断する。橈骨動脈が触れない場合には尺骨動脈や上腕動脈で触診してもよい。最近は冠動脈検査の際のカテーテル挿入を橈骨動脈で行うことが多いので,その場合には尺骨動脈の触診も必要になる。

2）頸動脈（図 4-6）

　頸動脈は座っている患者の背後から両側同時に触診するのがよい。正常な拍動は立ち上がりと下降が速い。速脈では立ち上がりが急峻で下降も急速であり,かつ脈のサイズが大きい。これは収縮期圧が高く,拡張期圧が低く,したがって脈圧が増大することと関連しており,1回拍出量が大きい場合に生じる。速脈は大動脈弁逆流の典型的な徴候であるが,その他,動脈管開存〔ボタロー(Botallo)管開存〕や末梢動静脈瘻でもみられ,跳躍脈とも呼ばれる。

　1回拍出量は変わらないが僧帽弁逆流,閉塞型の肥大型心筋症などで左室の収縮速度が亢進する場合には,脈のサイズに変化はなく,脈の立ち上がりのみが急峻になってきびきびした脈となる(brisk pulse)。

　分裂脈(pulsus bisferience)では収縮期の脈波の先端が分裂しており,大動脈弁狭窄兼逆流,大動脈弁逆流あるいは閉塞型の肥大型心筋症などでみられる。小脈(pulsus parvus)は1回拍出量の低下している状態

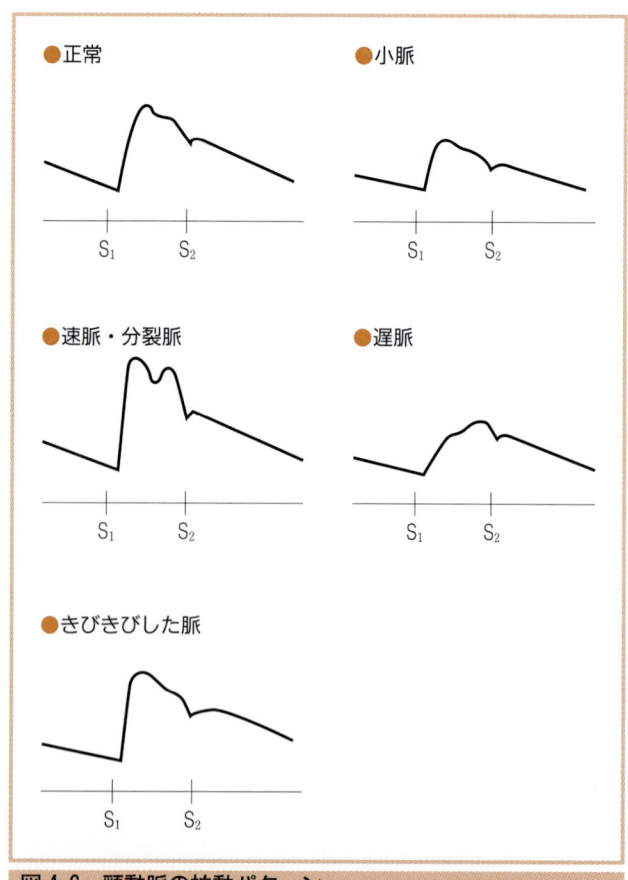

図 4-6　頸動脈の拍動パターン

で脈のパターンは正常であるがサイズは小さく，心不全や高度の僧帽弁狭窄で特徴的である。

　脈の立ち上がりと下降がともにゆるやかで，脈のサイズが小さく，ときに立ち上がりに凹凸がみられるものを遅脈(pulsus tardus)と呼び，高度な大動脈弁狭窄にみられる。

　その他の脈の異常として，交互脈(pulsus alternans)，二段脈(pulsus bigeminus)などがある。交互脈は規則的ではあるが，脈のサイズが1拍ごとに交互に変化するものをさす。これは心室筋の一部が障害されていて，収縮した後の回復が遅れるために次の収縮で収縮力が低下するためとされている。二段脈は2つの脈が対になって生じ，それに続く休止期が長くなる場合をいう。期外収縮や3対2房室ブロックなどでみられる。

　通常の呼吸において吸気の際に10 mmHg程度の血圧下降がみられるが，それ以上に下降する場合を奇脈(pulsus paradoxus)と呼ぶ。この現象は収縮性心膜炎でしばしばみられるが，吸気時に右室の充満が増して左室容積が減少することで生じるとされている。

3）大腿動脈

　大腿上部で鼠径靱帯の下方に触れる。解離性大動脈瘤や腹部大動脈分岐部の騎乗型血栓塞栓症の際に，急に脈が触れなくなる。大動脈縮窄では両側とも脈の立ち上がりが遅くなり，拍動が弱くなるか，あるいは，触れなくなる。橈骨動脈と同時に触れると拍動の遅延がよりよく認識される（図4-7）。

4）足背動脈，後脛骨動脈

　硬く蛇行するときは末梢動脈の硬化所見である。左右差をみることが重要であるが，上肢の動脈に比べていずれの動脈も触れにくいことがある。脈が触れにくく，皮膚温が低下しており，間欠性跛行があるときには閉塞性動脈硬化症が考えられる。

2 前胸壁の触診

　前胸壁では単に心尖拍動のみでなく，スリル，その

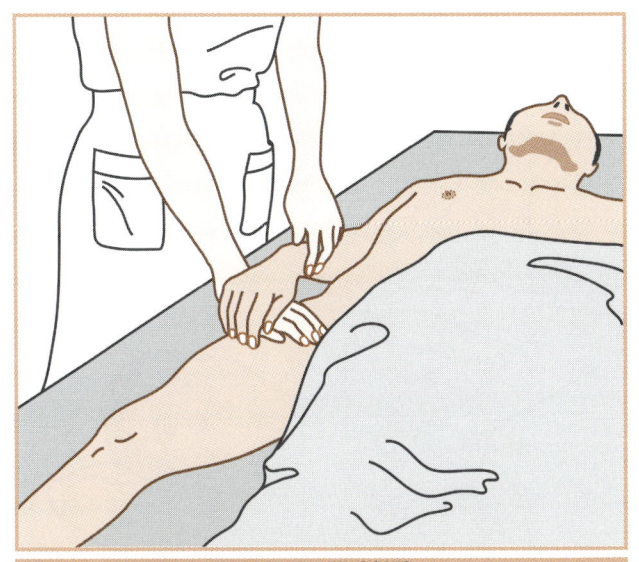

図4-7　大腿動脈と橈骨動脈の同時触診

指先：
限局した拍動など

手掌の遠位側：
スリルなど

手掌の近位側：
広い範囲の台起性拍動など

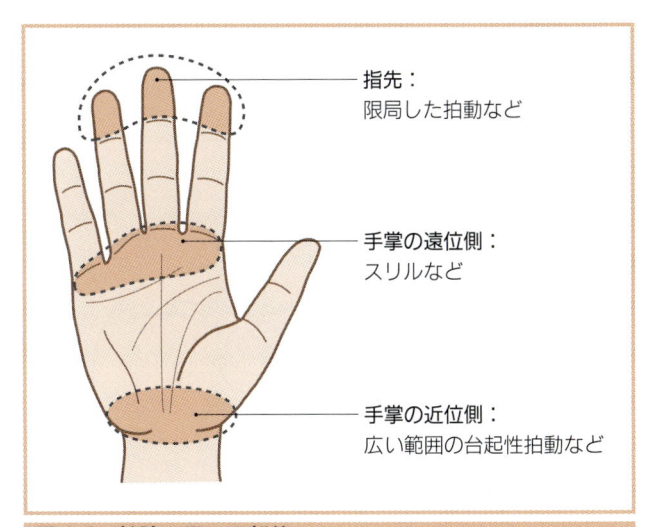

図4-8　触診に用いる部位

他の前胸壁における拍動についても触診する。一般に指先では限局した拍動，手掌の遠位側（指のつけ根の柔らかい部分）ではスリル，そして手掌の近位側（手関節に近い柔らかい部分）では比較的広い範囲の台起性拍動を触知する（図4-8）。

1）心尖拍動

　心尖拍動は座位の場合に患者と対面して触れることが多いが，実際には軽く前屈させた患者の背後から左手で触れるのがよい。また，仰臥位では触れにくいので図4-9のごとく左手で手枕をするように側臥位にすると触知が容易である。いずれも軽い呼気位で拍動が

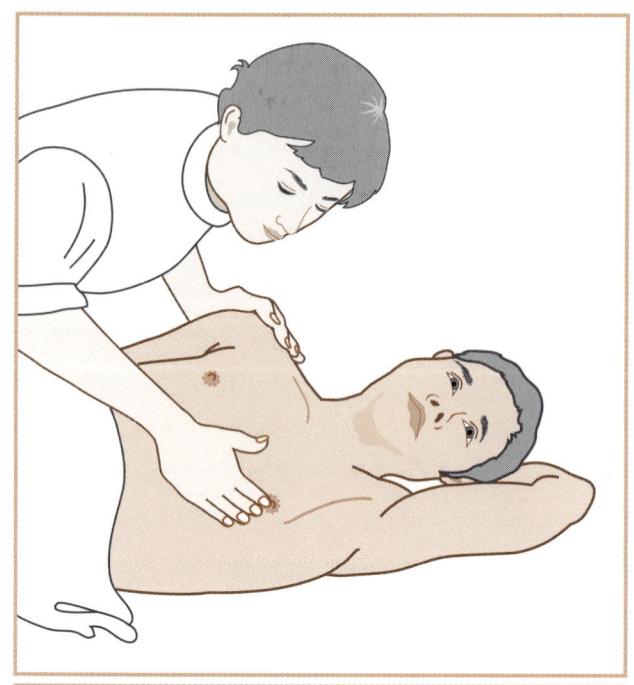

図 4-9　心尖拍動の触れかた

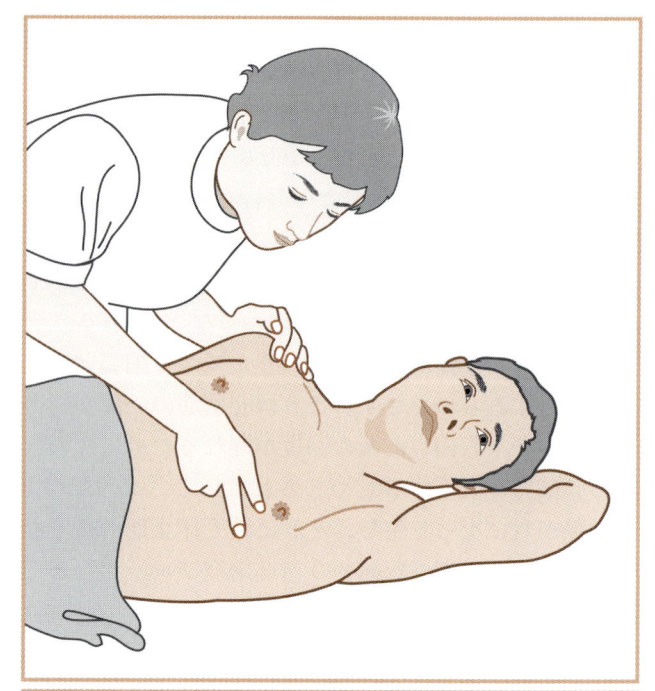

図 4-11　心尖拍動の触れ幅の確認

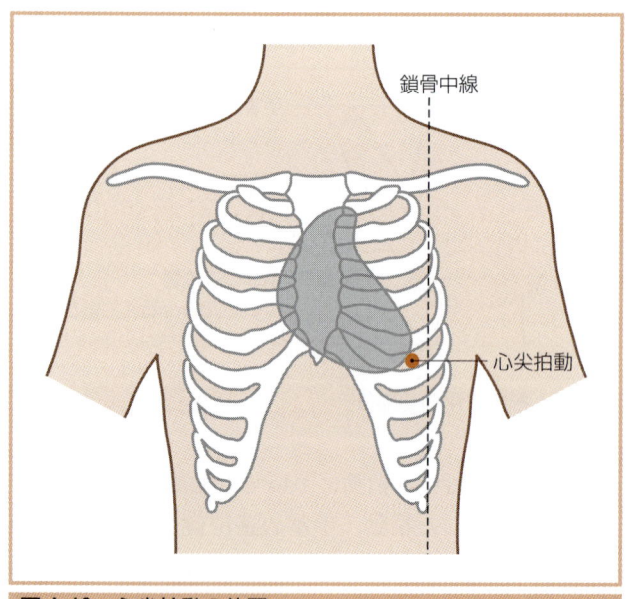

図 4-10　心尖拍動の位置

触れやすくなり，心尖拍動の大きさや広がりを知ることができる。座位や仰臥位では健常成人の40％でしか心尖拍動が触知されないが，上述の方法では80％で触知が可能となる。

正常の心尖拍動は第5肋間で鎖骨中線のやや内側で触れる（図4-10）。触れる大きさは指の幅の1.5倍（約2cm）を超えることはなく，また，その広がりが2肋間にわたって触れることはない（図4-11）。心尖拍動が鎖骨中線の外方，かつ下方へ広がるときには左室の拡大を意味する。

2）その他の前胸壁での拍動

右室の拍動は，通常第3肋骨より下方で鎖骨中線の内側，胸骨左縁で触知する。健常例ではこの部位に拍動を触れることはないが，肺動脈弁狭窄や肺高血圧症では顕著となり，手掌の近位側で台起性の拍動を触知する（図4-12）。

第3肋骨より上方で胸骨右縁に生じる拍動は通常上行大動脈の拡大や動脈瘤によるもので，第3肋骨より下方で胸骨左縁に触れる拍動は右室の肥大・拡大，あるいは右胸心によるものである。第2肋間胸骨左縁の拍動は肺動脈の拡大によって生じるが，ときに健常例でも触知されることがある。胸壁の薄い患者では後述の心音聴診部位で拍動が触知され，これをインパルスと呼ぶ。

3）前胸壁の拍動パターン（インパルス）

前胸壁のインパルスは手指の示指先端でパターンを認識する。それぞれのパターンを図に示す（図4-13）。いずれの場合も，後述する聴診所見と対比しながら分

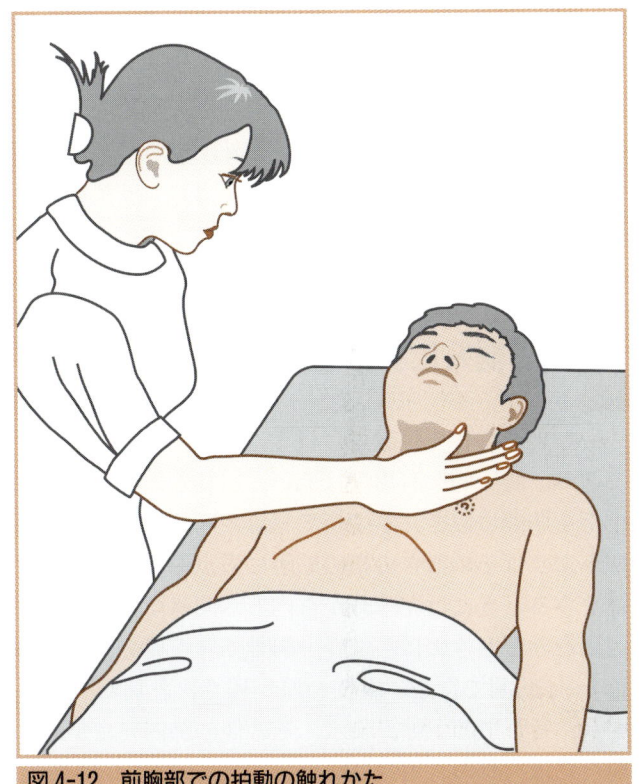

図 4-12 前胸部での拍動の触れかた

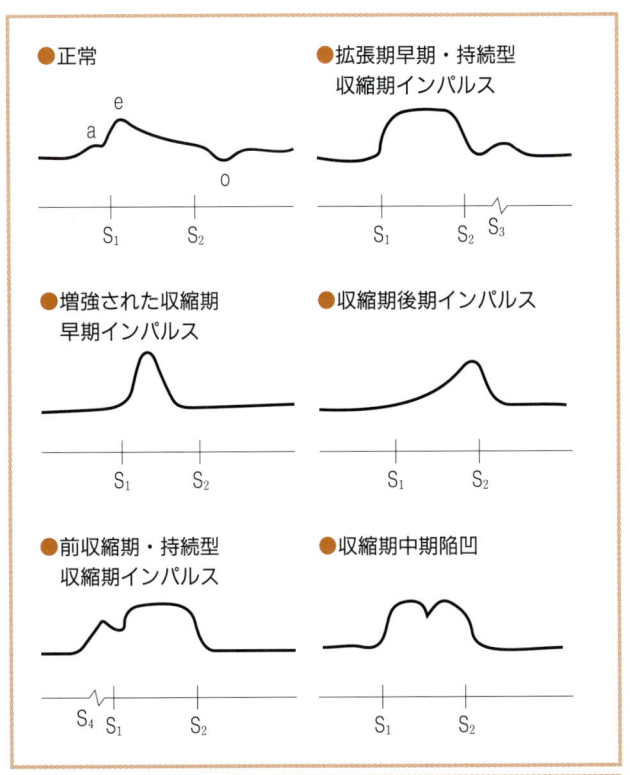

図 4-13 前胸壁の拍動パターン

析的に把握することが大切である．a 波は心房の収縮によって生じ，後述する心音の心房音(S_4)に相当するが，健常例では通常指で識別することは困難である．e 波は心室が強く，速く収縮することで大きく触知される（増強された収縮期早期インパルス）．持続性の収縮期インパルスは，e 波が収縮期を通じて持続することによって生じ，心室の肥大や拡大の特徴的な徴候である．右室では第3〜4肋間胸骨左縁，左室では心尖部か，拡大が顕著な場合には第5〜6肋間前腋窩線まで及ぶ（前収縮期・持続型収縮期インパルス）．拡張期早期インパルスは，拡張期早期に房室弁を介する血流量が増大する場合に発生し，後述する第3心音(S_3)の発生に一致する．これは三尖弁や僧帽弁の逆流量が多い場合や，心室が顕著に拡張している場合に生じる特徴的な徴候である．

その他特殊な場合として，僧帽弁逆流の際に収縮期の後期にかけて収縮期後期インパルスが生じる．これは左室からの多量の逆流が左房を拡大すると，その上に位置する右室が胸壁へ向けて押し上げられるためと考えられている．また閉塞性の肥大型心筋症では，収縮期の中期に左室流出路が閉塞されることで駆血が減

少し，持続型収縮期インパルスの中央部でくぼみが生じることがある（収縮期中期陥凹：mid-systolic dip）．

4) スリル

きわめて大きな心雑音で，その振動が触知されるものをスリルと呼ぶ．スリルは手掌の遠位部で最もよく触知される．通常利き手でない方の手掌の皮膚は角化が少ないので，より敏感である．

呼気位で呼吸を止めたときや，運動などの後にスリルは増強される．心尖拍動と同時に触れるものを収縮期性スリル，そして収縮期に先行して触れるものを拡張期性スリルと呼ぶ．スリルの触れる部位を図4-14に示す．長く持続する収縮期性スリルで心尖部付近に触れるものは僧帽弁逆流でみられ，持続の短いものは大動脈弁狭窄で生じる．左側臥位で心尖部付近(A)に生じる拡張期性スリルは，高度な僧帽弁狭窄でみられる．胸骨左縁下部(B)でわずかに触れる持続の短いスリルは，若年者で甲状腺機能亢進症，貧血，発熱などでみられる．長く持続する場合は心房中隔欠損，ある

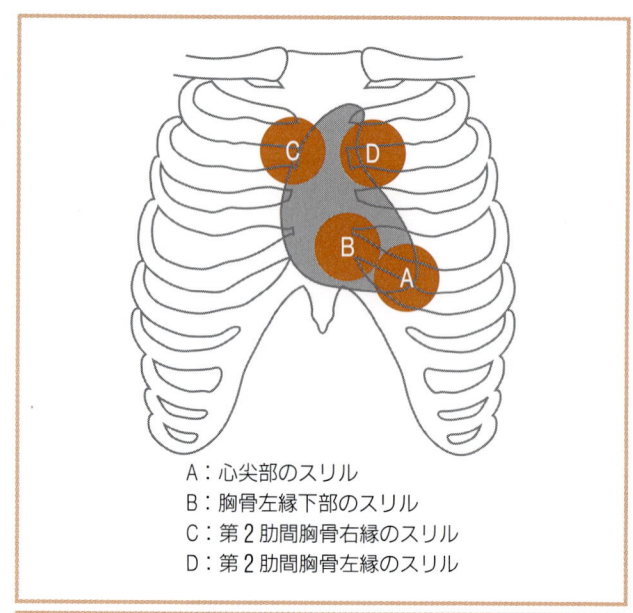

図 4-14　スリルを触れる部位
A：心尖部のスリル
B：胸骨左縁下部のスリル
C：第2肋間胸骨右縁のスリル
D：第2肋間胸骨左縁のスリル

いは三尖弁逆流による。

　三尖弁狭窄では拡張期にスリルを触れる。第2肋間胸骨右縁(C)の収縮期性スリルは大動脈弁狭窄でみられ、これは頸動脈や胸骨上窩でも触れる。第2肋間胸骨左縁(D)の収縮期性スリルは肺動脈弁狭窄，動脈管開存，肺高血圧などで生じる。

5）腹部の触診

　上腹部剣状突起下で触れる拍動には2つの場合がある。拍動が臍部へ向けて斜め上方へ触れるときには右室の肥大か拡大の所見であり，腹壁に垂直な拍動性の腫瘤が触れるときには腹部大動脈瘤を考える。その他の部位の非拍動性腫瘤は二次性高血圧の原因としての多発性腎囊胞や褐色細胞腫など副腎腫瘍である。特に，褐色細胞腫では強く圧迫することによって顕著な血圧上昇をきたすことがあるので注意を要する。

3　循環器系における打診

　心疾患における打診は今日では補助的なものとなっており，臨床的な有用性は低い。右利きの場合には左中指を肋間に置き，右中指で垂直に叩打するが，音というよりはそのときの指の感触に重点をおく。左心辺縁をみるときには左肺野から内方へ向けて打診し，右辺縁をみるときには右鎖骨中線で肺肝境界をみた後，第3～4肋間で行う。胸壁の厚い場合，乳房が大きい場合，そして肺気腫，胸水，その他の肺内異常がある場合には打診の有用性は低い。

　左心辺縁の打診において，肺野より内方へ打診を進めるとき，まず叩打音がやや濁音となる点が左心辺縁で，触知される心尖拍動よりやや外方にあたる。さらに内方へ進むにつれて完全な濁音となり，これは肺に覆われていない心臓部分に相当する。第3～4肋間における右心辺縁は右房に相当するが，右房はより深部に存在するので，正常な場合には完全濁音にはならない。心尖拍動が触知できる場合にのみ，左心辺縁の打診所見が有用とされている。

V 聴診

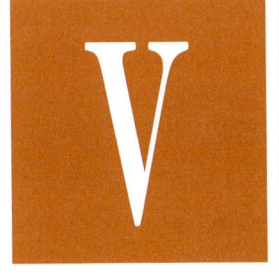

　心音（heart sound：HS）は，心臓とそれに連なる大きな血管系全体としての緊張の加速あるいは減速，そしてその中に含まれる血液の流れの加速あるいは減速によって生じるとされている。水を入れた氷嚢の一端を指で押すと全体が振動して音が生じるように，心音も心臓血管系が一体となって振動することで生じ，これが十分な強さと一定の周波数以上の振動で胸壁に達するときに心音として聴取される。胸郭の中の発音体は心膜，肺，肋骨を含む胸壁などに取り囲まれており，これら気体，液体，固体を経て心音が胸壁表面に到達するまでに，音の強さは著しく減衰する。特に高振動性の音の減衰は著明で，肺気腫や心膜液貯留のある場合には心音は聴取されにくくなる。

1 音の性質と聴覚

　音の性質は物理的に，①強度，②振動数，③基音と倍音の3要素で表される。

1）強度

　物理的な音の強さ（intensity）は，感覚的な音の大きさ（loudness）に対応するが，これは必ずしも比例関係にはなく，同じ強さでも振動数が異なると違った大きさにきこえ，それぞれの振動数によって聴覚の閾値（音を感覚する最小の音の強度）が異なる。振動数と聴覚の閾値との関係を表したものが聴力曲線である（図4-15）。これによればヒトの耳では1,000〜3,000 Hzの音に対して閾値が低く，それ以下の振動数では閾値が上昇する。これを心臓から生じる音と重ね合わせると，直接耳を胸壁につけてきいた場合には，心音全体のうちわずかな部分しかききとれない。そのために聴診器を用いて，より多くの音の情報を得ることになる。

2）振動数

　振動数（frequency）は感覚的には調子，あるいはピッチとして表される。振動数の高い音は高調（high pitch），そして低い音は低調（low pitch）と呼ばれ，ピアノでは30〜5,000 Hz，心音では20〜2,000 Hzの音からなる。しかし，臨床上重要なのは1,000 Hz以下の音で，加齢による聴力の欠損は通常1,000 Hz以上の音域で生じるので，心音の聴診の実際ではそれほど障害にはならない。しかし，250 Hz以上の音域に聴力障害があると聴診能力は著しく低下する。

3）基音と倍音

　オーケストラでは，音の強さや調子が同じでも，楽器によって音色（timber）が異なる。すなわち，音色

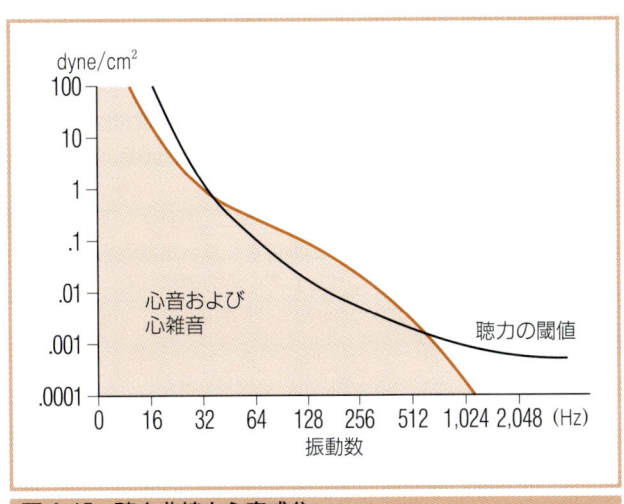

図4-15　聴力曲線と心音成分

は振動数の最も少ない基音と，その整数倍の振動数を有する倍音の数，およびそれぞれの強さによって決まる。オーケストラの多くの楽器の中から特定の音がききわけられるのは，音色に相違があるためである。

心音や心雑音についても同様に，大部分が無関係な振動数の音の混合で，いわゆるノイズであるが，種々のピッチや強さの混合から音色の違いをききわけることができる。このことが診断上重要になる。

ヒトの聴覚においては，① 低振動性の音は高振動性の音を覆い，② 強い音は弱い音を覆い，そして ③ 振動数の近い音同士で隠蔽効果がより著しく生じる。

2 聴診器の適切な使いかた

聴診器の選びかたはすでに「全身のみかた」（25頁）で述べられているので，ここでは循環器の分野における適切な聴診器の用いかたに必要な知識と技術について解説する。

聴診器は stethoscope（stetho：胸部，scope：診る）と呼ばれるが，原義からすれば日本語の表現の方が英語のそれよりも適切である。最近ではポータブルの心臓超音波装置が開発され，心臓の構造や機能を直接目で確かめられるようになっている。これこそまさに stethoscope であって，これまでの聴診器は stethophone とでも呼ぶべきものである。

聴診器はイヤーピース（EP），管，そしてチェストピース（CP）からなるが，EP は各人の耳の穴の大きさに合ったもの，また管は複管で内径は太く，壁は厚く，そして短いほどよいとされている。しかし，長さに関してはあまり短いとかえって使用に不便になるので，身長に応じておおよそネクタイの長さに相当する程度とする。CP は今日では bihead（2頭性）と呼ばれる膜型とベル型を備えたものが通常のタイプである（図2-8，26頁）が，特殊なものとしては monohead（単頭性）で，膜の中央に小さな穴を有するものや，コルゲート型といって波状のひだのついた膜を有する trihead（3頭性）のもの，あるいはハーベイ型の膜型 CP では中央が点状に突起しているなど，種々のバリエーションがみられる。

ベル型は大きく深いほど集音効果が高いが，あまり大きいと肋間腔にまたがってしまい，皮膚に当てたベル型の縁に隙間ができると集音効果が極端に低下してしまう。

膜型は聴診器によってそれぞれに性能は異なるが，基本的には高エネルギー，低振動性の音をカットするので（ローカット・フィルターあるいはハイパス・フィルター），低エネルギー，高振動性の音が感覚的に増強される。すなわち，高エネルギー，低振動性の音が膜によってカットされるので，低エネルギー，高振動性の音があたかも増幅されて聴取されることになり，物理的には変化していない音が，心理・生理学的には増幅されることになる。また，集中して聴診することは当然のことながら，さらにその効果を高めるこ

NOTE

聴診器のメカニズム

膜型ヘッドの膜を外して聴診器に種々の振動数の純音（単一の振動数の音）を与えた場合の音の変化をみると，基線（0レベル）より上方が増幅，そして下方が減衰を表すが，音の変化は多様であり，150，300，600 Hz に増幅の山が認められる（心臓から出る音は1,000 Hz 以下）（左図）。

次いで，膜をかけて同様な試験をすると，200 Hz 以下の音はカットされるが，それ以上の振動数の音には変化がみられない（右図）。聴診器がこのように作られているのではなく，できあがった聴診器をテストするときわめて好都合にできていることが証明されたことになる。

このようなメカニズムを理解すれば，心音の聴診に際してベル型と膜型の使い分けが合理的に行える。

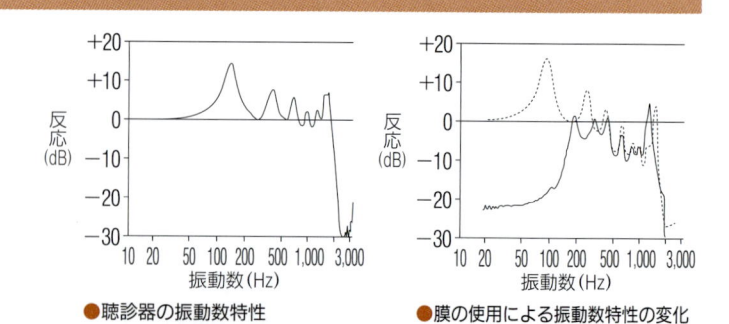

● 聴診器の振動数特性　　● 膜の使用による振動数特性の変化

・反応（+）は増幅，そして，反応（−）は減衰を意味し，増幅が一様でないことを示している。
・膜の使用は 200 Hz 以下の音を著しく減衰するが，200 Hz 以上の音についてはほとんど影響を与えていない。それでも聴診に際して膜が高振動性の音を増幅するのは心理・生理学的効果によるものである。

(Constant J: *Bedside cardiology*. 3rd ed, Little Brown, Boston, 1985 より一部改変)

とになる。

　以上の原理を知れば，膜型は強く皮膚へ押しつけ，そして，ベル型は皮膚との間に隙間ができない程度に軽く当てるようにして用いる理由が理解される。逆に，僧帽弁狭窄などの場合に，心尖部でベル型を軽く当てて低振動・高エネルギーの音（拡張期のランブル）をきき，それを強く押しつけることによって高振動・低エネルギーの音（開放音）をきくといった高度なテクニックを用いることもできる。

3 心音の聴診

　聴診に先立って，心臓から音の出る仕組みを理解する必要がある。以下にその概略を述べる。

1) 心内現象と心音の発生

　心音発生のメカニズムの詳細については，なお議論もあるが，ここでは聴診の技術に関わる部分についてのみ解説する。

　洞結節に始まった心臓の電気的興奮は，右房の特殊伝達経路を介して左房→房室結節→左室→右室の順に伝達され，その順に機械的な興奮が生じる（図4-16）。房室結節では約0.1秒の遅れが生じることは血行動態的に大きな意味をもっており，この間に心房からの血液が十分に心室を充満し，次いで起こる心室の収縮を効果的にする。

　右房の収縮によって血液は右室へ送り込まれるが，そのとき三尖弁，腱索，乳頭筋，そして右室が緊張して音が生じる。その際心室の伸展性が低下していると，より大きな音が生じ，これが心房音（第4心音，S₄）として聴取される。同様の現象が左心系にも生じる（図4-17，RACT，LACT）。

　心室では，左室でまず収縮が開始されると僧帽弁が閉じ（図4-17，MC），次いで右室の収縮によって三尖弁が閉鎖する（図4-17，TC）。

　その後，両心室の内圧は容積を変えることなく上昇するが（等容性収縮），肺循環系は大循環系より低圧であるので，右室圧がより早期に肺動脈圧を上回り，肺動脈弁が先に開放して駆血を生じる（図4-17，PO）。引き続き左室圧が大動脈圧を上回って大動脈弁が開放

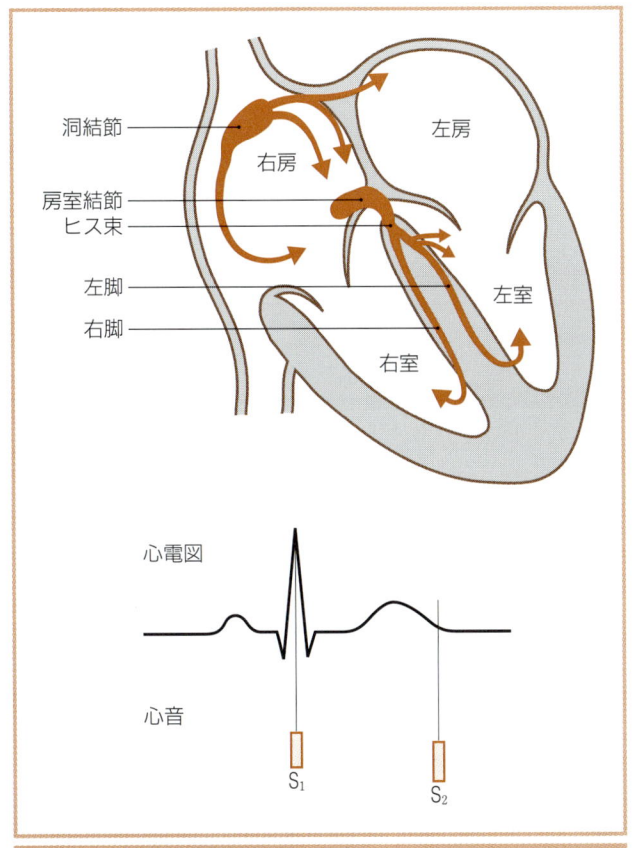

図4-16　心臓の電気的現象と心音

し，左室の駆血が始まる（図4-17，AO）。大動脈圧は肺動脈圧よりはるかに高いので，左室の駆血時間は右室に比べて短く，まず大動脈弁（図4-17，AC），そして，肺動脈弁が閉鎖して駆血が完了する（図4-17，PC）。その後，心室圧はしだいに低下し，心房圧を下回ると房室弁（三尖弁・僧帽弁）が開放して（図4-17，TO，MO），心房から心室への血液の流入が始まる。この血液流入は初め急速に生じ，次いでゆるやかな流入に移行するとき第3心音（S₃）が生じる。

　これらの現象をもう一度左心系の心内圧の時間変化に従ってみると，次のようになる（右心系でも同様な変化がほぼ同時に進行する）。左室の収縮によって左室圧が上昇し（図4-18①），左房圧を上回ると僧帽弁が閉鎖し（図4-18②），その時点に対応して第1心音（S₁）が生じる。次いで左室圧が大動脈圧を上回ると大動脈弁が開き，駆出音（ES）が生じて駆血が始まる（図4-18③）。

　左室の収縮が終わって左室圧が低下し，大動脈圧を下回る時点で大動脈弁が閉じ，それに対応して第2心

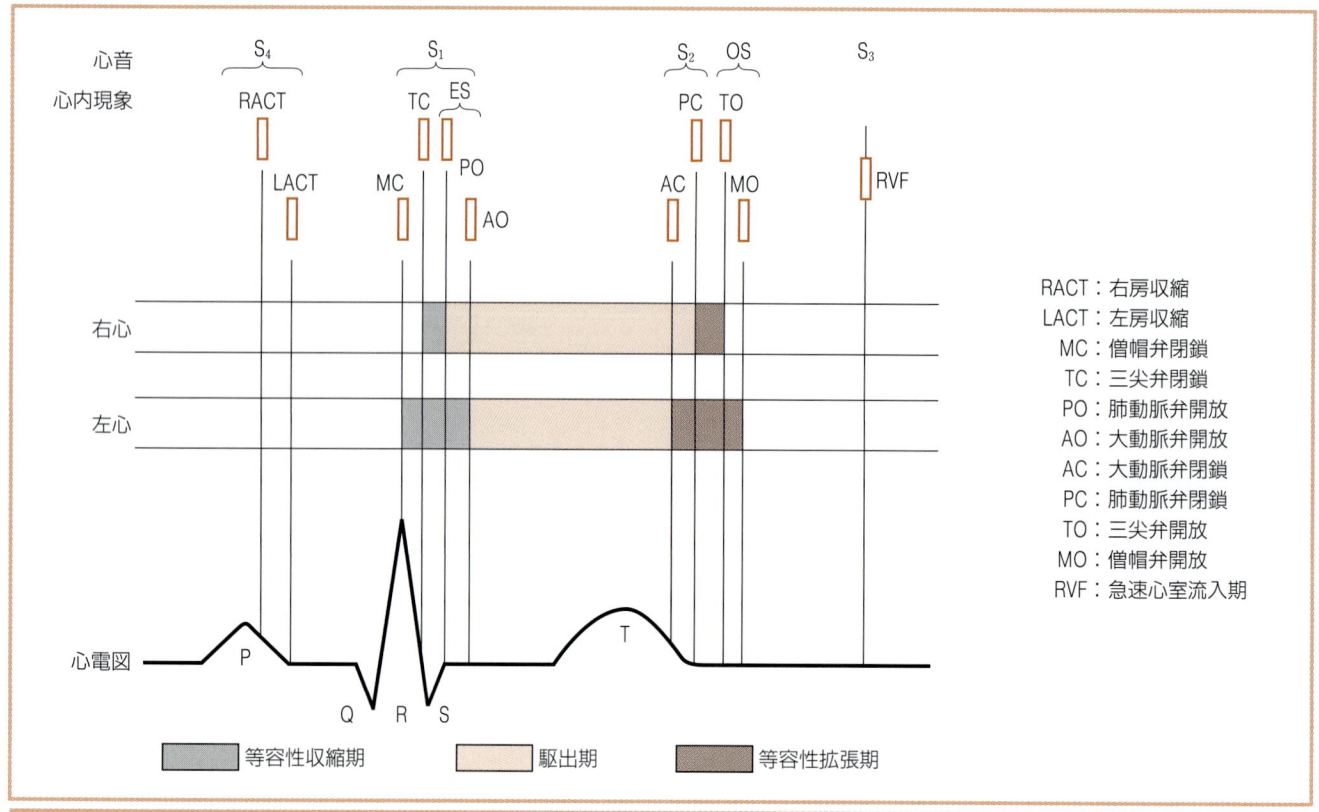

図 4-17　心内現象と心音発生の関係（Wiggers より改変）

音（S_2）が生じる（図 4-18 ④）。左室圧はさらに下降して左房圧を下回る時点で僧帽弁が開放するが（図 4-18 ⑤），正常状態では開放音は聴取されない。僧帽弁の開放とともに左室への血液流入が始まり，最初は急速に，次いでゆるやかな流入へ移行するが，その時点で第3心音（S_3）を生じる（図 4-18 ⑥）。最後に拡張期の後期で左房が収縮して残った血液を左室内へ送り込むが，このときにはすでに心内がある程度血液で満たされているので，壁の緊張が急激に高まり，また，血液の流入は急激に減速されるので第4心音（S_4）として音が発生する（図 4-18 ⑦）。

2）聴診の技術

1 聴診部位

基本となる聴診部位を図 4-19 に示す。第2肋間胸骨右縁（2 RICS）は従来大動脈弁口聴診部位といわれた箇所で，現在でも primary aortic area とされているが，大動脈弁に関する情報はむしろこれより左下方の領域（A）で得られる。また，肺動脈弁に関する所見はこれより1肋間下から左鎖骨下に及ぶ領域（P）で得られる。第3肋間胸骨左縁（3 LICS）は従来エルプの点と呼ばれていた。現在では secondary aortic area とされており，ここで大動脈弁に関する多くの情報が得られる。第4肋間胸骨左縁（4 LICS）と剣状突起部（E）は，三尖弁に関連した部位（T）である。心尖部（apex）から，心尖部と第4肋間胸骨左縁（4 LICS）の中間部位にかけての範囲（M）は僧帽弁領域とされている。

2 聴診の順序　心音 1-1

聴診の順序は，第2肋間胸骨右縁（2 RICS, A）→第2肋間胸骨左縁（2 LICS, P）→第3肋間胸骨左縁（3 LICS）→第4肋間胸骨左縁（4 LICS, T）→心尖部（apex, M），あるいは，この逆の順で行われる。いずれの場合も1肋間腔（約1インチ）だけ小刻みに聴診部位を移動することからインチング法と呼ばれる。

インチング法によって S_1 と S_2 の関係が変化していく様子がよく理解される。心基部から心尖部，あるいは心尖部から心基部へのいずれの順で聴診するかは各

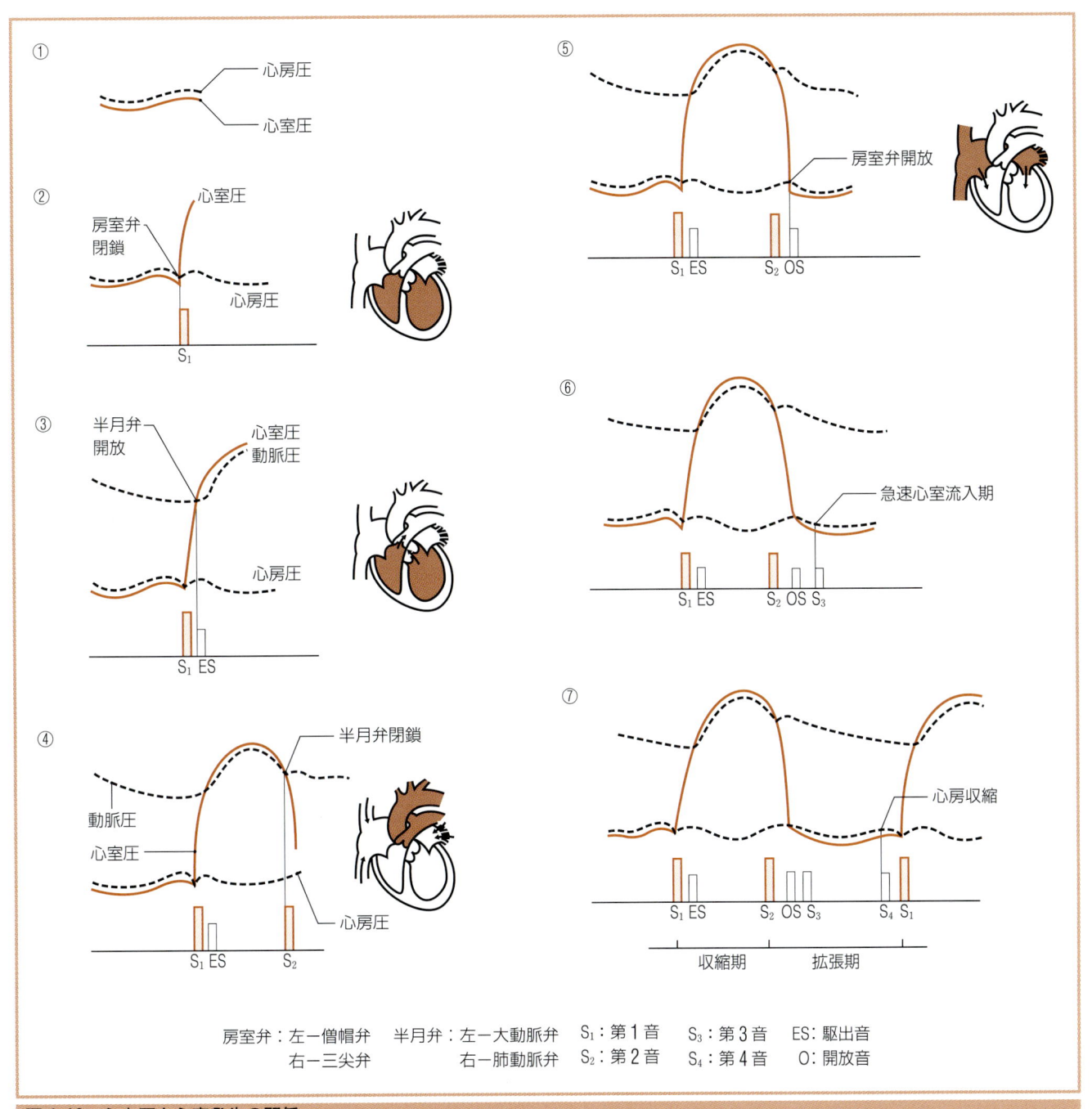

図 4-18　心内圧と心音発生の関係

人の好みもあるが，一般には心基部から心尖部への順がよいとされている。S₁とS₂の関係は特に頻拍の場合に判別が困難となるが，心基部では通常S₂がS₁より高調で大きいので判別が容易である。

3 患者の体位

少なくとも座位と仰臥位で聴診するが，特定の体位が特定の心音，あるいは心雑音に有利な場合がある。たとえば，仰臥位では肺動脈弁，あるいは三尖弁に由来する心雑音がよく聴取され，また左側臥位は心尖部のランブルの聴診に適している。座位で軽く前屈させると第3肋間胸骨左縁（エルプの点）で大動脈弁や肺動脈弁に由来する弱い高調な逆流性雑音や，S₂の分裂がよくきかれる。

4. 循環器系のみかた

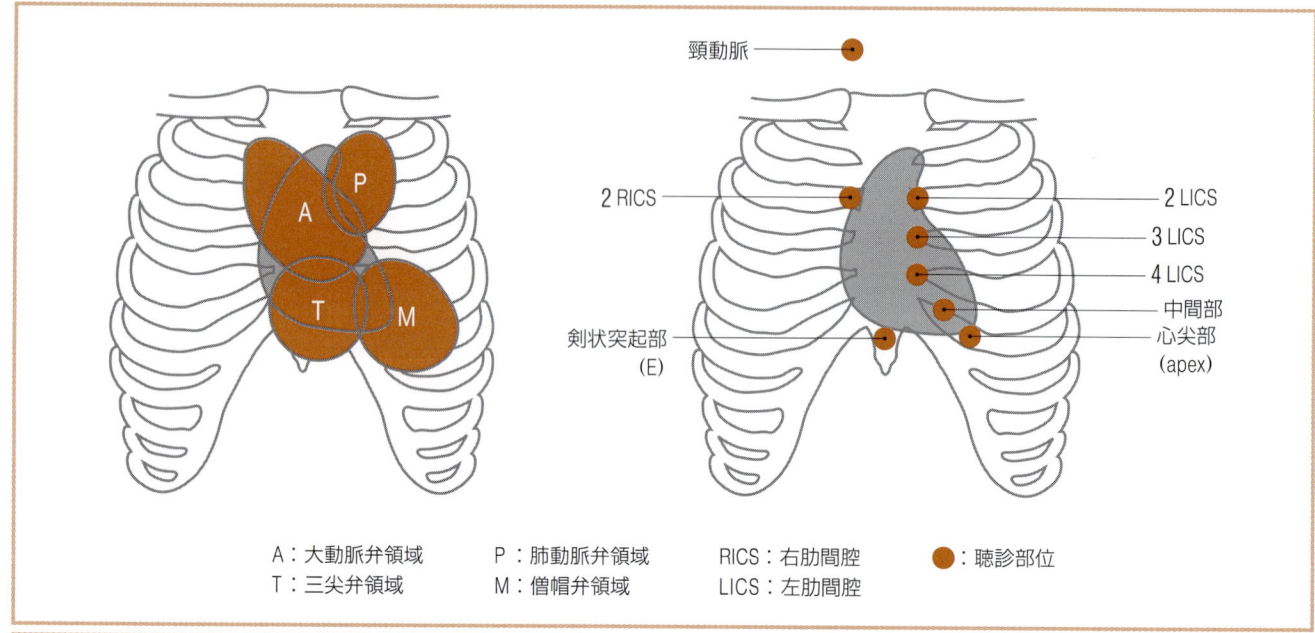

図 4-19　各弁口領域と主な聴診部位

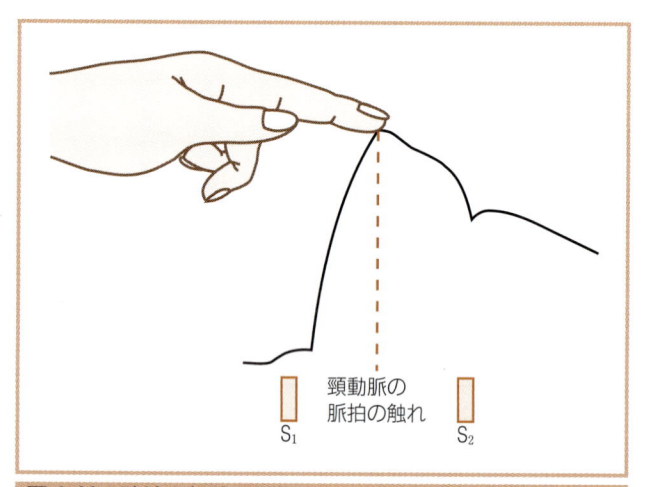

A：大動脈弁領域　　P：肺動脈弁領域
T：三尖弁領域　　　M：僧帽弁領域
RICS：右肋間腔　　LICS：左肋間腔
●：聴診部位

図 4-20　聴診と触診の関係

その他，肥大型心筋症，僧帽弁脱，心膜摩擦音などは立位，屈み込み，膝肘位できく場合もある。心音の聴診では S_1 と S_2 の判別が最も重要であり，聴診のみで判別しがたい場合には心尖拍動や頸動脈の拍動との関係から適切にこれらの関係を知ることができる（図4-20, 21）。

聴診に際しては患者の協力が最も重要で，体位の変換はもちろん，呼吸の停止や深呼吸などが適切に行われると聴診が容易になる。聴診の技術は単に心音や心雑音のパターンを会得することではなく，患者の協力を得ていかに有用な情報を多く引き出すかにある。

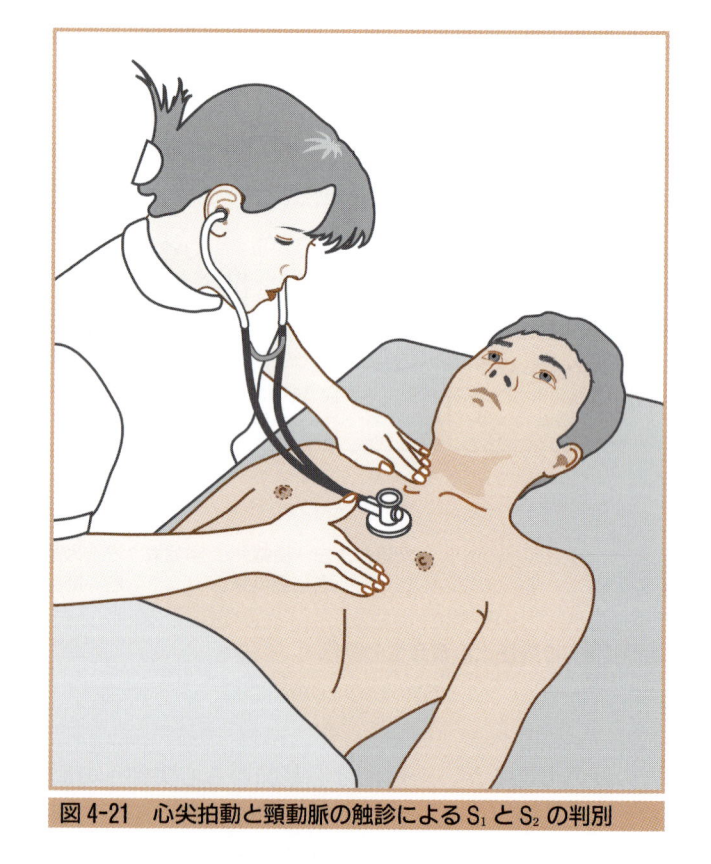

図 4-21　心尖拍動と頸動脈の触診による S_1 と S_2 の判別

4 正常心音と過剰心音
心音 3-1)

1）第1心音（S₁） 心音 1-2)

健常者の場合，心音の強さは心基部で $S_1 < S_2$，心尖部で $S_1 > S_2$，そして，中間部では $S_1 = S_2$ となっている（図4-22 ①）。また，心尖部から4 LICSにかけて聴診していくと，S_1 の分裂が漸次明瞭にとらえられるが，心尖部では通常の S_1 の分裂が判別できない。しかし，心音図で明らかなように心尖部でも S_1 は少なくとも2つの高調成分からなっている。これら2つの成分を M_1（僧帽弁閉鎖成分）と T_1（三尖弁閉鎖成分）とすると，それらの強さの関係は心尖部では $M_1 > T_1$，4 LICSでは $M_1 < T_1$，そして，中間部では $M_1 = T_1$ となる（図4-22 ②）。しかし，心尖部では M_1 の成分が強いので，隠蔽効果のために2つの成分が分裂してきかれることはない。ヒトの耳に分裂音としてきかれる最小の間隔は種々の条件で必ずしも一定しないが，両者のピッチと強さが同じ場合には約0.025秒

とされている。右脚ブロックでは心尖部の S_1 が明らかに分裂しているので，この場合には $M_1 > T_1$ として聴取される。右室負荷の強い心房中隔欠損であれば，心尖部で $M_1 < T_1$ となる。

心尖部で S_1 が異常に亢進する場合としては，僧帽弁狭窄，三尖弁狭窄，左-右シャント，PR時間の短縮などがあげられ，そして減少する場合としては，僧帽弁逆流，三尖弁逆流，心室収縮力の低下，PR時間の延長などがあげられる。S_1 の強さが1拍ごとに変化する例としては，心室性頻拍，完全房室ブロック，そして心房細動や粗動がある。特に完全房室ブロックでは S_1 がときに大きく響き，大砲音と呼ばれている。完全房室ブロックでは心房と心室とがまったく無関係に興奮しているので，偶然に心房興奮と心室興奮が近接して生じるとPR時間の短縮と同様の効果によって S_1 が大きくなる。

2）第2心音（S₂） 心音 1-3)

大循環系，または肺循環系の血圧が上昇する場合に S_2 が亢進する。S_2 は，大動脈弁閉鎖に関連して生じる音（A_2）と肺動脈弁閉鎖に関連して生じる音（P_2）の2つの成分からなっている。A_2 あるいは P_2 の亢進と表現する場合には両音が同時に聴取され，その比較の上でなされなければならない（図4-23）。通常，動脈性高血圧の場合には P_2 が A_2 によって隠蔽されるので，S_2 の分裂は感覚的には識別されない。肺高血圧の場合には亢進した P_2 が A_2 の後にくるので隠蔽効果が少なく，S_2 は分裂して聴取される。A_2 が亢進するのは動脈性高血圧，大動脈弁逆流，大動脈縮窄，そして

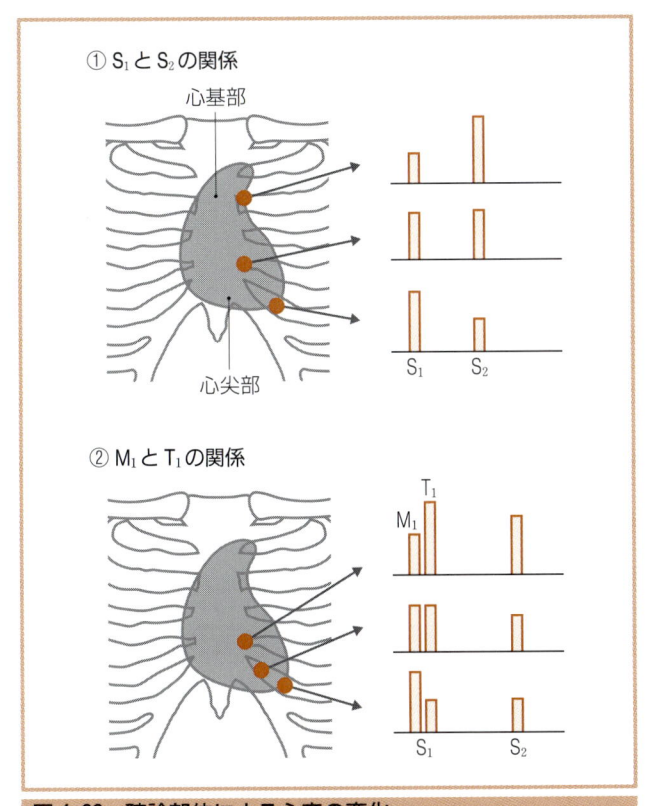

図4-22 聴診部位による心音の変化

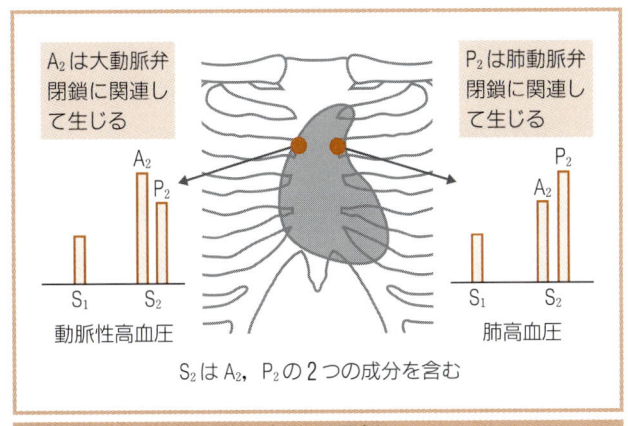

図4-23 S₂における A₂ と P₂ の関係

P_2 が亢進するのは左-右シャント，肺性心，僧帽弁狭窄，左心不全，原発性肺高血圧症などである。

S_2 が減弱するのは大動脈弁狭窄，肺動脈弁狭窄であるが，若年者の先天性大動脈弁狭窄では二尖弁のために S_2 は不変か，むしろ亢進する。

S_2 の分裂はしばしば重要な意味をもつ。S_2 の分裂は膜型で聴診することによって 0.025 秒の分裂まで識別しうる。以下に種々の分裂の病態を示す。

- 呼吸性分裂は吸気で分裂が増し，呼気で減少する。すなわち，吸気に静脈還流が増大することによって右室の駆出時間が延長するために生じるが，0.06 秒以内の分裂にとどまる（図 4-24 ①）。
- 左脚ブロックでは A_2 が P_2 の後に生じるので，吸気に分裂が消失し，呼気に分裂を生じるので奇異性分裂と呼ばれる（図 4-24 ②）。
- 0.06 秒以上の幅広い分裂は完全右脚ブロックでみられるが，この場合には呼吸性の変動が認められる。
- 右室負荷，右室不全，あるいは左室の駆血時間の短縮でも幅広い S_2 の分裂が生じる。すなわち肺高血圧症あるいは右室流出路の狭窄，心室中隔欠損，心房中隔欠損，静脈還流異常，肺動脈弁逆流などで S_2 の分裂がみられる。特に心房中隔欠損では呼吸性の変動しない幅広い固定性の分裂が特徴で，この場合，固定性の分裂とは 0.01 秒以内の変動を意味する（図 4-25 ①，②）。
- S_2 の分裂がほとんどない状態を single S_2 と呼び，加齢とともに左室の駆出時間が延長するときに生じる。

3）第 3 心音（S_3） 心音 1-4

S_3 は S_2 に近接して生じるピッチの低い音で，S_2 より 0.13〜0.17 秒遅れて生じ，左心性の S_3 は心尖部で，そして右心性の S_3 は 4 LICS で聴取される。ベル型で聴取するが，特に左心性 S_3 は呼気で，また右心性のそれは吸気で増大する。心室の拡張期で，心房から心室へ血液が流れ込む急速流入期が緩速流入期へ移行する時点で生じる。

30 歳以下，あるいは妊婦では正常でもみられるが，壮年以上で呼気あるいは立位で消失しないものは異常な S_3 である。S_3 は心室終末拡張期圧や後負荷が増す状態で増強され，触診でも感知されるときには S_3 インパルスと呼ばれる。

ギャロップは S_3 が異常に亢進して聴取される場合をさす 心音 1-6 。S_4 によるギャロップが心房性ギャロップであるのに対して（図 4-26 ①），S_3 によるものを心室性ギャロップと呼ぶ（図 4-26 ②）。S_1-S_2-S_3 は 3 部調律，そして，これに S_4 が加わるときには 4 部調

図 4-24 S_2 の分裂

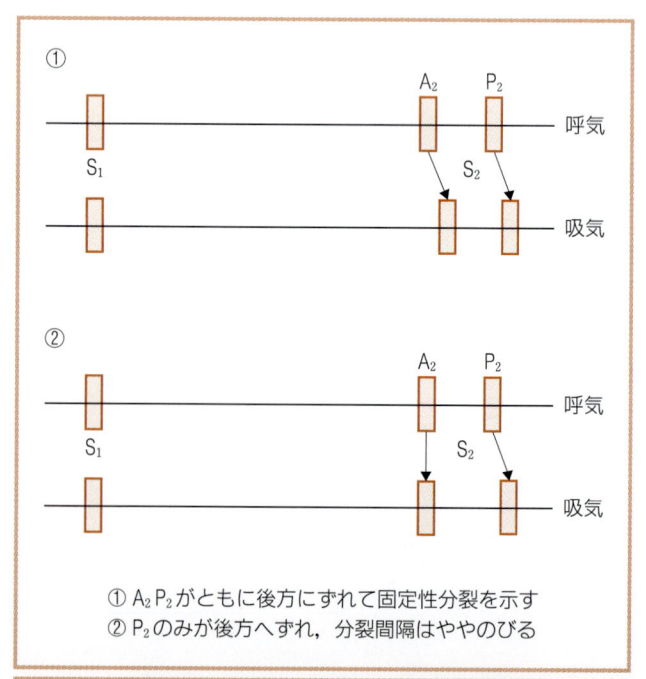

図 4-25 心房中隔欠損における S_2 の固定性分裂
① $A_2 P_2$ がともに後方にずれて固定性分裂を示す
② P_2 のみが後方へずれ，分裂間隔はややのびる

```
① 心房性ギャロップ         ② 心室性ギャロップ
③ 4部調律                  ④ 相加性ギャロップ
```

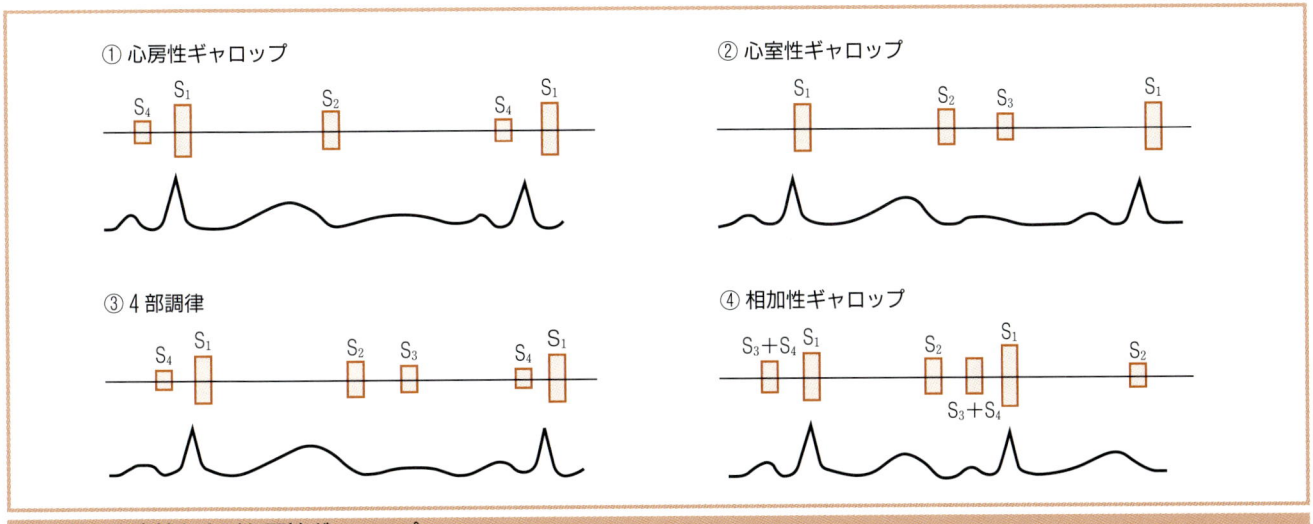

図 4-26　心室性および心房性ギャロップ

律となる(図4-26③)。心拍数が速くなるとS₃とS₄とが重なって強い音となり，これを相加性ギャロップと呼ぶ(図4-26④)。頸動脈洞マッサージによって徐脈になるとS₃とS₄は分離する。

S₃が生じるのは心室の拡張期負荷，すなわち左心系では僧帽弁逆流，左-右シャントを生じる種々の疾患(動脈管開存，心室中隔欠損)，左心不全，そして右心系では三尖弁逆流，肺動脈弁逆流，心房中隔欠損などである。僧帽弁疾患で狭窄が優位な場合にはS₃を生じない。すなわち，僧帽弁逆流でS₃を聴取するときには弁口面積が2 cm²以上あると考えてよい。重症な僧帽弁狭窄でS₃を聴取するときには，右室性のS₃と考える。大動脈弁逆流でS₃を生じるには左室不全か，あるいは著しい左室拡大がある場合で，予後の判定に重要である。

4) 第4心音(S₄) 心音 1-5

S₄は乳幼児では正常でも聴取するが，20歳以上の成人で存在するときは異常である。低振動性(低ピッチ)であり，ベル型で聴取する。右室あるいは左室の負荷，または心室壁の伸展性の低下した状態で心房の収縮に一致して生じ，その強さは負荷の程度とよく比例する(図4-26①)。左心性の場合には左側臥位にして心尖部で聴取し，呼気で増強される。触診で感知されるときにはS₄インパルスと呼ばれる。

左心性のS₄は高血圧，左心不全で聴取される。大動脈弁狭窄では重症度に比例し，閉塞性の肥大型心筋症ではイソプロテレノールによって増強される。虚血性心疾患では左室の伸展性の低下によって生じる。右心性のS₄は胸骨左縁の下方で聴取され，肺高血圧，肺動脈弁狭窄などでみられる。吸気で増強され，立位で消失する。

5) 開放音(OS) 心音 1-7

等容性拡張期の後半で心室圧が心房圧を下回ると，房室弁輪と房室弁は心室へ向けて変位する。さらに心室圧が低下すると，房室弁の構造に障害のある場合には弁の開放運動が急激に阻止されて開放音(opening snap：OS)が発生する(図4-27)。したがって，開放音が発生するためには房室弁にある程度の可動性がなければならない。OSは高振動性(高ピッチ)の音であり，膜型で聴取する。A₂-OS時間は心拍数や血圧のレベルによっても左右されるが，狭窄度が強く，左房圧が高い場合には短縮する。

OSは僧帽弁狭窄，三尖弁狭窄，心房中隔欠損などで生じる。僧帽弁狭窄の場合のOSは前胸壁のかなり広い範囲で聴取されるが，4 LICSと心尖部の中間で最もよくきかれる。OSは僧帽弁狭窄においては軽～中等症の徴候であり，心房細動で消失せず，心拍数の速いときにはこれのみが診断の鍵になることがある。OSが大きくきかれることは狭窄が主体であり，逆流が主体のときにはOSを聴取しない。純粋な僧帽弁狭

図4-27 開放音(OS)の発生

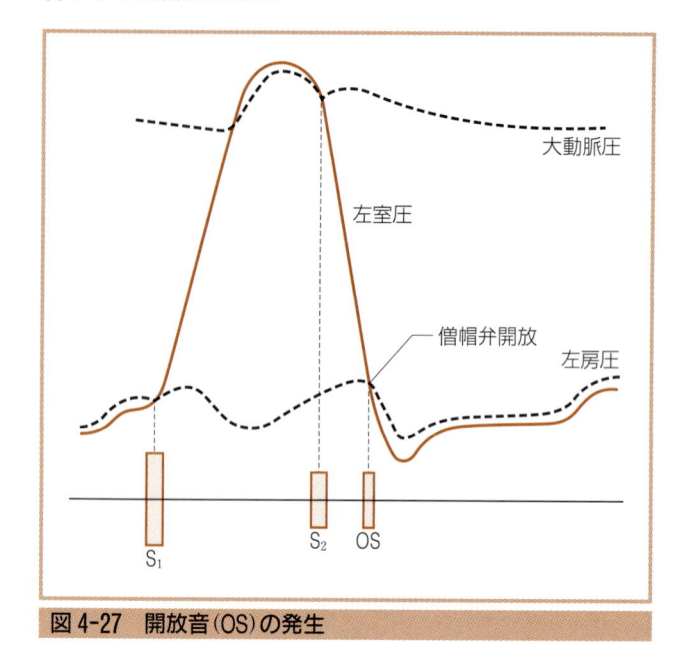

窄で、S_1の亢進とOSが消失することは弁の可動性が失われたことを意味する。

6) 駆出音(ES) 心音 1-8

駆出音(ejection sound：ES)は心室からの血液の駆出によって生じ、動脈壁に対する血液のジェット流が血管壁を伸展して振動させることが発生のメカニズムとされている。ESは本来高振動性(高ピッチ)の音であり、膜型で聴取するが、きわめて高振動性となったものをクリックと呼ぶ。

大動脈性ESは大動脈弁狭窄、高血圧、大動脈弁逆流、大動脈縮窄で生じ、2 RICSから心尖部にかけての左室流出路(sash area)で聴取される(図4-28①)。また、肺動脈性ESは肺動脈弁狭窄、肺高血圧をきたす種々の疾患で生じ、2 LICSで聴取される(図4-28②)。前者は呼吸によって変動しないが、後者は呼気に増大するのが特徴である。

7) 中期，後期収縮期クリック 心音 1-9

収縮期の中期、あるいは後期に生じ、引っかくような高振動性(高ピッチ)の音が特徴で、心尖部から4 LICSにかけて聴取される(図4-29①)。三尖弁や僧帽弁脱によって生じるが、心室容積の大きさによって発生が左右される。すなわち、立位で心室容積が減少するとクリックの発現は収縮期より早期に生じ、それに引き続いて房室弁の逆流による高振動性(高ピッチ)の雑音が聴取される(図4-29②)。臥位で心室容積が増大すると、クリックの発現は収縮期の終末期に移動し、ときには聴取されなくなることもある。非定型的な胸痛、動悸、心電図異常、不整脈など種々の症状や徴候

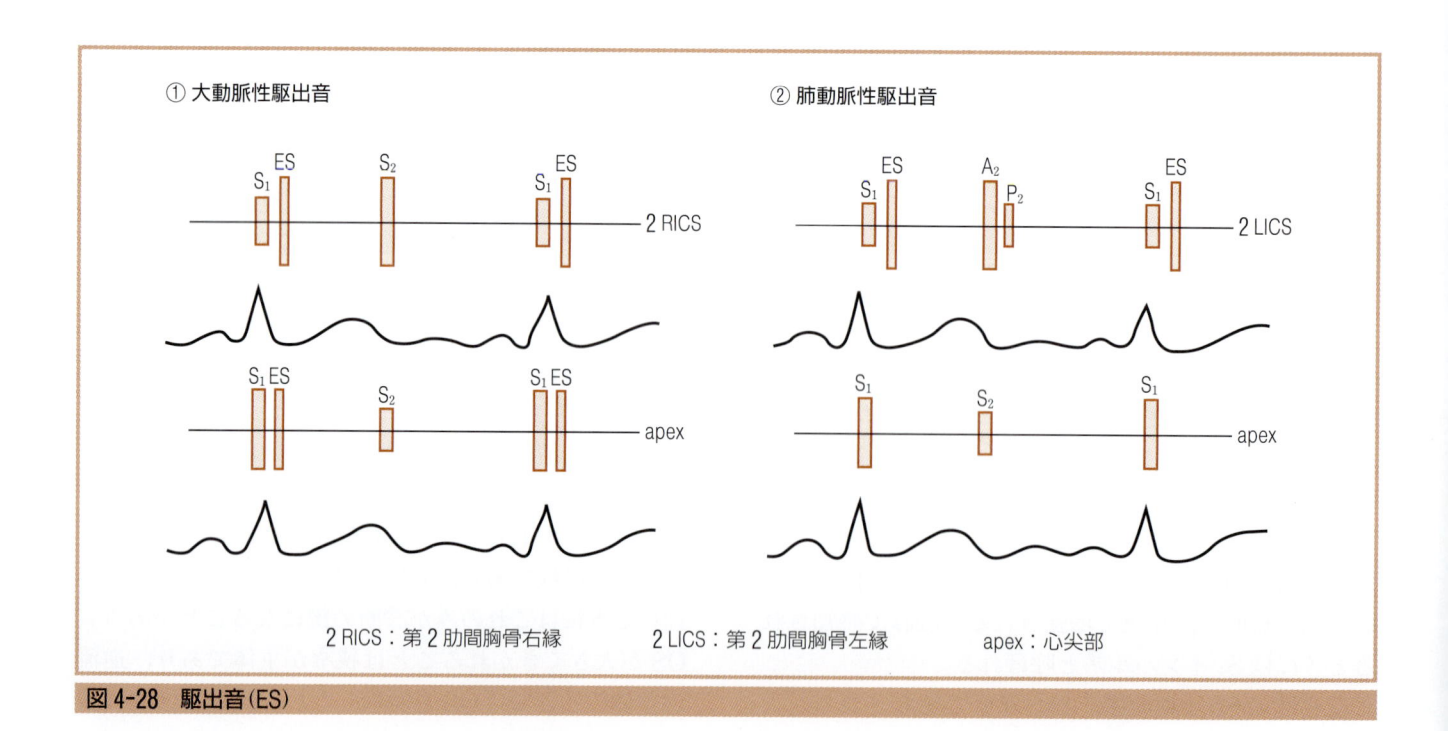

図4-28 駆出音(ES)

2 RICS：第2肋間胸骨右縁　　2 LICS：第2肋間胸骨左縁　　apex：心尖部

① 中期収縮期性クリック

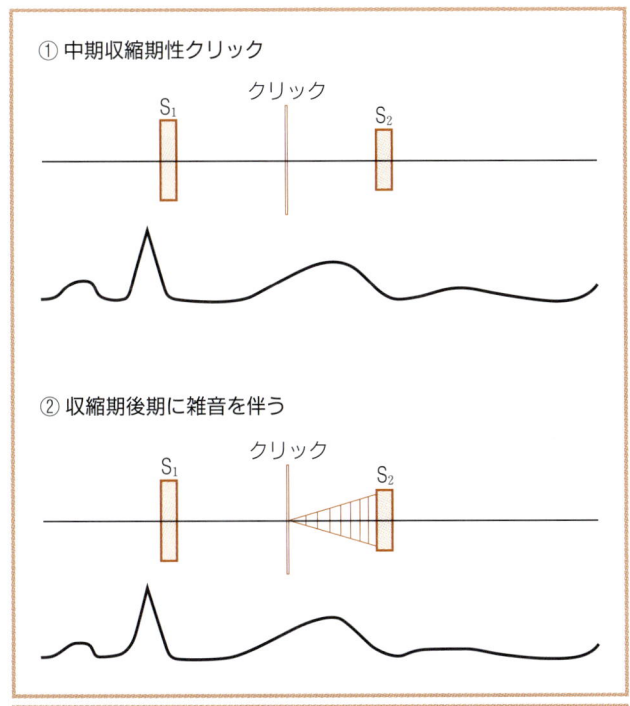

② 収縮期後期に雑音を伴う

図4-29　中期および後期収縮期性クリック雑音症候群

を示し，バロー(Barlow)症候群，あるいは中期収縮期性クリック雑音症候群などとも呼ばれる。心内膜炎や血栓塞栓症の原因となるが，急死することもまれにある。

5　心雑音

心雑音(heart murmur)は比較的長く続く振動で，その強さ，振動数(ピッチ)，性状，発現する時間，持続によって分類される。心雑音は心血管系の構造と機能の変化によって生じ，本質的には血液の流れの異常，すなわち乱流が原因である。乱流は心臓血管系の狭窄で狭い流路から広い流路へ血液が流れ出すことによって生じる。乱流は圧差が大きく，流速が速く，血液の粘稠度が低いほど，そして構造的には流出路の形状が不整で，表面が滑らかでないほど生じやすい。

1）雑音のピッチと性状　心音 2-1)

ピッチは雑音に含まれる音の主な振動域によって定まり，また雑音の性状は聴診上の感覚的な印象によってランブル，ラフ，ブローイング，ハーシュなどの呼

表4-3　心雑音ピッチと性状による分類

ピッチの程度	振動数(Hz)	性状	意義
低	70～110	ランブル	拡張期血流雑音
中	120～200	ラフ	駆出性雑音(収縮期)
高	300～400	ブローイング	逆流性雑音(収縮期・拡張期)
中・高	180～400	ハーシュ	駆出性・逆流性雑音(収縮期)

称が用いられている。

圧勾配とピッチとは比例関係にあり，圧勾配が大きいほど高振動性(高ピッチ)の雑音を生じる。たとえば，房室弁の障害で雑音が発生するとき，拡張期における房室間の圧勾配はたかだか20 mmHgであり，このとき生じる雑音は低振動性(低ピッチ)でランブルと呼ばれ，僧帽弁狭窄に特徴的な徴候である(図4-30①)。収縮期ではその圧勾配が120 mmHgにも達し，この逆流性雑音はきわめて高振動性(高ピッチ)で吹鳴性(ブローイング)と呼ばれ，僧帽弁逆流で聴取される(図4-30②)。拡張期に大動脈から左室へ逆流を生じるときにも，圧勾配はおよそ120 mmHgとなり，拡張期早期の高振動性雑音(高ピッチ)は大動脈弁逆流で聴取される(図4-30③)。心室間の左-右シャントでは圧勾配が90～100 mmHgで，この場合には中振動性(中ピッチ)から高振動性(高ピッチ)雑音の混合となりハーシュと呼ばれるが，これは心室中隔欠損に特徴的な徴候である。大動脈弁狭窄では左室と大動脈の圧較差が20～50 mmHg程度となり，そのとき発生する雑音は中振動性(中ピッチ)でラフと表現される(図4-30④)。ピッチと性状による雑音の分類を表4-3にまとめて示す。

2）雑音のパターン，強さ，放散　心音 2-2)・3)

雑音は発現の時間と持続によって，図4-31に示すごとく収縮期性雑音〔systoric murmur(SM)〕，拡張期性雑音〔diastoric murmur(DM)〕，持続性雑音(continuous murmur)に分類される。またその形状によって図4-32に示すパターンに分かれる。

雑音の強さは表4-4に示すフリーマン・レバイン(Freeman/Levine)の分類で記載する。

雑音を聴取した場合，その部位，放散する方向(図4-33)，そして，それが収縮期性か拡張期性かを判断

図 4-30 圧差と雑音の性状

① 僧帽弁狭窄　ランブル
② 僧帽弁閉鎖不全　吹鳴性（ブローイング），収縮期性
③ 大動脈弁閉鎖不全　吹鳴性（ブローイング），拡張期性
④ 大動脈弁狭窄　ラフ

図 4-31 雑音の発現時間と持続による分類

● 収縮期性雑音：早期収縮期性，中期収縮期性，後期収縮期性，全収縮期性
● 拡張期性雑音：早期拡張期性，中期拡張期性，前収縮期性
● 持続性雑音：持続性

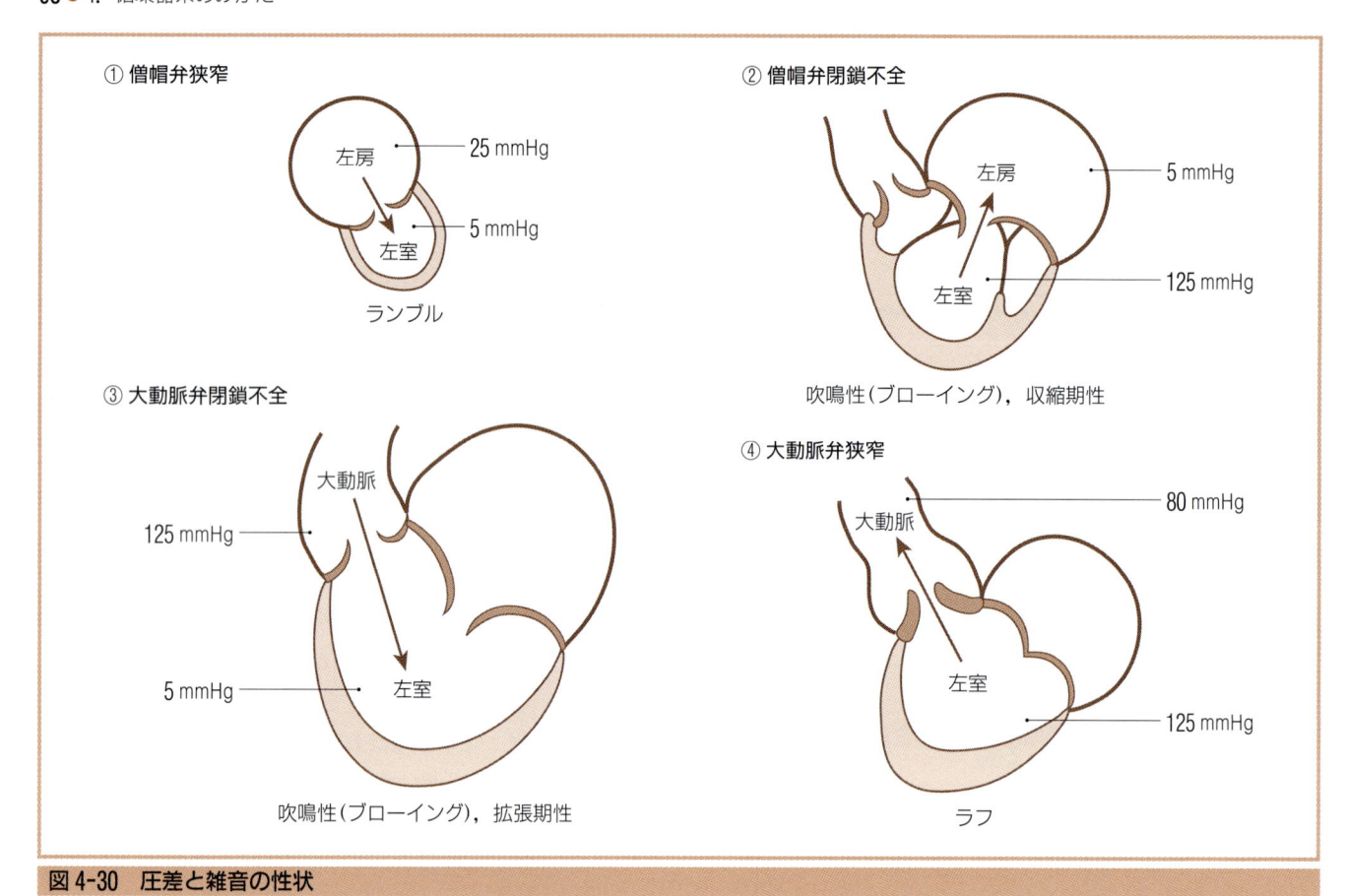

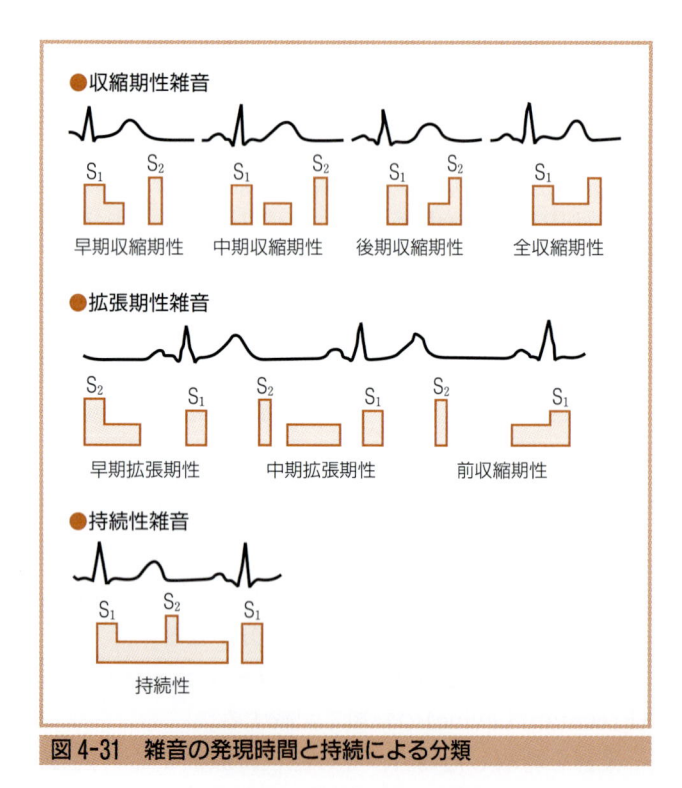

表 4-4 フリーマン・レバインの心雑音の分類

1度	きわめてかすかで，やっときかれる程度
2度	弱い雑音ではあるが，困難なく聴取できる
3度	中等度に強い雑音
4度	スリルを伴う強い雑音
5度	きわめて強い雑音で，膜面を一部皮膚より離してもきこえる
6度	極端に強い雑音で，膜面を胸壁から離しても聴診できる

する。S_1 と S_2 が識別できれば雑音の生じる時相がわかるが，聴診のみで決めがたいときには上述のごとく頸動脈，あるいは心尖拍動を参考にする。

3）収縮期性雑音

1 逆流性雑音 regurgitant murmur

● 僧帽弁逆流　心音 3-3)

　左室収縮期に僧帽弁が閉鎖しないために左室から左房へ向けて逆流が生じる（図 4-34）。左室圧が左房圧に

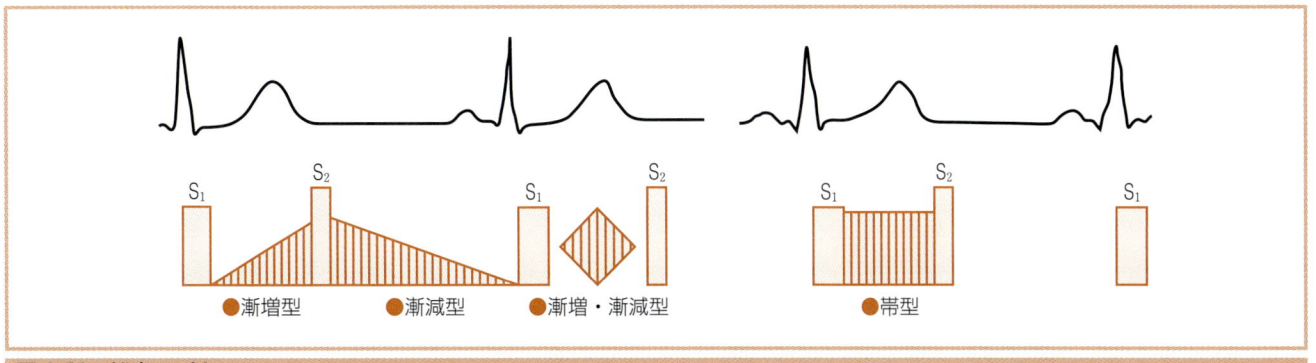

図4-32 雑音のパターン
- 漸増型
- 漸減型
- 漸増・漸減型
- 帯型

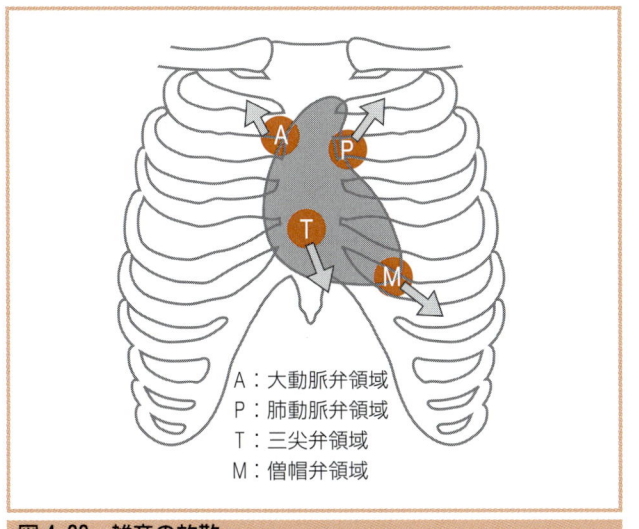

図4-33 雑音の放散
A：大動脈弁領域
P：肺動脈弁領域
T：三尖弁領域
M：僧帽弁領域

比して著しく高く，圧勾配が大きいので雑音は高振動性（高ピッチ：ブローイング）となり，心尖部に最強点がある．雑音は全収縮期性でS₁より始まり，しばしばS₂を越えるのでS₂が聴取されないことがある．すなわち大動脈弁が閉鎖した後にも左室圧は左房圧より高いので，雑音はA₂を越える．逆流量が中等度以上に多い場合，拡張期早期に大量の血流が房室弁を介して左室を急速に充満する．その際に心室音（S₃）が生じるので，これをS₂と誤ってとらえることのないよう注意が必要である．弁の障害が大きいほど雑音は広範囲に伝達されるが，主として弁の前片が障害されるときには左腋窩と左背部へ，また主として弁の後片が障害されるときには心基部（左右第2肋間）へ放散する．高度な僧帽弁逆流では拡張期中期に房室弁を介する血流が増大するために血流性の雑音，すなわちランブルが生じる．このように，逆流量の大きさと雑音の強さにはまったく関連がなく，S₃があれば中等度の逆流，

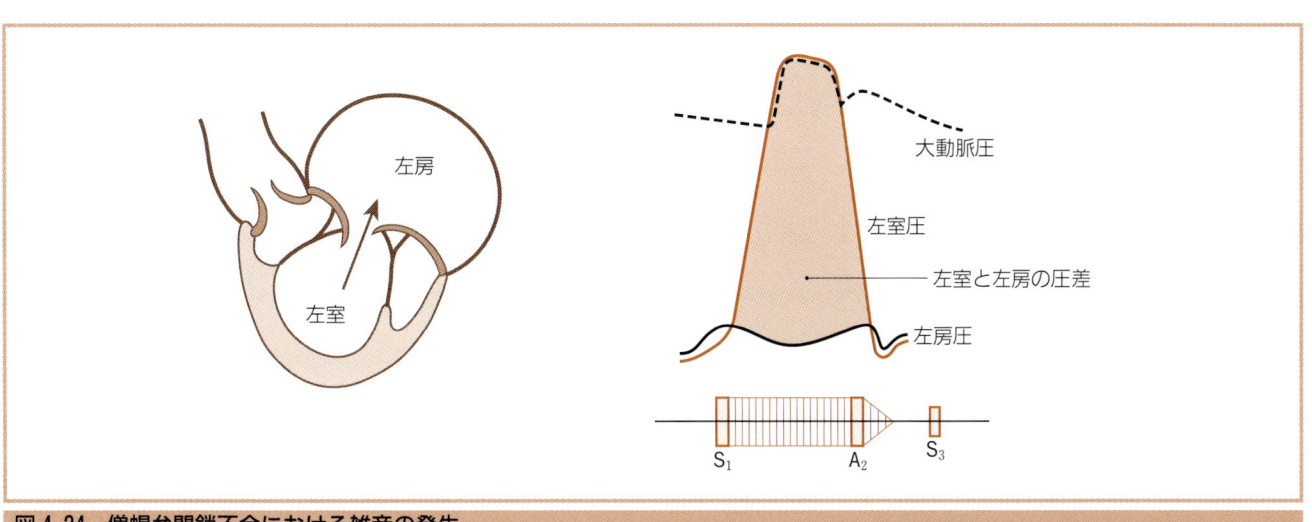

図4-34 僧帽弁閉鎖不全における雑音の発生

左房
左室

大動脈圧
左室圧
左室と左房の圧差
左房圧

S₁　A₂　S₃

そしてそれにランブルが伴うときには高度の逆流と診断する。

● 三尖弁逆流

僧帽弁逆流と同様に全収縮期性の高振動性雑音（高ピッチ）となる（ブローイング）。このときの最強点は第4肋間胸骨中央で，剣状突起あるいは心尖部へ放散する。吸気に雑音が増大するのが特徴であるが〔カルバロ(Carvallo)徴候〕，右心不全が進行すると呼吸性の変動が少なくなる。逆流量の大きさの評価は僧帽弁の場合と同様である。

● 心室中隔欠損　心音 3-7)

収縮期に左室から右室へ向けて血液が逆流し（図4-35），全収縮期性のハーシュな雑音が生じ，スリルが触れる第3〜4肋間胸骨左縁に最強点がある。前胸部に広く放散するが，左腋窩に及ぶことはない。肺の循環血液量が増すのでS_2の分裂を生じ，P_2の強さによってシャント量の大きさが推測される。左-右シャントが大きくなると心尖部にS_3とランブルが生じ，肺高血圧が著しくなると雑音が漸増・漸減型になることがある。

2 駆出性雑音　ejection murmur

駆出性雑音は大血管へ多量の血液が心室より駆出されるときに乱流によって生じるとされている。血液の駆出は房室弁が閉鎖した後に始まるので，S_1と雑音の開始の間に間隙が生じる。また，駆出は半月弁の閉鎖する前に終了するので，S_2の前で雑音は終止し，漸増・漸減型となる。

● 大動脈弁狭窄　心音 3-4)

弁性の狭窄では左室圧と大動脈圧の圧差に応じてラフからハーシュな駆出性雑音が生じ，最強点は第2肋間胸骨左縁にあって，しばしばスリルを触れる（図4-36）。雑音のピークが後半へずれるほど，また，ラフよりハーシュな雑音になるほど弁狭窄が重篤と考えられる。しばしば駆出音が先行するが，弁が線維化や石灰化するとA_2は減少するか消失し，また駆出音もきかれなくなる。言い換えれば，駆出音やA_2の存在は弁の可動性を意味するものである。

閉塞性の肥大型心筋症では，収縮期に左室流出路が

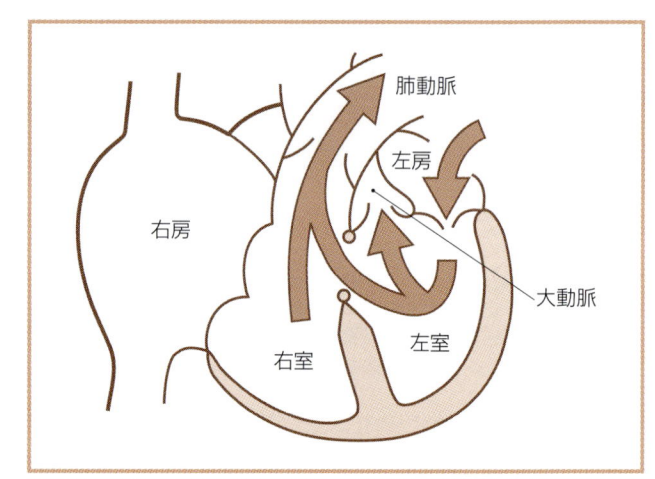

図 4-35　心室中隔欠損で左-右シャントを有する

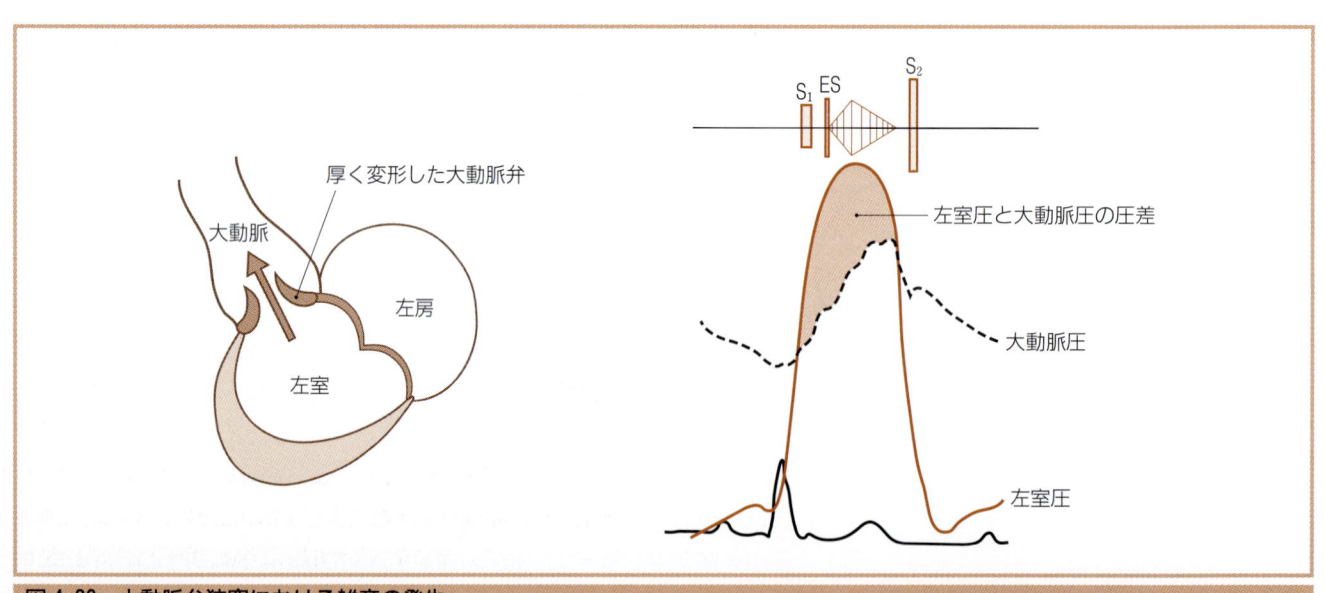

図 4-36　大動脈弁狭窄における雑音の発生

閉塞されることによって駆出性の雑音を生じる。駆出音はなく，また左室容積が増大すると流出路の閉塞が減少することから，臥位あるいは屈み込みによって雑音が減少する。

● **肺動脈弁狭窄**

ハーシュな漸増・漸減型の雑音が生じ，最強点はスリルの触れる第2肋間胸骨左縁にあって，左上胸部や左頸部へ放散する。駆出音がきかれ，呼気に増強するのが特徴である。

S_2 は分裂し，狭窄が高度になると A_2 が雑音に覆われて聴取しにくくなる。一般に P_2 は減弱する。右室流出路（漏斗部）狭窄では駆出音が生じない。

● **心房中隔欠損**（図4-37）心音 3-6）

ラフな収縮期雑音を生じ，最強点は第2肋間胸骨左縁にあって，あまり他の部位へは放散せず，スリルを触れることもない。雑音は右室流出路における血流量の増加によって生じるもので，心房中隔の欠損自体に由来するものではない。S_2 の固定性分裂が特徴で，肺動脈圧が上昇すると P_2 が亢進する。心尖部で T_1 の亢進によって S_1 は分裂して聴取される。左-右のシャントが増大すると三尖弁を介する血流が多くなり，S_3 や拡張期中期のランブルを生じる。

4）拡張期性雑音

● **大動脈弁逆流** 心音 3-5）

拡張期に大動脈から左室へ血液が逆流し，拡張期早期に生じる高振動性雑音（高ピッチ：ブローイング）が特徴である（図4-38）。A_2 に引き続いて生じ，漸減性で S_1 の前で終止する。最強点は第3肋間胸骨左縁（エルプの点）にあり，心尖部へ放散する。雑音が低いときにはしばしばきき逃されるが，座位で上体を前屈させ，呼気で呼吸を停止させ，そして膜型聴診器を強く胸壁に押しつけて聴診する（図4-39）と，駆出音もきかれる。S_3 の存在は重篤な徴候で心不全を意味する。拡張期中期のランブルはオースチン・フリント（Austin Flint）雑音と呼ばれる。

● **肺動脈弁逆流**

肺高血圧症で生じる場合が最も多いが，大動脈弁逆流に比べるとその頻度はきわめて少ない。この雑音はグラハム・スチール（Graham Steell）雑音とも呼ばれ，P_2 に引き続いて生じる高振動性（高ピッチ：ブ

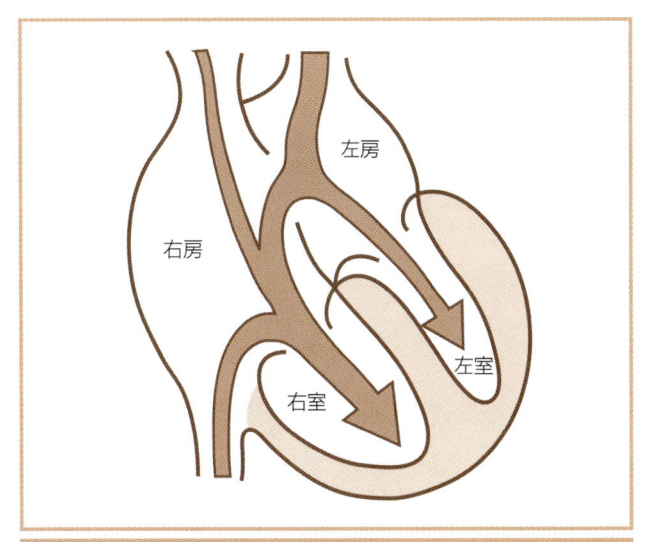

図4-37 心房中隔欠損（二次孔開存）

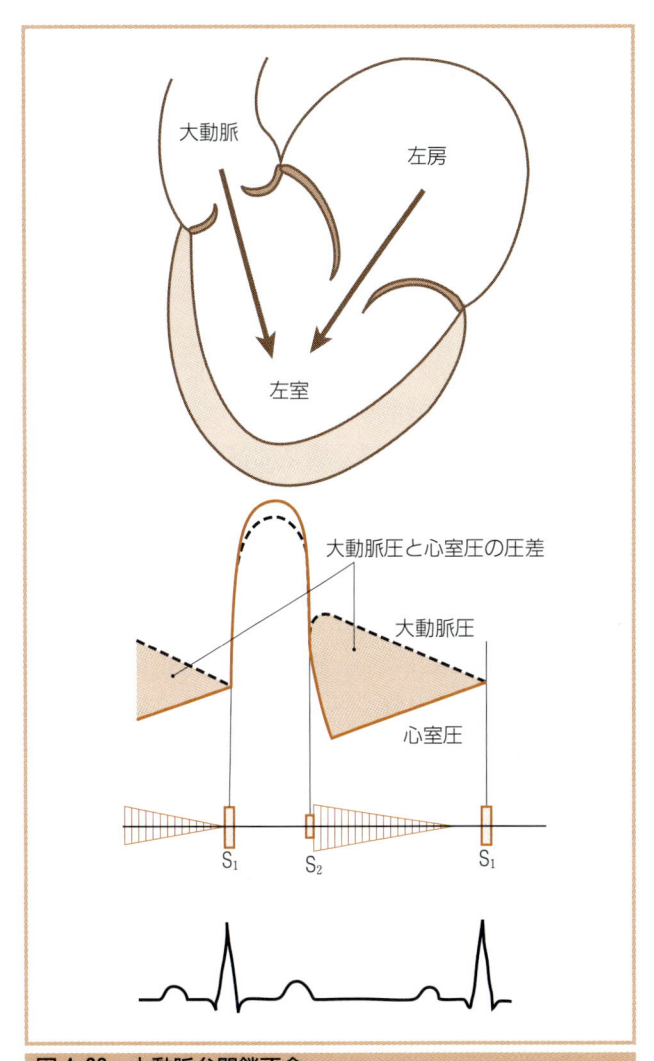

図4-38 大動脈弁閉鎖不全

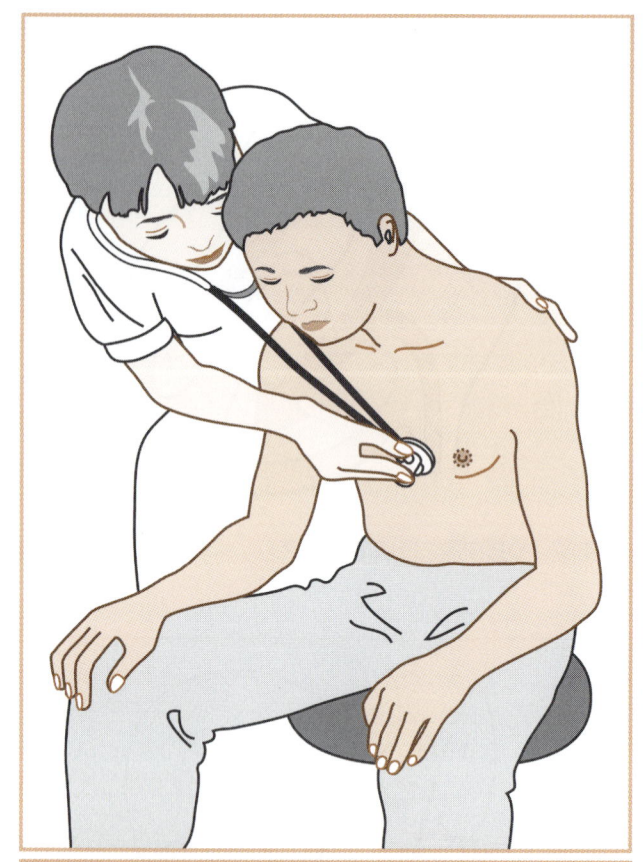

図4-39 拡張期性雑音の聴診のしかた

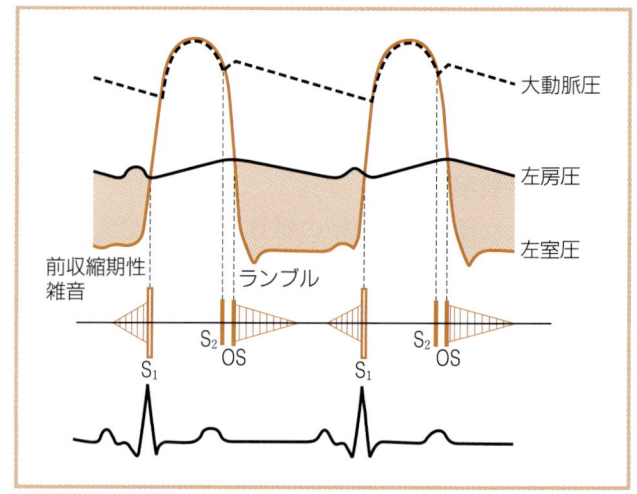

図4-40 僧帽弁狭窄における雑音の発生

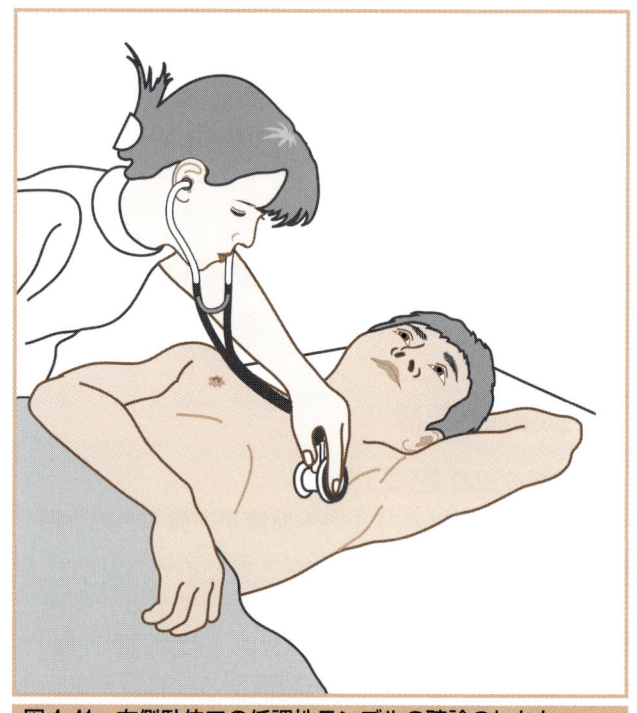

図4-41 左側臥位での低調性ランブルの聴診のしかた

ローイング)の漸減性の雑音である。最強点はエルプの点で，心尖部へ放散することはない。座位で前屈させ膜型聴診器で聴診する。吸気で雑音は増大するが，呼気に増大する駆出音を聴取することもある。

● **僧帽弁狭窄**（図4-40） 心音 3-2

拡張期に低振動性(低ピッチ)のランブルを生じ，最強点は心尖部にある。スリルを触れるが雑音はほとんど他の部位へ放散しない。患者を左側臥位にし，心尖部にベル型聴診器を軽く当ててきくときに最もよく聴取される(図4-41)。このランブルは開放音に引き続いて生じ，拡張期後期には左房の収縮に相当して生じる前収縮期性雑音に移行する。この前収縮期性雑音は心房細動で消失するのがふつうであるが，消失しないこともある。

僧帽弁が可動であれば心尖部のS₁が著しく亢進し，また肺高血圧を伴うときには第2肋間胸骨左縁でP₂も亢進する。

5）持続性雑音

● **動脈管開存** 心音 3-8

動脈管開存の雑音は持続性雑音の典型例である。機械的雑音(machinery murmur)とも呼ばれ，S₁よりやや間をおいて漸増性に生じ，S₂(A₂, P₂)付近で最大に達し，以後漸減性に拡張期に及ぶ(図4-42)。中振動性(中ピッチ：ラフ)で，最強点は第2肋間胸骨左縁にあり，左鎖骨下領域や左頸部に放散する。シャント

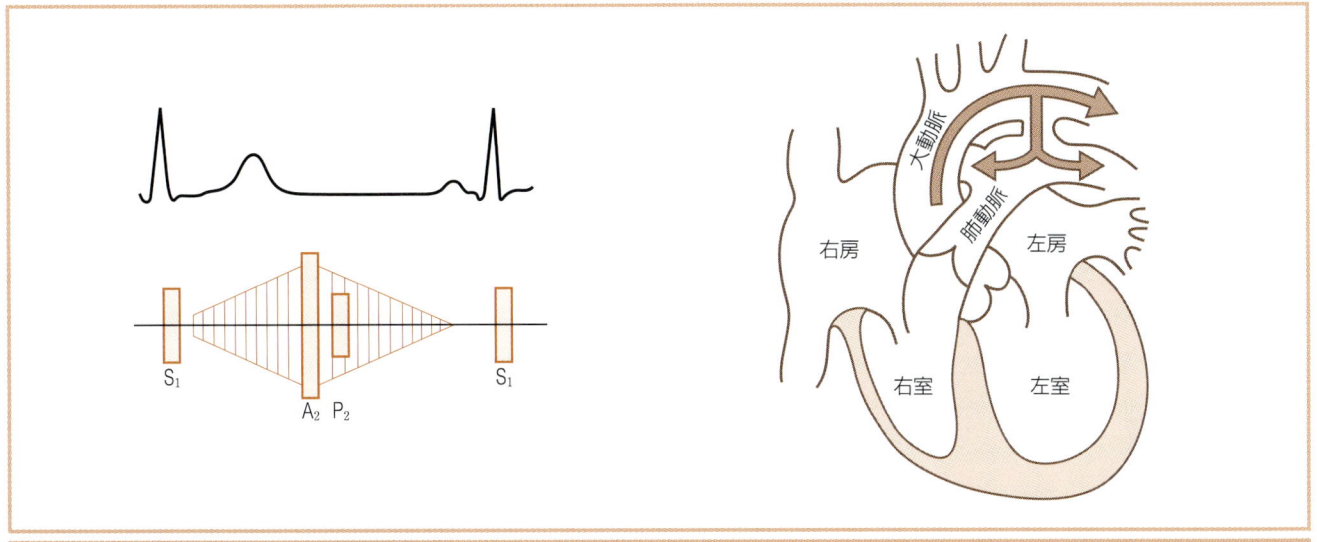

図4-42 動脈管開存における持続性雑音

量が多いときには心尖部にS₃や拡張期ランブルを聴取し，P₂は亢進する。肺高血圧が進行すると（アイゼンメンゲル症候群），雑音の持続は漸次短縮して，ついにはS₂の前で終わるようになる。

6）無害性雑音 心音 3-9

無害性雑音（innocent murmur）には，大別して2つの雑音がある。1つは左前胸部で広く聴取され，他は第2肋間胸骨左縁に生じるもので，いずれも中振動性（中ピッチ：ラフ）の収縮期雑音である。

前者は僧帽弁逆流の雑音との鑑別が必要であるが，無害性雑音では心尖部が最強点となることはなく，雑音は心尖部から第4肋間胸骨左縁にかけて広く聴取される。また，僧帽弁逆流では全収縮期性であるが，無害性雑音は収縮期早期か，あるいは中期で終止する。

第2肋間胸骨左縁で聴取される第2の無害性雑音はしばしば小児できかれ，雑音はほとんど他の部位へは放散しない。心房中隔欠損や中等度の肺動脈弁狭窄との鑑別が必要であるが，無害性雑音の場合にはS₂の分裂が正常である。

7）心膜摩擦音とノック音 心音 3-10

心膜摩擦音（friction rub）は急性心膜炎，急性心筋梗塞，解離性大動脈瘤，急性リウマチ熱，外傷，尿毒症などで聴取され，収縮期性と拡張期性の成分からな

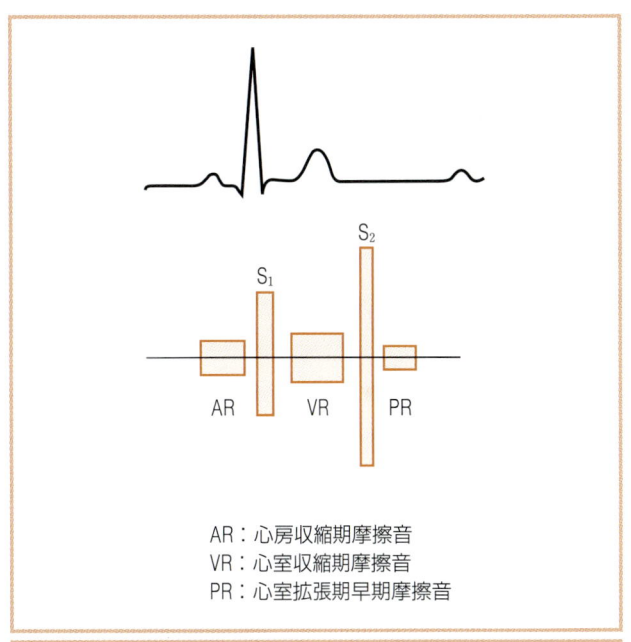

AR：心房収縮期摩擦音
VR：心室収縮期摩擦音
PR：心室拡張期早期摩擦音

図4-43 心膜摩擦音の成分

る（図4-43）。すなわち摩擦音は心房収縮期，心室収縮期，そして心室拡張期早期に聴取されるが，3成分のすべてを有するものは約半数とされている。心室収縮期性の摩擦音はほとんどの例で聴取される。高振動性（高ピッチ）の音で膜型によって最もよくきかれ，サンドペーパーをこすり合わせたときの引っかくような雑音が特徴で，スクラッチ音とも呼ばれる。多くは心尖部と胸骨左縁の中間部できかれるが，種々の体位変換で初めて聴取できることも多い。しばしば肘膝位できかれる。

心膜ノック音(knock sound)は拡張期早期にきかれる音で，収縮性心膜炎に特徴的な徴候である。ノック音は心室が拡張期に入って充満するとき，心臓をとりまく線維化した心膜で急に拡張が妨げられたときに生じるとされている。高振動性(高ピッチ)の音で，S_2の後0.06〜0.12秒の間に生じ，広い範囲にわたって聴取される。シャープな音でドアをノックする音に似ている。

6 血管雑音

血管内の血流の変化によって生じる雑音を血管雑音と呼ぶ。典型例は血圧測定時のコロトコフ音であるが，これに関しては「全身のみかた」(30頁)で述べられているので，ここでは聴取される部位別にそれ以外の血管雑音について述べる。

1) 頸部の血管雑音

1 甲状腺
甲状腺機能亢進症では甲状腺にベル型聴診器を当てると収縮期性の血管雑音が聴取される。これは血流速度の亢進と甲状腺血流量の増加によって生じる。

2 静脈性ハム
静脈性ハム(venous hum)は右鎖骨の直上，胸鎖乳突筋の内方で聴取され，持続性のうなるような音で，貝殻を耳に当てたときにきかれる音に似ている。「こま」のまわる音に似ていることから「こま音」とも呼ばれる。拡張期に入ってからの音の方が高振動性(高ピッチ)で大きくなる。これは内頸静脈や鎖骨下静脈を血液が流れるときに生じ，血流速度が速くなっていることを意味する。患者の右背後から上述の部位へベル型聴診器を軽く当て，患者の顎を左上方へ向けさせると聴取しやすい。

小児では正常でもきかれるが，成人で聴取されるときには甲状腺機能亢進症や貧血の徴候の場合がある。

3 頸動脈
大動脈弁狭窄の収縮期雑音はしばしば頸動脈へ放散するが，この場合には頸動脈の触診で遅脈がみられる(触診の項，82頁参照)。頸動脈の狭窄はアテローム硬化性病変で生じるが，このときの血管雑音は高振動性(高ピッチ)で，収縮期から拡張期に及ぶ持続の長い場合にのみ病徴的意味がある。大動脈炎症候群では大動脈弓部より分岐する種々の血管に狭窄を生じるときに血管雑音が聴取されるが，このときも雑音の特徴は高振動性(高ピッチ)で持続性である。

2) 胸背部の血管雑音

1 動脈管開存
持続性雑音の項(102頁)参照。

2 大動脈縮窄
大動脈縮窄で肋間動脈が主要な側副路を形成している場合には，背部で高振動性(高ピッチ)の持続性雑音を聴取する。肋間動脈が雑音を生じるのは，この動脈が拡張し，かつ蛇行するためである。雑音の開始は収縮期でやや遅れて生じ，持続は拡張期に至る。動脈の心臓側を圧迫すると雑音が消失する。肩甲骨間や脊椎後突起で聴取される血管雑音は，縮窄の程度が強いほど雑音の開始が遅れて生じ，漸増性となって拡張期に及び漸減する。縮窄が軽度であれば早期に生じ，持続も短い。

3 冠動脈バイパス術後
冠動脈バイパス術後に血管雑音が聴取されることがある。大動脈から左前下降枝への静脈性バイパスではおよそ半数で聴取される。術後に生じた雑音はその後減弱して消失するが，持続して聴取されることもあり，グラフトの開存が示唆される。多くは第2〜4肋間で聴取される。通常冠動脈の血流は拡張期に生じるが，バイパス血管では収縮期に聴取されるのが特徴である。

4 その他の血管雑音
mammary soufle は妊娠後期から授乳期の数カ月にかけて，胸骨左縁で聴取される血管雑音である。S_1よりやや遅れて漸増性に生じ，S_2を越えて終息するまれな血管雑音で，乳房への血流量の増加に関係するとされている。高振動性(高ピッチ)の雑音で，膜型聴診器できくが，強く聴診器を押しつけると雑音が聴取

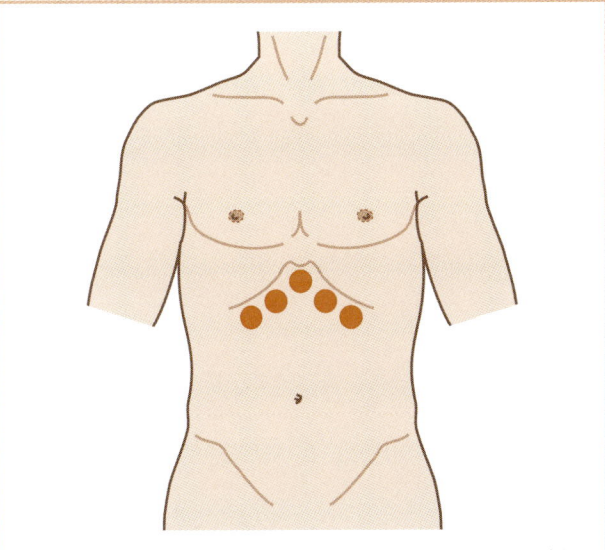

図の●の位置で膜型聴診器を用いて行う。徐々に強く圧迫してチェストピースが埋もれるくらいにすると，高振動性の持続する雑音が聴取される。

図4-44 上腹部における血管雑音の聴取

されなくなる。

3）腹部の血管雑音

若年者ではほとんど半数以上で聴取されるが，50歳以上では5%できかれるにすぎない。したがって，中高年者で聴取されるときには何らかの異常を考える。

1 正常な血管雑音

正常な血管雑音は剣状突起下，すなわち下大静脈部位で聴取されるが，やせている者では下部胸骨左縁に放散することがあり，心雑音と間違われる。

2 上腹部における血管雑音

腎血管性高血圧では上腹部の血管雑音が重要である。雑音は高振動性（高ピッチ）で持続が長く，病因としてはアテローム硬化症より線維筋異形成症に多くみられ，特に拡張期に及ぶ持続性の雑音はこの疾患の特徴的な徴候とされている。しかし，同時に大腿動脈の聴診でも血管音が聴取されるときには，アテローム硬化性病変を考える。聴診部位は剣状突起下や左右の季肋下にあり（**図4-44**），臍上より左右へ放散することも

ある。膜型聴診器を強く押しつけて聴診する。狭窄が強く，狭窄を介しての圧較差が大きいほど雑音の持続が拡張期まで続く。このような症例では降圧に関する術後の成績がよいとされている。

4）四肢の血管雑音

上肢では血液透析に関連して作られる動静脈シャントの血管雑音は，シャントの開存を評価する上で有用である。最近多くの施設で冠動脈造影検査が行われるようになり，大腿動脈の穿刺部位に人為的に生じる動静脈瘻がみられることがある。その場合には穿刺部位へ膜型聴診器を当てると，持続性の血管雑音が聴取される。

5

腹部のみかた

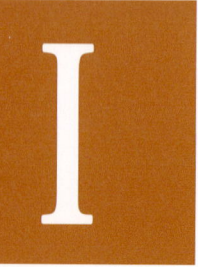

I 腹部症状のとらえかた

　外来，入院，在宅を問わず，腹部症状を訴える患者の数は多い。一般外来を訪れる患者の約半数は腹部症状を主訴としている。腹腔内には消化器だけでなく腹部血管系，脊柱や筋肉，泌尿器，婦人科系など様々なものが重なり合って入っており，複雑である（図5-1）。症状の表現も，単に「お腹の調子が悪い」，「胃が痛い」といったものだけでなく，「吐き気がする」，「お腹がゴロゴロする」など，多彩である。

　このような混乱した状況を前にナースは，腹部の何が問題で，どのような解決策を練らなければならないのか，患者の症状や訴えから把握しなければならない。特に訪問看護や在宅医療の現場においては，その場に居合わせた医療者がイニシアチブをとって決定を下さなくてはならない。腹部症状は苦痛が強い場合や不快なものが多い一方，心配な病気も多い部位である。病歴や自覚症状を問診すると同時に，患者が「楽にしてほしいのか」，「症状は苦ではないが不安を取り除いてほしいのか」など，何を期待しているかをくみとる努力が大切である。

　そのためには，緊急性を把握すること，つまり「すでに重症であり，すぐに医療が必要なのか」，「対症的に対処しながらゆっくり検査を進めていけばよいのか」，「経過観察のみでよいのか」などの判断をするための知識と技術が欠かせない。

　さらにナースが患者の病気を予想し，治療法までをイメージすることができれば，医師の適切なアドバイスのもとに受診，検査，治療とステップを進めていける。

　もう一歩進めて，劇的に病態の改善も期待できる治療法について知識を蓄えておけば，搬送先の選択も含めて決断や助言をすることができる。ナースの適切な判断によって，患者が救われるケースは決して少なくない。

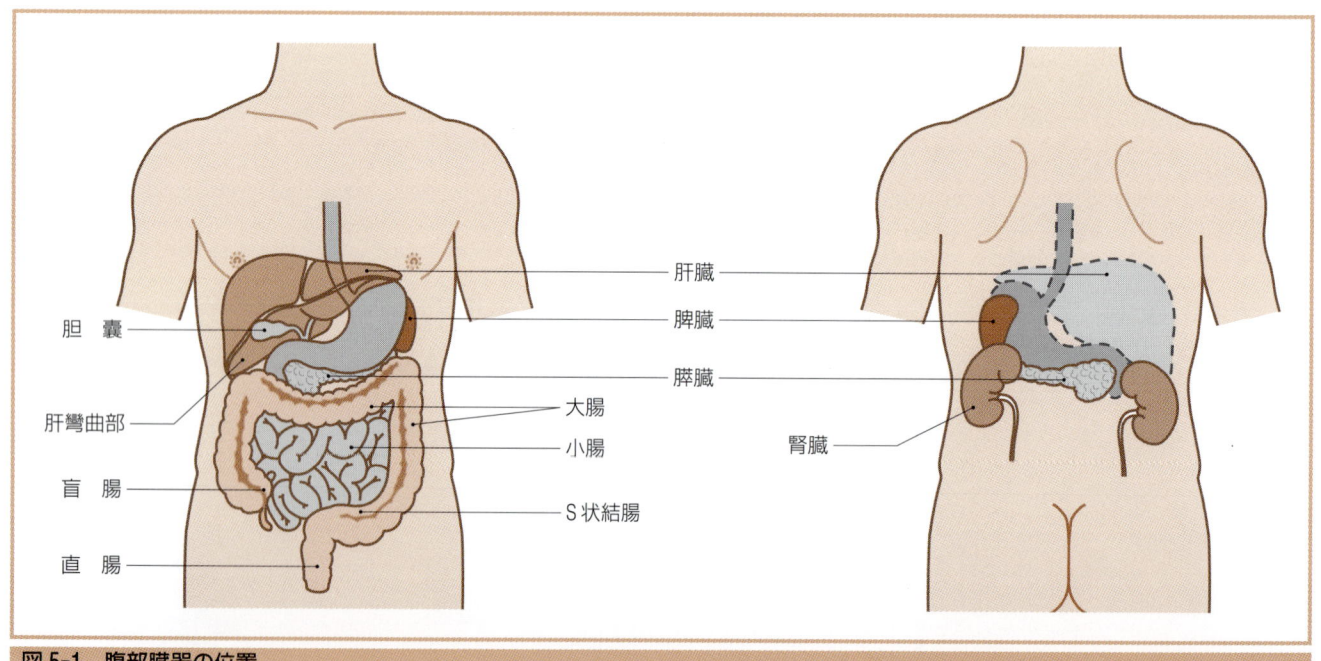

図 5-1　腹部臓器の位置

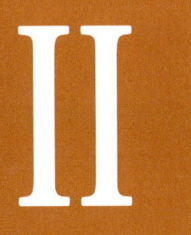

II 腹部の病歴のとりかた

病歴とは，言い換えればその人の生きてきた歴史である。生活習慣も含めた生活史であり，まったく医者にかかっていない人もいれば，毎年ありとあらゆる検査を受けてきた人もいる。病気がありきちんと治療を受けている人，何の検査も受けずに暴飲暴食を続けている人など，患者の背景に応じて評価は変わってくる。よって，患者の訴える症状を一律に判断することはできない。

ナースとして効率的な診断と治療を目指すなら，無駄と見落しのない情報収集と処理能力が求められる。

病歴のとりかたについては「看護と診察技術」（8頁）で詳しく説明されているので，ここでは特に腹部症状のある患者に確認すべき項目について解説する。

1 既往歴（消化器系疾患，手術歴）

消化器疾患では苦痛の強い患者が多く，雑多な病歴の中から症状や当該疾患に関連しそうなポイントを絞って再度確認する習慣が重要である。特に症状からきいておきたいポイントとその理由を表5-1に示す。

表5-1 消化器症状からきいておきたいポイントとその理由

症状	きいておきたいポイント	その理由
腹痛，悪心，嘔吐	腹部手術の既往歴	腸閉塞や癒着を原因とした蠕動に伴う痛み
腹痛，吐血，下血	他疾患による服薬状況	非ステロイド系消炎剤，抗凝固療法
腹痛	強い精神的ストレス，生魚の摂食（シメサバ，イカ）	急性胃粘膜障害，胃アニサキス症
下痢，下血	肉魚の摂取	感染性腸炎

2 家族歴

遺伝性大腸ポリポーシスなど一部の病気では，家族歴の聴取が非常に大切である。

3 生活歴

現病歴や症状によって重要なポイントが変わるが，腹部症状において，生活歴で重要な内容を表5-2に示す。

表5-2 生活歴で重要な内容

1	職業
2	結婚歴：分娩歴，帝王切開の有無
3	飲酒・喫煙
4	食事摂取量：暴飲，暴食の有無
5	排便回数，排尿回数
6	月経周期と月経困難症の有無

NOTE
痛みを感じる部位と病気の部位の不一致

腹腔内臓器の場合には，病気の部位と腹痛を自覚する部位が必ずしも一致しない。特に心窩部痛では患者は「痛いのは胃」と思い込んで来院することが多いが，実際には胆石や胆嚢炎，総胆管結石，急性膵炎などの場合もあり，注意が必要である。逆に胃に疾患があるにもかかわらず「私の胃は下垂しているので，そんな上の方が痛いはずはない」と言い張る患者もいる。

腹部には消化器以外の臓器も多く，下腹部痛では卵巣腫瘍の茎捻転，背部や腹痛の強い痛みでは尿管結石や腎盂腎炎，腹壁のチクチクさすような痛みでは帯状疱疹などの可能性も頭に入れておくことが大切である。

4 検査歴，治療歴

　見落されがちであるが，今までに受けてきた検査の情報も身体の病歴同様に重要な情報となる。特に消化器疾患の場合は再燃，再発や緩解・増悪を繰り返す病気が多く，また求められる検査がすでに最近行われている場合が多い。腹痛や悪心，下血の場合には，「現在は消化器疾患の治療を受けているか」，「過去に腹部超音波，胃や大腸の検査を受けていないか」などの重要な情報はあえて具体的にきくのが有用である。

5 現病歴

　腹部症状では強い苦痛を訴えており一刻の猶予もない状況が多いため，短時間で有用な情報を引き出す熟達した技術が求められる。

　特に active な問題，inactive な問題を頭の中で整理しながら，時間の経過を整理しつつ症状の変遷をきいていく。しばしば最も辛い症状に重要な愁訴が隠されている場合があり，それを予想しながら会話を進めていくのが重要である。たとえば，上部消化管出血の患者はしばしば強い腹痛のみを訴え，タール便の存在を自覚していない場合が多く，問診で便の色をきかれて初めて露呈することが多い。

　急激な状態の変化を伴っている場合は，次の要領で時間的推移と変化の内容を整理して記述するとよい。

① 現在まで継続している病歴と治療内容，健康歴
② 昨日までの状態との比較
③ 現在新たに起こった出来事と症状(本人の訴え，家族からの情報，医療者からの質問に対する返答)

　また，検査や治療を進めていく間に起こってくる変化も情報として重要である。

NOTE

肛門出血，血便の原因

　肛門からの鮮血出血や少量の血便を主訴に来院する患者は多いが，便に混じった赤い鮮血はまず肛門または直腸，あるいは下部結腸からの出血と予想できる。その大部分が痔によるものであるが，直腸やS状結腸の大腸ポリープ，大腸癌との鑑別は出血パターンからでは難しい。大腸癌などの場合，内腔が閉塞するくらい腫瘍が巨大にならない限り，腹痛や便通異常，体重減少の自覚症状は出現しない。

　血便や肛門出血(または便潜血反応陽性)がみられた場合は，大腸の精密検査(大腸内視鏡検査または注腸X線検査)を行ったほうがよい。

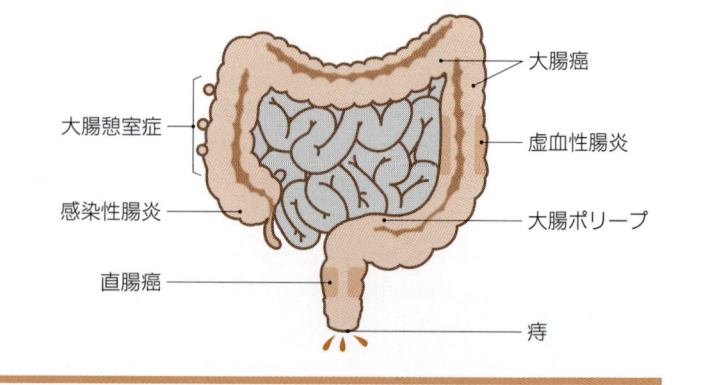

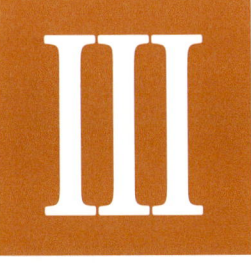

III 主な消化器症状とその意味
自覚症状のとらえかた

1 腹痛

腹痛(abdominal pain)は消化器外来では最も多い愁訴だが，その程度，性質や訴えかたは千差万別である。病態をイメージしながら巧みに性状やその時間経過，特徴をきき出すための重要なポイントを解説する。

1) 腹痛の始まりかた，時間経過と日内変動，排便や食事との関係

一般的な腹痛では漠然とある時期から症状が始まり緩解と増悪を繰り返し，ある時点で初めて外来を訪れるのがふつうである。腹痛に随伴する症状(悪心，下痢，発熱の有無など)を整理してききながら，1日中同様に痛いのか，波があるのか，軽くなったときは完全に症状は消失しているのかをきいていく。

突然に起こる強い腹痛は胃アニサキス症，急性胃粘膜障害，消化管の穿孔や腹部大動脈瘤破裂，虚血性大腸炎などでみられるが，これらの場合は症状が出現したのは何時何分かまで特定できることも多い。

時間経過で特に大切なのは食事と排便との関連性である。たとえば，上腹部痛で食後のみに強い痛みが起こり，発作がすぎると完全に症状が消失している場合は胆石症を，空腹時に増悪する上腹部痛(hunger pain)は十二指腸潰瘍を，排便前に痛み，排便後に完全に痛みが消失する場合は腸管蠕動に伴う痛みを連想する。

2) 腹痛の強さ

痛みの強さの表現は非常に個人差があり，それを考慮しながら判断していく。消化器疾患で認める強い疝痛発作(消化性潰瘍や腹膜炎，胆石発作，急性膵炎)では，さしこむような強い痛みのため苦悶様の表情とともに，患者は腹部をおさえて身体を海老のようにまるめていることが多い。痛みのあまり転げ回ったり大声をあげている場合もある。このような場合は腹部触診すら困難で重篤感も強く，緊急性を要する。それより弱い痛みでは，患者の表現の中で客観性のある言葉を選び表現する。これは医療者同士が共通の認識をもつためにも必要である。

「チクチクした痛み」，「シクシクした痛み」，「ジリジリやけるような痛み」，「キュッとさしこむような痛み」，「キリキリとしぼられるような痛み」，「しめつけられるような痛み」，「重苦しい感じ」，「上に物がのったような重さ」，「中に石でも入っているような重さ」など，わかりやすい表現を用いるのが適当である。

3) 腹痛の性質

痛みはじわじわと持続していく持続痛か，時々さしこむように強い痛みがおとずれる間欠痛であるのかをきき出すのも原因の鑑別に有用である。その間隔の長さや持続時間や痛みの強さなどの情報の他に，「最も痛みの弱くなった時間帯には完全に症状が消失しているか」を具体的にきき出す。さしこむような強い痛みが間欠的におとずれる場合に「疝痛」という言葉を用いるが，腸疝痛(腸閉塞や虚血性腸炎，感染性腸炎)，胆道疝痛(胆石症発作や総胆管結石)，尿管疝痛(尿管結石)は頻度も高く，臨床の場ではしばしば遭遇する。疝痛は苦痛が強いため適切な治療で痛みを軽減させる必要があり，また早期の診断と治療で合併症の予防や病状の重症化を防ぐことが大切である。

4）腹痛の部位

図5-2に腹部の部位区分を示す。

1 心窩部

腹痛で最も頻度の高いものは心窩部（上腹部正中）痛（epigastric pain）だが，多くの患者は「胃が痛い」といって外来を訪れる。確かに胃潰瘍，十二指腸潰瘍，急性胃粘膜障害などの胃の病気では心窩部痛が一般的であるが，他にも胆石症や急性膵炎でも心窩部痛を訴えることが多い。

腹腔内の臓器の位置（図5-1）は，痛みを感じる部位とは一致していない。その理由として，腹腔臓器自体には知覚神経がなく，体表の神経を借りて痛みを感じることがあげられる。たとえば胃下垂があり，胃潰瘍の位置が臍より下にあっても痛むのは上腹部である。これが腹痛の分析を複雑にしている。痛みを感じる部位と臓器の位置の不一致は患者にとっても疑問に感じることが多く，わかりやすく説明するのが好ましい。

2 右季肋部

右季肋部の強い痛み（rt. hypochondriac pain）は胆石や総胆管結石などの胆道系疾患を疑わせるが，右尿管結石や膵頭部の痛みもここに感じられることがある。

3 左季肋部

左季肋部は症状の出現頻度の低い部位である。大腸脾彎曲部のガスの貯留などで張るような痛みを訴える場合がある。

4 下腹部正中，左右下腹部

大腸の蠕動に伴う痛みや憩室炎などの消化器疾患の場合もあるが，女性の場合は卵巣腫瘍の茎捻転や婦人科系感染症による骨盤腹膜炎なども念頭におく必要がある。

5 右下腹部

虫垂炎では炎症のある右下腹部に痛み（rt. lower abdominal pain）や圧痛を認める場合が一般的だが，ときとして下腹部正中の痛みのみを訴えることもある。

5）腹痛の放散

腹痛の場合，腹部の1カ所が痛いわけではなく，遠くの部位に痛みの放散を認めることがある（図5-3）。

1 胆道疾患（胆石症，胆嚢炎，総胆管結石）

胆道疾患の場合，痛みの主座は心窩部から右季肋部であっても，右の季肋部から右肋弓を回り，右の肩甲

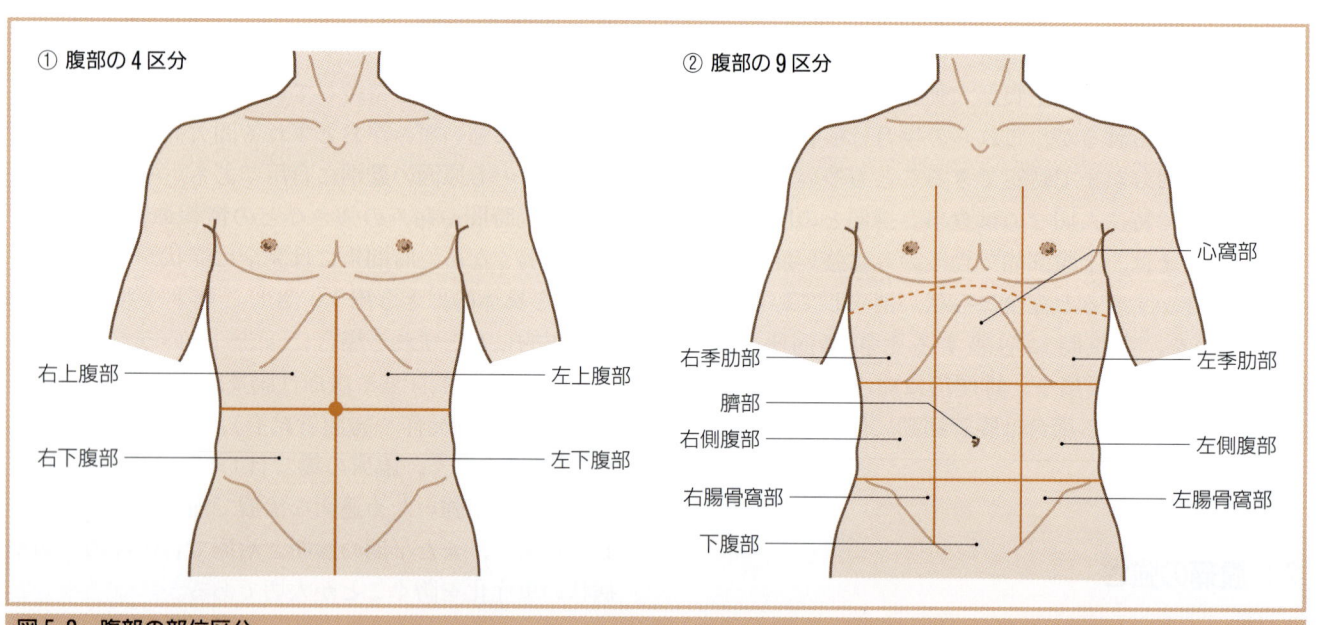

図5-2　腹部の部位区分

① 腹部の4区分：右上腹部，左上腹部，右下腹部，左下腹部

② 腹部の9区分：心窩部，右季肋部，左季肋部，臍部，右側腹部，左側腹部，右腸骨窩部，左腸骨窩部，下腹部

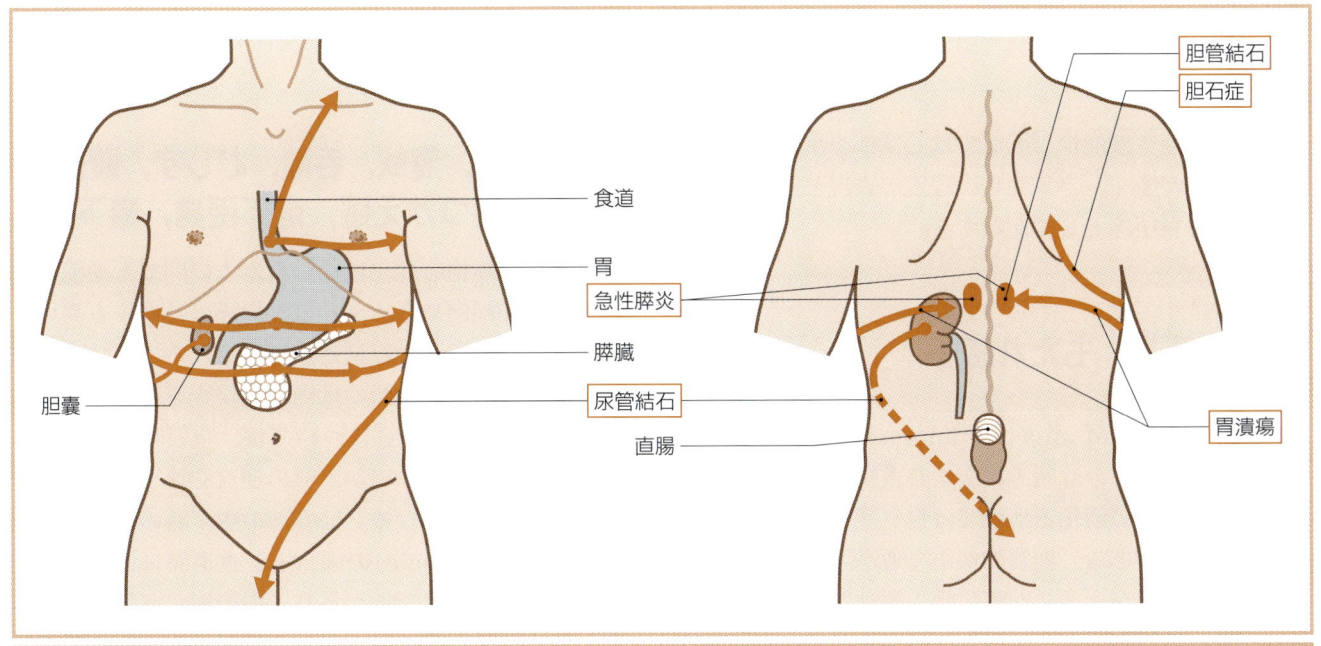

図5-3　腹痛の放散部位

骨から右肩に放散する場合がある。

2 食道疾患（逆流性食道炎）

食道の痛みはまれであるが，逆流性食道炎の胸やけが強い場合には痛みを訴えることがあり，まれに左の腋窩や鎖骨に放散する。

3 胃疾患（胃潰瘍，急性胃粘膜障害，胃アニサキス症），十二指腸疾患（十二指腸潰瘍）

心窩部痛が多いが，穿通性潰瘍ではしばしば左右季肋部を回り，背中に達する。

4 膵臓疾患（急性膵炎）

心窩部から背中にまっすぐ放散する。

5 尿管疾患（尿管結石）

尿管結石では側腹部に強い痛みを感じるが，恥骨方向に放散することがある。

6 直腸疾患

ときとして仙骨部に放散する。

6）腹痛に伴う症状

腹痛の原因は多岐にわたり，これらを区別するために発熱，消化管出血，下痢，黄疸の有無，生理との関係，妊娠の可能性などを同時に聴取する。

NOTE

腹痛の訴えがあったら，問診で確認すべきこと

急激に始まった心窩部痛で外来を受診する患者の場合，多くの医療機関では上部消化管内視鏡検査（消化性潰瘍の疑い），腹部超音波検査（胆石症の疑い），血液検査（急性膵炎，感染性胃腸炎，虫垂炎の疑い）などを行うが，検査の予定を立てる前に必ず問診で確かめるべきポイントがある。発熱や下痢を伴わないか，悪心・嘔吐の有無，下血・吐血の有無は基本的事項だが，他にしばしば認められるものとして胃アニサキス症がある。アニサキスは生の（または酢でしめた）サバやイカを食べた数分後から強い心窩部痛を自覚するのが特徴的である。アニサキスの虫体は胃の壁に噛みつき，強い炎症反応（アレルギー性）を起こし激烈な痛みの原因となる。また酸に強いのが特徴で，胃の中で約1週間程度は生息可能なため，その間は強い痛みが持続する。内視鏡で虫体を取り除くことにより速やかな症状の消失が期待できるため，緊急内視鏡での治療の適応となる。

日本ではシメサバが原因の場合が一番多く，必ず「痛くなる前にシメサバやイカを食べましたか」をきくように心がけたほうがよい。他に非ステロイド性抗炎症薬（NSAID）や強い精神的ストレスによる急性胃粘膜障害や消化性潰瘍の急性増悪も頻度が高く，特に高齢者では整形外科などで痛み止めを処方されていないかを確かめることも重要である。

2 腹部重圧感

消化性潰瘍や機能性胃腸症では心窩部の重い感じを訴えることが多く，自覚症状の程度の表現として腹痛と区別して重圧感として記載する。

3 食欲不振，もたれ感

食欲不振(loss of appetite, anorexia)やもたれ感(特に食後)は疾患の診断上はあまり重視されない傾向があるが，多くの消化器疾患では自覚症状の改善の指標として有用である。器質的疾患で通過障害のある場合も起こりうるが，多くが消化管の蠕動低下が原因であり，機能性胃腸症として近年注目をあびている。悪心や嘔吐を伴うのか，また体重減少を伴うのかをていねいに聴取する。明らかな体重減少を伴う食欲不振の場合は悪性腫瘍などの器質的疾患を疑い，積極的な検査が必要となる。

4 悪心，嘔吐，げっぷ，おくび

消化器疾患の場合，悪心(nausea)，嘔吐(vomiting)は腹痛や腹部重圧感などの他の症状と随伴することが多い。これら消化器系からの刺激による反射性嘔吐の他に，大脳の直接刺激による中枢性嘔吐があり，繰り返す嘔吐の場合にはその起こる時間や食事との関係など周期性に注意する。たとえば食後数時間して嘔吐を繰り返す場合は，胃癌や十二指腸潰瘍などの上部消化管の器質的疾患による通過障害の場合があり，吐いた物に血液の混入がないかなどの観察も重要である。

5 腹痛に伴う圧痛，反跳痛

触診の項目で詳しく触れるが，腹痛の場合はその強さだけでなく，圧痛や反跳痛(rebound tenderness)を伴うか，お腹が硬くないか〔筋性防御(muscle guarding)の有無〕が，腹膜炎の合併などの重要なトラブルを起こしていないかを知る上で大変重要となる。

6 胸やけ，溜飲，呑酸，むしず，酸逆流，嚥下時つかえ感，嚥下困難，嚥下時痛

食生活や体格の変化に伴い日本人の間でも逆流性食道炎が増加傾向にあるが，依然胃癌の有病率も高い。腫瘍による狭窄および通過障害がこれらの症状の原因の可能性もあり，診断には内視鏡検査を行う。

胸やけ(heartburn)については，空腹時か食後か，また夜間臥床時に多いか，酸の逆流を伴う(呑酸)かなどが鑑別上重要となる。前胸部の嚥下時のつかえ感や嚥下困難(dysphagia)の場合も，食道癌による狭窄や逆流性食道炎の可能性があり，内視鏡などの精査が必要となる。嚥下時に引っかかる感じ，強くしみる感じがある場合や，また体重減少を伴うときは特に注意を要する。

7 全身倦怠感

全身倦怠感(lassitude)は主観的な症状だが，特に体重減少や貧血を伴う場合は悪性腫瘍や慢性感染症の可能性も考える。全身倦怠感を訴える場合は発熱や黄疸，尿の色調の変化の有無もあわせて聴取する。

8 口臭

口臭は歯周病などの歯肉由来の場合の頻度が高いが，肝性昏睡(生臭い口臭)，腎不全(アンモニア臭，尿臭)，糖尿病(甘酸っぱい口臭)などの特徴的な口臭もあり，特に原因不明の意識障害のときなどは診断のきっかけになりうる。

9 便通異常：下痢

便の回数が異常に多く，便が水様や泥状の場合を下痢(diarrhea)と呼ぶ。

下痢の性状，回数，出血の有無に加えて発熱や悪

心・嘔吐，腹痛の有無を聴取する。頻度的には過敏性大腸症候群やウイルス性腸炎などの蠕動亢進に由来するものが多いが，潰瘍性大腸炎などの炎症性腸疾患やO-157などの感染性腸炎由来の下痢の場合もあり，特に出血や強い腹痛，発熱を伴う場合は注意を要する。

10 便通異常：便秘

排便の習慣は個人差が大きく，どこからを便秘（constipation）と呼ぶか決めるのは困難だが，一般的には日常と比べて排便回数が減少し，腹部膨満感などの不快感を本人が自覚する場合を便秘としている。慢性的な便秘では腸の蠕動低下や体動減少などによる習慣性便秘の頻度が高く，本人は排便したい感じを自覚していないのが一般的である。これに反して急に出現した便秘で，排ガスもなく腹痛や膨満感，悪心を伴う場合は腸閉塞（閉塞性イレウス）の可能性を念頭において対応する。

11 腹部膨満，鼓腸，腹鳴，しぶり腹

腹部膨満感（abdominal fullness）を訴える場合，腹水の貯留がないかなどの注意が必要だが，多くの場合は腸管内にガスや便が多くたまっていることが原因である。単純に習慣性の便秘の場合もあるが，細かい症状の聴取や腹部聴診が重要となる。

腸管の蠕動が亢進している場合にお腹がゴロゴロと動いて感じられることを腹鳴と呼ぶ。ときに強いしぶるような痛み〔便意があってもほとんど便が出なかったり，排便があってもわずかしかない状態：しぶり腹（テネスムスtenesmus）〕を伴う場合がある。下痢を伴う場合は下痢に伴う腸管蠕動亢進として理屈に合うが，排便がなく腹鳴のみがある場合は軽度の通過障害（閉塞性イレウス）が存在している可能性がある。

12 吐血，下血（タール便，血便，肛門鮮血出血），粘血便

吐血（hematemesis），下血（melena）は大量の消化管出血の証拠であり，見逃してはならない症候である。しかし上部消化管からの出血はすぐに胃酸で酸化されて黒色になるために，本人は出血として自覚していないことが多い。そのため，病歴聴取の際にあえて具体的に確かめる必要性の高い項目である。

13 消化器症状に伴う発熱

微熱の場合は本人も自覚していないことが多いが，発熱の有無は原因疾患が感染や炎症に基づくものか，腫瘍や消化性潰瘍などの器質的疾患によるものかを鑑別するヒントとなる。

14 消化器症状に伴う体重減少，るいそう（やせ）

消化器疾患で体重減少を伴うものは悪性腫瘍だけでなく，慢性消耗性疾患や消化吸収障害を伴うもの，消化器症状による摂食不良など原因は多岐にわたる。必ず確認し，具体的数値で記載する必要がある。

NOTE

上腹部不定愁訴（機能性胃腸症）

上腹部痛や不快感を主訴に外来を訪れる患者で，本当に器質的疾患のある場合は，10％以下である。多くの患者は内視鏡検査などでは胃や十二指腸にまったく疾患はないものの不快な消化器症状を訴える。これらは上腹部不定愁訴，NUD（non ulcer dyspepsia），FD（functional dyspepsia）と呼ばれ，消化管運動や胃酸の分泌などの調節障害が原因と考えられている。

以前は「神経性胃炎」などの心理的な因子として軽く考えられていたが，実際の患者の数は多く，また適切な薬物療法で症状の改善を得られることもわかり，積極的な治療の対象と考えられるようになっている。

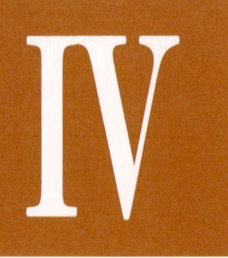

IV 他覚症状のとらえかた
視診

1 一般状態(体格，体型，栄養状態)

　胃や横行結腸の位置は体型で大きく異なる。たとえば腹腔臓器の周囲や腸間膜には脂肪組織がつくため，肥満の人では腹腔のかなりの部分を脂肪が占めている。また女性は骨盤が広いため，男性に比べて胃や横行結腸が下垂しやすい(図5-4)。やせた女性は食後下腹部がぽこっと出ることが多いが，これは骨盤内まで胃が下垂しているのが原因である。しかも前述したとおり，病気の臓器の位置と痛みを感じる点は異なることが多いため，混乱しないよう注意が必要である。

　体格や栄養状態は皮下脂肪の厚さや筋肉のつきかたで判定可能だが，悪液質(悪性腫瘍などの慢性疾患があり，栄養状態がきわめて悪い状態)の患者では以前との比較も大切である。また低蛋白血症で浮腫や腹水がある場合は，一見体格がよくみえる場合があるので注意を要する。

　視診の体位としては通常はまず仰臥位で行うが，座位で胸部所見をとっているときや患者が立ち上がり立位になったときに限局性の膨隆などは目立つことも多いので，注意深く観察を行う。

2 腹壁皮膚の変化

1) 黄疸

　黄疸(jaundice)は皮膚の黄染よりはむしろ眼球結膜の方が認識しやすい。一般的には血液中の総ビリルビンが3 mg/dl以上になると皮膚の黄疸を認識できるといわれている。しかし黄色人種では判断が難しい場合も多く，みかんなどを食べすぎたときの柑皮症(高カロチン血症)や悪性貧血などでも黄色調を呈することがある。

2) 皮膚線条

　皮膚が一度伸展拡張し，その後に弛緩した場合に真皮の裂傷により白色または灰白色の縦走する線状瘢痕が生じる。これを伸展性皮膚線(striae cutis distensae)，腹壁線(abdominal wall line)と呼ぶ。一時的な過度の肥満や腹水貯留，腹部腫瘍による腹壁伸展でも生じ，妊婦や妊娠後の場合は妊娠線(striae of pregnancy, striae gravidarum)と呼ばれる。最近形成されたものは紅色または紫紅色，過去の古いものは白色線条となる。内分泌疾患ではクッシング症候群による

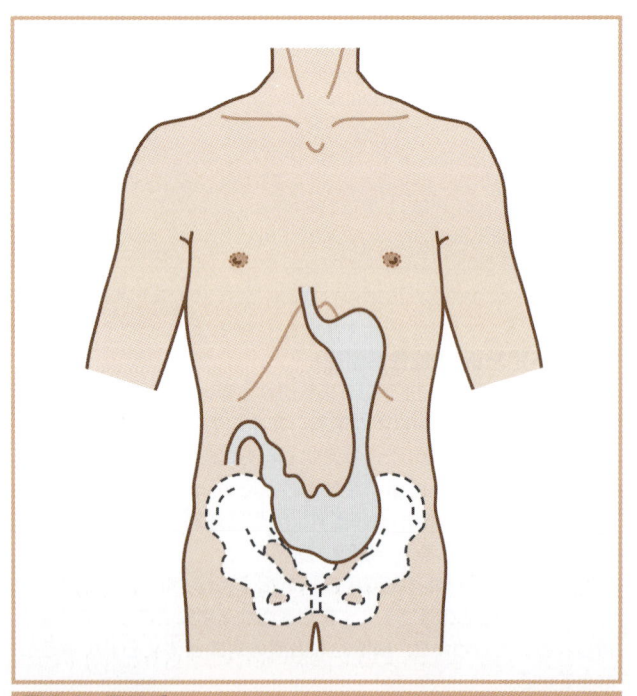

図5-4　胃下垂

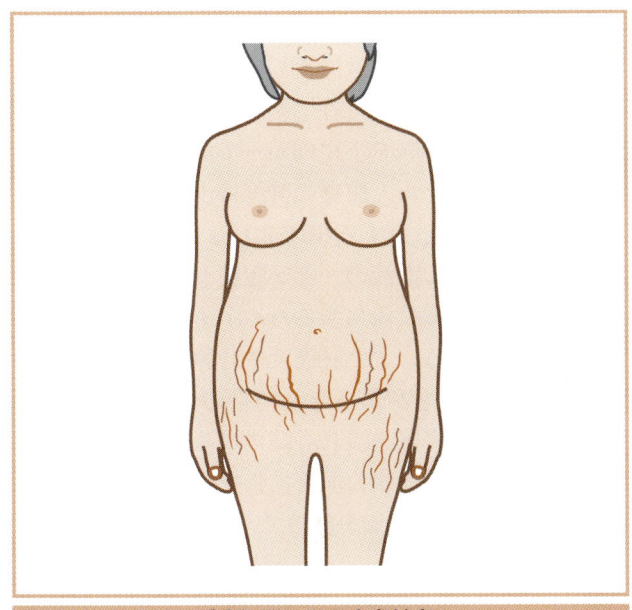

図 5-5　クッシング症候群による皮膚線条

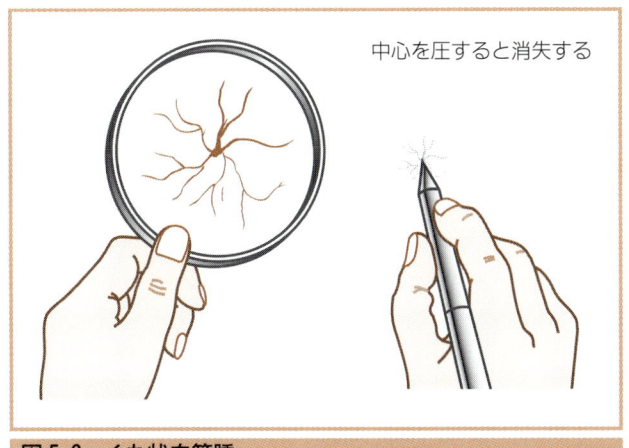

図 5-6　くも状血管腫

赤色線条が有名である(図 5-5)。

3）色素沈着

　色素沈着はアジソン(Addison)病などの内分泌疾患で全身の皮膚にみられる場合がよく知られているが，消化器系ではヘモクロマトーシスに特徴的な赤銅色の着色がみられる。また肝硬変や閉塞性黄疸で黄疸が持続した場合も，皮膚が黒ずんだ色調となる。

4）皮疹

　皮疹を認める疾患としては麻疹や風疹，猩紅熱などが知られているが，腹部のみに皮疹が出る疾患はまれである。帯状疱疹(herpes zoster)が腹部に起こった場合は，発疹の出現より先に片側性のピリピリした痛みが出るため，しばしば腹痛と見誤られることがある。また肝硬変や劇症肝炎で出血傾向のある場合は皮下出血がしばしばみられる。腹部の強い痛みに点状出血や紫斑を伴う場合は，シェーンライン・ヘノッホ(Schöenlein-Henoch)紫斑病の診断のきっかけになる。くも状血管腫は肝硬変や慢性肝疾患の患者の腹部や胸部の皮膚にみられる，大きさ数 mm の赤く放射状に伸びた血管の拡張で，中心部をペン先などで圧迫すると消失するのが特徴的である(図 5-6)。肝硬変では手掌紅斑を伴うことも多い。

3　リンパ節

　表在リンパ節の触知は消化器悪性腫瘍の転移の有無を知る上で重要な所見である。ウィルヒョー(Virchow)のリンパ節(左鎖骨上窩)腫脹は胃癌，食道癌，肺癌で，鼠径リンパ節腫脹は直腸や婦人科系の癌の転移でしばしばみられる。リンパ節以外の癌の転移巣で体表から触れるものとしては，クルーケンベルグ(Krukenberg)腫瘍が有名で，胃癌が卵巣に転移し腫大した場合に下腹部に腫瘤状に触知する(図 5-7)。

4　腹壁の形態

　腹部の膨満を認める場合，いわゆる「Five F」〔肥満(fat)，腹水(fluid)，鼓腸(flatus)，宿便(feces)，胎児(fetus)〕の可能性を考える。他にも腸管ガスの異常貯留(腸閉塞など)や急性胃拡張，腫瘤などの有無を念頭においての診察を行う。特に下腹部膨隆を示す女性の場合は常に妊娠の可能性を確認する習慣が大切であるが，他に著明な腹部突出を示すものとして，巨大な卵巣腫瘍や腹膜偽性粘液腫などがあげられる。触診のポイントについては別項(119 頁)で後述する。

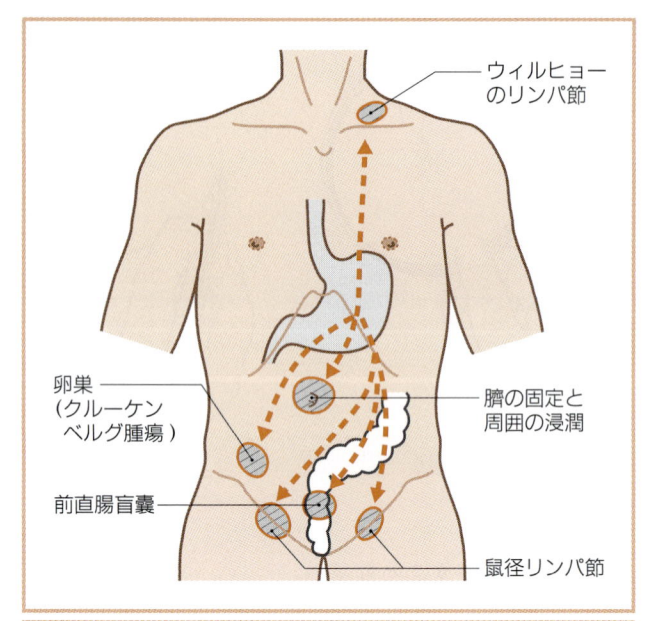

図 5-7 消化管の癌転移病巣触診部位

5 腹壁静脈の怒張

正常では腹壁の血管の怒張は認めないが，上下大静脈や門脈の狭窄や閉塞がある場合は，血液が側副血行路を介して心臓に戻ろうとするために腹壁の静脈が蛇行，拡張(怒張)する。

腹壁静脈の拡張を認める場合は，必ずその血流方向を確認する。健常者では血流の方向は臍より上では上行性，臍より下では下行性である。しかし下大静脈の閉塞では腹壁の静脈を下に向かって流れ腸骨静脈を経て大静脈に戻るため，腹壁の静脈は上から下に向かって並行縦走して怒張する(図5-8①)。下大動脈閉塞の場合は身体下部の血流の一部が腹壁および胸壁の静脈を介して上大静脈に流入するため，下から上に向かう血管拡張を認める。また肝硬変や肝臓癌などで門脈の閉塞や門脈圧亢進があると，門脈の血液は臍静脈を通って放射状に腹壁を流れ心臓に戻ろうとする。そのため臍を中心に放射状の血管拡張を認め，血流方向は臍から末梢に向かう(図5-8②)。

6 腹部の拍動

やせた人では正常でも腹部大動脈の拍動が観察されることがあるが，腹部大動脈瘤では大動脈の走行に一致して深在性の拍動性腫瘤として認められる。また大動脈に腫瘍やリンパ節腫大が接している場合も，拍動して触れる場合がある。

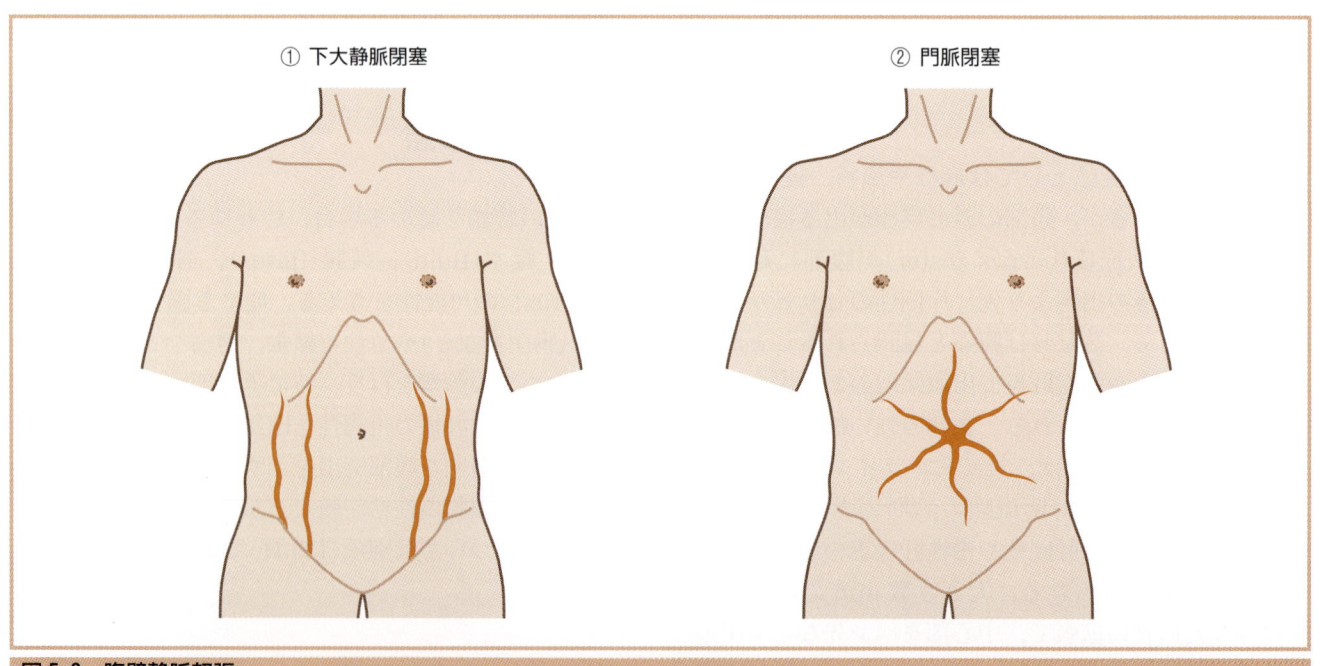

図 5-8 腹壁静脈怒張
① 下大静脈閉塞
② 門脈閉塞

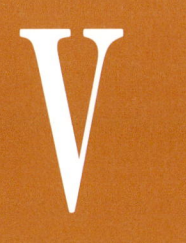

V 他覚症状のとらえかた
触診，打診，聴診

1 腹部の局所解剖と所見の記載法

所見の存在部位を具体的かつ客観的に表現するためには，腹部をいくつかの区画に分けるのが実際的である。よく用いられる区画法として，図5-2①（112頁）は最も簡単で，臍を通る水平線と垂直線により左右上下腹部の4区画に分ける方法である。しかしこれでは大まかすぎるため，臨床では図5-2②のように横隔膜付着部の推定線を上界とし，左右肋骨弓の臍下端（左右第10肋軟骨縁，胸郭の臍下端）を結ぶ水平線と，左右上前腸骨棘を結ぶ水平線で上下を3区分し，さらに左右のPoupart靱帯の中点を通る2本の垂直線（鎖骨中線や乳頭線，腹直筋外縁で代用する場合も多い）で9区画に分ける区分が好まれる。ただしこの区分は厳密なものではなく，予想される疾患単位で大まかな区分を用いる人も多い（図5-9）。

所見の記載法としては，誰がみても情報が正確かつ客観的に伝わるように具体的に記載することが大切である。所見が広範囲にわたる場合は「腹部全体に圧痛と自発痛を認める」とか「上腹部全体の漠然とした重圧感」といった表現になるが，所見が狭い範囲に限局している場合は「右季肋部に限局した圧痛」などのように記載する。また虫垂炎のように頻度の多い疾患では決まった圧痛点に「McBurney」のように名前がついており，多くの人が共通して認識できる（132頁）。

他に限局した部位を指定する方法としては正中線，鎖骨中線，剣状突起，臍，恥骨結合などを基準として「正中線上で恥骨結合より2cm上の部位に認める可動性の腫瘤」といったように位置関係を表現すると客観性がある。臨床的によく用いられる基準線を図5-10に示す。

2 腹部触診の姿勢

腹部の触診の際は1つの体位にこだわらず，触診の流れの中で最もよく触れる体位を探しながら工夫する。

1）仰臥位

通常は患者を診察台で仰向けに寝かせ枕を当てがい，両膝を立ててもらう。膝の角度は120°前後が最も腹壁の緊張がとれる。検者は患者の表情を確認できるよう右側に立ち右手で触診を行う（図5-11）。冷たい手で驚かせて患者の腹壁を緊張させないよう検者の手は温めておく必要がある。話しかけながら，患者をくすぐったがらせたり驚かせたりしないように注意を払

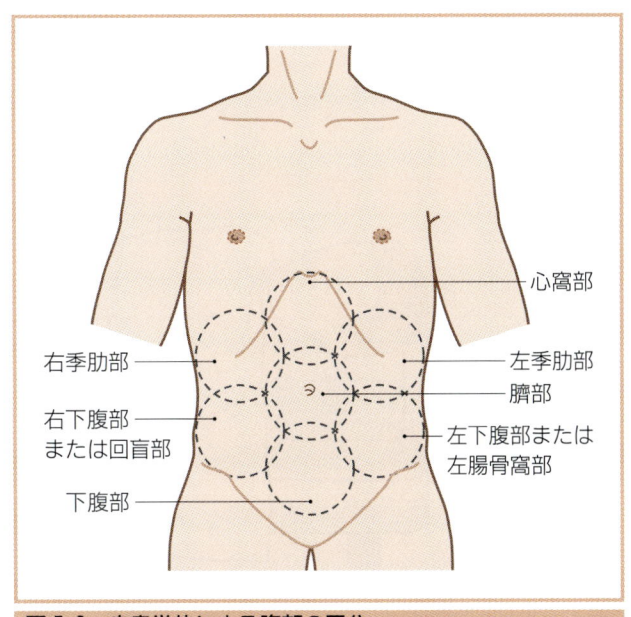

図5-9 疾患単位による腹部の区分

心窩部／右季肋部／左季肋部／臍部／右下腹部または回盲部／左下腹部または左腸骨窩部／下腹部

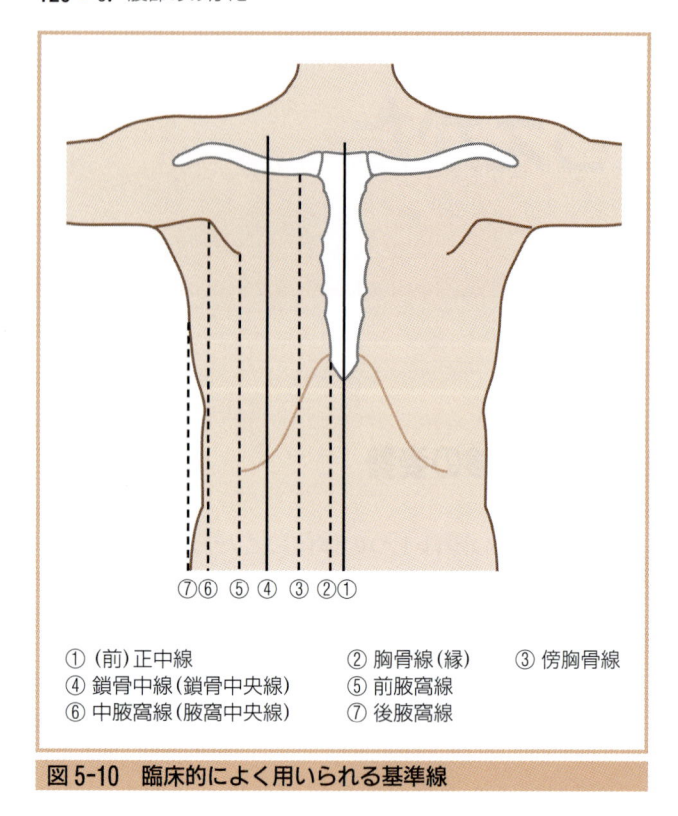

① (前)正中線
② 胸骨線(縁)
③ 傍胸骨線
④ 鎖骨中線(鎖骨中央線)
⑤ 前腋窩線
⑥ 中腋窩線(腋窩中央線)
⑦ 後腋窩線

図5-10 臨床的によく用いられる基準線

い，そっと触診を開始する。お腹の力を抜いてもらい，口で浅い呼吸をしてもらいながら，痛みのある部位や所見のありそうな部位は後回しにして遠い部分から触診を行う。軽い触診から始め，次に深い触診に移る。

軽い触診(表在性触診)とは，わずかな圧痛や抵抗，腹壁反射を知るために行い，手の力は抜いて腹壁に対して平行に置き腹部を軽く沈ませ，愛護的に左右を比較しながら，腹壁からわいてくるわずかな変化を待つつもりでゆっくりと行う。何かを探し出そうとして力を入れないように心がける。

深い触診(深達性触診)とは積極的に圧痛や抵抗を調べるために，右手の示指・中指・環指の指先に力を入れて腹壁を圧迫する。次に目的とする臓器や部位によって最も触れやすい体位を工夫しながら触診する(121頁参照)。触診中は腹壁の緊張をとるように適当な会話をかわしながら患者にはリラックスしてもらう。顔もみながら触診することにより圧痛の有無や部位，程度を知るのに役立つ。

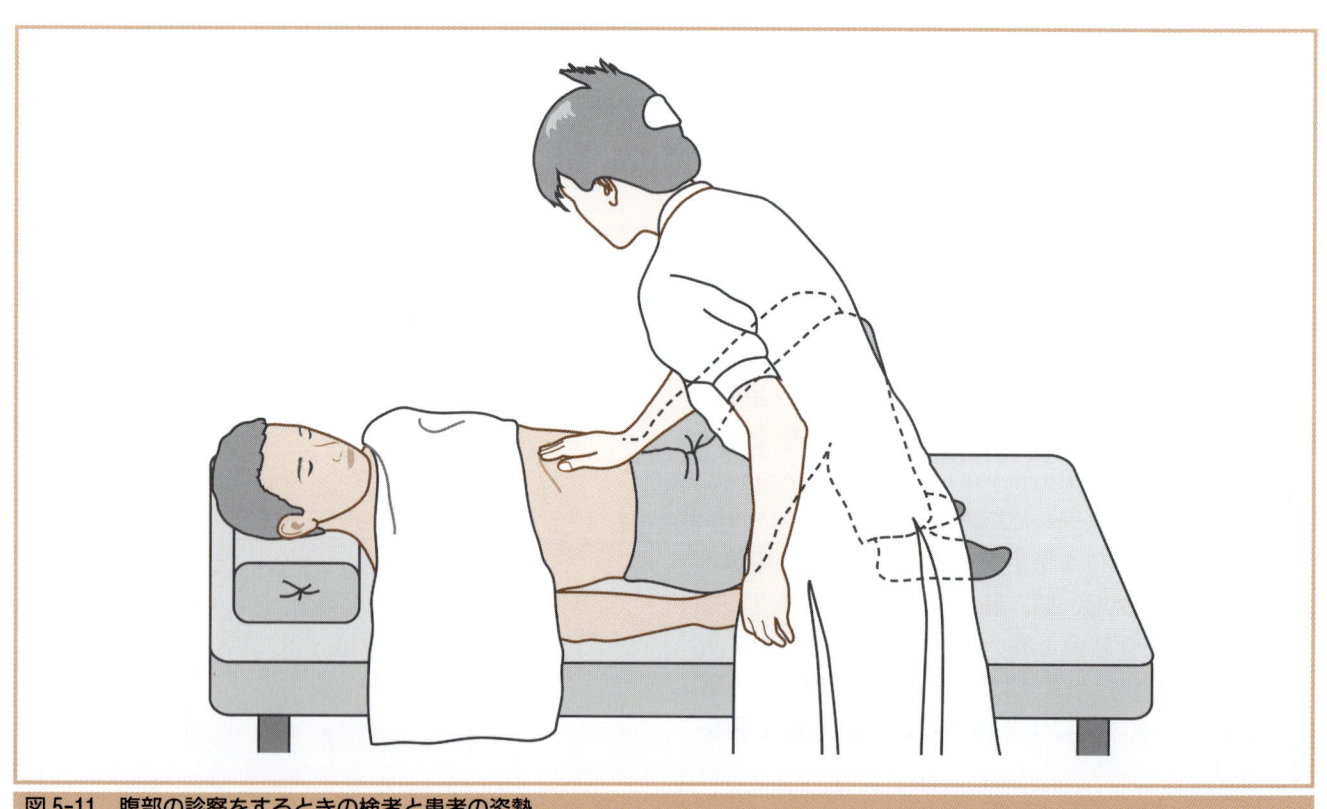

図5-11 腹部の診察をするときの検者と患者の姿勢

2）半座位

両下肢を伸ばし上半身を半分起こし，両手は後ろでついた体位で行う（図5-12）。この場合，後ろに回した手に十分体重がかかるようにしないと腹壁筋の緊張が増し，触診が困難になるので注意する。患者が自分の力で姿勢を保つのが困難な場合は，検者自身の上肢で患者を支えるようにして半座位をとらせる。

軽い腹式呼吸をさせ，腹部が陥没したときに手を肋弓下にもぐりこませるように行うと上腹部の触診での情報が増え，心窩部腫瘤や肝臓・脾臓の辺縁，胆嚢の触診に有用である。

3）立位

腎臓の触診や胃や腸の腫瘤などでは立位の方がよくわかる場合がある。

4）側臥位

左下側臥位は盲腸，上行結腸，胆嚢，肝右葉の触診に，右下側臥位は脾臓，下行結腸の触診に有用である。

3 腹部触診法の種類と要領

触診には様々な方法があり，片手で行う単手触診，両手で行う双手触診，探りの深さや強さによって表在性触診と深達性触診，手指の動かしかたにより滑走性触診，双手触診，衝動触診，指先触診などに分けられる。ただしこれらの手技は独立して行われるわけではなく，触診という1つの流れの中で病態，目的などに応じて組み合わせて行う。それぞれについて，コツを簡単にまとめる。

1）表在性触診

腹部では通常右手の単手触診を行う。手を腹壁と平行に置き指の末節掌面で軽く柔らかく触れる（図5-13）。まず腹壁に静かに置いた手に内部の所見が伝わってくるのを迎え待つ要領で，指先や手掌の感覚をとぎすます。強く力を入れて内部を探り出そうとしないのがコツで，特に筋性防御や軽度の圧痛や抵抗，腹腔臓器の形態を知るのに役立つ。

2）深達性触診

表在性触診に続きさらに深部を探り出すため，強く深い触診を行う。患者の腹壁に力が入っているとまったく情報は得られなくなるため，リラックスして力を抜いてもらうが，強い圧痛や筋性防御のあるときは難

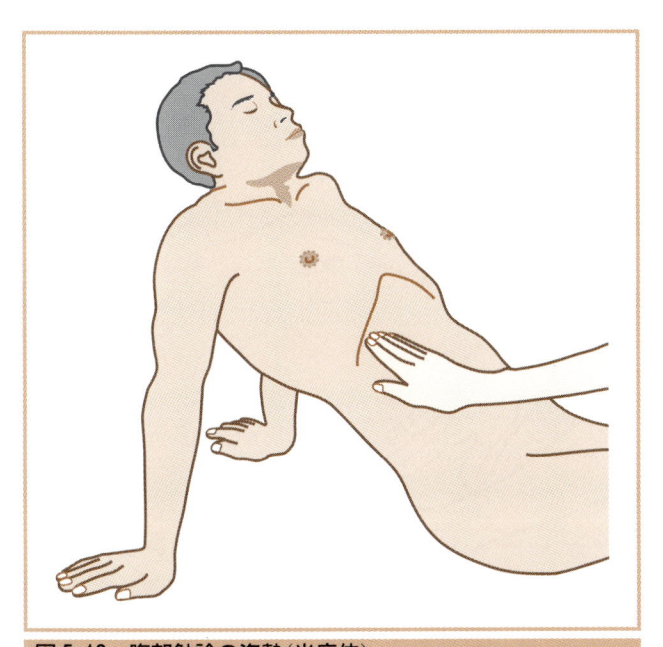

図5-12　腹部触診の姿勢（半座位）

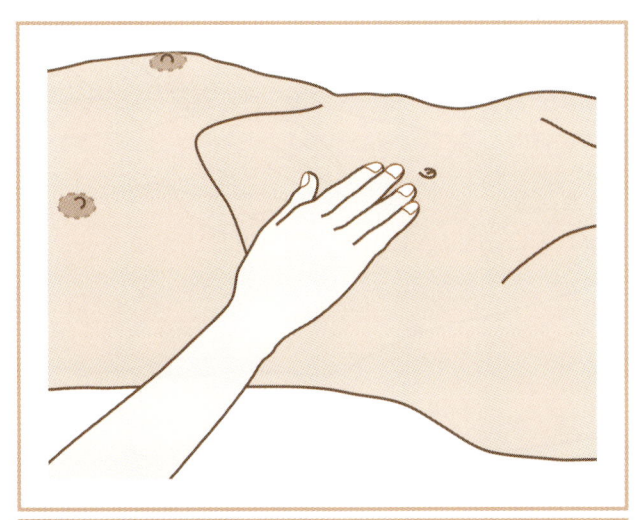

図5-13　表在性触診

しい。右手単手で行う場合もあるが，腕の筋力が足りなければ，双手触診が有効である。腹壁に軽く当てた右手指上に左手をのせ，右手指の力は抜き左手で右手指の遠位指節間関節(第1関節)あたりを圧迫する(図5-14)。触診の目的部位によっては左右の手を逆にする。次にこの状態で深呼吸をさせ，腹壁が陥没したときにさらに探るような深い触診を行う。手指(示指・中指・環指)をまっすぐに伸ばして深くさしこむか，もしくは触診指を熊手のように鉤状に曲げ深くさしこむ。指先で目的の臓器を感じたら指の先端をその表面で滑走させ情報を得る場合もある。状況に応じて臨機応変に体位や手技を工夫し，腹壁深部の圧痛，抵抗，臓器，腫瘤の性質などを探る。

3）滑走性触診

　触れるだけでなく，目的部位の表面に手を滑らすことでさらに多くの情報を引き出す。腹式呼吸を繰り返し腹壁が陥没したときに指を深くさしこみ，呼吸運動による腹壁の動きを利用し指先を滑らせる。腹壁皮膚表面を滑らせたり摩擦するのではなく，手指を軽く押し当てたまま腹壁から離すことなく静かに滑らすのがコツである。くすぐったがらせたりして腹壁の緊張を増すことが多いため，あまり忙しく手指を動かさずに患者の呼吸に手のタイミングをゆっくりと合わせる。

　触診する目的に応じて指や手掌の部位をうまく使い分けるのも有効である。たとえば示指から小指の先端で圧痛部位や腫瘍の性状を探りながら，手を橈骨側や尺骨側に押すように滑らせて指の側面や辺縁で細かい情報を得る。この方法は特に肝臓，脾臓の辺縁や腫瘤の呼吸性移動を確かめるときに役に立つ。また大腸の触診では指を腸管の走行軸に45～90°の角度をつけて滑走性触診する方法がよく用いられる。

4）双手触診

　深達性触診の項で両手を用いる方法を述べたが，一方の手を腹壁に置き，他方の手を背中に回し身体を両手ではさむようにして行う双手触診も腎臓の触診などではしばしば用いられる(図5-15)。両手の角度は平行がよい場合と直角が効果的な場合があり，それを交互に行ってみるのもよい。腎臓の触診の項(128頁)で詳細は述べるが，双手触診で浮球感を確認することにより，腎臓か肝臓や脾臓などの他の臓器かを鑑別することが可能である。

5）衝動触診

　多量の腹水により腹部膨隆を認める場合，指先で腹壁を急激に強く突き，直ちに指を腹壁から離してみると，腹水中に浮かんでいる臓器は球をはじくように腹壁の指にポンと触れることがある。これは急激に指先を腹壁に衝突させることにより腹壁と臓器の間にある腹水が側方に排除されるために起こる。

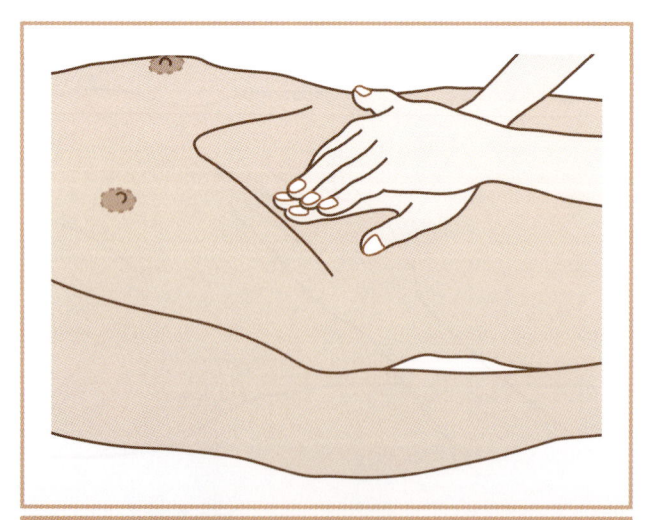

図5-14　深達性触診

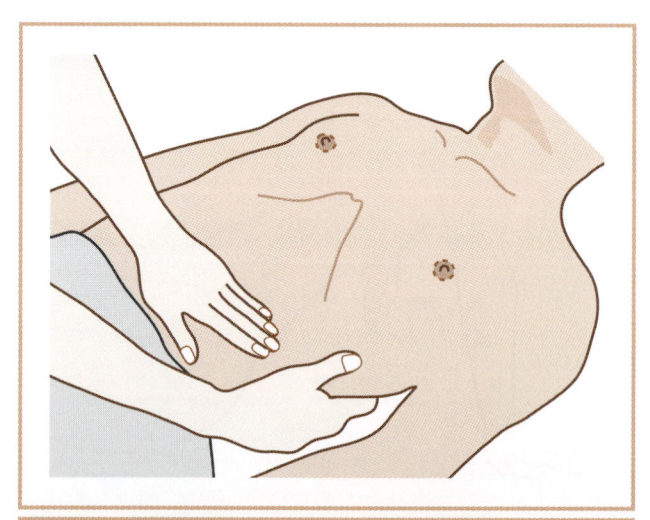

図5-15　双手触診

6）指先触診

指先を腹壁に垂直に押し当て，ポイントごとの深部の圧痛部位をみる。強く押す場合は母指を用いることもある。

4 腹痛における腹部触診所見

1）圧痛

腹壁を指で圧迫したときに生じる痛みを圧痛（tenderness）と呼ぶ。圧痛の原因が腹腔内部なのか腹壁自体のものであるかを判別する方法としては，次の方法がある。

患者に自力で頭を上げてもらい圧痛が強くなる場合や，腹壁を緊張させたり腹式深呼吸をさせ吸気時に腹部が膨らんだときに圧痛が強くなる場合は，腹壁自体に原因のある可能性が大きい。また皮膚や皮下組織に原因がある場合は，局所を指でつまむと圧痛が明確になる。圧痛があっても病的意味のない場合もあり，やせた人の場合は腹壁から脊柱が触れることがあるが，その両側の側面は健常者でも弱い圧痛を訴える場合がある（図5-16）。

病的な圧痛の場合はその局在と放散方向，圧痛の強さ，腹壁の硬さ，筋性防御や反跳痛の有無に注意しながら情報を収集する。圧痛を探るには通常，示指・中指・環指の末節手掌面を用いるが，1点に限局する圧痛点（tenderness-point）を知るには示指などを垂直に立てて触診するとよい。胃・十二指腸では心窩部に，胆石や胆嚢炎では心窩部から右季肋部に，急性膵炎では心窩部から背部中央に，虫垂炎では右下腹部と下腹部正中に圧痛が局在する傾向がある。しかし潰瘍の穿孔で汎発性腹膜炎を起こした場合は腹部全体に強い圧痛と筋性防御が広がり，圧痛の局在ははっきりしなくなる。また虫垂炎は穿孔し腹膜炎を起こすと逆に圧痛の局在がはっきりせず，下腹部全体の腹痛となる場合があるので注意を要する。

2）反跳痛

消化管の穿孔や虫垂の穿孔など腹腔内の感染に起因

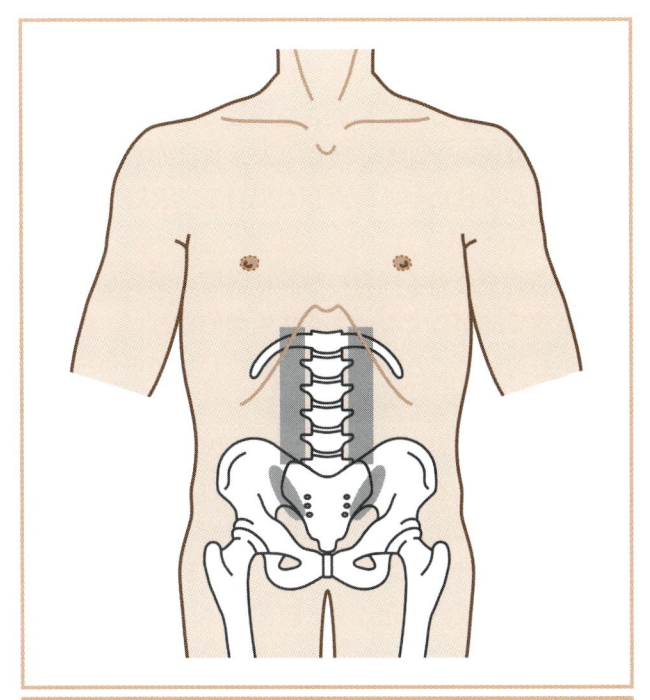

図5-16 病的意味のない圧痛が認められる部位

する腹膜炎では強い腹膜刺激症状を生じ，圧痛に加え，局所を静かに圧迫して急に手を離したときにするどい痛みを感じることがしばしば認められる。これを反跳痛またはブルンベルグ徴候（Blumberg sign）と呼び，緊急処置を要する腹膜炎の存在を示唆する。腹腔臓器の炎症が腹壁腹膜に波及し，手を離した瞬間の腹筋の緊張により腹壁腹膜が牽引され，その刺激で強い痛みが誘発される。しばしばこの反跳痛確認の検査は非常に強い痛みを誘発し，その後の触診が不可能になることがあるので最後に行う。

3）筋性防御，デファンス，筋硬直

腹腔内の炎症が腹壁腹膜まで波及した場合に，一種の防衛反応として筋性防御やデファンス（defence musculaire）と呼ばれる所見を認める。これは肋間神経や腰神経を介して罹患部位に相応した腹壁筋肉の反射性緊張亢進によって起こる。具体的には，罹患部位を覆う腹壁を手で圧迫すると腹筋が急に収縮し，指を下から突き上げるような印象を与える。さらに炎症が強くなると腹筋は常に硬直性攣縮をきたし硬く触れ，内部の所見はまったくわからない状態になる。これを筋硬直（muscle rigidity）と呼ぶ。

筋性防御は腹膜刺激症状の他にも腫瘍や内臓の痙攣でも起こり，神経過敏な人では何ら病変がなくても筋性防御と区別のつかない硬さを感じることがある。筋硬直は腹膜炎の存在を示唆するが，炎症が高度で特に腹部全体が板状に強く硬直した場合を「板状硬(直)」と呼ぶ。

筋性防御を認める場合の触診は腹壁の緊張をとき，軽い触診で痛がらせないように愛護的に行い，痛みの部位から遠いところから左右を比較しながらゆっくりと中心部に向かって進んでいく。

圧痛の部位や局在である程度は原因疾患を予想することが可能である。急性虫垂炎では右下腹部に，胆嚢炎では右季肋部に，胃・十二指腸潰瘍穿孔では上腹部に板状の筋硬直をしばしば認め，炎症が腹部全体に波及し汎発性腹膜炎を起こすと腹部全体に筋性防御を認めるようになる。

5 腹部の打診

腹部の打診は視診や聴診で得られた所見を裏づけるために役立ち，弱い打診でいろいろな体位を工夫して行う。打診から得られる腹部の情報を以下に示す〔打診の方法は「全身のみかた」(23頁)参照〕。

1) 消化管内ガス貯留の診断

健常者の腹部は胃や腸管内にガスが存在するために大部分は鼓音を呈する。胃泡は胸骨左側下方および左季肋部に鼓音を呈する部位として認められるが，食後などで胃の内部に食物と空気が存在するときに認識できる。急性胃拡張や腸閉塞，呑気症の場合は胃泡の拡大が認められる。小腸にはガスは存在しないのが一般的である。腸閉塞で腸管にガスが充満すると鼓音を呈するが，高度の便秘で大腸内にガスが充満している場合にも鼓音を呈し，打診のみでは両者の鑑別は困難である。

2) 肝濁音界

肺肝境界(lung-liver border)は肝腫大の有無を知る上で重要である。肺と肝臓の境界は，健常者では右

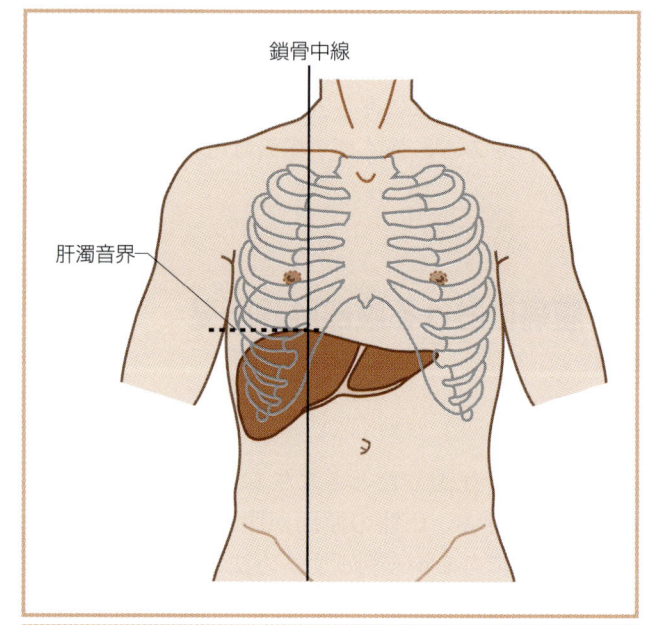

図5-17 肝濁音界

側鎖骨中線で第6肋骨下縁ないしは第6肋間だが(図5-17)，肝腫大のある場合，肝臓上縁は打診上でも上昇を示す。理論的には肝臓下縁も打診にて知ることができるが，肝臓下面に結腸が高く入り込んでいる場合も多く，しかも肝縁は厚さが薄いため，濁音界としてとらえるのは困難な場合が多い。

3) 腹水の存在診断

腹部超音波の普及により腹水の存在は簡便に判定できるようになったが，打診によっても腹水の存在診断が可能である。腹水の診断のポイントは別項(130頁)で後述する。

4) 叩打痛

炎症が存在する場合，軽く打診しただけで局所的な疼痛を訴えることがあり，診断に役立つ。特に腎盂腎炎では発熱と尿路感染症状に加え，患側腎背部の叩打痛(knock pain)が特徴的である。

背中の痛みで来院し，発熱と尿路感染の症状(頻尿や残尿)を認める場合，腎盂腎炎の可能性がある。腎盂腎炎は化膿性胆管炎と同様に大腸菌による場合が多く，敗血症によるエンドトキシンショックに進展する可能性があるため，早期の治療開始が大切である。

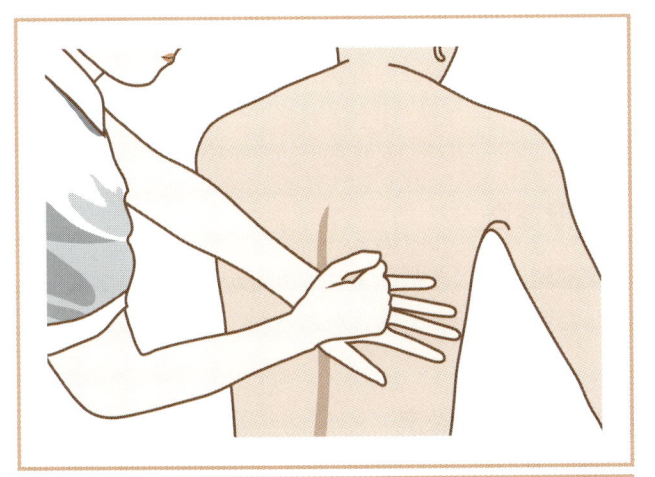

V. 他覚症状のとらえかた—触診，打診，聴診 ● 125

図 5-18 叩打痛の確認

腎盂腎炎では患側腎部に一致した叩打痛を認める。背部の肋骨脊柱角部付近を中心とした腰背部に圧痛がある場合は，手掌の尺側でこの部位を軽く叩打するか，片手掌をこの部位に当て反対の手拳でその上から叩くと背中全体に響くような痛みを感じるのが特徴的である（図 5-18）。

6 腹部の聴診

　腹部の聴診には胸部聴診ほど特異的な所見はないが，腹痛や腹部膨満を認めるときに腸管の動きが亢進しているのか減弱しているのかを判断する場合には，大変有用である。聴診器を腹壁に強く押しつけると腹腔内圧や腸管内圧に影響を与え変化を起こさせるため，そっと腹部にのせるように行う（図 5-19）。腹壁上で聴診器を安定させられるのなら，むしろ手は離して聴診した方がよい場合もある。聴診器はベル型より膜型を用いる方が適している場合が多い。

1）蠕動音の亢進

　健常者でも腸管の蠕動音はいわゆる腹鳴としてきかれる。これは腸管内のガスと液体が蠕動により移動するときに腸管内腔に共鳴して発し，ゴロゴロとした音（グル音 gurgle）として聴取される（腸音 1）。腹鳴やグル音の異常な亢進は腸管の閉塞や狭窄などの通過障害が存在する可能性を示唆し，蠕動を亢進させ何とか狭窄部を越えて腸管内容を通過させようとしている

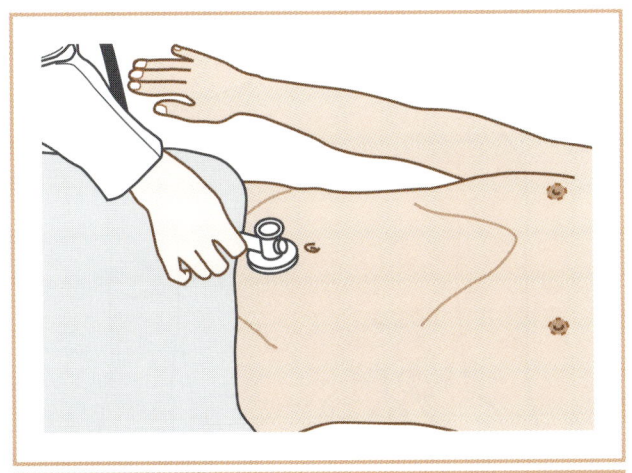

図 5-19 腹部の聴診

状態（閉塞性イレウス）を予想させる。腹鳴の亢進は強いゴロゴロとした音の連続であり，拡張した腸管内を液体が移動するチャプンチャプンという音をときとして伴う。激しい蠕動の亢進で複数の音が重なり，雷鳴音として認識される場合もある（腸音 2）。全体に音の調子は高音で，細い管から広い反響のよい空間に水が勢いよく流れ出るような音であり，高度になるとカンカンとした金属音として認識できる。

2）蠕動音の減弱・消失

　腹部膨満があり打診上も腸管由来の鼓音を呈しているにもかかわらず，腸管蠕動音が減弱している場合は，閉塞性イレウスではなく蠕動低下が原因の麻痺性イレウスを考える。また腹膜炎が存在する場合も腸管蠕動が低下し，蠕動音の減弱・消失が認められる。腸管蠕動音の消失と断定するには，腹部の 1 カ所で最低 2〜3 分以上聴診を続けた上で判断する。

3）振水音

　拡張した胃内に液体や空気が大量に存在する場合，心窩部に聴診器を当て，腹壁を左右に揺り動かすとチャプチャプとした振水音（splash sounds）がきこえる。著明な場合は聴診器を用いなくても聴取できる。

4）血管雑音

　腹部大動脈瘤や大動脈狭窄，腎動脈狭窄などが存在

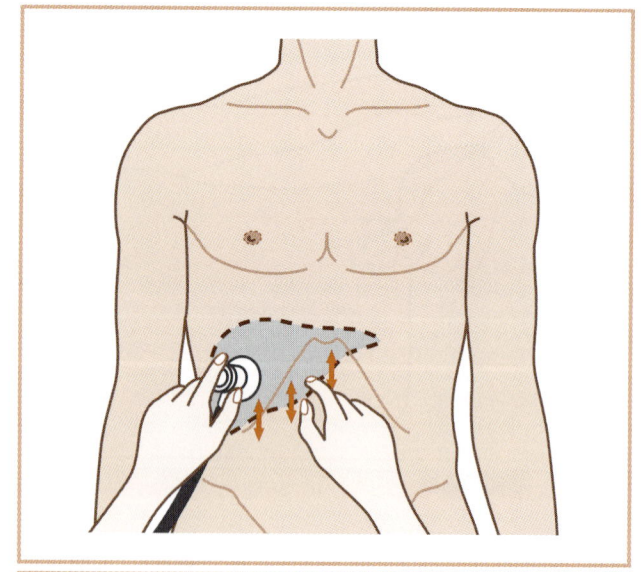

図 5-20　肝下縁の推定（スクラッチテスト）

する場合は拍動性の粗い，動脈性の収縮期雑音が腹部で聴取できる場合がある（腸音 3）。特に高齢者や高血圧患者の腹部聴診の際には，気をつけて聴取する。血管雑音は低調性のため，ベル型を用いた方が聴取しやすい。まれに，肝硬変や門脈圧亢進で臍の周囲に非常に粗い持続性の静脈性雑音を聴取する場合もある。

5）摩擦音

腹部聴診では非常にまれであるが，肝腫瘍などで限局した摩擦音をきく場合がある。

6）肝下縁の推定

肥満者や腹筋の発達している患者で，触診で肝下縁の判定が困難な場合は，スクラッチテストで下縁の位置を推定する。右乳頭線上の季肋部に聴診器を当てておき，右肋骨弓上の肝濁音部を右の示指で軽く何回かこすりながら聴診器を上下に移動させると，聴診器が肝臓の上に位置している間は摩擦音がきこえるが，肝臓から外れるときこえなくなる。この音の境界を利用して肝下縁の位置を同定できる（図5-20）。

VI 他覚所見の実際

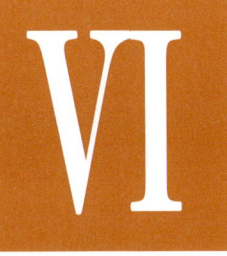

1 腹腔内臓器

　腹部をていねいに診察することにより腹腔内臓器を認識でき，しばしば異常の発見につながる。習得すべき触診のテクニックのコツとして，臓器別に列記する。

1）肝臓

　肝臓の触診は患者を仰臥位とし，両膝を立てて腹壁の緊張をなくして行う。右側に立ち，まず右手を右季肋部に当て指先を患者の頭方向に向ける。指先の力はなるべく抜いた方が鋭敏で繊細な触診が可能となる。左手を患者の胸郭の右下方に背中方向から当て，左手掌を検者の右手に向かって強く押し上げる。右手を静かに肋弓下に向かって沈ませていくと同時に患者に深く息を吸いこませ，腹部を膨隆させる。右肝の下縁が降りてきて指先の下を通過するときに，それを指先に感じられるはずである（図5-21）。

　健常者でもやせている場合は肝臓を触知できる場合があるが，肝腫大のある場合には肋弓下に肝縁を容易に触知できる。記録は「右季肋下乳頭線上で何横指」，「心窩部で剣状突起以下何横指」などと記載するのが一般的である。

　肝縁を触知する場合，その下縁が鋭いか丸味を帯びているか，表面が平滑であるか，顆粒状のザラザラした感じがあるか，不規則な凹凸を感じるかなど，極力詳細に表面の性状，硬さ，圧痛の有無を意識する。

　肝炎では必ずしも肝腫大を伴うとは限らないが，急性肝炎で肝腫大を伴う場合，肝臓は比較的軟らかく，表面は平滑で辺縁は比較的鋭く，ときとして圧痛を伴う。進行した慢性肝炎では肝臓は硬さを増し表面は顆粒状となり，辺縁はしだいに丸味を帯びてくる。肝硬変では肝臓は萎縮してまったく触れないことも多く，また腫大している場合は硬く表面は凹凸があり，辺縁は丸く感じられる。心不全による肝腫大の場合は，表面は平滑で一般的に軟らかく，辺縁は鈍である（図5-22）。

2）脾臓

　健常者では脾臓は左肋弓下に存在し，触知しない。触診で左上腹部に脾臓を触知する場合は，脾腫大の存在を意味する。脾臓の触診の方法としては右手の指先を左肋弓下に当て，指先が肋弓下に入るように行う（図5-23①）。強く圧迫すると脾縁が軟らかいのでいつ指先を通過したかわかりづらくなるため，極力愛護的に触診を行う。左手掌を患者の胸郭の背部左下方に当て深呼吸をさせると，吸気時に下降してくる脾腫を右手指先に感じることができる。このときに背臥位ではなく，右下側臥位で行うと所見はより明白となる（図5-23②）。脾臓の呼吸性移動は左上方から右下方の方向で生じ，ときとして脾臓の切痕を認識できる（図5-24）。脾腫は肝硬変などで門脈圧の亢進している場合

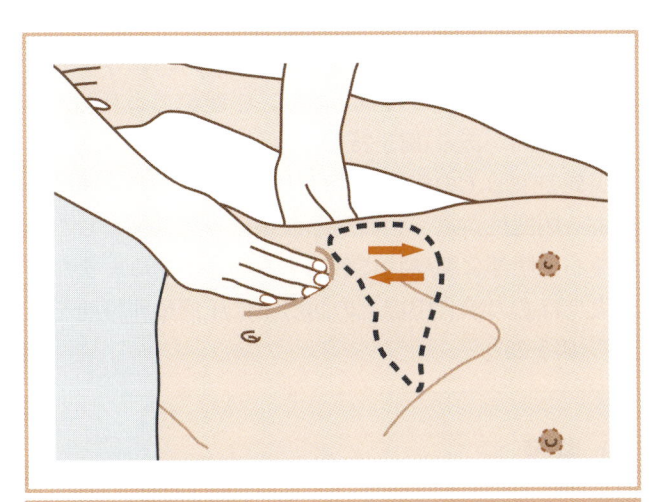

図5-21　肝臓の触診

●急性肝炎　　　　　　　　　●慢性肝炎・肝硬変　　　　　●肝腫大

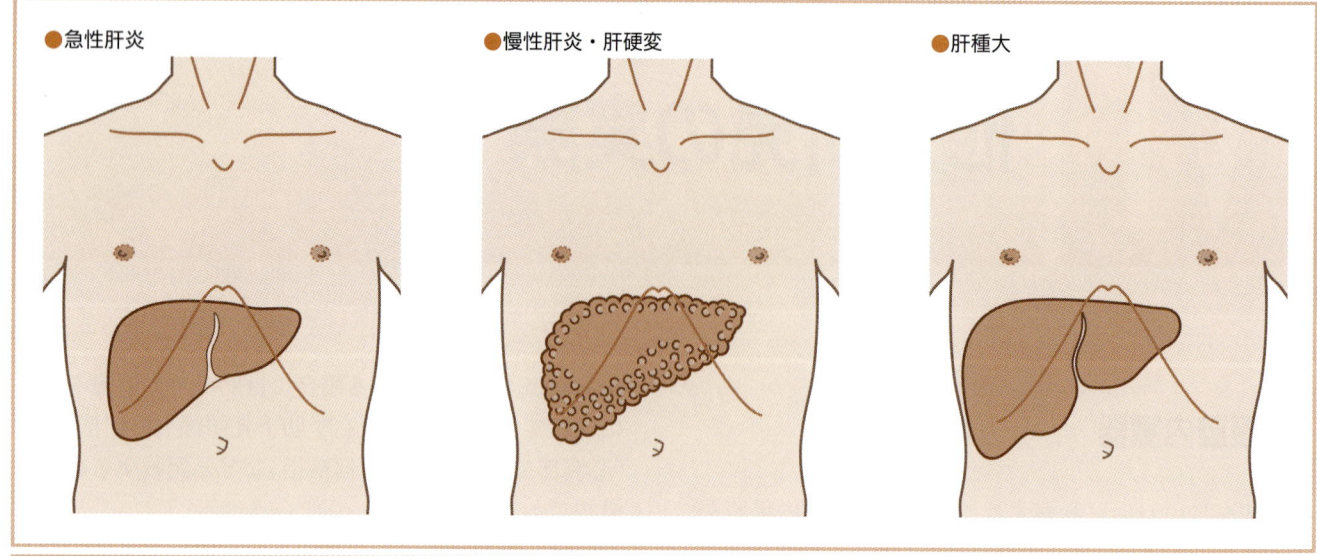

図 5-22　触知される肝縁の変化

① 仰臥位　　　　　　　　　　　　　② 右下側臥位

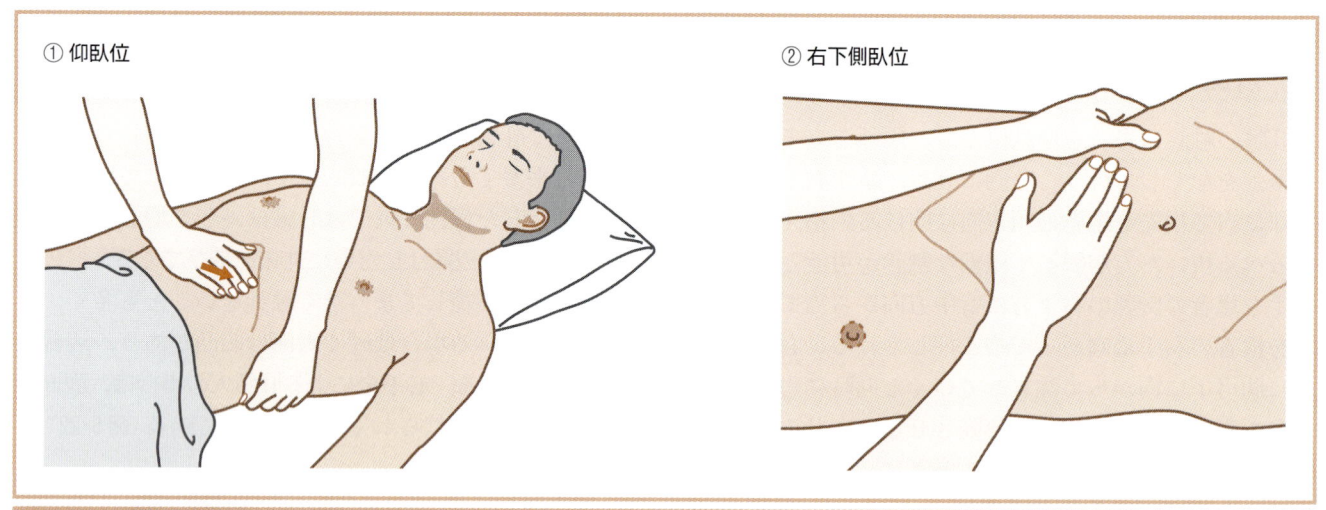

図 5-23　脾臓の触診法

に頻度が高くなる。

　打診の際には，患者を右下側臥位として左手は頭の上に挙げてもらい，第8肋間を外上方から内下方に向かって行うのがポイントである。通常脾臓の上界に達すると濁音を呈する。健常者では脾の上界は第8肋間中腋窩線にあり，脾腫の場合は上外方に偏移する。

3）胆嚢

　胆嚢は，食事前は緊満しているが食後は収縮する。そのため健常者でもやせている場合は食前に，右肋弓下に軟らかい洋梨状に触知できる場合がある。右手は手指の力を抜いて右肋骨弓下に当て，左手は患者の背部に入れる。患者に腹式呼吸をしてもらい，指の下を通る胆嚢の動きをとらえる（図5-25①）。胆嚢は左右に振り子様に可動性を持っており，半座位でより触知しやすい傾向がある（図5-25②）。

　胆嚢の触診上の病的意義は比較的低いが，膵頭部癌による閉塞性黄疸や胆嚢頸部嵌頓結石では腫大した胆嚢を右上腹部に腫瘤状に触知する場合がある。また胆嚢炎では右の鎖骨中線上の肋弓下に圧痛や叩打痛を生じる（図5-26）。

4）腎臓

　腎臓は健常者でもやせている場合には触知可能であ

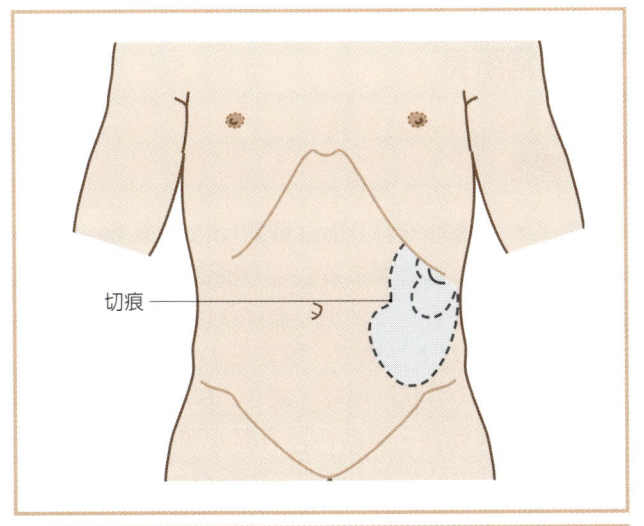

図 5-24 脾腫と切痕

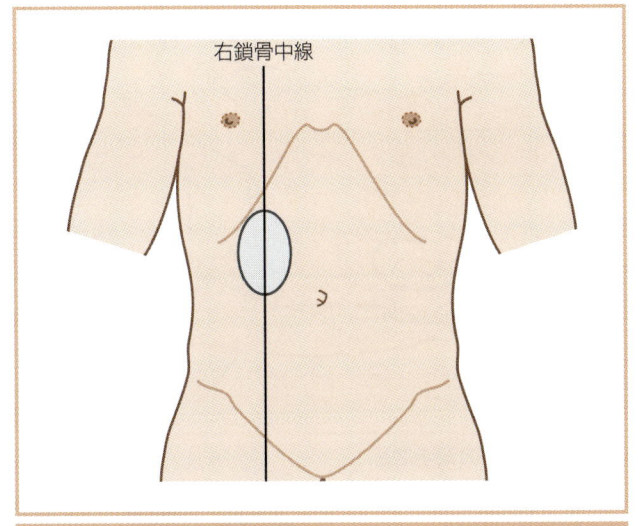

図 5-26 胆嚢炎の圧痛部位

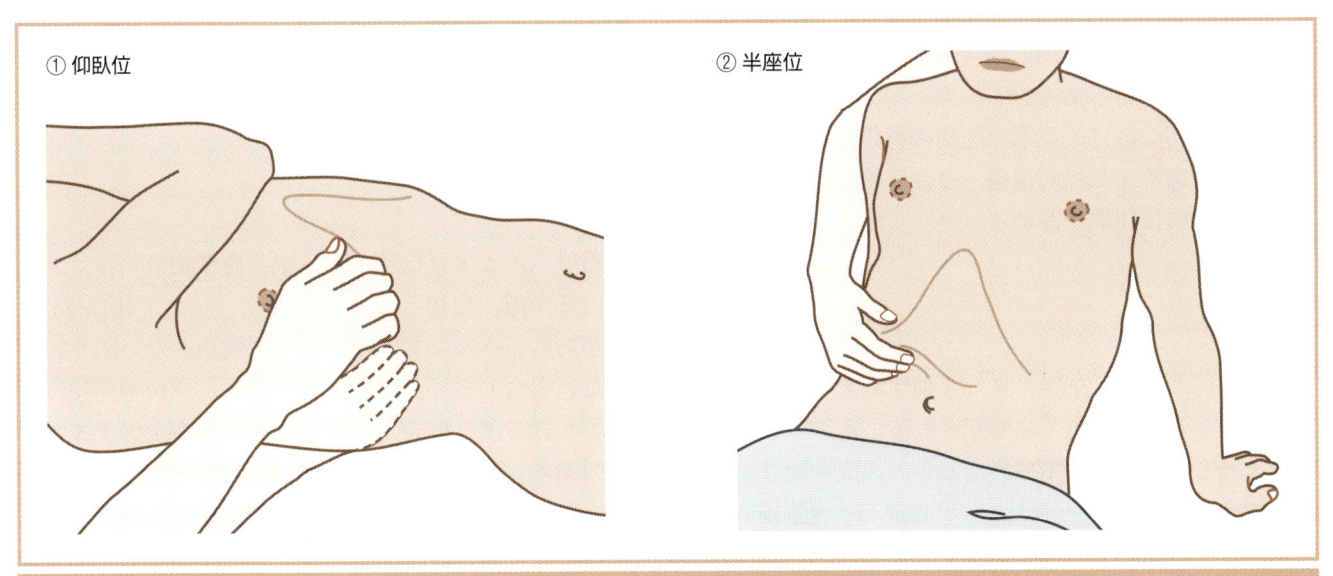

① 仰臥位　② 半座位

図 5-25 胆嚢の触診

る。右腎の触診では左手掌を患者の背面第12胸椎のやや下方に当て，右手を同じ高さの季肋部に当て両手で患者の側腹部をはさむ要領で圧迫を加える（図5-27）。この状態で深呼吸をすると腎臓は検者の両手の間に入ってきて，右手の指先に硬い滑らかな丸い腫瘤として触知する。このときに一方の手で腎臓を叩くようにすると別の手が腎臓を介して衝撃を感じる場合があり，これを「腎の浮球感（renal ballottement）」と呼ぶ。腎臓の触診ではその形態や硬度，移動性，表面の性状などに加えて圧痛の有無も重要である。

5）膵臓

膵臓は胃の裏側に位置し，巨大な腫瘍や嚢腫の存在する場合のみ触知可能である。深在性で呼吸性移動がない点が特徴的だが，それを膵臓由来のものと触診のみで鑑別するのは難しい。急性膵炎の場合には腫大した膵臓を触診で認識すること自体は困難だが，しばしば上腹部中央の圧痛や背部中央の叩打痛を認める。

6）胃

食後で胃内容が多い場合は心窩部から上腹部全体に

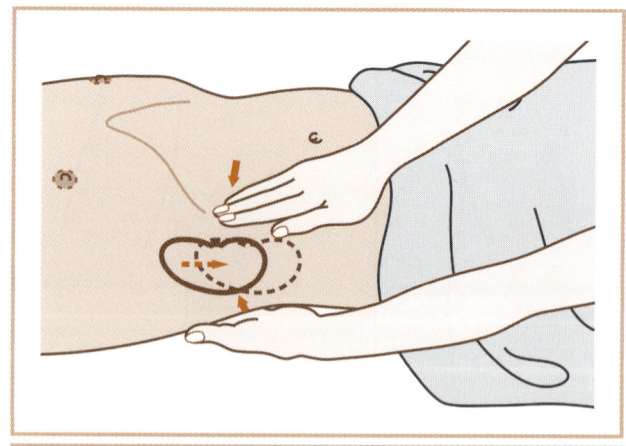

図5-27　腎臓の双手触診

かけて膨張した胃を触知できる。食後では胃内に固体・液体・気体が混在して存在するため，振水音が認められる。進行した胃癌の場合は，硬い腫瘤として胃を触知できる場合もある。

触診で大切なのは心窩部の圧痛の有無であり，頻度の多い胃潰瘍や十二指腸潰瘍，急性胃粘膜障害などでは心窩部中央に圧痛を認める。

7）大腸

S状結腸は通常，左腸骨窩に移動性のあるソーセージ状の管として腹壁近くに触知される。その太さは中に含まれる便やガスの量で異なるが，炎症を起こした腸管ではまれに圧痛を伴うことがある。上行結腸や横行結腸，下行結腸を触診で認識することは困難だが，右下腹部や下腹部正中の圧痛は，急性虫垂炎や憩室炎の診断では重要な意味をもつ（132頁参照）。

8）大動脈

大動脈は，やせている人や腹壁の抵抗の少ない人では脊柱前方に拍動を感じながら触知できる。腹部大動脈瘤などで幅が広くなっている場合は，両手でこれを確認できる。高齢者では動脈硬化のために彎曲した硬い大動脈を触れる場合があり，彎曲度が大きいと大動脈瘤との区別が困難な場合も多い。

2 異常所見

1）腫瘤

ていねいな触診を行うと，腫瘤（mass, tumor）そのものを触知することがある。この場合，それが腹壁由来か腹腔内のものかを区別しなければならない。そのためには位置および深さ，臓器との位置関係，大きさ，形，表面の性状，境界，硬さ，移動性，呼吸性移動，圧痛，波動性・脈動性の有無が重要な情報となる。通常は仰臥位で膝を立てて触診を行うが，必要に応じて座位，半座位，左右側臥位，膝胸位，四つん這いなどの体位変換や呼吸性移動を利用するのも有効である。一般的には後腹膜，膵臓，腸間膜由来の腫瘤は呼吸性移動が少なく，胃や横行結腸，肝臓，脾臓，腎臓の腫瘤は呼吸性移動を認める。

2）ヘルニア

腹壁ヘルニアには臍ヘルニア，腹壁瘢痕ヘルニア，腹直筋解離，鼠径ヘルニア，大腿ヘルニア（図5-28）などがある。ヘルニア門から臓器の脱出がない限り目立たない場合も多く，臥位のみでなく，立位や座位，腹圧をかけるように力ませたりなどの診察上の工夫が必要である。鼠径ヘルニアは高齢者に多く認められるが，鼠径管の開口部から脱出を確認するために，ときには立位で診察を行う。

3）痔

外痔核は肛門外部に突出したいぼ状の隆起として認められる。高齢者では脱肛が多く，女性では脱肛に子宮脱や膀胱脱を伴う場合もある。

4）腹水の有無

腹部の突出をみつけたときや本人が腹部膨満感を訴えたときに，その突き出したお腹の中が何であるかを他覚的に推測する方法がある。腹部突出は，腹腔内臓器周囲に多量に脂肪がついている場合（太っている場合），胃や腸管内に多量にガスや便，水分がたまって

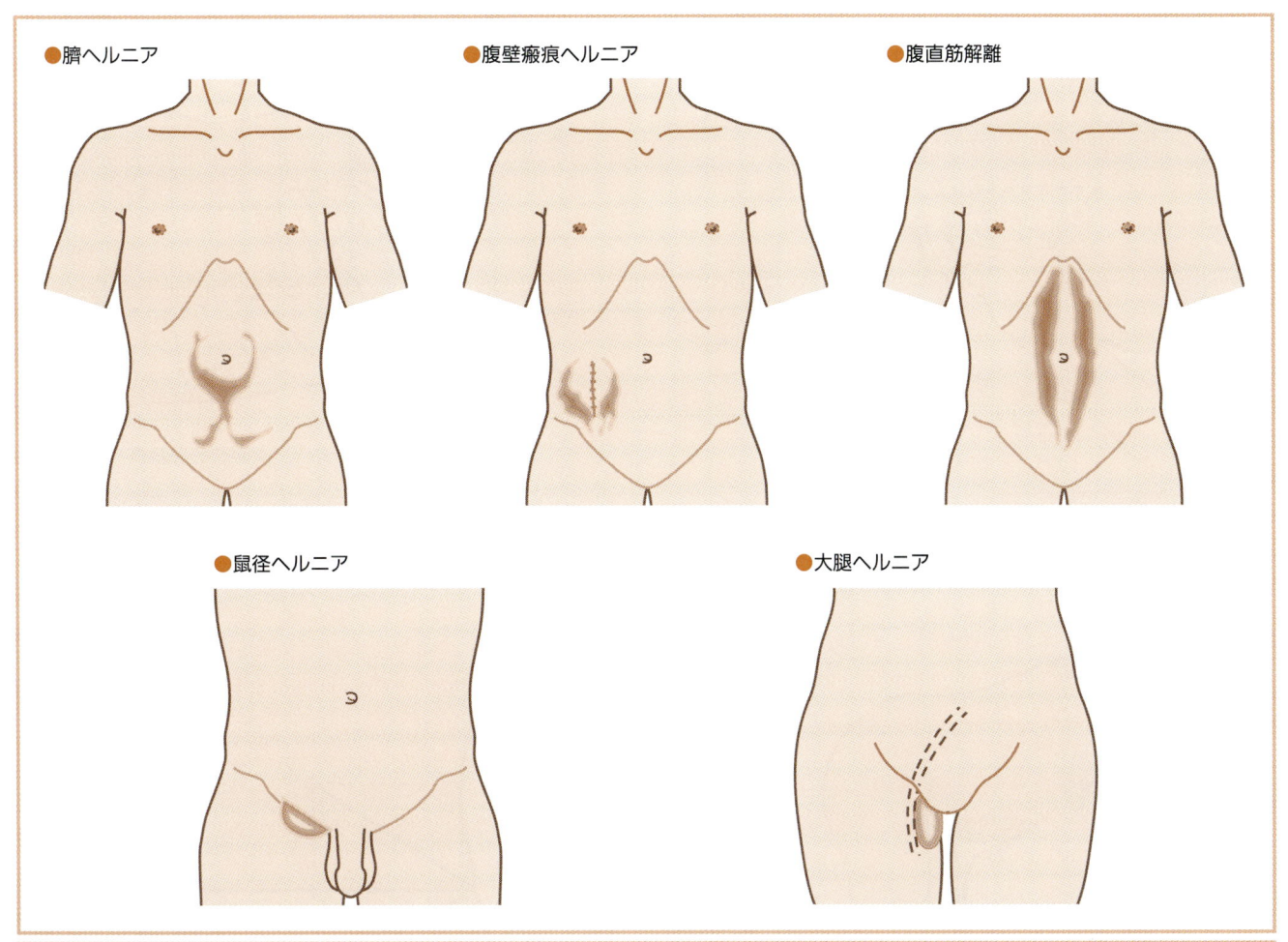

図 5-28　腹壁ヘルニア

　いる場合(腸閉塞，急性胃拡張，中毒性巨大結腸，高度の便秘)，腹腔内に水分が貯留している場合(腹水貯留)に生じうる。

　症候的には以前と比較して急激に腹部突出が目立ってきたのか，腹痛や悪心・嘔吐を伴っているのか，排ガスや排便がきちんとあるのかなどを確認する。診察上のポイントとしては，貯留している内容がガスの場合は打診で鼓音を呈するが，液体〔腹水(ascites)〕の場合にはにぶい響き(濁音)を感じる。このときに一方の手を側腹部に当て，他方の手で対側の側腹部を軽く叩いてみると叩打によって生じた波動(fluctuation)が他側の手掌に伝達される。ただし肥満などで皮下脂肪の多い場合も腹壁を通って他方に伝達され，同様の波動様の所見を呈することがある。両者を区別するためには第三者の手を借りて，その手の尺骨側を腹壁の中央に立てて皮下脂肪による波動を防止すると鑑別が可能となる(図5-29)。

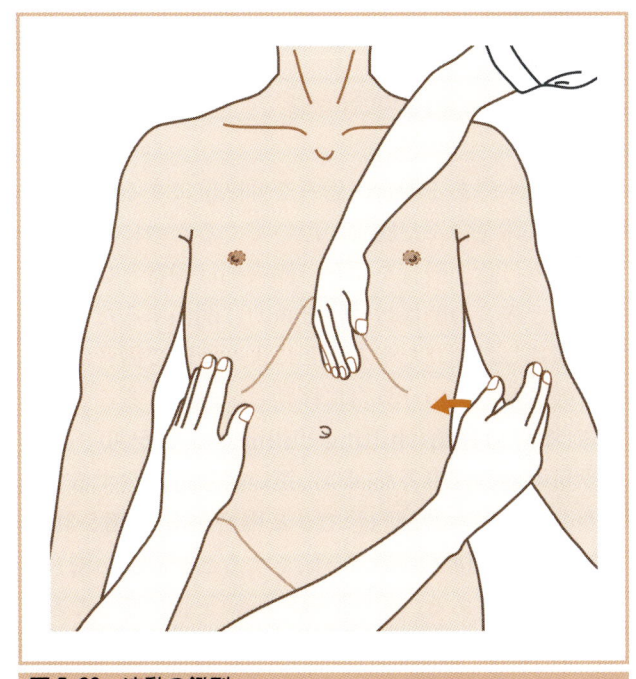

図 5-29　波動の鑑別

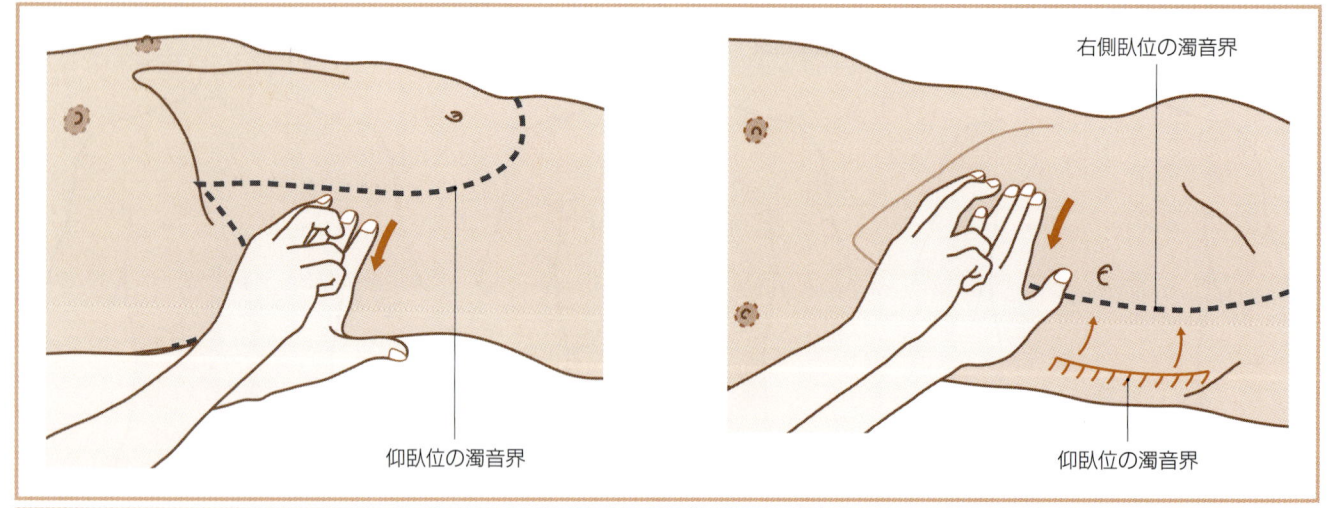

図 5-30　打診による腹水の証明

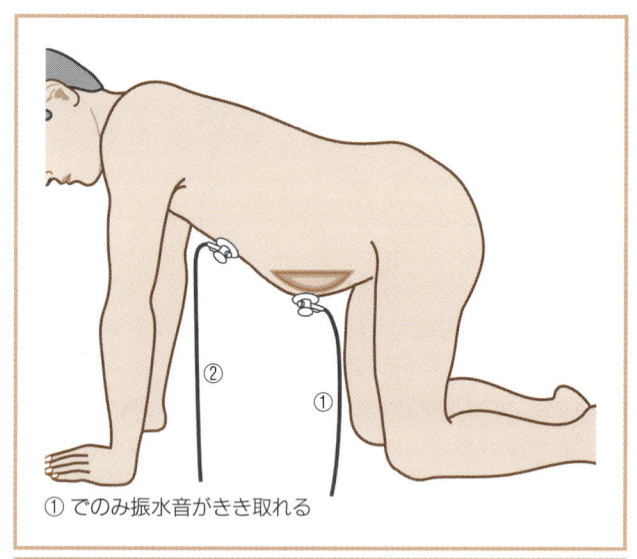

図 5-31　腹水が少量の場合の聴診
① でのみ振水音がきき取れる

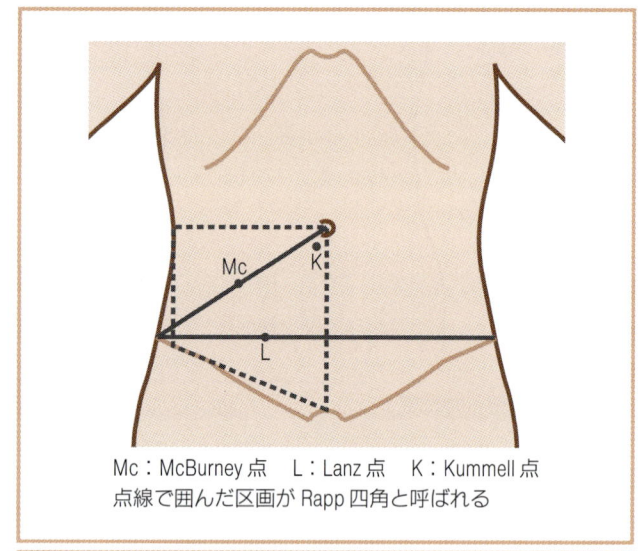

図 5-32　虫垂炎に特徴的な圧痛点
Mc：McBurney 点　L：Lanz 点　K：Kummell 点
点線で囲んだ区画が Rapp 四角と呼ばれる

　また腹水のある場合，患者を仰臥位にすると腹部の中央に気体を含んだ腸管が浮いてくるために，腹部の中央のみ打診上鼓音を呈し，側腹部は濁音となる。この濁音と鼓音の関係は体位と重力に関係するため，患者を横にしたり立たせることにより下側で濁音が，上側で鼓音が，という具合に移動し，確認することができる〔濁音の移動（shifting dullness）〕(図5-30)。腹水が少量の場合は患者を四つん這いにして聴診すると臍周囲のみで振水音が聴診できる場合があり(図5-31)，打診では膝胸位で胸の方を低くすると心窩部が濁音に変わる場合がある。また肝臓や脾臓を急に押してみると，手が臓器に届く前に手と臓器の間にある液体が逃げるのが指先に感じられる場合がある。

5) 虫垂炎における特徴的な圧痛点

　医学の進歩した今も，虫垂炎の診断は触診が主な手段である。疑いのある場合はさらに腹部超音波やCTスキャンで虫垂の腫脹を確認し，血液検査で白血球増多やCRP，血沈などの炎症反応亢進を確認する。虫垂炎は穿孔し腹膜炎を起こすと合併症や術後の癒着の原因となるため，早期の診断が大切である。右下腹部の圧痛がよく知られているが，他にも虫垂炎に特徴的な圧痛点がある(図5-32)。圧痛の有無のみでなく，反跳痛や筋性防御の有無も緊急性を知る上で重要となる。

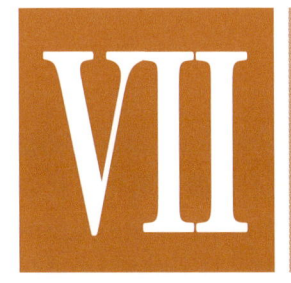

VII 留意すべき症状と初期対応
急性腹症と消化管出血, 黄疸

臨床の場で, 頻度が多く緊急性も高く, 特に適切な初期対応が求められる急性腹症と消化管出血, 黄疸についてのポイントをまとめる。

1 急性腹症

激烈な腹痛発作を主徴とする状況は急性腹症と総称されるが, この中には様々な疾患が含まれており, 治療法も予後も異なる。強い腹痛が症状の前面に立っているため非常に症状が類似して感じられる上, 重篤感があり, 早期の症状の緩和を求められる。診断や治療の遅れが不幸な転帰につながることも多い。しかし本人や家族も慌てており情報収集や診察には難渋することが多く, 混乱し切迫した状況の中で医療者には速やかな状況判断と専門施設への搬送が求められる。

治療に関しても原因によっては一刻も早い緊急手術が必要なものも含まれるため, 短時間での診断と検査方針, 治療の決定が不可欠である。

1) 急性腹症をきたす疾患

以下に急性腹症の原因疾患の中で, 頻度が高いものを処置別に列記する。

1 外科的処置を直ちに必要とする重要な疾患

急性虫垂炎 (および穿孔による腹膜炎), 消化性潰瘍の穿孔, 腸捻転, 急性腸閉塞, 急性胆嚢炎, 急性胆管炎, 子宮外妊娠破裂, 卵巣嚢腫の茎捻転, 腹部大動脈瘤破裂

2 外科的処置を必要としない消化器疾患

急性膵炎, 急性胃炎, 穿孔を伴わない消化性潰瘍, 急性胃粘膜障害, 胆石症

2) 急性腹症と見誤りやすい他の疾患

心筋梗塞, 肺塞栓, 大動脈瘤破裂および解離, 自然気胸, 肋膜炎

3) 急性腹症の鑑別の要点

1 詳細な病歴の聴取

既往歴では手術歴 (虫垂切除の有無, 腸閉塞の原因となる癒着の有無), 消化性潰瘍や胆石症の既往, 月経と不正子宮出血の有無 (排卵出血や子宮外妊娠)

腹部強打の既往 (肝臓や脾臓などの実質臓器の損傷, 腹腔内出血, 後腹膜血腫, 外傷性膵炎), 暴飲暴食 (急性膵炎, 急性胃粘膜障害), 非ステロイド性抗炎症薬 (NSAID) の服用 (消化性潰瘍の急性増悪, 急性胃粘膜障害), サバやイカの摂取 (胃アニサキス症による急性胃炎), 帯下の有無 (骨盤内感染症)

2 腹痛の性状と随伴症状

腹痛の始まった部位, 範囲, 経過, 性質, 下痢の合併, 嘔吐の有無, 発熱の有無, 排便や排ガスの有無

3 理学所見

急性腹症の場合は強い腹痛のため, 患者はエビのようにうずくまり動かないことが多くみられる。これは体位変換や身体を伸ばすことで苦痛が増強するためである。特に腹膜刺激症状のある場合, 腹壁は板状に硬直し, 圧痛や反跳痛が強く筋性防御を示し, 触診すら困難となる。腸音は炎症の波及に伴い減弱するが, 閉塞性イレウスでは逆に亢進し特有の金属音を示す (125頁参照)。

4）治療方針

症状が激烈なことから在宅での経過観察は選択肢にのぼらず，緊急受診や搬送となる場合が多い。急性腹症においては，迅速な診断と治療方針の決定が欠かせない。

2 消化管出血

消化管出血の多くは吐血または下血でみつかるが，まれに吐血・下血以前に意識消失発作で救急外来に運ばれてくる患者もいる。

1）消化管出血

消化管出血では明らかに相当量の顕性出血があり，早期の止血処置が必要なのは当然である。補液ルートの確保に加えて，出血量が多く出血性ショックにあるのか，血圧が正常に保たれているかなどの確認と急速輸血や補液の必要性の判断も重要である。止血に関しては，以前は外科治療が主流であったが，近年の内視鏡的止血法の進歩には目を見張るものがあり，内視鏡での出血原因と出血源の確認に加えて止血まで可能な

> **NOTE**
> **上部消化管出血でみられるタール便**
>
> 　上部消化管出血の場合，大量の出血で生命が危険な状態であるにもかかわらず，患者本人は出血を自覚していない場合をまれに認める。それに比べて下部消化管出血では，少量の出血でも「血が出ました」と非常にあわてて来院することが多い。
> 　この理由として，上部消化管出血では血液が胃酸（pH1～2の塩酸）で酸化され黒色に変色することがあげられる。本来人間の血液は赤く，これは血液中のヘモグロビン（鉄が主成分）の色をみているわけだが，空気に触れて時間がたつと酸化されて黒くなってくる。大腸からの出血でも長時間大腸内に貯留していた場合は黒くなることがあるが，通常は赤い鮮血のままで便に混じる。これに対し胃からの出血では胃酸で急速に酸化され，吐物はコーヒー残渣様，下血はタール便やイカスミ状となり，生臭いことが多くなる。
> 　また，上部消化管出血の場合は必ずしも吐血をせずに下血のみの場合があるが，胃から長い小腸と大腸を通って排泄されるために，下血を認めた時点で推定出血量は相当であることが予想されるため，しばしば下血より先に出血性ショックの症状（迷走神経反射による意識消失や血圧低下，冷や汗，立ちくらみ）が現れ，救急外来に搬送されてくる患者も多い。

ケースがかなりの比率を示してきている。

2）上部消化管出血

上部消化管出血の場合は吐血（胃酸で酸化されてコーヒー残渣様）を伴うことが多いが，少量の出血が持続している場合や十二指腸潰瘍では下血だけの場合もまれにある。

下血は大量の出血が短時間で起こった場合以外は，胃酸による酸化のため，タール状またはイカスミ状の黒色泥状となる（NOTE参照）。

1 上部消化管出血の原因疾患
- **食道**：食道静脈瘤破裂，逆流性食道炎
- **胃**：胃潰瘍，急性胃粘膜障害，マロリー-ワイス（Mallory-Weiss）症候群，胃癌
- **十二指腸**：十二指腸潰瘍

2 治療

上部消化管出血の場合は，出血が遷延し大量出血につながることが多い。そのため緊急受診での血管確保や補液（場合によっては輸血）と並行して，緊急内視鏡での出血源の確認と内視鏡的止血の適応となる。

3）下部消化管出血

1 下部消化管出血の原因疾患

小腸からの出血（メッケル憩室，小腸腫瘍，クローン病などが原因）は非常に頻度が低く，鮮血の血便の場合は結腸・直腸・肛門からの出血の場合がほとんどである。

通常便の周囲や，排便前後に通常便と別に鮮血出血がある場合は痔核の可能性が高いが，直腸やS状結腸の大腸癌，ポリープによる出血も同様のパターンをとるために，必ず大腸の精密検査が必要となる。また便秘がちの中年女性に好発する突発した激しい腹痛に続く鮮血便の場合は虚血性大腸炎が，発熱や腹痛に出血を伴う下痢の場合は感染性腸炎（O-157などの病原性大腸菌，赤痢，サルモネラ）が，若年者で繰り返す下痢に伴う腹痛と出血の場合は潰瘍性大腸炎が，寝たきりの便秘がちな高齢者での鮮血肛門出血では宿便性潰瘍が推測される。他に症状のまったくない大量鮮血

出血は大腸憩室出血の可能性を疑う。

いずれの場合も出血の性状とパターン，随伴症状をもとに原因疾患を予想し，適切な検査(大腸内視鏡検査やときにはCTスキャン，血液検査)方針の決定が必要である。

2 治療

下部消化管出血の場合は上部消化管出血と比べ致死的な大量出血はむしろまれで，内視鏡的止血法の出番は少ないが，早い時期での診断の確定と治療方針の決定が重要である。特に出血量の多いときや腹痛・発熱・下痢を伴う場合はその後重篤な状態に移行する可能性があり，注意が必要である。

3 黄疸

1) 症状と原因疾患

黄疸とは，本来なら体内で処理されるべきビリルビンなどの胆道系酵素の血中濃度が増加し，皮膚に沈着するために生じる。血液中の総ビリルビンが3 mg/dl以上になると肉眼的に認識できるといわれるが，皮膚の黄染より眼球結膜や手掌，足底の方が目立つことが多い。また尿中にもビリルビンが排泄されるために尿は褐色となる。黄疸の原因としては肝臓での胆汁うっ滞が原因の場合(急性肝炎や肝硬変)，総胆管などの胆汁の排泄路の通過障害が原因の場合(閉塞性黄疸：総胆管結石や総胆管腫瘍，膵頭部腫瘍など)に分けられる。黄疸の場合は，ビリルビンの皮膚沈着により強いかゆみをおぼえるが，他に原因疾患に随伴した症状が並存する。

2) 黄疸をみた場合に

黄疸の程度や肝機能障害の有無を把握する目的(ウイルス性肝炎を疑う場合は肝炎ウイルス検査)で，早急な血液検査が必要となる。確認すべき事項としては，以前から黄疸の原因となるような慢性肝疾患があったか，黄疸以外の随伴症状があるかがあげられる。急性肝炎の場合には先行する感冒様症状や全身倦怠感を認める場合が多く，肝硬変の場合はしばしば腹水やくも状血管腫，手掌紅斑を伴う。以前に胆石を指摘されている場合や強い腹痛を伴う場合は，総胆管結石による閉塞性黄疸の可能性が高い。いずれにせよ，黄疸の程度と原因を素早く究明し原因に応じた治療方針の決定が大切である。

3) 治療

黄疸の治療よりは，むしろ原因疾患に対する治療が主となる。閉塞性黄疸に対しては，内視鏡技術の進歩により，腫瘍による閉塞の場合は狭窄部に対するステントなどのドレナージが，総胆管結石の場合は内視鏡的結石除去術や経鼻チューブによるドレナージが可能となり，黄疸の軽減に有効である。

NOTE

総胆管結石による閉塞性黄疸

黄疸を認める場合，腹痛や発熱，悪寒の有無を確認することが重要である。結石や腫瘍で総胆管の通過障害が起こると胆汁の通過がうっ滞し，大腸菌による逆行性感染を起こしやすくなる。この状態は閉塞性化膿性胆管炎と呼ばれ，黄疸に悪寒や発熱，腹痛を伴い，容易に大腸菌による敗血症性ショック(エンドトキシンショック)から播種性血管内凝固(DIC)に移行し，大変危険な状態である。

治療は抗生物質による抗菌療法に加え，速やかな閉塞部位上流のドレナージによる減圧・減黄が必要となる。以前は経皮経肝胆管ドレナージ(PTC-D)が主流であったが，現在では内視鏡的逆行性胆管ドレナージ(ERBD)や内視鏡的総胆管結石除去術が普及している。

問診で胆石の既往を確認するのが大切だが，単なる胆石発作の場合はブスコパンなどの投与で発作を止め，待期的に手術を予定すれば問題ないのと比べて，胆嚢炎や総胆管結石を合併する場合は重篤化する危険が高く早急な処置が必要である。同じ右季肋部痛であっても両者の鑑別をきちんとつけることが重要である。

鑑別のポイントとして，症状では発熱，黄疸の有無，血液検査での白血球やCRPなどの炎症反応の上昇，総ビリルビン，γ-GTP，アルカリホスファターゼなどの胆道系酵素の上昇，AST，ALTなどの肝実質障害の有無を確認し，腹部超音波や腹部CTで結石の有無と位置，総胆管や肝内胆管の拡張を確かめる。

6
神経系のみかた

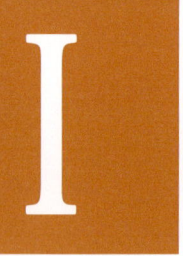

I 神経系のアセスメントを進めていく上での基本方針

　神経系とは，入力側である「感覚系」と出力側である「運動系」とをつなぎ調整しているシステムである。また，神経系が独立して行う機能としては，「意識レベル（覚醒度）」の維持，見当識（オリエンテーション），言語処理，思考，発想などの「高次脳機能」がある。本章では，これらを一括して扱うものとする。

1 神経学的診察法とは

　神経学的診察法で最も重要なことは，どこに，どのような所見があるかを考えていくことである。前者（どこに）を明らかにすることを局所診断という。神経細胞は再生できないためにひとたび病変が生じるとその部位に対応する機能障害が出現し存続することから，現れている所見からその責任部位を推定することができる。また後者（どのような）については，患者自身の自覚所見（症状）ならびに医療者が見出す所見（徴候）を総合した症候を整理することである。

　さらに，変性，脱髄性，発作性（または機能性），血管障害，感染，炎症，代謝性，中毒，奇形，腫瘍，外傷，脊椎関連，全身疾患関連（自己免疫疾患，内分泌疾患など）の病因論的観点もふまえて診断していく。局所診断により病変部位を判断するとともに，病因論的に病変の性状を知ることは，総合的な臨床診断をくだす上で非常に重要である。そのためには症状の進展様式，経過などが重要な鍵となる。

　これらの診断を確実に進めるためには，詳細な病歴の聴取とベッドサイドでの神経学的診察を行うことが重要であり，特に神経疾患では病歴聴取のみで60〜80％の診断の目安がつくともいわれている。CTスキャンやMRIは局所診断や一部の病因診断には有効ではある。しかし万能なものではなく，他の生理学的検査，生化学的検査などもあくまで，神経学的診察や病歴による診断の補助検査である。

　神経系の機能は一見複雑であるが，その仕組みと機能は実に理路整然としているので，ひとたび神経系の機能解剖学および神経症候学を理解すれば，神経学的診察法は実に論理的であり，推理小説の謎解きをするように進めていくことができる。これこそが神経学的診察法の醍醐味である。

2 神経系の系統的アセスメントの実際

　神経系を機能別に逐次診察していき全項目を網羅する方法もあるが，ベッドサイドでの神経学的検査は短時間で主要所見を見出し，病変の局在を明らかにし，さらに病歴などにより病変の性質を推測して臨床診断をつける必要がある。そのためには一定の順序で診察を進めることが重要であり，まず一般身体診察を行う。次に神経学的診察を例えば以下のように，患者の体位についてできる限り無駄な移動をさけ，身体構造的にも順序正しく行えば所見を見落とすことは少なくなる。
① 意識状態・精神機能・高次脳機能
② 脳神経
③ 小脳機能・平衡機能
④ 上肢運動機能（筋力，協調運動）
⑤ 起立，歩行（以上①〜⑤を座位で，以降を臥位で）
⑥ 髄膜刺激症状
⑦ 下肢運動機能（筋力，協調運動）
⑧ 四肢の筋トーヌス，筋萎縮，不随意運動
⑨ 腱反射・病的反射
⑩ 表在知覚
⑪ 自律神経

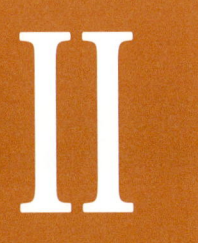

II 神経系の系統的アセスメント

1 意識状態のみかた

1）意識障害とは

　意識とは，覚醒していて，自分と外界との区別がつき，様々な刺激に対して的確に反応しうる状態をさす。つまり意識障害とは，外界から，あるいは自分自身の体内に生じた刺激に対して反応できない状態をさす。その障害は，量的な覚醒度（意識レベル）の障害と質的な内容の変容を伴った障害に分けられる。前者は，傾眠-昏迷-半昏睡-昏睡に分けられることが多く，後者はせん妄やもうろう状態といった，覚醒度の低下は高度ではないが精神状態の変化を伴う場合をさす。

　また，意識障害を呈している場合は緊急に救命を要することが少なくない。そのためにまずは患者に何が起こっているのかを正しく，速やかに判断する必要がある。呼吸や心拍といったバイタルサインを制御する中枢機能は脳幹に存在しているため，特に脳幹が障害されていることが示唆される場合は緊急を要する。

1 軽度の意識障害

　問診しながら軽い意識障害を見落とさないように注意する。一見異常はなさそうでも少しぼんやりしていて，病歴を順序立てて伝えられず，きけば1語か2語文の簡単な文章で答えるが自発的に話すことがほとんどない，など問診をしていて妙に感じる程度でも，実は軽い意識障害であることがある。脳腫瘍や慢性硬膜下血腫，脳炎，ある種の脳血管障害，代謝性脳症などで，これが初期の唯一の徴候であることも少なくない。

2 重度の意識障害

　刺激に反応しない昏睡や，かろうじて開眼したり答えたりする半昏睡など重度の意識障害患者は急を要する。意識状態の程度を把握し，全身状態，呼吸，脈拍，血圧，体温のバイタルサインを確認する。それと同時に，家族や目撃者などからの状況情報を収集する。前にも同じことがあったのか，発症時にまず何が起きたのか，頭痛，嘔吐，めまい，痙攣などの有無，2〜3日前から熱はなかったか，倒れていた状況，薬物や毒物の服用の跡なども確認する。

　神経学的所見としては，髄膜刺激症状，眼球運動，共同偏視など眼球の偏位，瞳孔の大きさと左右差，対光反射，眼底所見，角膜反射，咽頭反射その他の脳神経の所見を確認する。除脳硬直，除皮質硬直と呼ばれる特有な肢位と筋トーヌス亢進の有無，腱反射，病的反射の左右差，片麻痺の有無，知覚刺激に対する反応の左右差などをみて，おおよその病巣の部位と性状の見当をつける。

　意識状態は，その覚醒度の量的な差によって，意識清明，傾眠，昏迷，半昏睡，昏睡と分類されてきたが，その境界は不明瞭なものである。

　さらに質的な内容の変容を伴った意識障害は，次のように区別される。

- 脳血管性認知症（脳血管性痴呆），パーキンソン病治療薬の副作用，アルコール中毒性脳症などでみられる軽度の意識混濁に幻覚，妄想の伴ったせん妄
- てんかんの精神運動発作，ヒステリー，重度のうつ病などにみられるような意識野が狭窄しているが，その場の簡単な行動は可能なもうろう状態
- 重度の脳血管障害や脳炎の後遺症の，いわゆる植物状態や，開眼はしているが認識も自発的行動もできない失外套症候群，無動無言症など

　短時間繰り返し意識消失するものは，循環器障害による失神，てんかん発作のいずれかであるが，ヒステリー発作も鑑別する。

2）意識状態評価の標準化スケール

　一般に痛みなどの刺激に対してまったく反応しないときには昏睡という言葉が使われ，反応はするが十分に目を覚まさないときには半昏睡と呼ばれる。さらにもっと軽い障害は傾眠という。またある程度よく動き回り，痛み，刺激などもさけようとする動きをするが，問いかけに対して的確に答えられず，目つきも異常で，行動が合目的的でないというような意識障害に対しては昏迷という言葉が使われる。また幻視，幻聴などを伴い，暴れ回るような状態はせん妄と呼ばれる。

　しかしこれらの言葉はそれを使う人により意味するところが多少異なることが多く，必ずしも実際的でない。意識障害のある患者には多くの専門職が入れ替わり立ち替わりかかわることになるが，その観察視点が異なったり，評価の表現方法が統一されていないと，同じ患者に対して結局は別々の観察をしていることになりかねない。

　また，意識状態を評価する際には時間的経過も重要な事項であるにもかかわらず観察が継続したものにならず，変化していく状態の経過を追い，素早くその場で評価することができないことになる。そのため，簡便で，かつ状態を正しく反映することができる専門職間の共通の評価ツールが有用なのである。

1 ジャパン・コーマ・スケール

　ジャパン・コーマ・スケール(Japan Coma Scale：JCS，表6-1)では，桁数が増えれば増えるほど，数字が大きくなれば大きくなるほど重症である。
① 患者の状態を観察し，眼が開いていれば1ケタ（Ⅰ），眼は閉じているが刺激をして眼を開ければ2ケタ（Ⅱ），刺激をしても開眼しなければ3ケタ（Ⅲ）の，3つに大別する。
② 次に，各々をさらに3つずつに分類する。Ⅰでは，眼は開いていてもボーッとしているようならば1，見当識に障害がある場合は2，特に自分の名前や生年月日が答えられなければ3となる。Ⅱでは，ふつうの呼びかけで開眼すれば10，大きめな声あるいは身体を揺さぶることで開眼すれば20，痛み刺激に対してようやく開眼すれば30である。各種の刺激に対して結局開眼をしなければ3ケタとなる

表6-1　ジャパン・コーマ・スケール（3-3-9度方式）
(Japan Coma Scale：JCS)

Ⅲ．刺激しても覚醒しない	
300	まったく動かない
200	手足を少し動かしたり顔をしかめる(除脳硬直を含む)
100	はらいのける動作をする
Ⅱ．刺激すると覚醒する*	
30	痛み刺激でかろうじて開眼する
20	大きな声または身体を揺さぶることにより開眼する
10	ふつうの呼びかけで容易に開眼する
Ⅰ．覚醒している	
3	名前，生年月日が言えない
2	見当識障害あり
1	清明とはいえない

＊覚醒後の意識内容は考慮しない
R：不穏，I：尿便失禁，a：自発性喪失を別に表示する
（例：30-R，30-I，3-a）

が，痛み刺激を遠ざけるような合目的的な反応を示せば100，合目的的ではないが反応自体を示せば200，何ら反応を示すことがなければ300となる。

　また，これらの状態が不穏を伴ったものであるならばrestlessの意味でRを，尿便失禁があるならばincontinenceのIを，自発性喪失があればaを，それぞれつけ加える。

2 グラスゴー・コーマ・スケール

　グラスゴー・コーマ・スケール(Glasgow Coma Scale：GCS，表6-2)ではジャパン・コーマ・スケールとは逆に，数字が小さいほど重症であることを示す。
①「眼を開けているか/開けるか」(E)，「言語についての反応はどうか」(V)，「動きがあるかどうか」(M)，という3つの項目について観察する。
② 3つの項目について6点から1点の範囲で点数化し，合計した点数で評価する。なお「E(開眼)：3，V(言語反応)：3，M(運動反応)：5」などのように，それぞれの点数を残しておくと，詳細な経過を検討する際に有用である。

3 2つのスケールのメリット，デメリット

　ジャパン・コーマ・スケールは構造化されているの

表6-2 グラスゴー・コーマ・スケール (Glasgow Coma Scale：GCS)

Ⅲ．開眼(eye opening：E)	
自発的に開眼する	4
呼びかけで開眼する	3
痛み刺激を与えると開眼する	2
開眼しない	1
Ⅱ．言語反応(verbal response：V)	
見当識の保たれた会話	5
会話に混乱がある	4
混乱した発語のみ	3
理解不能の音声のみ	2
なし	1
Ⅰ．運動反応(best motor response：M)	
命令に従う	6
合目的的な運動	5
逃避反応としての運動	4
異常な屈曲運動(除皮質硬直)	3
伸展反応(除脳硬直)	2
まったく動かない	1

開眼, 言語, 運動の各項の反応の合計をコーマ・スケールとし, 深昏睡3点, 正常者では15点となる。
一般に8点以下を重症例として扱うことが多い。

で, その桁数と数字をみただけで重症度がパッとわかるというメリットがある。また評価点数はある1つの状態を表しているといえる。

グラスゴー・コーマ・スケールは同じ点数でも状態が異なることもある。同じ9点でも開眼が2点＋言語反応が3点＋運動反応が4点かもしれないし, 開眼が1点＋言語反応が3点＋運動反応が5点かもしれない。したがって合計した点数だけである特定の状態とは決められない。

しかしグラスゴー・コーマ・スケールを用いる場合, 単に合計点だけを用いずに, 3つの観察項目各々の点数も時系列に記録していけば, 患者の状態がどのように変化してきたか, それぞれの観点ごとの経過をきめ細かく残すことが可能となる。

3) 髄膜刺激症状とは

脳, 脊髄を包む髄膜に出血や炎症, 腫瘍細胞の浸潤

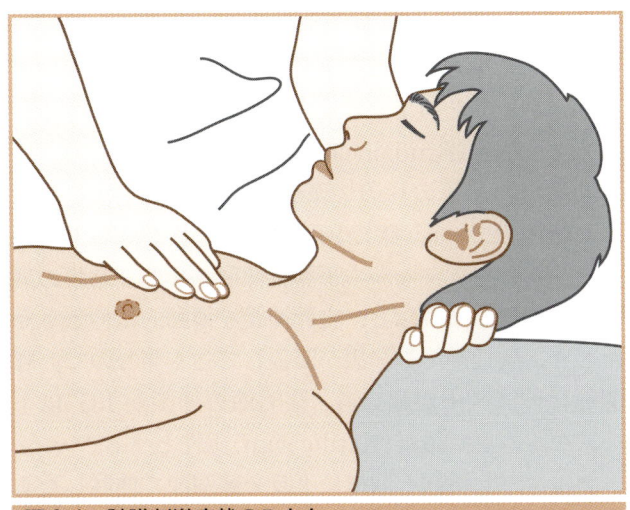

図6-1 髄膜刺激症状のみかた

が起きたり, 大脳の腫瘍や出血, 梗塞, 炎症による浮腫で脳圧が亢進すると, 嘔吐中枢を刺激する。それと同時に痛覚感受部位をもつ髄膜や硬膜動脈, 脳静脈, 第2, 3頸神経などは伸展されたり, 炎症や血管透過性亢進によって放出される発痛物質による化学的な刺激とそれらによる頸部や頭部の筋肉が持続的に収縮するなど, 複雑な機序で頭痛を生じる。これらの症状を総称して髄膜刺激症状という。

頭蓋内圧が亢進すれば, 頭痛, 嘔吐, うっ血乳頭が起き, さらに進めば呼吸不整, 徐脈, 血圧上昇, 痙攣をみる。さらに脳浮腫が強まれば, 脳ヘルニアを起こす。このように髄膜刺激症状の原因はいずれも緊急性が高かったり, 生命にかかわる病態であり, この症状を熟知していることはきわめて大切である。

髄膜刺激症状の有無を調べるには, 患者を仰臥位にして枕を外し, 頭を検者の左手の手のひらにのせて, 軽く2～3度持ち上げ, 顎を胸につけるように前屈させてみる(図6-1)。正常では項部の筋肉はほとんど弛緩しており顎が胸に接する。しかし緊張が亢進すると硬く抵抗があって, 肩まで一緒に持ち上がり, 顎が胸にくっつかない。この状態を項部硬直という。ちなみに筋固縮と異なり頸部の回旋では抵抗はあまり増大しない。

これは髄膜の刺激で持続的に収縮し, 疼痛のある上頸部の神経および筋肉がさらに伸展されたとき, 痛みの増強を防ごうとする運動である。このように頸を屈曲させたり, 仰臥位で足首を持って膝を伸展したままで下肢を持ち上げたりすると, 脊髄が頭側に引き上げ

られ下部脊髄根が伸張して痛むため，その痛みを軽くする目的でひとりでに両下肢が膝と股関節で屈曲することがある。そのような反応がみられた場合をブルジンスキー徴候(Brudzinski sign)陽性という。

仰臥位の患者の片方の下肢を，対側は伸ばしたまま，股関節で90°，膝で90°曲げた状態で持ち上げ，そこから膝を支えながら下腿を伸展させる。髄膜の病変が腰仙髄部に及ぶと，坐骨神経を他動的に伸張させたとき，腰仙髄の神経根が緊張して強く痛むので，膝関節に伸展制限が起こる。膝関節の伸展が135°以下を，ケルニッヒ徴候(Kernig sign)陽性とする。

ケルニッヒ徴候と同様に下肢を膝関節で伸展したままで挙上したとき，抵抗の増大や坐骨神経領域の疼痛のために70°以上には上げられないことをラセーグ徴候(Lasègue sign)陽性という。この徴候は，腰仙部の神経根や神経叢の障害，あるいは股関節の病変でも一側性に陽性になる。

これらはいずれも典型的な髄膜の疾患を示唆する徴候であるが，それらが陰性であっても髄膜の疾患がないとはいえない。特に発症直後のくも膜下出血，軽症のウイルス性髄膜炎などでは，陰性のことが多い。

4) 意識障害時の原因を探る

意識障害の原因は次の3つに大別される。
1) 両側大脳半球が機能的または器質的に障害された場合(片側半球でも出血や広範な障害なら意識障害となる)。
2) 代謝異常，中毒など，びまん性に機能障害をきたし，両側大脳半球と脳幹の両方が障害されている場合。
3) 脳幹(中脳と橋)の機能的または器質的障害がある場合。

障害の原因が脳幹に及んでいる場合は，一般的にかなり重篤である。これらを鑑別するために患者の自発呼吸パターン，瞳孔および対光反射，脳幹反応についても把握する必要がある。

1 自発呼吸パターン

患者の呼吸パターンの変化によって，脳幹のどの部位で障害が起きているのか，推定することができる(図6-2)。

障害の部位が，呼吸の「最後の砦」である延髄に近づくほど，呼吸のパターンは不規則で困難なものとなる。間脳レベル(図6-2②)で障害があると，過呼吸と無呼吸とを交互に繰り返すチェーン-ストークス(Cheyne-Stokes)呼吸となる。中脳レベル(同③)となると立て続けに休みなく呼吸をし，アコーディオンがひたすら動き続けるように，吸って吐いて，の後にまったく休みがなくなる。脊髄に近いレベル(同④，⑤)となると，強迫的に息を吸い続けるようなパターンとなる(持続性吸気)。さらには不規則に呼吸の大きさや呼吸数が変調する群発呼吸が生じ，延髄レベル(同⑥)に障害が及ぶと，呼吸のリズムそのものを作れなくなり呼吸停止となる。

2 瞳孔および対光反射

① 患者の瞼を指で開ける。
② 視野の外側から，ペンライトなどで光を入れる。正常では，素早く縮瞳する(図6-3)。

● 評価
- 瞳孔の大きさに左右差が認められ片側の瞳孔が散大し，対光反射は減弱または消失：同側の動眼神経の圧迫が考えられ，脳ヘルニアの可能性がある。脳ヘルニアなどによる圧迫のために，動眼神経が脳と頭蓋骨の隙間にはさまれてしまうためである。これに対しては外科的処置が必要で，素早く対処がないと脳ヘルニアが進行し，急な呼吸停止などもきたしかねない。
- 瞳孔径は5～6 mmであり，対光反射は認められないが毛様体脊髄反射(頸，胸部，上肢をつねると瞳孔が1～2 mm散大)がある：中脳の障害が想定される。
- 瞳孔が両側とも針先大に縮瞳：反射をコントロール

NOTE

痛み刺激に関する評価の実際にあたっての注意点

痛み刺激を与えるには，爪のつけ根を強く圧迫するなど，種々の手法がある。その痛み刺激に対して反応があれば刺激に対する反応の有無については「あり」として，確認という目的は果たすことができる。しかし，その刺激で反応がなかったからといってそれだけで最終判断としてはならない。なぜならば中枢神経の障害ではなく，その部位の末梢神経障害によって刺激が中枢へ届いていない可能性もあるからである。

爪への痛み刺激で反応がなければ，末梢神経障害の可能性がより少ないと予測される眼窩の上縁や胸骨を圧迫するなどして，より中枢部位での痛み刺激を加えて最終的な判断をすることが肝心である。

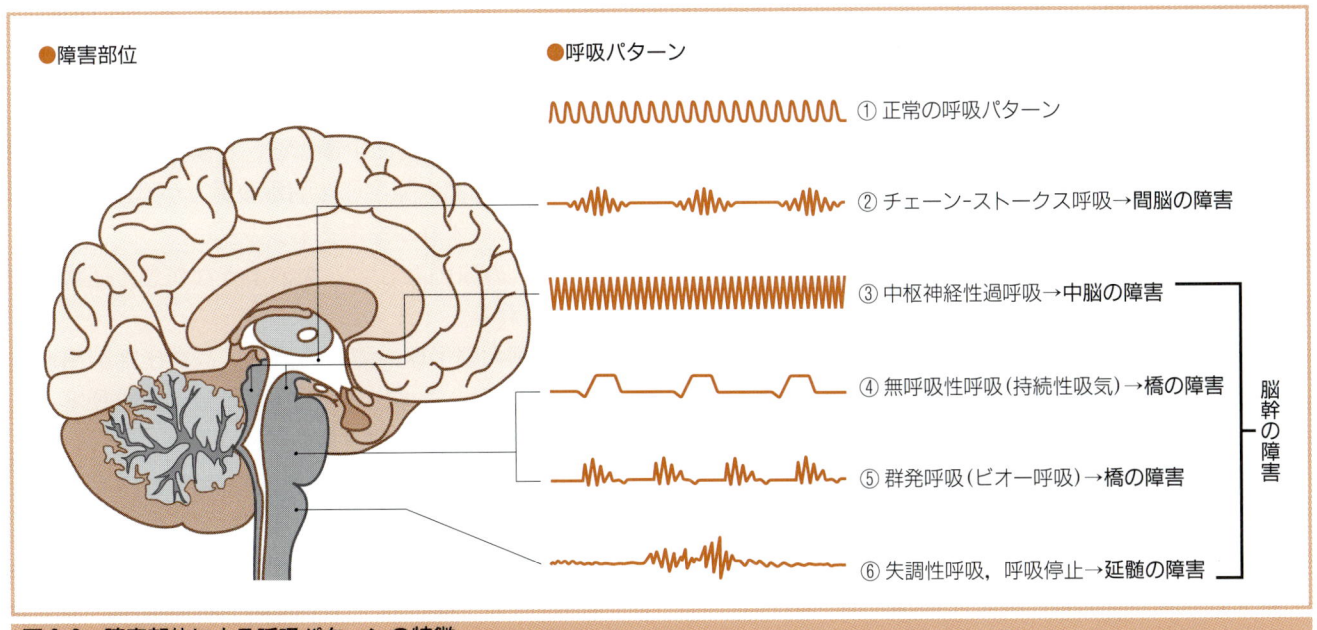

図6-2 障害部位による呼吸パターンの特徴

●障害部位　　●呼吸パターン

① 正常の呼吸パターン
② チェーン-ストークス呼吸→間脳の障害
③ 中枢神経性過呼吸→中脳の障害
④ 無呼吸性呼吸（持続性吸気）→橋の障害
⑤ 群発呼吸（ビオー呼吸）→橋の障害
⑥ 失調性呼吸，呼吸停止→延髄の障害

（③〜⑥は脳幹の障害）

する中枢の問題である。以下の2つの可能性が考えられる。

1) 橋の障害。かなり致命的であり，処置のためにアプローチすること自体，周りの組織を傷つけてしまう可能性がある。

2) モルヒネなどのオピウム類，有機リン中毒。瞳孔がもとの大きさになるまでアトロピンを投与する。

• 注意深く観察すれば対光反射は保たれているが，瞳孔が左右ともに散大：アトロピン，スコポラミン，アンフェタミン中毒が考えられる。瞳孔径の左右差を認めることはない。

• 瞳孔が散大し対光反射も消失：無酸素脳症などで脳幹機能が失われていることを示す。

瞳孔の大きさは通常ならば左右差はないが，正常な場合にもわずかに大きさの違いを認めることもある。しかしその際の左右差は最大でも1mmを超えない。通常人間の瞳孔の直径は2〜8mm程度であり，この範囲ではその直径が1mm以上違った場合には，肉眼でも「大きさが違う」ということに気づく。つまり肉眼で観察して瞳孔に左右差が認められたら，それは「異常」と考えてよい。

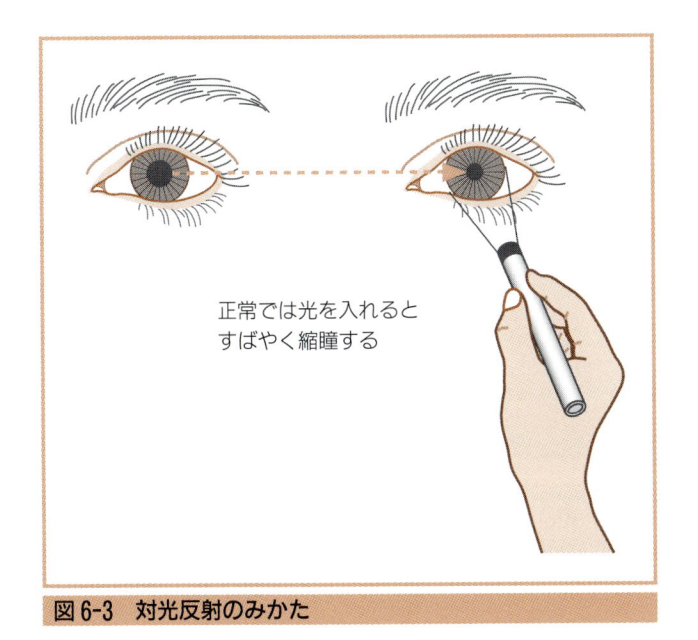

図6-3 対光反射のみかた

正常では光を入れるとすばやく縮瞳する

NOTE

直接対光反射と間接対光反射

対光反射には光を受けた側の瞳孔が縮瞳する「直接対光反射」と，その反対側が共調して同程度に縮瞳する「間接対光反射」がある。右眼に光を入れて右眼が縮瞳するのが「直接対光反射」，光を入れていない左側が縮瞳するのが「間接対光反射」と呼ばれる。同様に左眼に光を入れた場合，左眼に「直接対光反射」が，右眼に「間接対光反射」が認められるのが正常である。正常な場合，縮瞳の程度は左右，あるいは直接/間接で差はみられない。

脳幹に大きな障害があれば，左右とも反応しなくなる。対光反射に明らかな左右差がみられる場合は，脳幹ではなく主に動眼神経の問題である。

3 脳幹反応（人形の目現象）

通常は人間の眼球運動は頭の位置変化に連動している。頭位が急速に動くと眼球はいったんそのままの位置に残り，ほんのわずかに遅れて頭が向いた方向へ動き，その際頭の動きに少し遅れることが特徴である。そのように頭位の変化を慌てて追いかけるように眼球が動くことが「人形の目現象」と呼ばれる脳幹の頭位変換反射である。

次の手技によって，「人形の目現象」の有無を確認する（図6-4）。
① 患者を仰臥位にする。
② 頭の両脇を手で支え，指で患者の瞼を開け眼位を確認する。
③ 眼位を観察しながらそのままの姿勢で患者の頭を右または左へと急速に回転させる。
④ その際に眼球が少し遅れて動いていくか（人形の目現象あり），頭位に対して固定されたままか（人形の目現象なし）を見定める。

●評価

脳幹には各種の反射・反応機能が集まっている。脳幹機能が障害されていなければ見かけ上意識状態が悪くとも，脳幹の反応や反射は保たれている。

意識障害があり，かつ「人形の目現象」がない場合は脳幹の器質的病変が考えられる。一方，意識障害があるにもかかわらず「人形の目現象」が認められる場合，すなわち「人形の目現象」が正常に保たれている場合は，先にあげた3つの意識障害の原因のうち，1）両側大脳半球が機能的または器質的に障害された場合，または2）代謝異常，中毒など，びまん性に機能障害をきたし，両側大脳半球と脳幹の両方が障害されている場合，のいずれかを考える。

1），2）の原因として，次のような疾患・症状が頻繁にみられる。

1）両側大脳半球の障害の原因：高血圧性脳出血，脳動静脈奇形からの出血，くも膜下出血，脳梗塞・脳腫瘍，硬膜下血腫，硬膜外血腫，脳膿瘍

2）代謝性脳症またはびまん性脳障害の原因：薬物・毒物による中毒，ビタミン B_1 欠乏症，低血糖，栄養障害，低酸素症による脳症，脳炎・髄膜炎，てんかん発作（発作後のもうろう状態，重積発作），脳振盪

5）緊急性の高い意識障害

意識障害を起こしている患者は一見安定しているようにみえても，突然状態が急変し，生命の危機に陥る可能性がある。特に脳疾患の大部分を占める大脳疾患において注意すべきことは，その疾患の病巣（出血，炎症，腫瘍など）が周囲の脳の腫脹を起こし，頭蓋内圧を亢進させ脳ヘルニアを導き脳幹を圧迫することである。こうなると脳幹にある中枢が損傷され，呼吸停

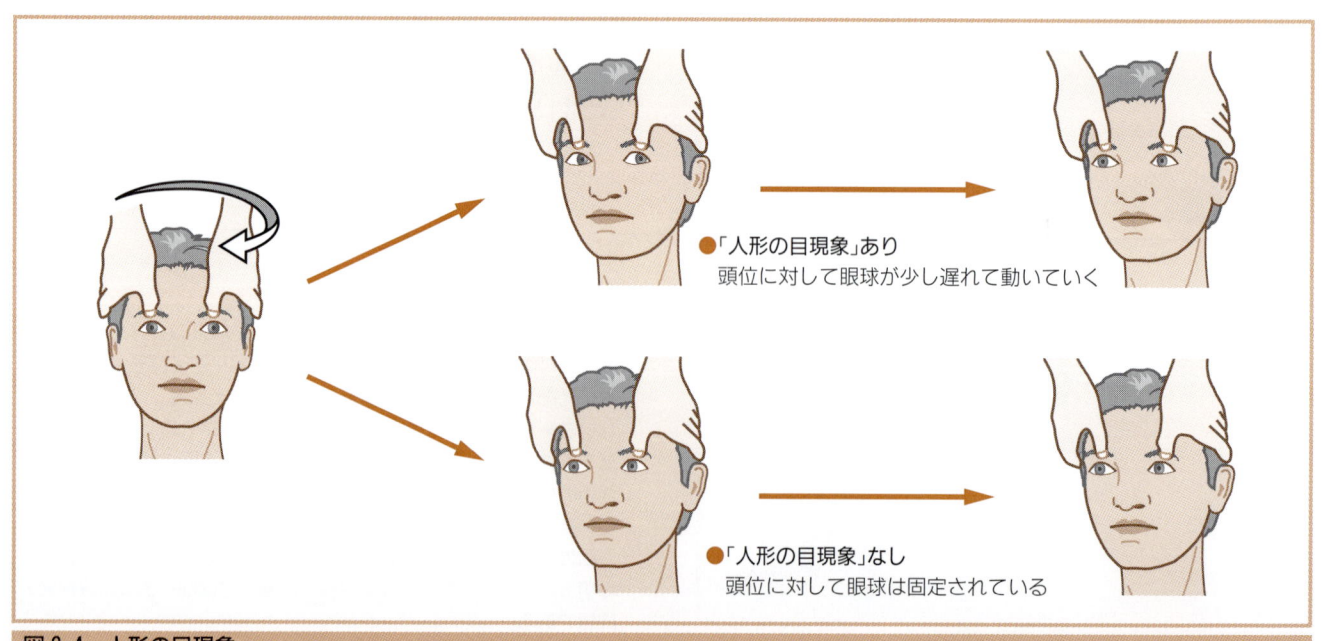

図6-4　人形の目現象

① 除皮質硬直肢位

② 除脳硬直肢位

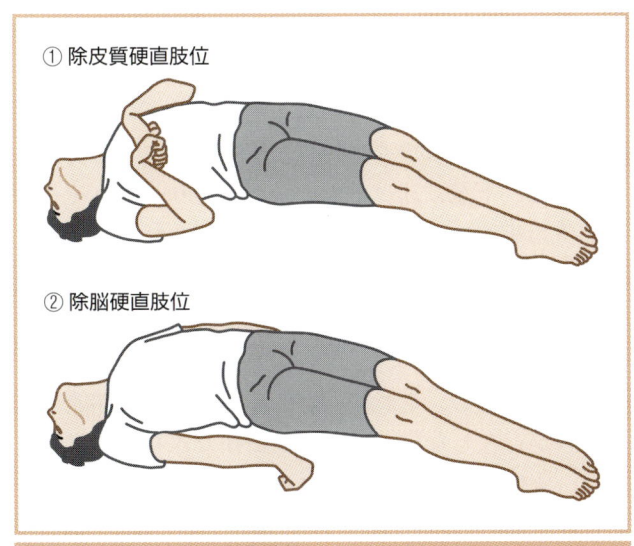

図6-5 筋トーヌス亢進肢位

止，心停止が起こる。このように症状が進行していくときには緊急に脳圧を下げる処置が必要である。

患者の肢位(姿勢)からも，危険信号が読み取れる。意識障害の患者の筋トーヌス(164頁)が亢進し，次のような特異な肢位をとっていたら緊急事態である。

1 除皮質硬直肢位 (図6-5①)

下肢が伸展し，上肢が屈曲内転した姿勢。大脳から間脳に障害が起きている可能性がある。

2 除脳硬直肢位 (図6-5②)

障害が間脳から中脳へ及ぶと下肢と体幹が伸展し，上肢が回内伸展した肢位がみられる。この肢位を示すと，一般に意識の回復はきわめて難しい状況である。

2 高次脳機能のみかた

1) 失語・失行・失認

大脳高次機能では，左脳損傷の徴候として失語，失行，失計算，失読失書，左右障害，右脳損傷の徴候として構成失行，半側身体失認，着衣失行，地誌的障害，相貌失認，などがあげられる。一般には右利きの人では左大脳半球が優位半球であり，左大脳半球がおかされたときに失語，失書，失読，失行，失認などの症状が出現する(着衣失行は劣位半球の障害による)。

したがってこれらの症状は右片麻痺に合併することが多いので，右片麻痺の患者では特に注意して観察すべきである。

1 失語

失語とは大脳の損傷によって生じた獲得された言語の障害で，発話における誤り(錯語)，話し言葉の理解障害，物品呼称の障害(失名詞)により特徴づけられる。失語症はその内容により全失語，ブローカ失語，ウェルニッケ失語，伝導失語，超皮質性混合失語，超皮質性運動性失語，超皮質性感覚性失語，健忘失語などに分類される。

失語のアセスメントは，まず簡単な質問から始めてできるだけ患者に話をさせ，自発発話の流暢性と内容を判定する。同時に身の回りの品物をみせて物品の呼称がうまくできるか(物品呼称)を検査し，錯語の有無も調べる。このとき話し言葉の理解も判明するが，必要に応じて「はい」，「いいえ」で答えられる簡単なものから，「左の人さし指で右の耳に触ってください」など，複雑なものまで試みる。復唱も簡単な単語から文章までを繰り返させる。

読解と音読の評価には，「目を閉じてください」といった文章を音読させて「ここに書かれたことを実際に行ってみてください」と言って実行させ，文字理解を調べる。文章が困難であれば，単語の音読と実物とのマッチングで読解をみる。

次に，住所・氏名などを書かせ，自発書字や「時計」といった言葉を示して書き取り(写字)もチェックする。

失語があれば，失語の種類を確認する。

● ブローカ失語

言葉が出ない，すなわち非流暢性であり，言語や文字の理解は比較的良好であるが発語が困難になる。重度になるとまったく話をしなくなり，話しかけられても困惑した表情で，はっきりしない応答だけを返してくる。

● ウェルニッケ失語

言語理解が悪く意味不明のことをしゃべる流暢性失語である。言語理解の障害が著しいのが特徴であり，自分で話している言葉の意味を理解できず，様々な単語を無意味に並べ，饒舌に話す。

失語では個々の発音は正常でも音の置換すなわち錯語が生じ，「とけい」を「めがね」という語性錯語，「と

けい」を「めけい」と誤る字性錯語などがみられる。構音障害のように麻痺筋により特定の音が障害されたり，運動失調性の場合のように単音の繰り返しで強弱やリズムが乱れるものとは様相を異にする。

2 失行
●**運動失行**
　麻痺，失調，錐体外路症状などの運動障害や感覚障害がないにもかかわらず，また行うべき行為を正しく理解しているにもかかわらず，その行為を正しく遂行できず，異なった行為をする状態を失行という。
●**口顔面失行**
　舌を出す，眼を閉じる，口笛を吹く，息を吹くなどの命令に対し，動作がうまくできない。
●**肢節運動失行**
　一側肢の巧緻運動障害。上肢の巧緻運動が障害され，ボタンをとめたり，母指と示指による輪型（キツネの指型）を作ることがうまくできない。
●**観念運動失行**
　物品を対象としない，あるいは1つの物品を対象とする単純な運動が，言語命令，模倣，物品使用のいずれでも障害されている。口頭命令や模倣命令に従って，道具を用いない単純な動作（敬礼や歯磨きなどの簡単な行為のパントマイム）はできないが，自発的動作ではうまくできる。
●**観念性失行**
　2〜3の物品を対象とした一続きの運動の障害である。運動の概念の障害で日常動作や道具の使用，例えば歯ブラシで歯を磨くなどの動作をさせる。観念性失行があるとできない。
●**構成失行**
　右あるいは左半球の頭頂・後頭葉領域の障害で，二次元・三次元の図形の模写ができなかったり積み木をうまく組み立てられない。
●**着衣失行**
　右半球後方の障害で着衣が困難となる。

3 失認
　失認とは，視覚，聴覚，触覚などの感覚路に異常はないが，その感覚情報が何であるかを認知できない状態をいう。例えば，光の強弱，対象の大小，運動の方向などの要素的感覚は正常だが，それらを統合して形態として認知できないのは統覚型視覚失認である。形態的に統一することは可能であるが，それが何であるかわからないのは連合型視覚失認である。しかし，その対象物に触ればすぐに認識可能である。
　失認は，下記に述べるものなどがあり，それぞれ特定部位の病変によって生じることが知られている。失認を調べるにあたっては，意識障害，精神障害がないことを確認する。
●**視覚性失認**
　物品を提示し，これが何かを問う。視覚や知能・意識障害が存在しないのに対象を認知できない視覚性失認は，両側後頭葉病変で起こる。
●**相貌失認**
　家族や有名人の顔写真をみせて，これは誰かを問う。相貌失認があるときは，誰かわからない。その場合，声をきけば直ちにわかる。相貌失認は両側，ときに右側のみの後頭側頭葉病変で起こる。
●**色彩失認**
　色紙をみせて，色彩を正しく言えなかったり，2つの色の異同弁別ができなかったりすれば，色彩失認である。両側後頭葉病変で起こる。
●**聴覚性失認**
　音をきかせて何の音か弁別させる。聴覚性失認があると，音はきこえるが，何の音か識別できない。両側の聴覚野皮質または聴放線障害で起こる。純粋語聾は，例えば「眼を閉じてください」などの口頭命令では閉眼できないが，同じ動作を紙に書いて命令するとそれができる。
●**触覚失認**
　眼を閉じた状態で日常用いている品物などを触らせ，それが何か識別させて検査する。触覚失認ではこれが判断できない。一側の頭頂葉病変で起こる。
●**身体失認**
　自己身体部位失認，左右障害（両側身体失認）と半側身体失認，病態失認に分けられる。自己身体部位失認では，本人および検者の眼，鼻，手指などの身体の部位の名前をあげさせたり，名前を告げられた部位を指示させたりする。身体失認があると，正しく行うことができない。また，左右の部位をそれぞれ指示させ，左右障害の有無をみる。両側あるいは左側の頭頂後頭葉病変で起こる。

●半側身体失認および病態失認

片麻痺があるのにそれを無視して麻痺を否認するなど、身体の一部が自分のものであることが認識できない状態である。両側の手や下肢を同時に触り、触った側をたずねる。ほとんどが左片麻痺を伴って左側を無視する半側身体失認である。右頭頂葉障害で起こる。

●視空間失認

視空間的情報を認知できない状態とされるが、その代表である半側空間失認も半側空間無視（NOTE参照）といわれるように基本的には注視障害と考えられている。線分二等分試験、絵の模倣課題（図形、時計描写）などのテストを行う。ほとんどが右大脳半球後部病変で起こるが、左病変でも起こることもある。

2）認知症（痴呆症）

知能障害では、精神機能の発達が障害された精神発達遅滞と、いったんは正常に発達した精神機能が、後天的な脳の器質的病変によって低下した状態である認知症とを区別する。

認知症の診察はアルツハイマー病のように、現在の医療ではまだ完全には治すことのできない疾患群から、何らかの治療手段のある疾患を鑑別することが1つの目標である。精神遅滞の成人患者の診療では、幼児期から脳性麻痺とされているような患者の中から先天代謝異常や遺伝子異常など特殊な疾患を発掘し、治療の可能性をさがすことと、合併症による神経症状の悪化を治療することがその目標である。また認知症とまぎらわしい状態としては失語、失行、失認、意識障害、あるいはうつ状態、甲状腺機能低下症のような全身疾患などもあり、改善しうる状態を見逃さないことが肝心である。

1 改訂長谷川式簡易知能評価スケール

外来で行う認知症患者の知能テストとしては、改訂長谷川式簡易知能評価スケール（表6-3）か、日本語版ミニ・メンタル・ステート検査をする。決められた質問に答えてもらい、高次脳機能を評価する。一度正常まで発達した知能が種々の疾患によって障害され、低下した状態であれば、認知症の疑いがある。

改訂長谷川式簡易知能評価スケールは、主に認知症のアセスメントに用いられるが、認知症以外の高次脳機能障害を評価する場合にも有用である。しかし、スケールはあくまでも目安であるため、アセスメントの際には患者の病前の知能程度や、社会背景なども考慮する必要がある。

また、評価の際には、認知症の疑いの有無だけでなく、個々の質問に対する反応や答えかたなどから、認知症の傾向についても把握することが大切である。例えば、見当識は比較的保たれていても金銭にかかわる質問の点数が極端に低いようであれば、「留守番はできるが、計算ができない認知症」という認知症の傾向が推測できる。

●認知症と他疾患との鑑別

問診に際しては、精神発達遅滞では知能障害に気づいた時期、発達に伴い少しはよくなったのか、幼児期から精神遅滞があってさらに進行性に知能や運動能力が低下してきたのかを具体的にきく。

認知症患者の問診で発症年齢は原因となる疾患の鑑別の目安になる。初発症状は具体的にきく。さっききいたことをすぐ忘れる、大事なものをしまってわからなくなり誰かに盗られたと騒ぐ、などは典型的な短期記憶の障害である。

人格障害、著しい反社会的異常行動があればピック病も考えられる。活動性がなくなり、終日じっとテレビばかりみているようになった頃に、尿失禁や歩行障害が始まったのであれば脳血管性認知症や種々の原因による水頭症が多い。

側頭葉や頭頂葉の脳梗塞やあまり大きくない脳出血も、麻痺が伴わず、認知症と思われていることがある。その場合は、大脳高次機能障害を問診で明らかにしていく。脳炎、特に単純ヘルペス脳炎も認知症と異常行動で始まる例が多い。頭痛、発熱、異臭の有無を

NOTE

半側空間無視

半側空間無視とは、片側の空間にあるものがまったく認識できない状態で、脳梗塞などによって起こり、視覚の問題ではなく認識（高次脳機能）の問題である。半側空間無視のある患者にとって、片側の空間は「ない」ため、身体の片側だけにぶつかったアザがあったり、食事を片側だけきれいに残していたりしても、本人は異常に気がつかない。

脳梗塞などの後遺症として半側空間無視があれば、ナースコールを患者の認識できる側に配置する、転落を防ぐため、認識できない側のベッド柵を上げておく、などの対策が必要である。

表6-3 改訂長谷川式簡易知能評価スケール(HDS-R)

1	お歳はいくつですか？(2年までの誤差は正解)			0　1
2	今日は何年の何月何日ですか？　何曜日ですか？ (年，月，日，曜日が正解でそれぞれ1点ずつ)		年 月 日 曜日	0　1 0　1 0　1 0　1
3	私達が今いる所はどこですか？ (自発的に出れば2点，5秒おいて，家ですか？　病院ですか？　施設ですか？　の中から正しく選択すれば1点)			0　1　2
4	これから言う3つの言葉を言ってみてください。後でまたききますので，よく覚えておいてください。 (以下の系列のいずれか1つで，採用した系列に○印をつけておく) 1：a) 桜　b) 猫　c) 電車　　2：a) 梅　b) 犬　c) 自動車			0　1 0　1 0　1
5	100から7を順番に引いてください。 (100−7は？　それからまた7を引くと？　と質問する。最初の答えが不正解の場合，打ち切る)	(93) (86)		0　1 0　1
6	私がこれから言う数字を逆から言ってください。 (6-8-2, 3-5-2-9を逆に言ってもらう，3桁逆唱に失敗したら，打ち切る)	2-8-6 9-2-5-3		0　1 0　1
7	先ほど覚えてもらった言葉をもう一度言ってみてください。 (自発的に回答があれば各2点，もし回答がない場合，以下のヒントを与え正解であれば1点) a) 植物　b) 動物　c) 乗り物			a：0　1　2 b：0　1　2 c：0　1　2
8	これから5つの品物をみせます。それを隠しますので何があったか言ってください。 (時計，鍵，タバコ，ペン，硬貨など，必ず相互に無関係なもの)			0　1　2 3　4　5
9	知っている野菜の名前をできるだけ多く言ってください。 (答えた野菜の名前を右欄に記入する。途中で詰まり，約10秒間待っても出ない場合にはそこで打ち切る) 0～5＝0点，6＝1点，7＝2点，8＝3点，9＝4点，10＝5点			0　1　2 3　4　5
		合計得点		(最高点30点)

非認知症(非痴呆)　24.27±3.91点　　やや高度　　10.73±5.40
軽　　度　　　　　19.10±5.04　　非常に高度　 4.04±2.62
中等度　　　　　　15.43±3.68
カットオフポイント　20/21(20点以下は認知症の疑い)

(加藤伸司，長谷川和夫らによる)

きく。

　しばしば老人性うつ病が認知症と誤診される。睡眠障害，朝の気分の重さ，集中力の低下，焦燥感，今まで気楽にやっていた日常のことが面倒でできない，何ごとも悪い方へ考えてしまうなど，特徴的な感情障害の有無を確かめる。

　高齢者で亜急性に頭痛と軽い片麻痺を伴って認知症が進行してきたときは，慢性硬膜下血腫の可能性もあり，頭部外傷の既往を確認し，CTをみる。

　精神遅滞をきたす疾患では，身体的な異常の有無をみる。頭蓋や皮膚の異常，ダウン症やガーゴイリズムの特有の顔貌，四肢の奇形，心臓の異常，肝脾腫をみる。眼底所見では先天代謝異常の手がかりに網膜色素変性症，視神経萎縮，さくらんぼ赤色斑の有無をみる。成人脳性麻痺の患者であれば，頸椎症性脊髄症の所見をさがす。

●アルツハイマー型と脳血管性の鑑別

　アルツハイマー型認知症の患者は運動機能に異常はなく，尿失禁もない。知能検査をして初めて，記銘力や記憶，見当識の障害が予想外に強いことに驚く。急速に進行する認知症患者にミオクローヌス，運動失調症があれば，クロイツフェルト-ヤコブ病を考える。

　脳血管性認知症患者は寡黙で，身体の動きも乏しい(アキネジア)。前傾姿勢でとぼとぼと歩き，ときにはすくみ足，突進現象をみる。腱反射亢進や，軽い片麻痺をみることもある。さらに高度になれば，いずれの認知症も四肢は屈曲位で拘縮し，寝たきりとなる。

3 脳神経のみかた

脳神経の状態は通常，視覚，聴覚ならびに食物摂取を確認することで把握できるものであるが，断片的な情報があっても確認していない情報があるかもしれない場合は，確認し忘れがないよう，あえて意図的に系統的なチェックをすることもある。

患者本人の自覚症状が最も有効な情報収集の切り口ではあるものの，そこだけにとらわれて他の側面への注意がおろそかにならないよう，要所要所で系統的な確認と照らし合わせることも大切となる。

脳神経の配列を図 6-6 に示す。

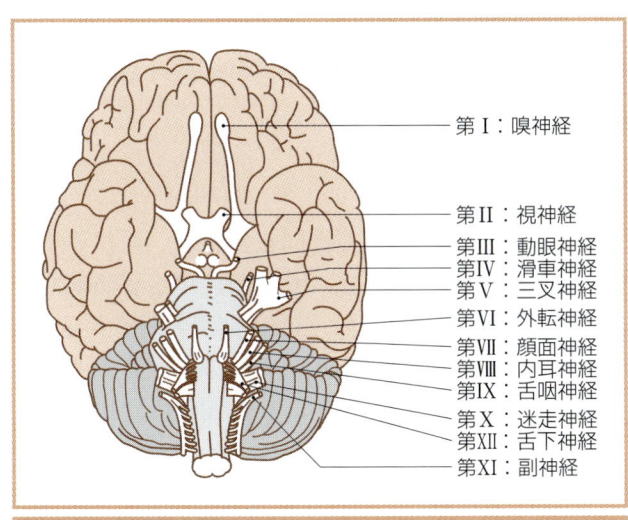

図 6-6 脳神経の配列

1）嗅神経：第Ⅰ脳神経

鼻腔の嗅裂を覆う粘膜にある嗅細胞が嗅覚の感受装置である。匂いの粒子は，この嗅粘膜に吸着されて細胞を刺激し，軸索にインパルスを発射する。軸索は細い嗅糸を作り，篩板を通って嗅球に入る。嗅球から嗅索が出て前頭葉下面の嗅覚野に達する。

嗅覚障害を訴える患者は少ないので，通常は「変な匂いがして困ることはありませんか」や「味がおかしいと感じませんか」などと質問する。障害がありそうなときは，閉眼させ，片方の鼻腔を閉じてアルコール綿，タバコ，コーヒーなどの香りを左右各々と，両側同時に嗅がせて調べる。

1 嗅覚脱失，嗅覚減退

患者は，まったく匂いを感じない，あるいは匂いがよくわからない。味覚の低下を伴うこともある。鼻粘膜疾患，前頭蓋骨の骨折，あるいは脳振盪などの頭部外傷や嗅球を巻き込む前頭蓋窩の髄膜腫などで起こる。ときにヒステリーやうつ病にもみられる。

2 嗅覚過敏

嗅覚の亢進状態。部分的な嗅球の外傷，神経症，臭鼻症。

3 幻嗅

匂うものがないのに匂いを感ずる。側頭葉内側面に焦点をもつてんかん，単純ヘルペス脳炎，精神疾患などでみられる。

NOTE

中枢神経と末梢神経

中枢神経系・末梢神経系とは，空間的な配置部位の違いによる区分けではない。神経系を機能的に区分したときの分類である。空間的な部位の差を表すときにも「中枢側」「末梢側」と称するが，これは身体の中心部に近いか遠いかによる区分なので，混乱してはならない。

中枢神経系とは情報判断を行う機能をもつものであり，末梢神経系とは情報の伝達だけを担当しているものである。

入力系である感覚神経系では，感覚受容器から大脳に至る信号伝達において，必ず神経線維をリレーしている。つまり感覚受容器から大脳の感覚中枢までは1本の神経線維で結ばれているわけではなく，途中で神経線維を乗り換えている。その乗り換え（リレー）は脊髄で行われるが，感覚受容器から来た神経線維がバトンタッチをするまでが「末梢神経」であり，その後は「中枢神経」となる。

また，出力系である運動神経系も，中枢から神経線維を通じて信号を伝えているが，実際の効果器である筋肉に至るまでに神経線維をリレーしている。大脳皮質の運動野から出た神経線維は脊髄前核においてバトンタッチをして，次の神経線維が筋肉に至る。このバトンタッチまでが「中枢神経」であり，その後が「末梢神経」である（図）。

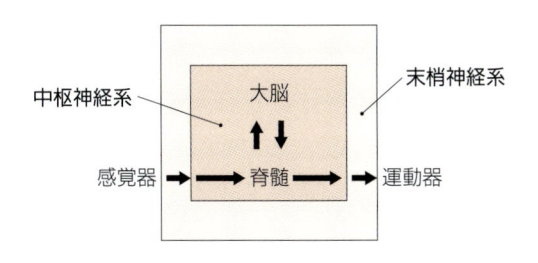

2）視神経：第Ⅱ脳神経，動眼神経：第Ⅲ脳神経，滑車神経：第Ⅳ脳神経，外転神経：第Ⅵ脳神経

「眼のみかた」(151 頁)参照。

3）三叉神経：第Ⅴ脳神経

1 運動機能
咬合時の咬筋の筋量，固さの左右差をみる。次いで開口時の開口筋の強さ，下顎の麻痺側への偏位をみる。

2 感覚機能
三叉神経第1，2，3枝領域の感覚(触覚，痛覚，温度覚)を調べる。左右差だけでなく顔面の周辺部と中心部との違いについても調べる。口腔粘膜は舌圧子で触覚の左右差をみる。

4）顔面神経：第Ⅶ脳神経

1 運動機能
前頭筋，眼輪筋，口輪筋，頬筋，広頚筋の筋力および筋萎縮の有無を調べる。頬筋では「イー」と口を横に広げたり，笑う表情をとらせたりすると，健側に口角が引かれる。口を膨らませても空気が漏れないかをみることによって口輪筋の筋力を推定する。

顔筋に障害があるかないかを見極めるときは，前額のしわ，眼裂の大きさ，鼻唇溝の深さに注目する。前頭筋のみは1次ニューロンが両側支配であるので，中枢性顔面神経麻痺では鼻唇溝は浅くなるが，眼裂はわずかに広くなるのみで，前額のしわは正常である。末梢性顔面神経麻痺では前頭筋を含めた全顔面神経麻痺が障害側にみられ，前額のしわは浅くなり，眼裂は幅広くなり，鼻唇溝は浅くなる。軽微な麻痺では，顔面の非対称や閉眼時に麻痺側で睫が残ってみえる(睫毛徴候)(図6-7)。

2 味覚
舌の前2/3の味覚の確認を行う。

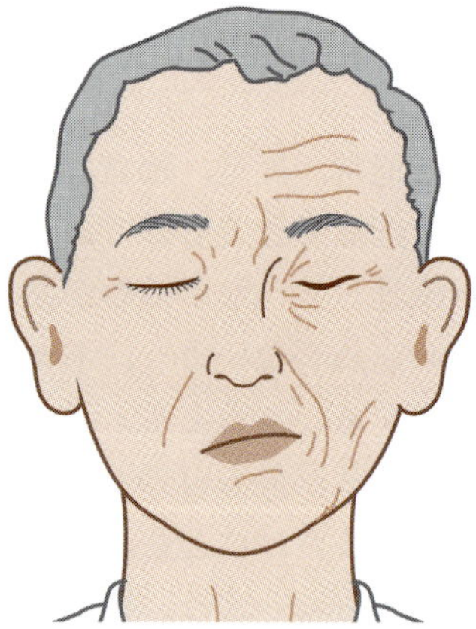

眼をギュッと閉じたとき，麻痺側(患者の右側)のみ睫毛が隠れずに残る

図6-7 睫毛徴候

5）内耳神経(聴神経)：第Ⅷ脳神経

蝸牛神経，前庭神経よりなる(「耳のみかた」155 頁参照)。

1 前庭機能
前庭系の急速な障害では回転性めまいを伴いやすく，発作時に眼振をみる。めまい消失後，閉脚起立，ロンベルグ試験，片足立ち試験，開眼・閉眼歩行，継ぎ足歩行，足踏み試験を行う。特に開眼・閉眼歩行は有用で，前庭機能に障害があると開眼では比較的スムーズに歩行できても閉眼ではふらつき，うまく歩けない。足踏み試験は，閉眼させ，号令をかけながら50回足踏みさせる。患側に向かって45°以上偏位すれば陽性である。

6）舌咽神経，迷走神経：第Ⅸ，Ⅹ脳神経

1 構音障害
「パピプペポ」のような口唇音，「サシスセソ」のような歯擦音，「ラリルレロ」などの舌音，などで構音障害を区別する。特定の音が発音しにくければ，それぞれ口唇の動き，歯そのものや噛み合わせ，舌の動きの障害を考える。

軟口蓋の機能不全では「ガギグゲゴ」などが鼻声になる。球麻痺性では，鼻声，喉頭筋麻痺による嗄声，失声などもみられる。小脳性では，緩徐で歯切れの悪い

不明瞭な発声となり，しばしば断綴性あるいは爆発的な発声(ときに吹き出すような発声)になる。

2 口蓋垂，軟口蓋

「アー」と発声させると，正常では口蓋垂，軟口蓋は正中に挙上するが，一側麻痺では，麻痺側の軟口蓋の挙上はみられず，口蓋垂は患側へ偏位する(カーテン現象)。

3 咽頭反射

開口させて口内をみるときに，舌圧子で口蓋弓や咽頭後壁に触れると咽頭筋が収縮・挙上し，「ゲッ」と嘔吐のような反応が起こるが，構音障害，嚥下障害があるときには，消失することが多い。これらの部位の麻痺は延髄および舌咽神経，迷走神経，舌下神経の障害のときに生じるもので，球麻痺と呼ばれる。一般には脳血管障害，運動ニューロン病，髄膜腫瘍，多発神経炎，重症筋無力症などのときにみられることが多い。

また，同様の症状は大脳運動領域から延髄に至る運動伝導路が両側性に障害されるときにも生じる。この場合には仮性球麻痺と呼ばれ，その早期には咽頭反射の低下や消失がみられることも多いが，舌の萎縮は生じない。

4 嚥下障害

水や食物が喉につかえる，むせる，飲み込みにくい，などの症状の有無を問診できく。

7) 副神経：第XI脳神経

頸から肩にかけて肩峰までの輪郭をみて，僧帽筋の萎縮の有無をみる。肩に手をかけて下方に押し下げ，それに抗して患者の頸をすくませ，僧帽筋の筋力検査をする。一側の下顎に検者の手を当て，患者の頭部をその側に回旋させ，対側の胸鎖乳突筋の筋力と筋萎縮をみる。

8) 舌下神経：第XII脳神経

開口のみをさせた状態で，舌の萎縮，線維束性収縮の有無をみる。次に挺舌させ，偏位の有無をみる。一側障害では舌先は患側へと偏位する。舌を左右に動かし，速さ，可動範囲，動きの規則性などをみる。

4 眼のみかた

1) 眼・視力・対光反射などのみかた

1 眼裂

左右の眼裂幅を観察する。上眼瞼の下端が瞳孔にかかっていれば眼瞼下垂(図6-8)である。動眼神経麻痺，頸部交感神経障害，重症筋無力症，ミオパチーなどでみられる。正常では上眼瞼は瞳孔を覆うことはないが，眼瞼挙上筋の筋力低下のため眼瞼がたれ下がると，瞳孔にまでかかるようになる。これが眼瞼下垂であり，瞳孔との位置関係に注目する。

眼瞼下垂と散瞳の合併は動眼神経麻痺，眼瞼下垂と縮瞳の合併はホルネル症候群である。重症筋無力症では眼瞼下垂は起こるが，瞳孔は障害されない。

2 眼球突出の有無

正面をみているときには，上眼瞼と虹彩の間に白色強膜がみえないのが正常である。虹彩の上に白色強膜が残っていたら眼球突出の可能性がある。眼球突出は下をみたときに，さらにはっきりとわかる。正常では虹彩に上眼瞼が重なり，虹彩の間に白色強膜はみえないが，眼球が突出していると，虹彩と上眼瞼の間に白色強膜がしっかりとみえる(図6-9)。

3 眼位

眼球の動きをみる検査とは別に，眼位そのものを確認する方法がある。患者に下方向をみてもらい，検者

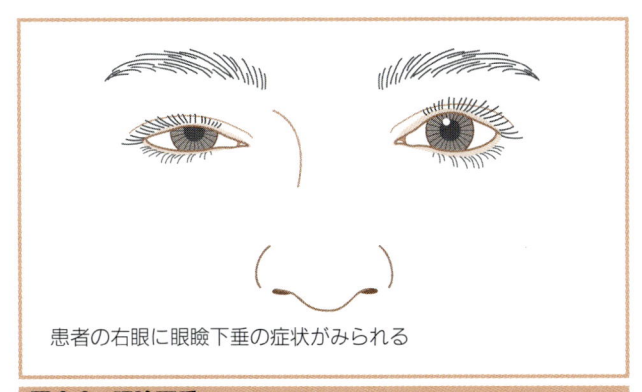

患者の右眼に眼瞼下垂の症状がみられる

図6-8 眼瞼下垂

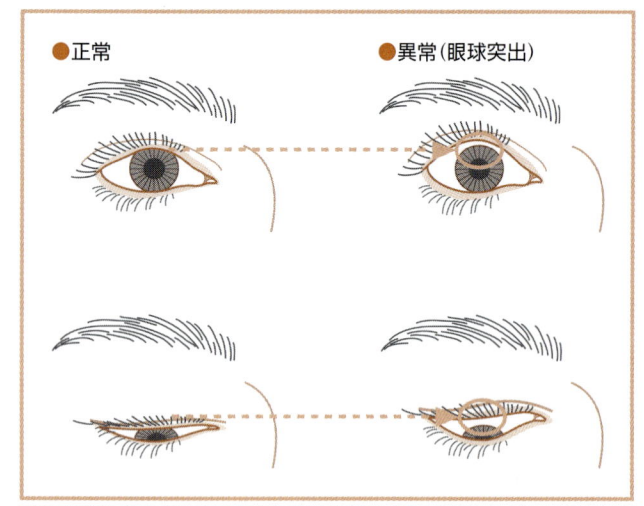

図6-9 眼球突出

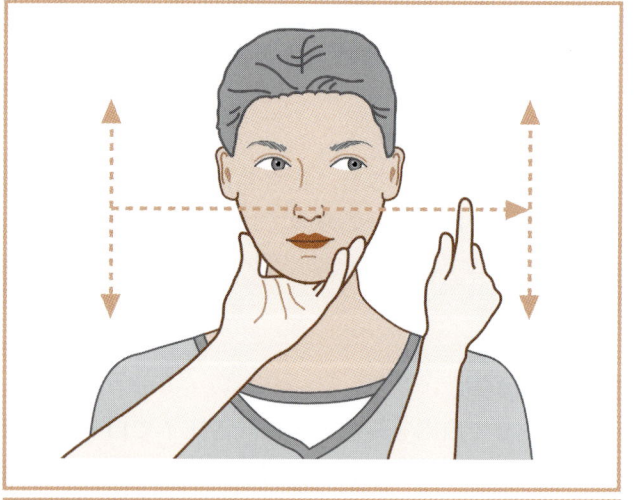

図6-10 外眼球運動のみかた

が瞼をぐっと引き上げる。そのとき，虹彩の上縁は外眼角と内眼角）を結んだ線より下にあるのが正常である。上をみたときには，虹彩の下に十分に白色強膜がみえるのが正常である。

4 斜視の有無

明るすぎない場所で，患者に30〜40 cm離れたところから当てたペンライトの光をみてもらう。両眼とも瞳孔の中の同じ箇所に光が入っていれば正常である。片側で光が瞳孔から外れた場合は，斜視（両眼の視線が目標に向かってそろわず，片方の眼の視線が別の方向にずれている状態）があると判断できる。光が瞳孔の内側にずれていれば外斜視，外側にずれていれば内斜視である（「小児のみかた」188頁参照）。

5 カバー・テスト（カバー・アンカバーテスト）

前方の目標物をみつめてもらう。そのまま片方の眼を厚紙などで覆ったときに，覆いをしていない側の眼がどのような動きをとるかをみる。覆いをしていない眼が動かなければその側の眼で見ていたことになる（つまりその眼が利き目である）。片側の眼を覆ったときに覆いをしていない眼の虹彩が鼻側から耳側へ動いたら，そちら側の眼に内斜視があり，逆方向に動けばその動いた眼が外斜視があると推定できる。この方法は，どちらの眼で主にみているか（利き目）を確認するときにも使われる。

6 閉眼

患者にギュッと眼を閉じてもらい，強制的に検者が眼を開こうとしてみる。正常であれば，眼をこじ開けることはできない。簡単に開いてしまうようなら，顔面神経の異常などが考えられる。

7 外眼球運動

指標を動かし，それを追視させることで，外眼筋麻痺，注視麻痺の有無をみる。

① 患者と少し（手が届く範囲，30〜40 cm程度）離れて向かい合って座る。患者にはまっすぐ前を向いてもらう。

② 患者の眼の前に指を立てて，顔を動かさずに，眼だけで指を追うように伝える。顔が眼と一緒に動かないよう，患者の顎の下に手を添える。

③ 指をゆっくりと動かしながら，患者の眼の動きを確認する。まず指を横に動かす。このとき指に近い方の眼は外転，反対側の眼は内転する（図6-10）。

④ 次に，横に持ってきた指をそのまま上下に動かす。このとき指に近いほうの眼は外上転から外下転，反対側の眼は内上転から内下転を示す。

⑤ 逆側で同じように指を上下に動かす。指の動きは「H」を描くような動きとなる。

⑥ 眼球の動きをみるときには，指はゆっくりと動かす。そして指が横にいったら動きをいったん止めてみて，眼球が固定していられるかを確認する。正面をみているときは固定していても，脇をみたときにピクピクと揺れるようならば，眼振がある

と判断する。
●評価
　眼筋を含む核，核下性障害では眼球は左右で異なった動きを示し，患者は複視を訴える。外眼筋麻痺があるときに，頭を受動的に急速に左右・上下に回転させると，眼球が麻痺の範囲を超えて動けば陽性（核上性障害），動かなければ陰性（核性・核下性障害）である。核上性の上方注視障害では，随意には上転できないが，閉眼により眼球が上転する。核上性障害では意識障害がある場合，しばしば共同偏視（両眼球が病巣側に偏位する）をみる。一側の内側縦束の障害では，同側の内直筋のみ障害される（内側縦束症候群）。

8 固視障害
　眼球が静止せず，異常運動がみられる（眼球クローヌス，はためき様眼球動揺，稲妻様眼球運動など）。滑動性追従運動障害では，運動の滑らかさがなくなり衝動性の眼球運動を示す。衝動性眼球運動障害では眼球を速く動かせず，ゆっくりした動きを示す。

9 瞳孔
　形が正円であるか，大きさに左右差がないか，その大きさはどのくらいであるか，の3点に注意する。正常ならば左右の瞳孔は必ず同大のはずである。

10 対光反射
　外側方より光を当て，瞳孔の収縮の有無をみる。収縮すれば対光反射陽性で，光を当てた瞳孔が収縮する直接対光反射と対側の瞳孔が収縮する間接対光反射をみる。眉間に手を置き，対側の瞳孔に光が入らないように遮蔽し，光を当てる。強い光を当てた後，しばらくして縮瞳するのは，緊張性瞳孔である。

11 輻輳反射（近見反射）および調節反射
　眼前の正中にある指標をみつめさせる。それを近づけると両眼は寄り（輻輳反射），縮瞳（調節反射）するのが正常である。

12 角膜反射
　角膜に何か刺激を受けたときに瞬間的にまばたきをする正常の反応である。この反射を確認するには，ディスポーザブルの注射器で角膜に風を当ててみる。正常ならば瞬時に両眼ともまばたきをする。片側の反射が消失，減弱しているときは，同じ側の三叉神経または顔面神経などの異常が疑われる。
　この方法では，ティッシュペーパーをこよりにして角膜に触れる方法と異なり直接眼球に触れないので，患者の負担も少なくてすむ。

13 視力
　視力表を使って数値化する方法がもっとも確実である。しかしベッドサイドなどの臨床で視力を確認するには，検者の名札や書類などを患者に示し，声に出して読んでもらうなどの大雑把なスクリーニングで十分である。読めなかったり，さしている部分と違う部分を読んでしまうようであれば，日常生活に必要な視力が保たれていないと判断できる。場合によっては他眼を手で覆って1眼ずつ調べる。神経障害による視力低下は眼鏡をかけても改善しないが，眼疾患によるものは改善することが多い。
　視力を数値化するには，万国視力表，石原式視力表を用い，200ルクスの照度で5mの距離から検査する。高度の視力低下には，眼前に立てた検者の指が何本かわかれば指数弁，さらに検者の手の動きがわかれば手動弁，暗室でライトを当てて明暗をいえれば光覚，明暗もわからない場合を失明と判定する。

14 視野
　患者の正面に立ち，患者と視線を合わせる。検者の眼から視線を動かさないように伝える。指を患者の頭の後ろから，患者の背中を底辺にして大きな半球体がある感じをイメージし，前に向かってその球体をなぞるように手を動かしていく。人間の眼は止まっているものよりも動いているものに気がつきやすいため，指をこすり合わせるように動かす。患者には，指が視野に入ってきたところで「みえた」とさし示してもらう。この方法で上方から，両脇から，下方から，それぞれの視野を確認する（図6-11）。
　視野の正常範囲の目安としては，上方は眉の上，下方は顎の下，側方（耳側）は上下よりも広い範囲，と考えられる。これより極端に視野が狭い場合や視野が左右対称でない場合に，網膜剥離による部分欠損や緑内障の傍中心暗点などの異常を疑う必要がある。

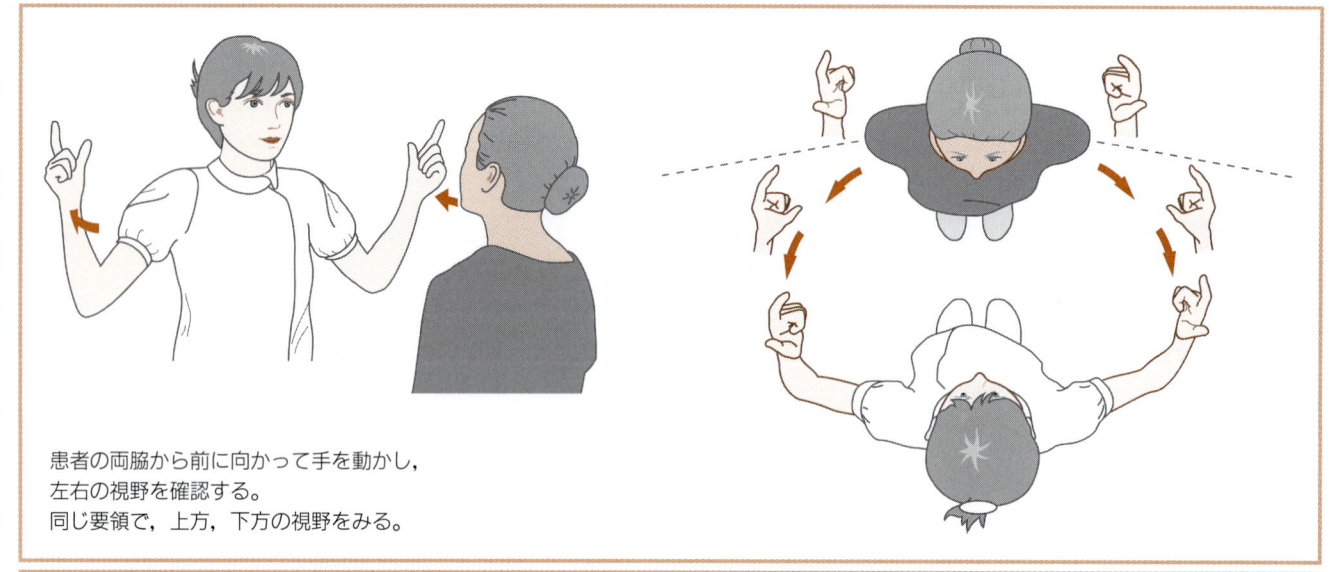

図 6-11　視野の確認

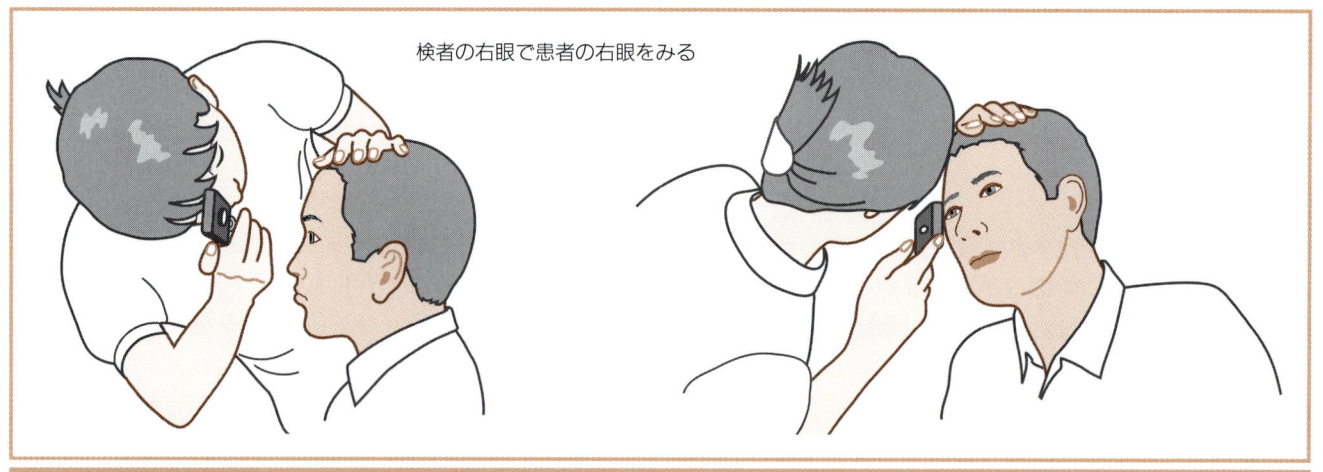

患者の両脇から前に向かって手を動かし、左右の視野を確認する。
同じ要領で、上方、下方の視野をみる。

図 6-12　眼底のみかた

検者の右眼で患者の右眼をみる

15 眼底

① 部屋を暗くして、眼底鏡で眼底検査をする。散瞳薬は用いない方がよい。
② 患者に正面を向かせ、そのまま眼を動かさないように伝える。眼底鏡の光の方向をみないようにと指示する（天井のます目や、壁にかけたカレンダーなどを凝視してもらうとよい）。
③ 患者の右眼をみるためには、検者は患者の右斜め前に立ち、右手に眼底鏡を持ち、自分も右眼を使って検査する（図 6-12）。左眼をみるためにはこれらすべてを左に変える。
④ まず眼底鏡を患者の眼から 10 cm くらいのところに保持し、次いで眼底鏡をのぞきながら眼に近づけていく。眼前 1 cm くらいのところで焦点が合って眼底がみえるはずである。患者または検者が近視、遠視であるときには眼底鏡のレンズを回して調節する。患者の顔にぶつからないように眼底鏡を持った手の中指を患者の顔に軽く当て、これを屈伸して遠近を調節する。
⑤ 眼底がみえたら、視神経乳頭の色、辺縁の鮮明さ、血管の太さ、あるいは動脈による静脈の圧迫像、出血、白斑の有無をよくみる（図 6-13）。
　神経学的診察時に見落としてはならない眼底所見は、うっ血乳頭、視神経萎縮、乳頭周辺の網膜血管の動脈硬化症の程度である。その他には、網膜色素変性症や黄斑部萎縮も読みとれるとよい。

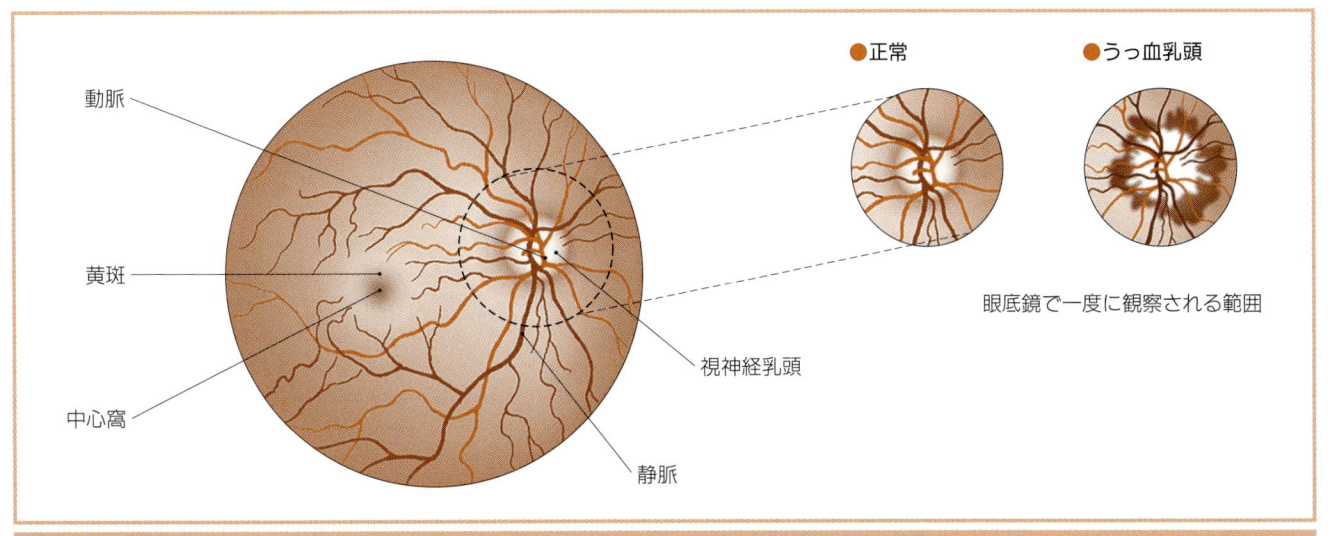

図 6-13　眼底

5　耳のみかた

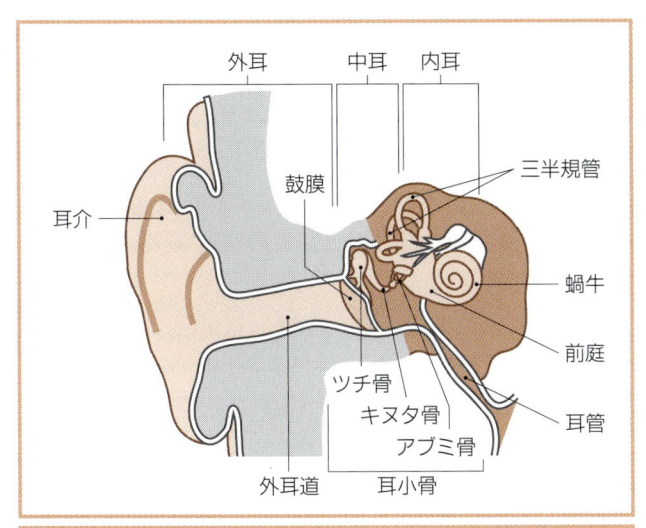

図 6-14　耳の構造

1）耳の構造と音が伝わる仕組み

音は空気の振動となって鼓膜をふるわせ，3つの骨（ツチ骨，キヌタ骨，アブミ骨）で約20倍の大きさの振動に拡大される。この増幅された振動が蝸牛に伝わり，さらに聴神経によってその信号が脳に伝達されて初めて，音として認識される（図6-14）。

聴力の検査では，この音として認識されるまでの道筋の，どこに障害があるかを鑑別する。

2）聴力のスクリーニング

患者の耳から30 cmほどの距離（患者の視野に入らない位置）から言葉をささやき，同じ言葉を繰り返してもらう。あるいは同様の要領で指をこすり，その音がきこえるかを確認する。

●評価

音がきこえない（きこえにくい）場合，次にあげる可能性が考えられる。

- 伝音性難聴：聴覚神経まで音が届かず，音が音のセンサーである蝸牛まで伝わらない。
- 感音性難聴：聴覚神経までは届いても，それを音の刺激として感じられない。
- 混合性難聴：伝音性，感音性の両方に障害がある。

伝音性難聴でよくあるのは耳垢づまりや中耳炎で，比較的治療可能なものが多い。一方で感音性難聴は，加齢による変化，騒音障害，薬物（抗生物質など）による副作用などにより聴覚神経そのものに障害が起こっていると考えられるため，治療が難しいことが多い。

中耳炎では，中耳の粘膜が腫れて耳管の出口をふさぐことで中耳の内圧が高まり，そのために鼓膜がパンパンに張ってしまい振動できなくなる。子供は顔が小さいために耳管も短い。さらに大人の耳管が上り坂になっているのに比べ，子供は顔が丸いために耳管が水平に近いということもあり，中耳炎を起こしやすい。乳児や幼児の場合は中耳炎を起こしていても「耳が痛い」と伝えることができないことが多々ある。耳をし

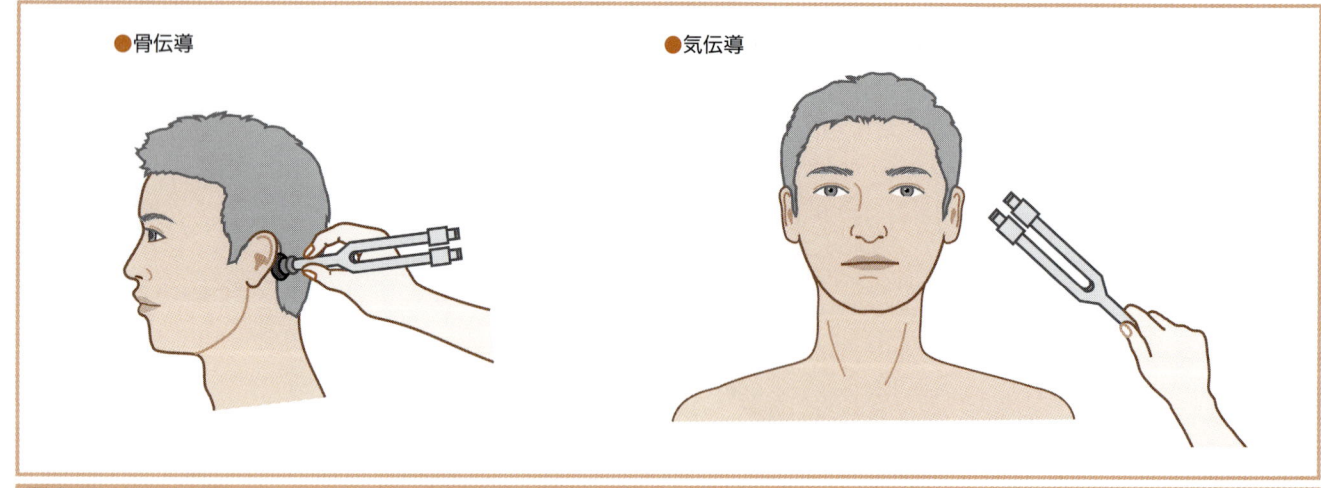

図6-15　リンネ試験

きりに触る，おっぱいを飲まない，口を動かすと痛がったりするようなら，中耳炎の可能性を考える。子どもの頃にきこえの悪さが続くと，言語獲得に影響を及ぼすこともあるため，注意が必要である。

3）伝音性難聴・感音性難聴の鑑別

骨伝導と気伝導できこえている時間の長さを測る。骨伝導とは，骨を介して音が伝わることであり，気伝導とは，空気を通して音が伝わることである。

1 リンネ試験

片耳ずつ聴力の確認を行う（図6-15）。
① 音叉を手首（手根骨）に軽く打ちつけて振動させる。
② 振動させた音叉を，患者の片側の乳様突起の上に当てる。音がきこえなくなったら「はい」と合図をしてもらい，合図があるまでの時間を測る。この時間が骨伝導（頭蓋骨を介して蝸牛に伝わる）で音がきこえていた時間となる。
③ 合図があったら，そのまま音叉を患者の耳元に近づける。このとき音は気伝導で伝わる。先ほどと同様に，音がきこえなくなったら合図をしてもらい，合図があるまでにかかった時間を測る。これが気伝導で音がきこえていた時間である。

● 評価

骨伝導できこえなくなった後，気伝導で音がきこえれば聴力は正常である。

気伝導による音のほうが短ければ伝音性難聴を，両方の音がきこえにくければ感音性難聴を考える（表6-4）。

伝音性難聴は，中耳までの間の障害（耳垢や中耳炎など）によって聴覚神経まで音が届きにくくなっている状態であり，空気を介して感じる音よりも，骨を介して振動として感じる音の方が強くきこえる。

感音性難聴の場合は，内耳よりも奥の方に障害が起きている状態，つまり音の信号を電気的信号に変えることに障害があるため，骨伝導も気伝導も音として感じにくくなる。

2 ウェーバー試験

音のきこえかたに左右差がある場合に，きこえの悪い側の耳に，どのような障害があるかを調べるのに有用な方法である（図6-16）。また1回の検査ですむので，リンネ試験と比べて手間がかからないという利点がある。

表6-4　リンネ試験の評価

骨伝導と気伝導できこえた時間	音のきこえかた	評価
骨伝導≦気伝導	気伝導は骨伝導よりも長くきこえる	正常
骨伝導＞気伝導	骨伝導できこえなくなった後，音叉を耳元に近づけてもきこえない	伝音性難聴
骨伝導≦気伝導（いずれも短い）	音叉を耳元に近づけたときに音がきこえても，すぐにわからなくなる	感音性難聴

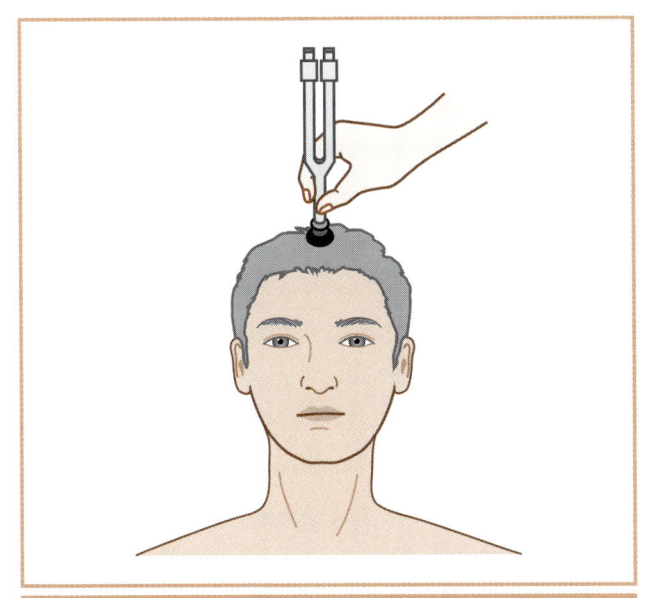

図6-16 ウェーバー試験

① 音叉を振動させ，患者の頭頂部（または前頭部）に当てがう。音は骨伝導で左右の耳に均等に伝わる。
② どちらの耳で音が大きくきこえるかを確認する。正常では，左右同じ大きさできこえる。
● 評価
伝音性難聴があれば，患側の耳では周りから入る他の音が遮断されるために，音叉の振動音が際立って響く。そのため，健側よりも患側の耳のほうが大きく響く。一方で感音性難聴の場合は感度自体が低下し，患側の耳は気伝導・骨伝導ともにきこえにくくなっているため，音は小さくなる。

6 頸部のみかた

1 運動制限
頸部を前後・左右に動かして可動制限，疼痛，頸部硬直（「髄膜刺激症状」141頁参照）の有無を調べる。可動制限では頸椎の病変，筋硬直ではパーキンソニズムを疑う。

2 頸部圧迫試験
頭部を下へ押さえつけ，放散痛の有無をみる。放散痛があれば頸椎の圧迫による神経根痛が起こったためで，変形性頸椎症などの頸椎疾患を疑う。
頸部には腕神経叢があり，頸部を圧迫することにより腕や手先に電撃痛を感じるようならば，頸部の筋肉や血管などにより腕神経叢が狭窄されていることが示唆される。

● **スパーリング徴候（Spuring sign）**
頸部を外側方に偏位させ，上から圧迫し，痛みが肩や上肢に放散すれば陽性である。
● **ジャクソン徴候（Jackson sign）**
頸部を後屈させ，上から圧迫し，痛みが肩や上肢に放散すれば陽性である。
● **レルミット徴候（Lhermitte sign）**
頸部を前屈させると背中から腰，ときに下肢にかけて電撃様の疼痛が走る。多発性硬化症，圧迫性脊髄症などの頸髄病変でみられる。

3 頸動脈の触診，聴診
頸動脈は動脈硬化が最も起こりやすい部位といわれ，ここでの血管狭窄の程度の評価は全身状態との関係で重要である。
頸動脈の拍動は胸鎖乳突筋の前方で左右同大に触れるのが正常である。一側で減弱していたり，欠如しているとき，あるいはスリルを触れたりするときは動脈の狭窄，閉塞が疑われる。このときはさらにその部位を聴診し，雑音がきこえるかどうか確かめるのがよい。

7 四肢の運動機能のみかた

1）ADL，歩行の観察
日常生活に必要な動作を観察することで，患者の生活に不都合や不便が生じていないかを見極める。特に歩行の観察によって，ADLだけでなく運動機能そのものの総合評価をすることができる。

1 日常生活に必要な動作のアセスメント
ベッドサイドや外来などで，患者の日常生活動作（ADL）を確認する。下記にあげるような動作を実際に行ってもらい，スムーズにできるかをアセスメントする。
・上肢を使う動作：紐を結ぶ，ボタンをとめる・外す，文字を書く，衣服の着脱を行う，など。

- 下肢を使う動作：体位変換（臥位→座位→立位），立位の保持，歩行，階段の上り下り，など。

2 歩行のアセスメント

① ふつうに直線歩行を行ってもらう。歩幅，歩行の速さ，身体運動の対称性，腕の振りの減少・過剰，運動の円滑さ，足関節と膝関節の動きなどを観察する。
② 方向転換してもらい，その動きがスムーズかを観察する。
③ 次に，1本の直線の上を，足に次の足を継ぎ足して歩いてもらう（継ぎ足歩行，図6-17）。

歩行は，筋力や身体のバランスなど，様々な要素が必要とされる動作である。人間は二足歩行であるが，実は歩いている時間の60％は片足立ちになっている。片足立ちになるには膝関節を曲げなければならず，片足でバランスがとれなければ転倒してしまう。

歩行は股関節，膝関節，足関節などの屈曲・伸展などの運動が複雑に組み合わさり，大腿や下腿の多数の筋肉を使って行われているので，歩行を観察することによって，関節の可動域，姿勢保持能，運動調整能など，総合的な評価ができる。

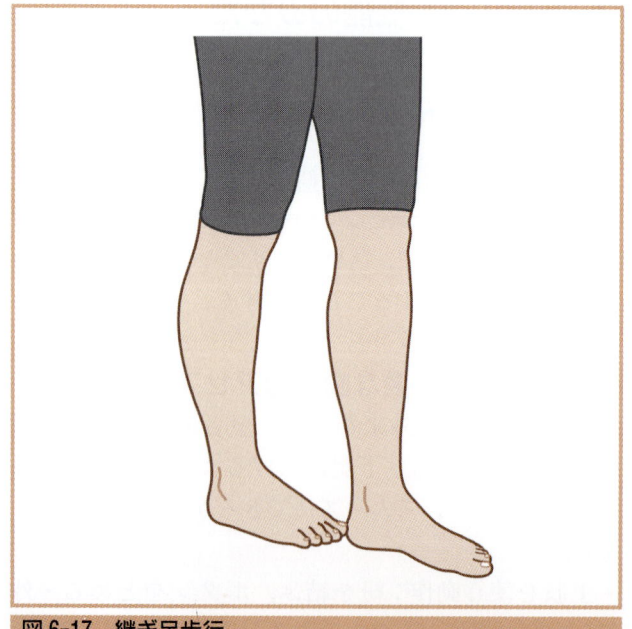

図6-17　継ぎ足歩行

2）関節可動域の測定

どの関節が，どこまで動かせるか（可動域）を測定することで，ADLに不都合や不便が生じていないかを見極める。この可動域を普遍的な用語と数字に置き換えて表現することで，患者の状況を正確に伝えることもできる。

1 可動域の表記法

一般的に可動域の表現には次にあげるような原則がある。これらを正確に用いるためには，個々の身体部位にどのような動きがあるかを1つひとつ定めていく必要があり，それらは国際的に取り決めてある。

2 運動方向の表現（図6-18）

A．屈曲：関節をはさむ部位同士が近づく動き
B．伸展：関節をはさむ部位同士が遠ざかる動き
C．外転：身体の中心から外へ離す動き
D．内転：身体の中心へ近づける動き
E．外旋：身体の外方向へ回転させる動き
F．内旋：身体の内方向へ回転させる動き

3 可動域測定の方法と表現方法

基本軸から移動軸の角度を5°刻みで測定する。視診によっても大まかな角度がわかるが，確実に測定するには角度計を用いる。可動関節は，指や肘のように一方向にしか動かないものもあれば，肩関節や股関節のように三次元的（前後，左右，上下方向）に動く関節もある。

可動域を測定する際には，三次元的な動きをいくつかの二次元な動き（平面的に表現できる動き）に分解して測定する。たとえば屈曲・伸展なら，奥行きを無視して横から測定し，外転・内転であれば，前後の奥行きを無視して前から，外旋・内旋は高さを無視して上から測定する。

このように，1つひとつの可動域は平面的に表されるが，「屈曲30°，内転45°」などと2つの面の角度を組み合わせることで，腕や脚の位置が一義的に表現できる。

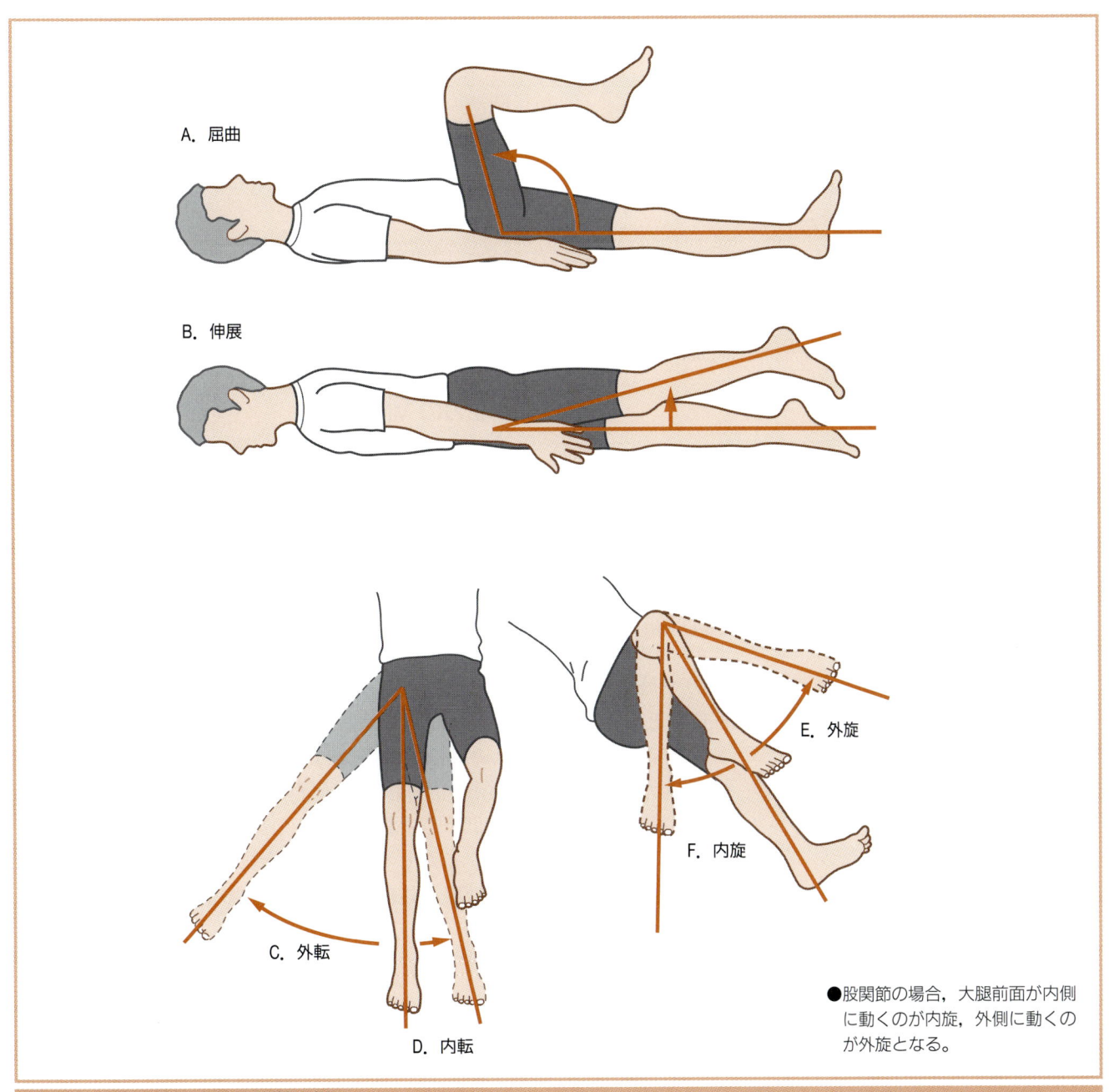

Ⅱ．神経系の系統的アセスメント ● 159

A．屈曲

B．伸展

C．外転
D．内転
E．外旋
F．内旋

● 股関節の場合，大腿前面が内側に動くのが内旋，外側に動くのが外旋となる。

図6-18　運動方向の表現（股関節の例）

3）筋力の測定

1 筋力のスクリーニング

上肢や下肢の筋肉を使って姿勢を保つことができるか，しっかりと握ることができるかをみることで，筋力をスクリーニングする。

● 上肢
① 手のひらを上に向けて肘を伸ばし，まっすぐ前にあげてもらう。

② この姿勢を20秒程度，保持してもらう。腕が下がってこないか，手のひらを上に向けたままでいられるかを観察する。

麻痺などがあり，上肢の筋力が低下していると，手のひらは内側を向き，腕がしだいに落ちてくる。これを上肢のバレー徴候陽性という（図6-19）。

● 下肢
① 腹臥位で膝関節を約45°屈曲してもらう。
② この姿勢を保ってもらい，20秒ほど観察する。筋

患者の右側がバレー徴候陽性

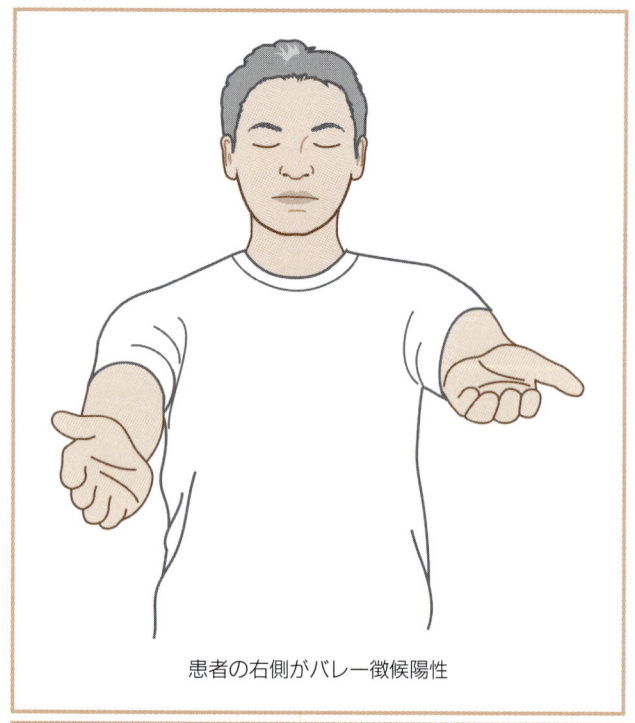

図 6-19　上肢のバレー徴候

表 6-5　筋力の分類に関する基準とその記録法（MMT）

機能段階	表示法	等級
筋収縮なし	Zero (O)	0
わずかに筋収縮あり	Trace (T)	1
重力を除けば全可動域動く	Poor (P)	2
重力に打ち勝って完全に動く	Fair (F)	3
いくらか抵抗を加えても，なお重力に打ち勝って完全に動く	Good (G)	4
強い抵抗を加えても，なお重力に打ち勝って完全に動く	Normal (N)	5

力が低下している場合は，そちら側の下肢が下がってくる。これを下肢のバレー徴候陽性という。

● 握力

① 検者の2本の指を握ってもらい，握られた指を引っ張って，抜けないかを確かめる。通常程度の握力があれば指は抜けない。
② これを両側の手について検査し，左右に明らかな握力の差がないかをみる。

2 筋力の MMT 評価

筋力を評価するにあたり，妥当性・信頼性があり，簡便である標準化された評価法に「徒手的筋力測定」（manual muscle test：MMT，表 6-5）があり，臨床実践上非常に有用である。

筋力を測定することで，運動を起こすために必要な筋肉（骨格筋）が保持されているかを確認する。その際に MMT で筋力を評価することで，患者の状況を正確に伝えることができる。

筋力を調べるには各筋を別個に検査することが望ましい。特に運動ニューロン疾患，ギラン-バレー（Guillain-Barré）症候群，筋ジストロフィーなどの筋力低下を主症状とする疾患においてはそれが必要である。しかしその他の場合には，各関節における屈曲，伸展，外転，内転の力を調べればこと足りることが多い。

MMT では，骨格筋の筋力を，まったく筋収縮が

NOTE

筋力低下の要因

筋力，すなわち最大限努力したときに発揮できる筋の収縮力を正常に維持できるのは，脳から「動け」という信号が出て，筋肉や関節が動くまでの一連の流れがすべて正常に機能することによる。

神経学的にいうと，大脳皮質運動領に始まり，延髄錐体部で交叉し，対側錐体路を下って脊髄前角細胞に至る上位運動ニューロン（neuron：神経の基本的単位。神経細胞と軸索からなる）（図①）と，前角細胞から筋に分布する下位運動ニューロン（図②），神経筋接合部（図③），そして効果器である筋（図④），のすべての正常な機能により，筋力は正常に維持される。

したがって，この4つの段階のいずれかの障害でも，筋力は低下する。このうち運動神経障害で生じた脱力を特に麻痺といい，上位運動ニューロンの障害による麻痺を中枢性麻痺，下位運動ニューロンのそれを末梢性麻痺と呼ぶ。

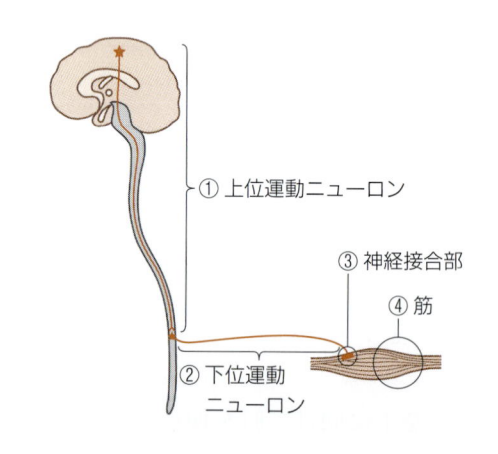

① 上位運動ニューロン
② 下位運動ニューロン
③ 神経接合部
④ 筋

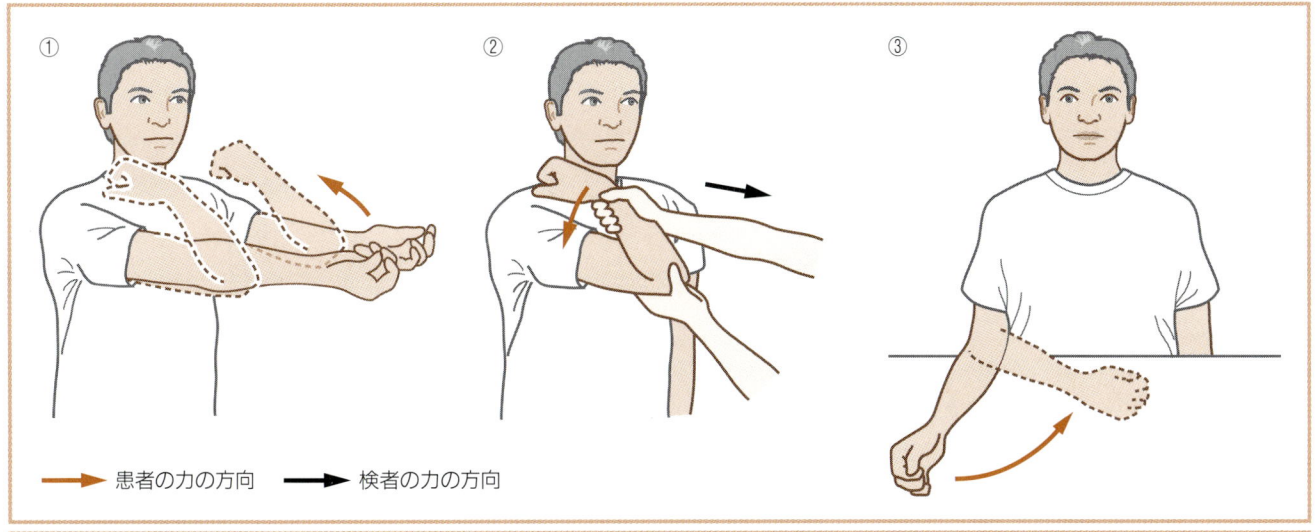

図 6-20　肘関節（屈曲）

ないのが 0，フルパワーが入る（強い抵抗を加えても完全に動く）のが 5，と 6 段階の等級で評価する。ポイントは，重力に打ち勝って手や足を動かすことができるかどうかで，その境目が等級 3 である。

● 肘関節の屈曲（上腕二頭筋：C_5，C_6，筋皮神経支配）

MMT を用いた筋力のみかたについて，肘関節の屈曲を例に解説する。その他の部位についても，同じ要領で筋力を評価する。

① 手のひらを上に向けた状態で上腕を水平方向に突き出し，肘を曲げてもらう。正常であれば，手は肩をつかむように動かすことができるはずである（図 6-20 ①）。
→ この動きが可能ならば，上腕二頭筋は重力に打ち勝って前腕を上げることができたことになり，MMT 3 以上であると判断する。

② その状態のまま上腕二頭筋に力を入れて屈曲を保つように指示し，検者は前腕を引っ張って抵抗を加える（図 6-20 ②）。
→ お互いに強く引っ張り合いをしても耐えられる：MMT 5
少し引っ張ると動いてしまう：MMT 4
すぐに肘が伸びてしまう：MMT 3

③ ① で屈曲ができない場合は，重力のかからない水平方向に肘を屈曲してもらう。つまり，手のひらを内側に向けた状態で，肘を曲げて胸の方に引き寄せてもらう。
肘は曲げられそうでも腕が重くて上がらないような場合は，机などに肘をついてもらい，上腕の重力を除いて行う（図 6-20 ③）。
→ 自分の上腕二頭筋の力で手を十分引き寄せることができる：MMT 2
筋収縮はみられるが，動かせない：MMT 1
まったく動かせない：MMT 0

● 肘関節の伸展（上腕三頭筋：C_6〜C_8，橈骨神経支配）

肘を屈曲，前腕を回内した状態から，重力に打ち勝って肘を伸ばすことが可能か，検者の抵抗に負けずに伸ばせるかをみる（図 6-21）。

NOTE

MMT の看護への応用

ある患者の親指の伸展が MMT 2 や 1 という情報があれば，ナースコールのボタンを押すことはできても離すことはできないことが予測できる。ボタンを押すのは重力に逆らわない動きであるが，ボタンをはね上げるという動きは重力に逆らう動きであるため，MMT 3 以上でないとボタン操作はできないからである。しかしここで，ナースコールを横向きに設置し，ボタンの向きを水平方向に変えると「押す-離す」という動きは重力に関係ない動きになるので，MMT 2 以下の患者でも必要なときにナースコールを操作することができる。

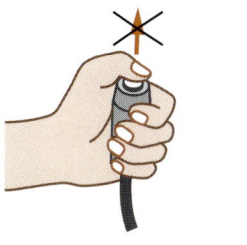

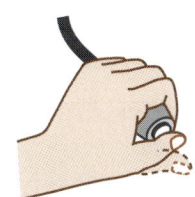

→ 患者の力の方向　→ 検者の力の方向

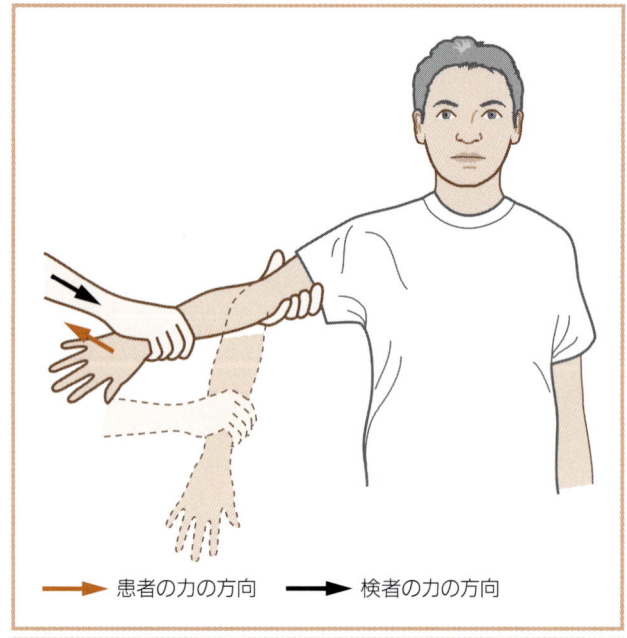

図6-21　肘関節（伸展）

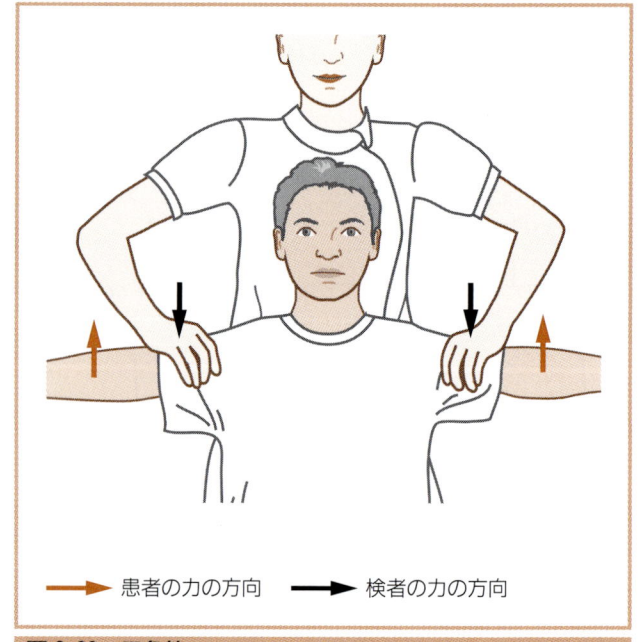

→ 患者の力の方向　→ 検者の力の方向

図6-22　三角筋

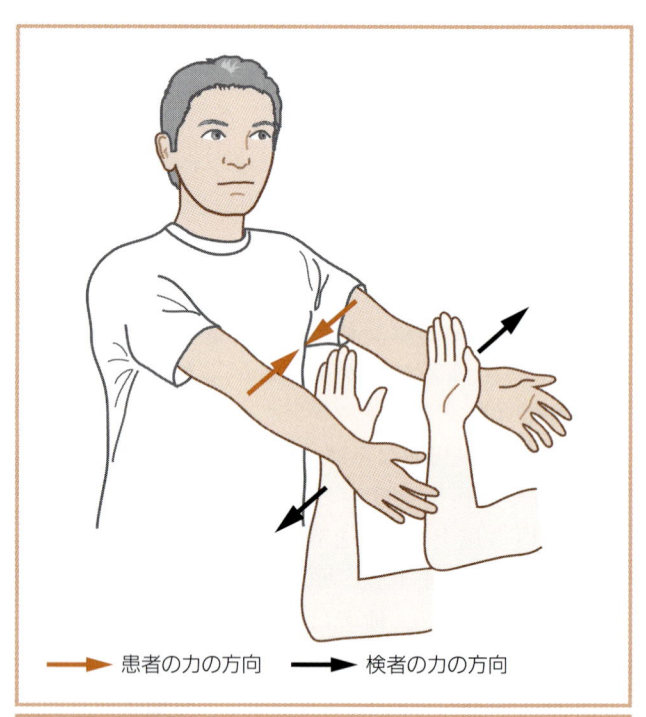

→ 患者の力の方向　→ 検者の力の方向

図6-23　大胸筋

　MMT2以下の評価は，机に肘をつくなどして行う．
- **手首の屈曲（手関節屈筋群：C_6〜C_8, Th_1, 正中, 尺骨神経支配）**
　軽く手を握らせ，手首を背屈させる力に抗して屈曲させる．橈側手根屈筋，尺側手根屈筋がはたらく．
- **手首の伸展（手関節伸筋群：C_6〜C_8, Th_1, 橈骨神経支配）**
　軽く手を握らせ，抵抗に抗してそれを背屈させる．長短橈側手根伸筋，尺側手根伸筋がはたらく．
- **母指と他の指**
　手のひらと母指の間に紙を挟んで引っ張り合いをし，紙が引き抜けてしまわないかをみる．
　MMT評価法とは少し離れるが，紙を母指と他の指ではさんで行えば，両方の指の筋力をみることができる．また，母指と他の指の筋力は，つまむように輪を作ってもらい，検者が抵抗を加える方法でもアセスメントできる．
- **三角筋（C_5, C_6, 腋窩神経支配）**
　腕をほぼ水平位に外転挙上させ，検者が抵抗を加えても維持できるかをみる（図6-22）．持ち上げられなかった場合は，仰臥位でこの動きが可能か確認する．
- **僧帽筋（肩）**
　座位か立位で肩を上げることができるか，検者が抵抗を加えても可能かをみる．肩が上げられなかった場合は，仰臥位でこの動きができるかを確認する．
- **大胸筋（胸筋神経，C_6〜Th_1）**
　上肢を水平に挙上したまま内転させ，腕を前に出し両手を合わせる力の反対方向に抵抗を加える（図6-23）．

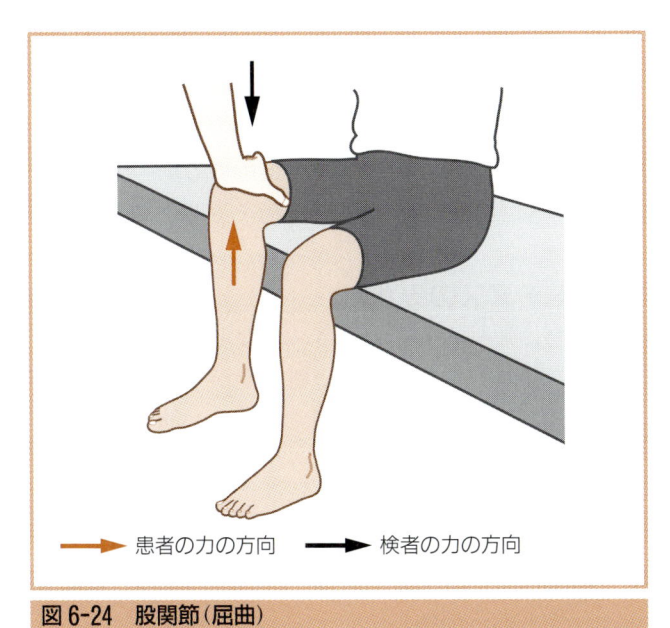

（図 6-25 ①）。
- ●膝関節の伸展（大腿屈筋群：L_4, L_5, S_1, S_2, 坐骨神経支配）

  伸展は，膝関節を伸展させ，その動きと逆方向に抵抗を加えてその力をみる（図 6-25 ②）。
- ●足関節の屈曲（腓腹筋，ヒラメ筋：L_5, S_1, S_2, 脛骨神経支配）

  立位がとれる患者は，爪先立ちが可能かどうかをみる。両足で行えれば，片足立ちでもできるかをみる。重力に加え全体重に抗して爪先片足立ち（片足立ちで踵が少しでもあげられる）ができて MMT 3 となる。MMT 1, 2 は仰臥位でみる。
- ●足関節の伸展（前脛骨筋：L_4, L_5, S_1, 深腓骨神経支配）

  足関節を，足背に加えた抵抗に抗して背屈させる。

図 6-24　股関節（屈曲）

- ●股関節の屈曲（腸腰筋：L_1～L_4，大腿神経支配）

  大腿を股関節で屈曲させ，挙上させる。膝関節上部を押さえ，下方に抵抗を加える。原則は座位で行う。足がつかないような高めの椅子に座るなど座位にした上で股関節を屈曲して持ち上げてもらい，抵抗を加えてその力をみる（図 6-24）。あるいは股関節を伸展させる力に抗して，股，膝関節を曲げた状態で大腿を腹側へ引き寄せてもらう。
- ●膝関節の屈曲（大腿四頭筋：L_2～L_4，大腿神経支配）

  屈曲した膝を下腿に加えた力に抗して伸展させる

3 四肢の太さの測定

やせて筋肉が衰えていないかをみるために，四肢の太さをメジャーで測定し記録する。その際，経時的な変化をみるために次回も同じ位置で測定できるよう，周囲径を計測する部位を以下のように固定しておく。

- ●上肢

  肘頭先端から何 cm 離れた位置で測定するかを決め，太さとともに記録する。
- ●下肢

  膝蓋骨の上端あるいは下端から何 cm 離れた位置で

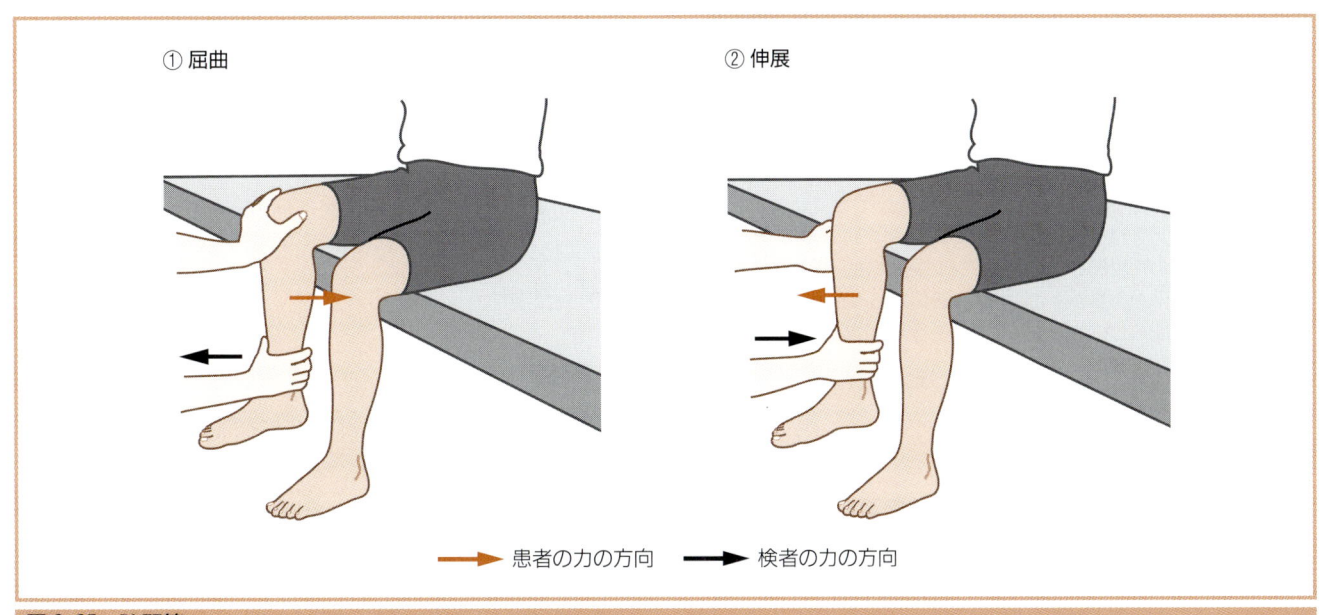

図 6-25　膝関節

測定するかを決め，太さとともに記録する．

8 四肢の筋トーヌス，筋萎縮，不随意運動のみかた

「思うように身体が動かせない」「手がふるえる」などの訴えがきかれた場合は，筋自体の障害の他，錐体路障害，錐体外路障害，小脳の障害などの種々の可能性が考えられる．筋トーヌスの亢進（痙縮と固縮）や低下，筋萎縮，不随意運動などの有無をみることで，障害の原因を推測する助けとする．

1）筋トーヌス

正常筋では，完全に力を抜いて弛緩した状態でも，なお恒常的な軽い収縮による緊張が残っており，これを筋緊張，筋トーヌスと呼ぶ．それによって筋は急激な伸展に抵抗し，関節の過度な運動を阻止し，姿勢を保持している．筋トーヌスの調節は，脊髄性伸張反射のはたらきと，大脳運動皮質，基底核，小脳，脳幹網

NOTE
錐体路と錐体外路
　運動の指令信号を伝えるメインルートが錐体路である．そのネーミングは，ルートの断面が錐体形をしていることによる．
　このメインの信号とは別に，メインの指令による運動を行わせる筋肉（作動筋）と反対の運動を行わせる筋肉（拮抗筋）への信号は，錐体路ではない神経線維によって伝達される．この錐体路以外の運動神経系の総称が錐体外路である．
　たとえば肘を屈曲しようとする場合，錐体路では肘屈曲についての作動筋である上腕二頭筋に「収縮せよ」という信号を伝達する．しかし上腕二頭筋の拮抗筋である上腕三頭筋を適度に弛緩させないと肘の屈曲はスムーズには行えない（図）．錐体外路を経由して，上腕二頭筋の収縮に見合ったように上腕三頭筋を弛緩させていくことによって，スムーズな動きが成り立つのである．
　錐体外路疾患の代表例であるパーキンソン病では，錐体路症状としての筋力の低下があるわけではない．適切に筋肉を弛緩させることに支障をきたすためにスムーズな運動を行えないのである．

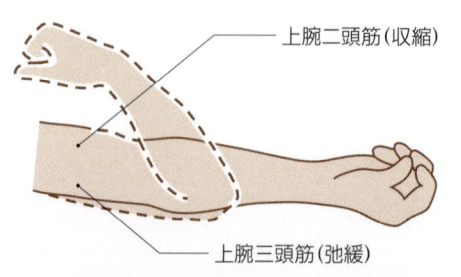

　　　　　　　　　上腕二頭筋（収縮）
　　　　　　　　　上腕三頭筋（弛緩）

様体などのはたらきによる．したがって筋トーヌスの異常は，伸張反射弓の障害，高位中枢，各々の下行路の障害，または筋自体の病変によって起こりうる．パーキンソン病などの錐体外路疾患でも筋の緊張は亢進し，小脳疾患では緊張低下が起こることもある．

1 筋トーヌスのみかた

安静時，運動時の筋の硬さ，形などの状態をみる．筋トーヌスが亢進すると筋は盛り上がり，レリーフがよくみえ，軽く握るとやや硬く触れる．筋トーヌスが低下すれば，筋は弛緩して丸みを失い，筋のレリーフが消え，触れると軟らかい．

安静時の肢位でも，中脳障害による除脳硬直では，上下肢の過伸展，上肢の回内，下肢の内旋位で硬直がみられ，大脳の広範な病変による除皮質硬直では，上肢が屈曲回内，下肢は過伸展し，筋トーヌスが高度に亢進している（145頁）．

筋トーヌスの亢進を半定量的に表現するために，5段階に分け，0＝正常，1＝0と2の中間，2＝明らかに軽度の亢進を認める，3＝4と2の中間，4＝他動的に関節を屈伸できないほどの筋トーヌスの亢進，と表記することは有用である．

2 痙縮

通常，脳・脊髄の疾患による麻痺は，脳・脊髄内の錐体路が障害されて起こるものであり，錐体路障害に出現する痙縮は，関節を素早く強く屈曲，または伸展する際に，初めだけに弾力のある抵抗を感じることで知られる．ジャックナイフを折りこむときのように途中から抵抗が軽くなるので，折りこみナイフ現象（clasp-knife phenomenon）と呼ばれる．このように，初めは強い抵抗を示すが何回か動かしているうちに，急に抵抗がなくなるような筋トーヌスの亢進を筋痙縮と呼ぶ．

3 固縮

錐体外路疾患のときにみられる筋トーヌスの亢進は何回その上下肢を動かしていても変わらず，パーキンソン病に典型的にみられる固縮は，関節を伸展する間中，一定の均一な抵抗として検者の手に感じる．あたかも鉛管を曲げるようで，鉛管様固縮（lead-pipe rigidity）といわれる．固縮に振せんの要素が加わる

と，歯車を動かすようなガクガクガクという断続的な抵抗を感じるので，歯車現象(cogwheel rigidity)と呼ぶ。このようなものは筋固縮と呼ばれる。しかし実際には痙縮と固縮を区別することは困難であることが少なくない。

4 筋トーヌスの低下

脊髄前角細胞，前根，末梢神経，筋などいわゆる末梢運動ニューロンの疾患による麻痺の場合には麻痺した筋トーヌスは低下する。これを弛緩性麻痺と呼ぶ。

2）筋萎縮

筋萎縮は，神経原性筋萎縮(脊髄前角細胞，末梢神経の障害による筋萎縮)と筋原性筋萎縮(筋自体の病変による筋萎縮)に分類される。

神経原性筋萎縮では，腱反射は低下または消失し，特に前角細胞の障害では，筋の線維束性収縮を伴う。末梢神経障害による筋萎縮は，感覚障害を伴いやすい。脊髄の分節性障害による筋萎縮は，その支配領域のみの限局性筋萎縮が，感覚障害を伴って出現する。

筋原性筋萎縮は，多発性筋炎，皮膚筋炎，甲状腺機能亢進症やアルコール障害の筋病変，ステロイド・ミオパチーなどの他は，先天代謝異常や酵素欠損によるものが多い。

問診から筋力低下が疑われる患者は，衣服を脱がせて，筋萎縮があるか，その分布の特徴，特に舌や咽頭，前頸筋群の萎縮の有無，四肢の近位筋群と遠位筋群の差，限局性であればその部位をよくみる。一般的に神経が原因の筋力低下は遠位により目立ち(たとえば上肢よりも手に顕著)，筋肉自体が原因の筋力低下は，近位に目立つ。

萎縮部分の感覚障害の有無をみる。筋萎縮の程度と，筋力低下の程度のバランスもみておく。神経原性筋萎縮は筋萎縮が目立つようになっても脱力は軽いが，筋原性筋萎縮は脱力が強いわりに萎縮が目立たないことが多い。

筋萎縮があれば，筋特有のトーヌスが低下して軟らかいが，進行性筋ジストロフィーなどミオパチーの一部の腓腹筋や三角筋に仮性肥大を伴って，むしろやや硬いこともある。筋炎では圧痛や，ときには強い自発痛を伴う。

下位運動ニューロン障害の重要な徴候である線維束性収縮(筋腹の一部にみられる，非律動的な，指以外では運動効果をもたないピクピクした小さな間代性収縮)の有無をみる。筋の表面を軽く叩いたり，力を入れさせたりして線維束性収縮を誘発してみる。

NOTE

脊髄神経と信号の伝達

脊髄はその頭側(すなわち延髄のすぐ下)から尾側末端まで節をなして連なっている(分節構造)。この分節の配列順を「高さ(＝レベル)」と呼び，頭側により近いものがより高位である。頸髄に相当する部分には8分節，胸髄では12分節，腰髄では5分節，仙髄では5分節あり，それぞれの分節から左右一対の脊髄神経を出している。

それらは順に，頸神経(Cervical nerve：$C_1〜C_8$)，胸神経(Thoracic nerve：$Th_1〜Th_{12}$)，腰神経(Lumbar nerve：$L_1〜L_5$)，仙骨神経(Sacral nerve：$S_1〜S_5$)であり，これに仙髄から最下端の尾骨神経(Coccygeal nerve：Co)一対が加わり，合計31対の脊髄神経が脊髄から生じているのである。

脊髄の前角には脊髄神経の神経細胞体があるが，その他の部分はほとんどが神経線維の束(＝伝導路)である。そのため，脊髄があるレベルで損傷を受けた場合には，それより下位側と大脳や脳幹のような中枢神経系との連絡が不完全ないしは完全に断たれることになり，より末梢側への運動せよという信号伝達を障害したり，そのレベルよりも末梢側の知覚の情報が中枢側に伝わりにくくなるのである。また損傷を受けたレベルの脊髄では脊髄神経の神経細胞体が障害を受けるために，そこに相当する脊髄神経の働き自体も障害される。

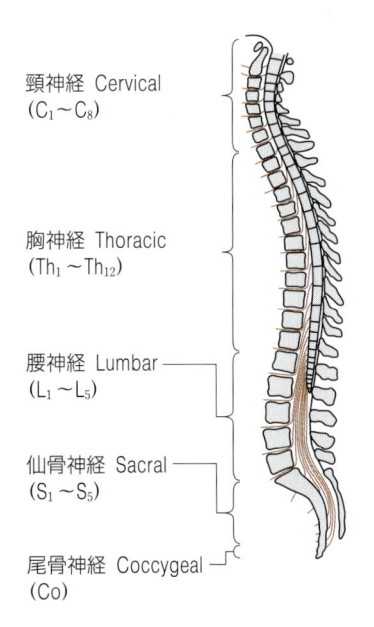

頸神経 Cervical ($C_1〜C_8$)

胸神経 Thoracic ($Th_1〜Th_{12}$)

腰神経 Lumbar ($L_1〜L_5$)

仙骨神経 Sacral ($S_1〜S_5$)

尾骨神経 Coccygeal (Co)

3）不随意運動

患者の身体の一部に，意図しない異常運動，不随意運動があるとき，その出現部位，律動性の有無，安静時に出るのか，随意運動で出現するのか，その運動の特徴をみていく。

1 律動性不随意運動（振せん）

頭部，下顎，手，下肢に起きやすく，静止時に出現する静止時振せんと，動作時，肢位を一定に保持したとき現れる動作時振せん，姿勢時振せんとに大別される。

律動性ミオクローヌスが横隔膜，咽頭，喉頭に起きると，声がヒラヒラとふるえる。

2 非律動性不随意運動
●舞踏病

近位筋優位に，速い，振幅の大きな運動である。
●バリスムス

片側の上下肢に投げ出すような大きな速い運動が起き，歩行も困難になる。脳梗塞の後遺症がほとんどである。
●アテトーゼ

遠位部に優位に，速度の遅い，よじるような運動が起きる。脳性麻痺によるものがほとんどである。
●ジストニア

遠位部にも近位部にも出現し，ゆっくりした持続時間の長い運動。捻転ジストニアといわれる，身体が体軸に沿ってねじれるような症例もある。
●ミオクローヌス

一番素早い，遠位部に強い運動で，持っているペンや茶碗を投げ出してしまうこともある。
●薬剤性ジスキネジア

舌，口唇，前頸筋，肩，手に出やすく，舞踏病やアテトーゼに似る。

4）痙攣

痙攣は，間代性痙攣と強直性痙攣に分けられる。また全身性痙攣と局所性痙攣にも分けられる。
●間代性痙攣

筋肉が収縮と弛緩を交互に繰り返し起こすもので，そのために四肢は伸展と屈曲を交互に繰り返す。

●強直性痙攣

筋肉が収縮したまま弛緩しないもので，このときには四肢は強く屈曲，または伸展したまま動かない。
●全身痙攣

全身の間代性または強直性痙攣と同時に意識が失われることが多い。さらに両眼が上方や側方へ偏位することが少なくない。側方へ偏位するのは，その痙攣の原因となる病巣が反対側の大脳半球（両眼の偏位と逆の方向）にある場合が多い。また全身痙攣中，患者が舌を噛んだり，尿を漏らすこともよく起こることである。これらの随伴症状に注意すると，真の全身痙攣と，ヒステリー性の痙攣との区別も比較的容易である。
●局所痙攣

身体の一部に起こる痙攣で，この場合でも顔面に起こるときには意識が失われることが多く，またその他の部位に起こるときでも，その部位と反対方向へ頸がねじれたり，両眼が偏位したりすることがある。また痙攣した上下肢は，痙攣後，数時間から数日間，麻痺して動かないことがある（トッド麻痺）。

その他，いわゆる「筋肉のつれ」も局所痙攣の一種であるが，普通の局所痙攣と異なり，筋肉自体に原因があって起こるものである。

9 小脳機能・平衡機能のみかた

1）小脳機能

自分の身体の位置を把握し，複数の動作を適切に組み合わせるというはたらきは，小脳が担っている。複数の動作が必要となる運動をしてもらい，その動きを観察することで，小脳の機能に障害がないかを確認する。

1 指鼻試験（図6-26）
① 片方の指先で自分の鼻の頭を触り，離す動作を繰り返してもらう。指の位置が正確か，動きがスムーズか，最短距離をとれるか，ふるえはないかを観察する。
② 眼を閉じた状態で同じ動作を行い，同様の観察をする。

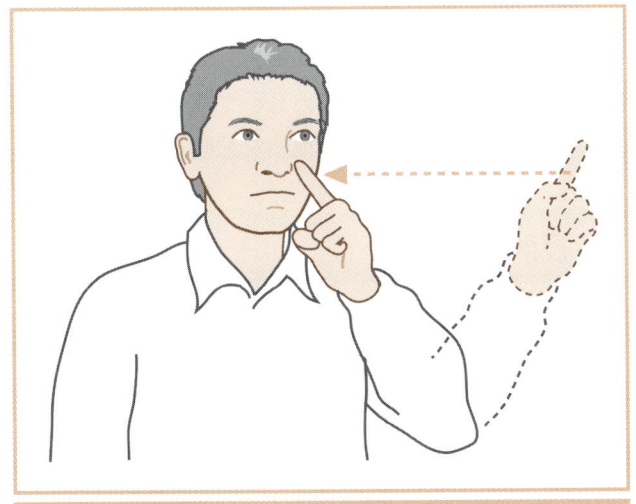

図 6-26　指鼻試験

　小脳機能に障害がある(小脳失調)と，指が鼻を外れたり，鼻までの最短距離をとれなくなる。

2 指鼻指試験
　検者の指と患者自身の鼻を，指で交互に触れてもらう。検者は標的となる指を広い範囲に動かし，指鼻試験と同様，検者は患者の指の動きを観察する。

3 急速変換試験（図6-27）
　手の甲と手のひらで，膝を交互に叩いてもらう。これは前腕の回内と回外を瞬間的に切り替える運動であり，小脳失調があるとうまくできなくなる。急速変換試験には，母指と他の指をできるだけ素早く，順番に触れさせる方法もある。

4 膝踵試験（図6-28）
① 仰臥位で「気をつけ」の姿勢から片足の踵を高く上げさせる。
② 踵を反対側の膝の上にトンとのせてもらう。
③ 踵を脛の上をすべらせて，最後に「気をつけ」の姿勢に戻ってもらう。
　小脳失調があると，踵が膝を外れて腿の方に行ったり，脛の上をなぞって下がることができなくなる。

2）平衡機能
　身体の位置を調整して立位を保つことができるかをみることで，小脳あるいは小脳に情報を伝達する脊髄に障害がないかをみる。

1 ロンベルグ試験　Romberg test
① つま先をそろえて立ってもらう。この段階でフラフラしたり，立てなければすぐに中止する(小脳に問題があることを示し，続ける意味はない)。
② 立てるようであれば，眼を閉じてもらう。
　眼を開けている間はふらつかずに立てても，閉じたとたんにフラフラするようであれば，脊髄後索に障害がある可能性がある。

2 マン試験　Mann test
　両足を前後に縦に並べて立ってもらう。ふらつかずにこの姿勢が可能ならば正常，この姿勢がとれない場合は平衡機能の障害が疑われる。

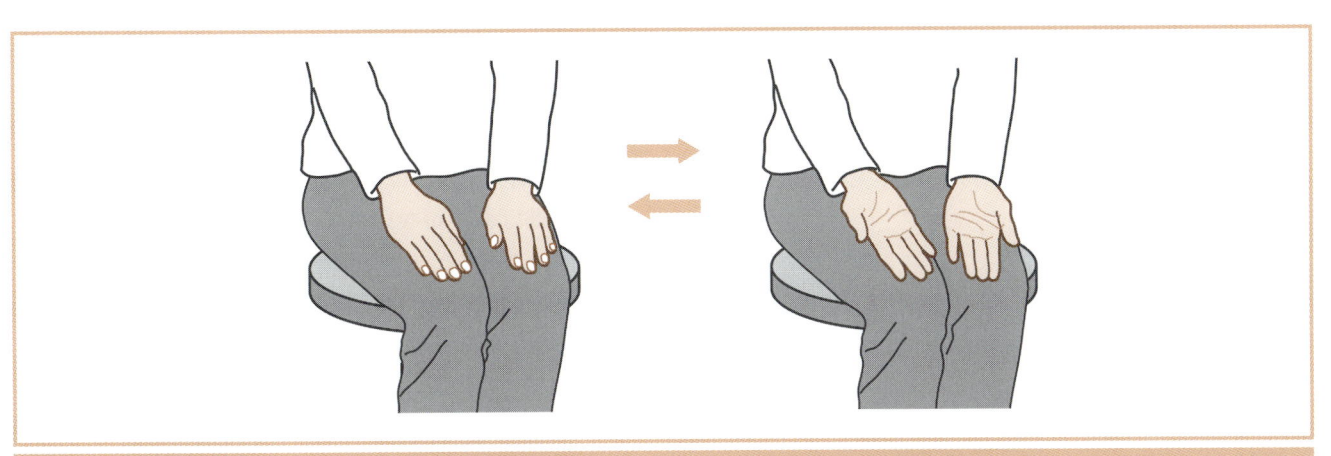

図 6-27　急速変換試験

図 6-28 膝踵試験

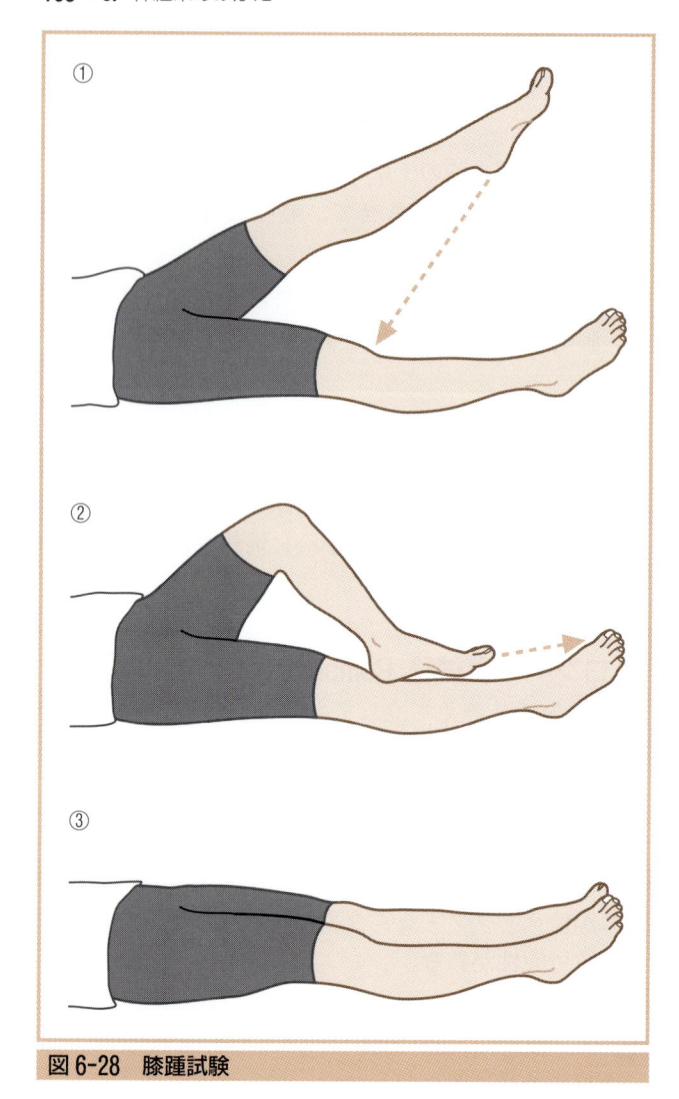

3 片足立ち

片足立ちをしてもらい、ふらつきがないか、何秒間立っていられるかをみる。この検査は、両方の足について行う。成人の場合は3分間くらいできないと体力的に劣っているという評価もあるが、それは体力の問題であり、平衡機能の評価とは別物である。平衡機能の目安としては10秒間くらいできれば問題はない。5秒間以下の場合は平衡機能の障害を疑う。

10 反射のみかた

1) 反射とは

反射は、外部からの刺激に対して起きる無意識的な反応で、人間の正常な行動ではあまり表には出てこない。しかし種々の反射中枢の解剖学的局在はよく知られており、神経疾患の診断において反射の検査は、病巣の局在診断上、きわめて重要な意味をもつ。

2) 反射の種類

1 体性反射
求心路、遠心路とも体性神経よりなり、効果器は骨格筋である。受容器が腱器官や筋紡錘など固有受容器である場合を深部腱反射と呼び、受容器が皮膚、粘膜である場合を表在反射という。

2 病的反射
主に錐体路の器質的病変時に出現する反射である。

3 内臓反射，自律性反射
排尿、排便、血管運動などの反射で、反射弓の構成から、内臓-内臓反射、内臓-体性反射、体性-内臓反射に分けられる。

4 体位反射
体位を保持したり、姿勢を立ち直らせたりするときにはたらく反射である。あまりみる機会はないが、緊張性頸反射、モロー反射などがある。

3) 反射所見のとり方と異常所見

反射の検査は必ずしも患者の協力を必要としないので、意識障害時などにも検査が可能である。

1 体性反射
●表在反射

表在反射の異常は、その反射を司っている部位に何らかの障害がある可能性を示唆する。表在反射の場合、亢進はあり得ないので、低下あるいは消失が異常と判断される。

●**角膜反射**（中枢；橋，求心路；三叉神経，遠心路；顔面神経）：内方視させて、注射器で空気を吹きつける、あるいは角膜の外縁をティッシュペーパーや眼科用のガラス棒で軽く触れるなどすると、閉眼する。

●**咽頭反射**（中枢；延髄，求心路；舌咽神経，遠心

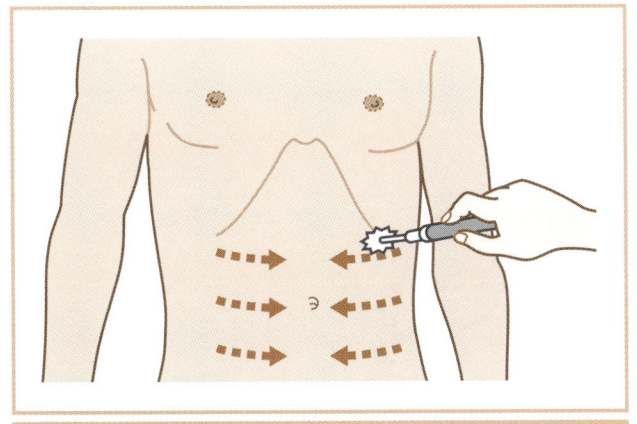

図6-29　腹壁反射のみかた

路；迷走神経）：咽頭後壁を舌圧子の先で軽くこすると咽頭筋が収縮し，ゲッと絞扼が起き，舌が後退する。球麻痺，仮性球麻痺のときには減弱，消失する。咽頭筋群に病変のあるミオパチーでも消失する。

- **軟口蓋反射**（中枢；橋，延髄，求心路；顔面神経，舌咽神経，遠心路；迷走神経）：舌口蓋弓に沿ってこよりや舌圧子で軟口蓋を軽くこすると，こすった側の軟口蓋が挙上する。
- **腹壁反射**（中枢；上 Th_7〜Th_8，中 Th_9〜Th_{10}，下 Th_{11}〜Th_{12}，求心路；肋間神経，遠心路；肋間神経）：腹壁を外側から内側へルーレットで軽くこすると，腹筋が反射的に収縮する。臍の高さと，その上と下で同様な反射をみる。正常では左右とも腹筋が収縮して臍がこすった側に引かれる（図6-29）。錐体路徴候としては麻痺側の腹壁反射が消失する。高齢者や経産婦では正常でも陰性のことがあるので，両側消失は意義が薄い。脊髄障害があるときは，分節性に一部分の反射が消失する。
- **挙睾筋反射**（中枢；L_1，L_2，求心路；大腿神経，遠心路；陰部大腿神経）：大腿の上部内側の皮膚をピンまたはルーレットで上から下へ軽くこすると，挙睾筋が収縮して睾丸が挙上する。錐体路障害，腰髄の病変，陰嚢水腫，睾丸炎，高齢者で消失する。
- **足底反射**（中枢；L_5，S_1，求心路；脛骨神経，遠心路；脛骨神経）：足底部外側を踵から前方へハンマーの柄の先のようなとがったものでこすると，足趾全体が足底部に向かって屈曲する。これが逆に背屈するものをバビンスキー反射陽性という（171頁）。すなわちバビンスキー反射が認められるとき，足底反射は陰性になる（図6-32, 172頁）。

- **肛門反射**（中枢；S_3〜S_5，求心路；陰部神経，遠心路；陰部神経）：肛門周囲の皮膚をピンやルーレットでこすると，外肛門括約筋が収縮する。肛門括約筋は両側性支配で，一側の障害では肛門反射はなくならない。両側錐体路障害か，馬尾神経の病変で消失する。

● **深部腱反射**（図6-30）

ある脊髄レベル（高さ）以下の深部腱反射の亢進と病的反射の出現は，そのレベルで錐体路が障害されていることを示す。

- **下顎反射，咬筋反射**（中枢；橋，支配神経；三叉神経第1枝）：軽く開口させ検者の指を頤部（下顎部）に当て，指をハンマーで叩打すると下顎が挙上する。正常ではわずかに挙上する程度かあるいは欠如する。三叉神経の上位運動ニューロンの障害で亢進する。
- **上腕二頭筋反射**（中枢；C_5，C_6，支配神経；筋皮神経）：仰臥位で前腕を軽く屈曲させ，上腕二頭筋の腱に検者の指を当て，指をハンマーで叩くと前腕が屈曲する。反射が出にくい場合や安定しないときは，ベッド上の上腕に対して前腕を90°より浅く曲げ，検者の手を軽く添えた状態で上腕二頭筋の腱をハンマーで直角に直接叩くとよい。
- **上腕三頭筋反射**（中枢；C_6〜C_8，支配神経；橈骨神経）：肘関節を直角に曲げ，その手を検者の手で支える。上腕三頭筋の腱を叩打すると肘関節が伸展する。座位で上腕を水平位に，前腕を懸垂させた位置で支え，上腕三頭筋の腱を叩くと前腕は外側に振れる。左右の振れの程度で左右差を比較できる。
- **腕橈骨筋反射**（中枢；C_5，C_6，支配神経；橈骨神経）：前腕を軽く曲げ橈骨遠位部の腕橈骨筋の腱を叩打すると，前腕が屈曲する。
- **橈骨回内反射**（中枢；C_6〜C_8，Th_1，支配神経；正中神経）：前腕を軽く回外・屈曲位にして橈骨遠位部を外に向けて叩打すると，前腕が回内する。
- **膝蓋腱反射**（中枢；L_2〜L_4，支配神経；大腿神経）：膝蓋骨の直下で大腿四頭筋の腱を叩打すると膝関節が伸展する。膝を組ませる方法を用いるときは，膝と膝の間に検者の手を置いて，上に組んだ足を少し安定させるとよい。ベッド上で両膝を検者の手で支え，軽く立ててみるときは，踵だけがベッドについているような角度にする。反射の左右差をよくみるにはベッドの端に両足をぶらんと懸垂させて膝蓋腱を叩く。
- **アキレス腱反射**（中枢；S_1，S_2，支配神経；脛骨神

170 ● 6. 神経系のみかた

● 上腕二頭筋反射

● 上腕三頭筋反射

● 腕橈骨反射

● 膝蓋腱反射

● アキレス腱反射

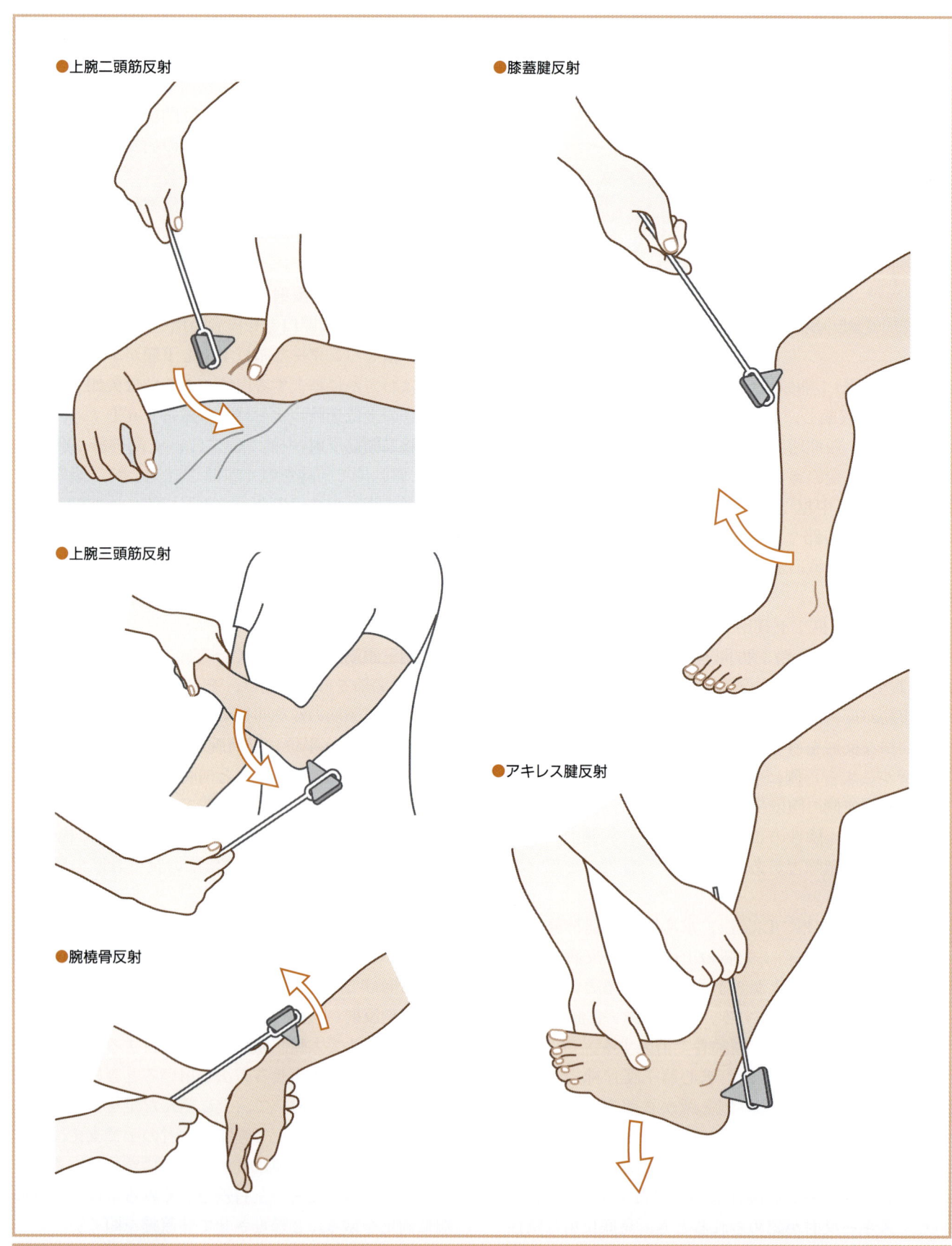

図 6-30　深部腱反射

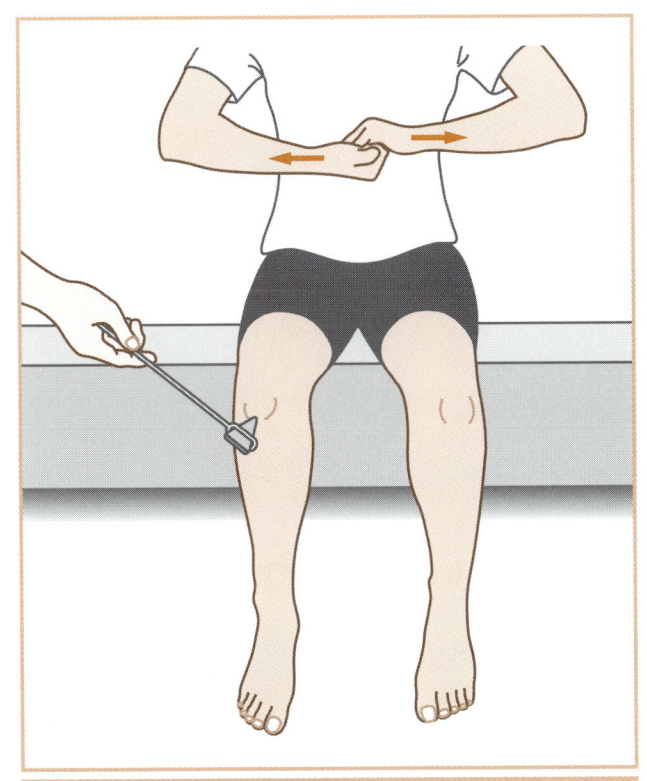

図 6-31　反射の増強法（膝蓋腱反射）

経）：下肢を回外屈曲位にし，足先を下腿に対して90°に曲げ，足先を軽く検者の手で支えてアキレス腱を叩くと，足が底屈する。ベッドサイドに膝立ちさせて真上からアキレス腱を叩くと，左右差がはっきりみえる。

●深部腱反射の表記法

（−）消失，（±または↓）低下，（＋）正常，（＋＋）亢進，（＋＋＋）クローヌスあり，とするのが伝統的であるが，米国ボストン方式ではこれらが（−）消失，（＋）低下，（＋＋）正常，（＋＋＋）亢進，と表記されるためにまぎらわしい。臨床実践時はどちらの表記法に基づいているかの確認と統一を怠ってはならない。

●反射の増強法

反射を誘発できない場合，技術が不十分のために認められないのか，反射弓のどこかが障害されて消失したのかは重要な問題である。どうしたら正確に安定して誘発できるか，位置や角度の工夫を試みる。

反射の増強法としては，患者の両手指を互いに引っかけて，「1，2，3」で引っ張らせたときに腱を叩くと抑制がとれて下肢の反射が出やすくなる（図6-31）。また上肢の反射を出しやすくするには，歯を食いしばっ てもらうとよい。これらを用いても認められなければ，反射は消失しているといえる。

2 病的反射

●原始反射

錐体路のまだ発達していない乳幼児（7〜8カ月まで）には正常に出現していた種々の反射が，その発達とともに抑制され，後に再び現れてきたものが原始反射である。

・口とがらし反射：上口唇を軽くハンマーで叩くと口をとがらせる反射が起きる。口輪筋の反射亢進状態で，大脳のびまん性障害で認めやすい。

・吸引反射（吸啜反射）：口唇に触れると吸引運動が起きる。新生児には正常にみられるが，成人では大脳のびまん性病変の徴候である。

・手掌オトガイ反射：ハンマーの柄などの尖った先で母指球を手首の方へこすると，同側のオトガイ筋の収縮がみられる。この反射の亢進は，大脳，特に前頭葉の広範な障害を示唆する。

・強制把握：手指の手掌側をこすると，把握運動が起き，ときにはしっかり握って離せなくなる。前頭葉の広範な障害でみられる。

●錐体路障害による病的反射

・頭部後屈反射：頭部を少し前屈して上口唇を下向きに叩打すると，急に頭部が後ろに引かれ，後屈する。上部頸髄以上の錐体路徴候とされる。

・手指屈筋反射：この一群の反射は，いずれも母指および他指の屈曲を誘発するもので，正常でもときにみられる。錐体路障害で亢進して出る深部腱反射と考えられる。

・ワルテンベルグ反射 Wartenberg reflex：軽く屈曲させた患者の2〜5指に検者の2本の指をのせ，その上をハンマーで叩打すると母指が他の指とともに屈曲する。正常でも緊張している人では出やすい。

・ホフマン反射 Hoffman reflex：患者の中指を背屈させ，末節を屈曲させて，弾いて離す。母指が屈曲したら陽性とする。

・トレムナー反射 Trömner reflex：患者の中指の末節を，手掌側から検者の指で弾く。母指が屈曲したら陽性とする。

・バビンスキー反射 Babinski reflex（図6-32）：足底外側を踵から母趾の方へ，ハンマーの柄の先などで弓

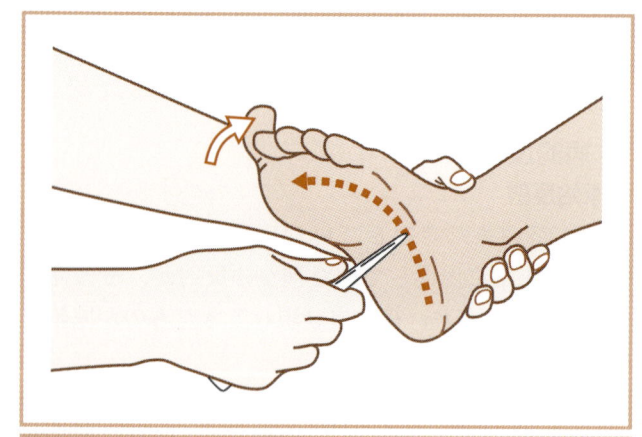

図 6-32 バビンスキー反射

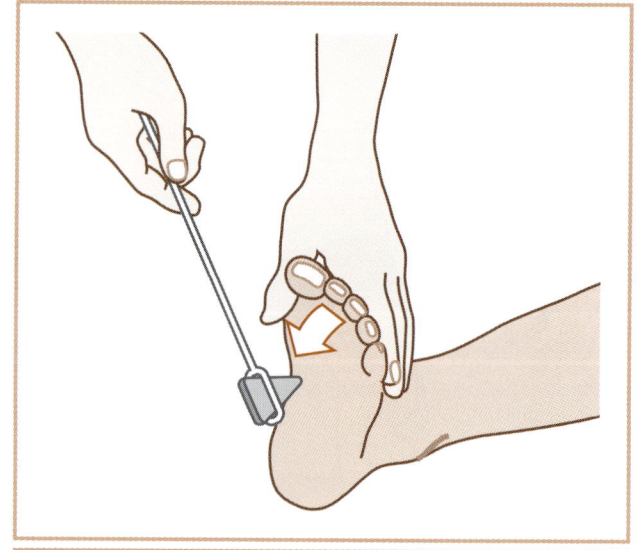

図 6-33 ロッソリモ反射

なりにゆっくりこすると，他趾の開扇を伴って母趾が背屈する場合を陽性とする．足背の外果の下をこするチャドック反射をはじめオッペンハイム反射など，同様な母趾の背屈は種々の方法で誘発され，各々に報告者の名がついている．これらの反射は，錐体路障害があると足底，足背外側，下腿にまで易刺激状態が広がっているということで，どれをとらえても同じ意義である．

- ロッソリモ反射 Rossolimo reflex（図 6-33）：足趾屈曲反射，足底筋反射とも呼ばれる．母趾のつけ根に近い足底部をハンマーで叩くと，足趾が底屈する反射である．
- クローヌス，間代：深部反射が強く亢進した状態である．
- 足クローヌス：仰臥位の患者の膝を軽く左手で持ち上げ，右手で足を急に背屈させると，足関節が背屈，底屈をリズミカルに繰り返す．
- 膝クローヌス：膝蓋骨をつかんで下腿の方へ急に押し下げると，膝蓋骨が上下運動する．
- 手首クローヌス：上肢でも手首を背屈すると，膝クローヌスと同様の反射が出ることがある．
- クヴォステック徴候 Chvostek sign：テタニー（強縮性収縮）でみられる．顔面神経幹を外耳孔前で叩くと，表情筋に攣縮が起きることをいう．
- トルソー徴候 Trousseau sign：上腕にマンシェットを巻き，収縮期血圧より少し低い血圧で数分放置すると，手に「産科医の手（指が互いにくっつき合って紡錘型をなし，固まった状態）」と呼ばれる，中手指節関節（MP 関節）で屈曲，近位・遠位指節間関節（PIP・DIP 関節）で伸展，母趾回内，手関節屈曲の特有の痙攣が起きる．テタニーでみられる．

11 感覚のみかた

　感覚のうち，皮膚，横紋筋，関節からの感覚情報を伝える一般体性感覚の種類は，表在知覚，深部知覚，皮質感覚である．ここでは，一般に知覚機能の評価を行う際にみる表在知覚（触覚・痛覚・温度覚）と深部知覚（振動覚）について取り上げる．

　感覚異常の分布パターンを検討することにより，なぜ感覚障害を起こしているか，あるいはその感覚障害の主たる責任部位はどこかを判断することができる．

1）表在知覚（触覚・痛覚）

1 障害の種類と分布パターン

　表在知覚の障害の種類は，次のように大別できる．
- 感覚低下
- 感覚過敏：皮膚に加えた刺激から予想される以上に強く痛みや温度覚を感じる．
- 錯感覚：加えた刺激とは異質で不快な異常感で，筆で触れてもビリビリといった痛みなどを感じる．
- 異常感覚：刺激を加えないのにビリビリ，ジンジンする．

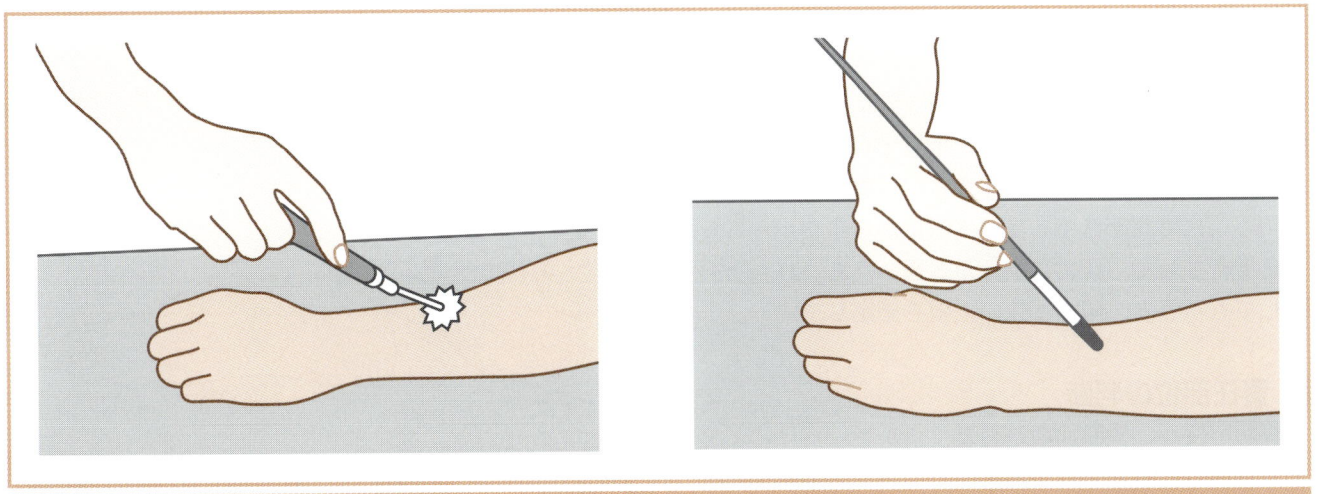

図 6-34 表在知覚（触覚・痛覚）のみかた

- 疼痛

また，感覚障害の分布パターンは，下記のいずれかである。
- 片側感覚障害
- 脊髄の分節に合致した根性または脊髄性感覚障害
- 末梢神経障害による手袋靴下型感覚障害

2 表在知覚のみかた

表在知覚をみるときは，まずどの分布パターンであるかを明らかにする。

① 感覚障害に左右差があるかどうかについて，顔面，体幹，上肢，下肢の広い範囲を，筆，ルーレットで左，右と全体に触れて，左右の強さは同じか，どちらかが強いかをきく（図6-34）。顔面と頸部以下の同じ側が低下していれば橋以上の病変で，同側の片麻痺を伴うことが多い。顔面と頸部以下の感覚低下の側が左右逆であれば，交叉性片側感覚障害で，病変は橋の三叉神経核と，延髄の内側毛帯交叉の間である〔延髄外側症候群＝ワレンベルグ（Wallenberg）症候群など〕。

② 感覚に左右差がない場合は，末梢神経障害による手袋靴下型の感覚障害があるかを，筆，ルーレットを四肢の近位部から遠位部へと動かして調べる。患者に筆の触れた感じやルーレットの痛みが，先へいくほど低下するかをきく。もし末梢ほど感覚が低下していたら，正常な部分を10とすると，末梢はどのくらいわかるのかについての自覚を確認し，記録しておくと経過を知る上で役に立つ。

③ 次に脊髄の分節に合致した根性または脊髄性感覚障害があるかをみる。顔面と頸部の間に感覚の差があるか，上肢では腕の橈骨側（C_5, C_6）と尺骨側（C_8～Th_1）に差があるか，体幹の胸部と腹部に差があるかをきく。体幹皮膚の髄節の高さの目安は，乳頭の高さでTh_4，肋骨弓下端がTh_7，臍の高さがTh_{10}になる。下肢では，大腿前面（L_1～L_3），下腿前面（L_4, L_5），足底と外側（S_1），大腿-下腿後面外側（S_2, S_3），殿部（S_3～S_5）に差があるか，をみる。一部の脊髄節に限局した感覚障害であれば，後根，後角の病変を疑う。根障害は，根痛を伴う。根痛は後根が圧迫されていることを示し，咳やくしゃみなどで鋭い痛みが増強する。椎間板ヘルニアなどでみられる。

NOTE

表在知覚のスクリーニング

日常臨床で表在知覚を確認するには，次のような方法で皮膚知覚（触覚・痛覚）のスクリーニングを行う。スクリーニングによって異常が認められれば，筆やルーレットなどを用いて，より詳しく感覚障害の種類や程度をみる。

① 木製の舌圧子（ディスポーザブルタイプのもの）を2つに折る。尖った側では痛覚，丸い側では触覚を確認できる。

② 患者に眼を閉じてもらい，触れられていることがわかったら合図をするよう指示する。尖った側であれば「チクチクする」，丸い側であれば「にぶい」などと，どちら側で触れたかをいってもらう。

尖った側と丸い側で，患者の腕や脚など身体の各部に触れる。触れる際には一瞬だけ触れて，すぐに離す。必ず同じ領域で身体の左右差を確認する。

後索や側索にも及んだ横断性脊髄病変で，対麻痺とともに，ある脊髄レベル以下全体に感覚低下がある場合，その障害レベルの上限を決める際に感覚が正常な体幹上部から筆やルーレットを下げていくと，患者はそのレベルをはっきりと自覚するのは難しい。そのため明らかに感覚が低下している部位から筆やルーレットを上行させて，正常になったと思ったら「はい」と合図してもらうと，障害部位の上限を確定しやすい。

3 責任部位の判断

脊髄病変が，横断面の左右どちらか半分だけにとどまった場合，病変レベルの同側の温痛覚低下とそれ以下の同側の錐体路徴候と，触覚および深部覚障害，対側の温痛覚障害をきたす。これを特に脊髄半側症候群〔ブラウン-セカール（Brown-Séquard）症候群〕と呼ぶ。

単神経障害による感覚障害では，単一末梢神経の支配領域に限局した全種の感覚鈍麻とビリビリ感のような異常感覚があり，弛緩性運動麻痺もみられることがある。単神経障害が疑われた場合は，どの神経の支配域であるかを見極める。

臨床的に比較的経験する単神経障害の多くは機械的圧迫や伸展によるもので，代表的なものとしては，ハネムーン麻痺などとも呼ばれる橈骨神経麻痺，手根管症候群による正中神経障害，テニス肘に伴う尺骨神経障害，腰椎症による坐骨神経障害・外側大腿皮神経障害，などがある。

2）表在知覚（温度覚）

皮膚は身体中で最も大きな感覚器であり，触覚・痛覚の他に温度覚を感じ取る。痛覚と温度覚は同じ末梢神経を伝わるため，通常の場合，痛覚に問題がなければ改めて温度覚のアセスメントをする必要はない。痛覚と温度覚の障害が別々（痛覚は問題ないが，温度覚がわからないなど）の場合は，末梢神経障害ではなく，脳幹での温度感覚の中枢部位が障害されていることなどが考えられる。

3）深部知覚（振動覚）

触覚・痛覚は皮膚や粘膜を通して知覚される表在知覚であるが，振動覚は，位置覚（自分の位置を確認する），運動覚などと同様に，筋肉や関節といった身体の深い部分を通して知覚される深部知覚であり，別途アセスメントする必要がある。

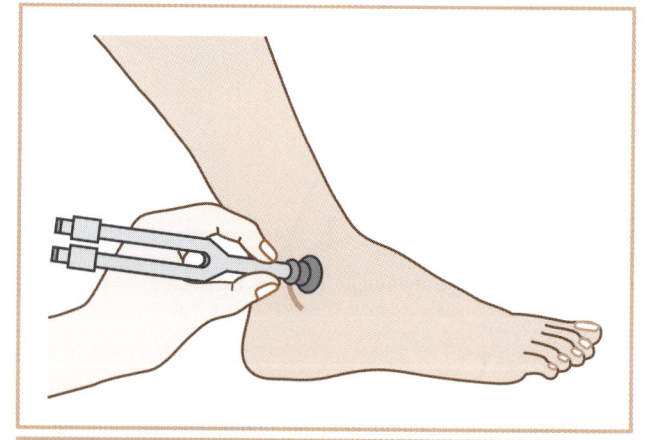

図6-35　深部知覚（振動覚）のみかた

深部知覚のアセスメントによって，糖尿病性の末梢神経障害の有無やその程度を評価することができる。糖尿病は末梢神経である自律神経から障害されていくので，手や足先の血流調節不全になり，そのために壊疽を起こし，手足の切断に至ることもある。末梢の個々の自律神経機能を個別に直接観察することは非常に難しいため，振動覚を伝える神経を代わりにみることで，自律神経機能がどの程度障害されているのかを把握することができる。

振動覚の状態を判断するには，音叉を振動させ，患者の身体で，すぐ下に骨のあるところに当てがう（図6-35）。振動がわからなくなったら「はい」と合図してもらい，振動が感じられなくなるまでの時間を測る。これを体幹（胸骨など）や末梢（手首など）で確認していき，各部でかかった時間を比較する。体幹は顔と同様，末梢神経障害が進展しても比較的最後まで障害が及ばないため，その患者の振動覚の標準値として利用できる。

同じ部位で振動覚が感じられなくなるまでの時間を経時的に記録していけば，数値化した経過をみていくことが可能になる。

12 自律神経のみかた

　自律神経は，血管の太さや発汗の調整などを行う。たとえば，臥位から立位へと体位を変換したときに血管の太さがそのままならば，血液の多くが重力に従って足元へと移動し頭側の血流量が減少する。このままならば失神しかねないが，自律神経の作用によって下肢の血管が収縮し，下肢への過剰な血液分布を防ぐため，失神に至ることはない。このように，無意識に血管の太さなどを自動的に調整するのが自律神経系のはたらきである。

1）括約筋機能

　排尿障害（尿閉，尿失禁など），排便障害（便秘など）の有無と性状，性機能について問診する。特に排尿障害については，尿意があっても間に合わずに失禁するのか，尿意もなくて失禁しているのか，頻尿なのか，尿意はあるが出るまでに時間がかかり，排尿時間も長いのか，まったく排尿できないのか，などを区別してきく。問題があれば膀胱機能検査を行う。

2）発汗障害

　発汗状況を問診できくが，異常があればヨード試験を行う。ヨード試験は，ヨードチンキに10％のオリーブ油を混合したものを身体に塗布し，乾燥後，デンプン粉をふりかけ，ポリラップで覆う。温熱などで刺激し，発汗が起こると，ヨードデンプンが黒色に変化する。

3）起立性低血圧

　立ちくらみ（とくに起立時）の有無をたずね，仰臥位での血圧測定後，座位，起立時の血圧を測定する。収縮期血圧が20 mmHg以上低下すれば起立性低血圧である。問題があればシェロング起立試験，24時間血圧測定を行う。

4）シェロング起立試験 Schellong test

　自律神経機能，特に交感神経系機能のスクリーニング検査であるが，頸動脈洞圧受容器を介する交感神経反射弓の機能をみる。
① 患者を安静臥位にする。
② 血圧，脈拍を測定する。
③ 患者を起立させる。
④ 30秒または1分ごとに，血圧，脈拍を10分間測定する。
⑤ 仰臥させ，回復をみる。起立時に収縮期血圧が20 mmHg以上低下した場合を異常とする。

7 小児のみかた

I 病歴のとりかた

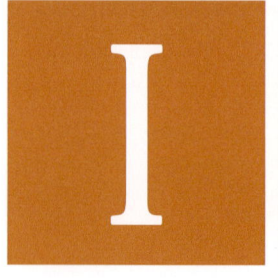

　看護のためのアセスメントを行う上で，病歴の採取は最も重要な作業といえる。アセスメントに必要な情報の80％は，この過程から得られるといっても過言ではない。

　対象が病気の子供でも，あるいは就学前診断に訪れた健康と思われている子供でもこれは同じである。病歴採取のもっている役割として主なものは上に述べたように情報の収集であるが，その他にも大事な役割があることを忘れてはならない。その過程を通じて，医療者側と患児ならびにその家族との密接な信頼関係（ラポール）を作りあげることがその1つである。もう1つは病歴採取をしながら行う患児とその家族への疾患に関する情報提供とカウンセリングである。上記の3つの目的がうまく果たせれば，理想的な病歴採取といえよう。

　上手にとられた病歴と身体所見，それに検査成績からアセスメントが行われ，それによって看護計画が立てられる。

1 問診のしかた

　問診の方法には大きく分けて2つある。1つは家族または患児に質問表を手渡して記入してもらう方法である。この方法は時間が節約できるので便利といえるが，情報が一方通行になり前項で述べた病歴採取の役割のうちの一部しか果たすことができない。しかし次に述べる面接を行う際に，補助的手段として質問表を使用するのは賢明な方法といえる。面接による問診を行う場合に大事なのは，患児の状態を素早く判断することであり，ごく短い問診からすぐに処置にうつらなければならない症例と，ゆっくり時間をかけてできるだけたくさんの情報を集めてから診断，治療に進むべき症例とをここで区別しなければならない。この章では主に，余裕をもって問診のできる後者について述べる。

　通常，小児科で行われる問診は，両親と患児の両方について行われる。親子一緒に病歴をとることもあるし，別々に話をきくこともある。ナースが留意すべきこととしては十分な時間をとり，患児，またはその家族の話をよくきくことである。話をきいている途中であまりに断定的な態度をとったり，またナースが感情を顔に表したりすると，患児またはその家族が検者の機嫌をとろうとしたり，逆に，かたくなに口を閉ざしたりすることがあるので注意を要する。最初のアプローチが，以後の両者の関係に大きく影響するのはいうまでもない。

　親に問診をしている間，患児が乳児の場合には母親の膝の上におすわりをさせておけばよいし，幼児の場合にはおもちゃを与えて遊ばせておくのも1つの方法である。学童の場合は，できるだけ一人前として扱い，かつ，わかりやすい言葉を使って問診するように心がける。

　通常，直接的な質問には直接的な答えが返ってくる。たとえば「熱はありましたか？」「はい，ありました」というような具合である。多くの情報を得るためには，患者とその家族に現在の状態をどう思っているかを話してもらうのがよい。しかし，これを行うのにはかなりの時間がかかるので，熟練するに従い，直接的な質問を適当に混ぜながらできるだけ短い時間に多くの情報を得るように心がける。そのためには，話をききながらのメモも上手に利用しなければいけない。話の腰を折らずに，要点は抜けないように記録し，面接後に足りない部分を補足して，他のスタッフが読んでもわかるような記録にする。

2 主訴ならびに現病歴

　来院の原因となった訴えが主訴である。患児または家族の使用した言葉をそのまま書くのが望ましい。

　現病歴とは，主訴ならびに，現在，問題となっている症状について詳しく記載したものである。たとえば咳を主訴にして来院した患児の場合，その咳がいつ頃からどのように出ているのか，乾いた感じの咳なのか，また痰がからんだ湿性の咳なのかをたずねるのは当然であるが，それと関連して最近の食欲，便通，睡眠，機嫌のよさなどについても質問する。伝染性疾患にかかっている児との接触や，他の医療機関で現在まで受けていた治療をきくのも大切なことである。

3 既往歴ならびに発達歴

1）誕生歴

1 出生前

　妊娠から出生までの間の母親の病歴は，小児にとっては重要な既往歴といえる。妊娠中の母体の状態，妊娠中の主治医とその施設の住所，経過中に感染症や事故はなかったか，妊娠中に使用した薬剤，X線検査，特別な食餌療法などについてもたずねる。母親の持病，それまでの妊娠歴，血液型，それに父親の血液型も必要な質問事項である。

2 出生時

　出産の経過と出生時の児の状態についての病歴である。児のお産がどこでどのように行われて，どのくらいの時間がかかったか，麻酔や鉗子の使用の有無についてもたずねる。出生時の児の状態が次に続く。さらに出生時の体重，身長，その他の計測値，出生後すぐに泣いたか，皮膚にチアノーゼはなかったか，酸素の使用の有無などについてもたずねる。もしわかれば羊水の量と性状も記しておけば後に大切な情報となる。

3 新生児期

　新生児室にいる間に何か問題はなかったか，出生後，新生児室に何日いて退院したか，黄疸はひどくなかったか，顔色が蒼かったことはないか，授乳時に何か問題はなかったか，発疹出現の有無，体重増加についても記載する。

2）アレルギー歴

　食物，薬剤，虫さされ，動物，季節などによって起こるアレルギーについて病歴をきく。もしアレルギー歴があれば，どんな反応が起こるのかも記載する。

3）病気，手術，事故について

　突然性発疹，麻疹（はしか），風疹，流行性耳下腺炎（おたふくかぜ），水痘などの小児に特有な伝染病については細かく質問することを忘れてはならない。ときとして両親の記憶があいまいになっていることもあるので，上記の伝染病にかかって児が来院したら，必ず母親に母子手帳へその病気について記載しておくように勧める。

　手術，事故については，いつ，どこでどのようなことが起こり，どこの病院でどのように処置したかをできるだけ克明にきく。

4）予防注射歴

　上述の伝染病歴と関連するが，いつ，どの予防注射をしたかをきく。その際，母子手帳の記載を参考にするとわかりやすい。

5）発達歴

　患児に兄弟姉妹がいる場合，家族が比較して患児の発達のしかたをどう思っているのかは大切な情報である。物を教えてすぐ覚えるか，それともなかなか覚えないか，首のすわった時期，おすわり，ひとり立ち，寝返りのできた月齢などについて質問する。学校での様子，成績なども参考になる。

　さらに詳しいことについては，後のスクリーニングテストの項で述べる（図7-21，200頁）。

4 家族歴

　小児科領域では遺伝性疾患が問題となることが多い。両親の出身地をきくことから始まり，血族結婚の有無についてもたずねる。家系図を書きながら病歴をとれば，混乱を防ぐことができる。直接，血のつながった家族については，眼，耳，鼻，呼吸・循環器，消化器，腎・泌尿器，筋・骨格系，神経系のすべてにわたり関係のありそうな事項について，できるだけ詳しい病歴をとる。

　その他，社会環境，経済状況，家庭環境も忘れずにきいておくことが大切である。しかし，一般常識からいえばかなり立ち入ったことを質問するのであるから，その際には態度や言葉遣いに十分な配慮が必要である。

5 系統的レビュー

　ひととおり前述の病歴をとり終えたところで，もう一度，眼，耳，鼻，呼吸・循環器，消化器，腎・泌尿器，筋・骨格系，神経系その他系統別に話をきき直すことを系統的レビューと呼ぶ。患者側もナースの側も，いい忘れやきき忘れが結構あることに気づく。

6 習慣歴

1）食事

　摂取している，または摂取していたミルクの種類，離乳食の進み具合，好き嫌いや間食の有無，手伝わなくともひとりで食べるか，特別に添加しているビタミン剤などについてもたずねる。また，両親が食物を与える際にどのような雰囲気で与えているかについても情報を得ておく必要がある。食べるのを嫌がる患児の口をこじあけて，食物を押し込んでいる母親がいるかもしれない。

2）便通

　回数や性状だけでなく，トイレット・トレーニングについても時期と方法について詳しく話をきく。

3）睡眠

　睡眠のパターン，睡眠時間，お昼寝の有無について確認する。

4）運動と遊び

　次項の性格とも関連してくるが，どんな運動を，誰と，どのくらいの時間しているのかをきく。どんな遊びが好きかも重要な情報である。テレビやゲームなどに費やす時間についてもきいておく。

5）性格

　内向的な性格か，それとも社交家か，気は短い方か，それとものんびりやさんか，などは病態の把握に役立つだけでなく，患児と今後つきあっていくためにも貴重な情報となる。

6）その他

　ときには性的発達の病歴も必要となる。特に母親からの情報は医師よりもナースの方が，無理なくきき出せることが多い。最初はごく簡単に話をきいておき，重要性が認められた場合にはラポールができあがってから，じっくりたずねればよい。

II 全身のみかた

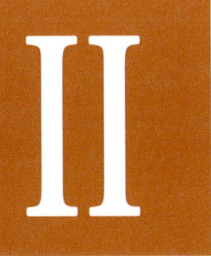

1 小児における特異性

　身体所見を上手にとるためには，各種の診察技術に熟練し，かつそれを統合して適用しなければならない。

　成人の場合との違いは，年齢によってアプローチのしかたを変えなければならないことである。新生児から3～4カ月くらいまでの乳児では，衣服を脱がせて裸にしても，診察台にのせても嫌がったりはしない。「ベロベロバー」など，あやしながら脚の方から診察を始め，頭の診察で終わる。終わったらできるだけ早く両親の腕へ返す。

　乳児も6～8カ月になると，裸になること自体は嫌がらないが，診察台に寝かせられるのを嫌がるようになる。この月齢の患児は，両親の膝の上に抱いてもらい，胸部聴診から始め，脚，頭の順に診察を進める。両親の膝と検者の膝をくっつければ，小さな診察台ができあがり，腹部の触診も無理なく行える（図7-1）。

　1歳半～2歳の幼児が，身体所見をとる上で一番難しい。衣類を脱ぐのも触診されるのも嫌がり，こわがって泣き出すと両親でさえもなだめることができない。そんな場合のために，検者は何をみるべきかを的確に判断して素早く診察をすませる技術を磨かなければいけない。泣いて騒ぐ患児を非難するのは間違っており，遊んであげたりお話をしてあげたりして，できるだけ早く「お友だち」と思ってもらえるように努力する。

　4～5歳に達すると診察にも興味をもつようになり，協力的に振舞うことが多い。女の子には着ている物や髪型について「かわいいね」などといってあげたりすると喜んでくれるし，時間に余裕があれば心臓の音を聴診器できかせてあげれば，以後の診察が進めやすい関係ができあがるだろう（図7-2）。

　思春期の患児の診察は頭部から始め，最後に陰部の診察を行う。診察の途中で結果を解説して知らせてあげることも，ときには必要である。たとえば，咳と熱で肺炎を心配して来院したような患児の場合に，肺の音がまったく清明ならば，「肺にも変な音はきこえないみたいだし，苦しくはないみたいね」と声をかけるだけで，患児の緊張をやわらげることができる。

　身体所見をとるのに適した場所としては，プライバシーが守れかつ快適な環境を選び，リラックスした雰囲気で急がずに行うのが望ましい。しかし混んでいる外来などでは，理想的にはいかないので，短い時間のうちに必要な箇所はすべて診察をすませ，患児や家族がゆっくりすみずみまで診察してもらったと思えるような診察ができたら最高といえる。

　病歴をたずねているときにもいえるのだが，身体所見をとっているときも医師と連絡を密にとり，患児の訴えに対してナースとして誤りのない対応ができるような体制を作らなければいけない。

　診察には大きく分けて視診，触診，聴診，打診がある。それぞれについては以下，体の各部についての診察の項の中で言及することにする。

2 身体所見のとりかたの実際

1）皮膚，手，爪，毛

　皮膚，手，爪，毛とも視診と触診が主となる。

1 皮膚

　皮膚の色は人種によって，もちろん違う。必ず自然光を使って観察することが肝要である。蒼白にみえる

182 ● 7. 小児のみかた

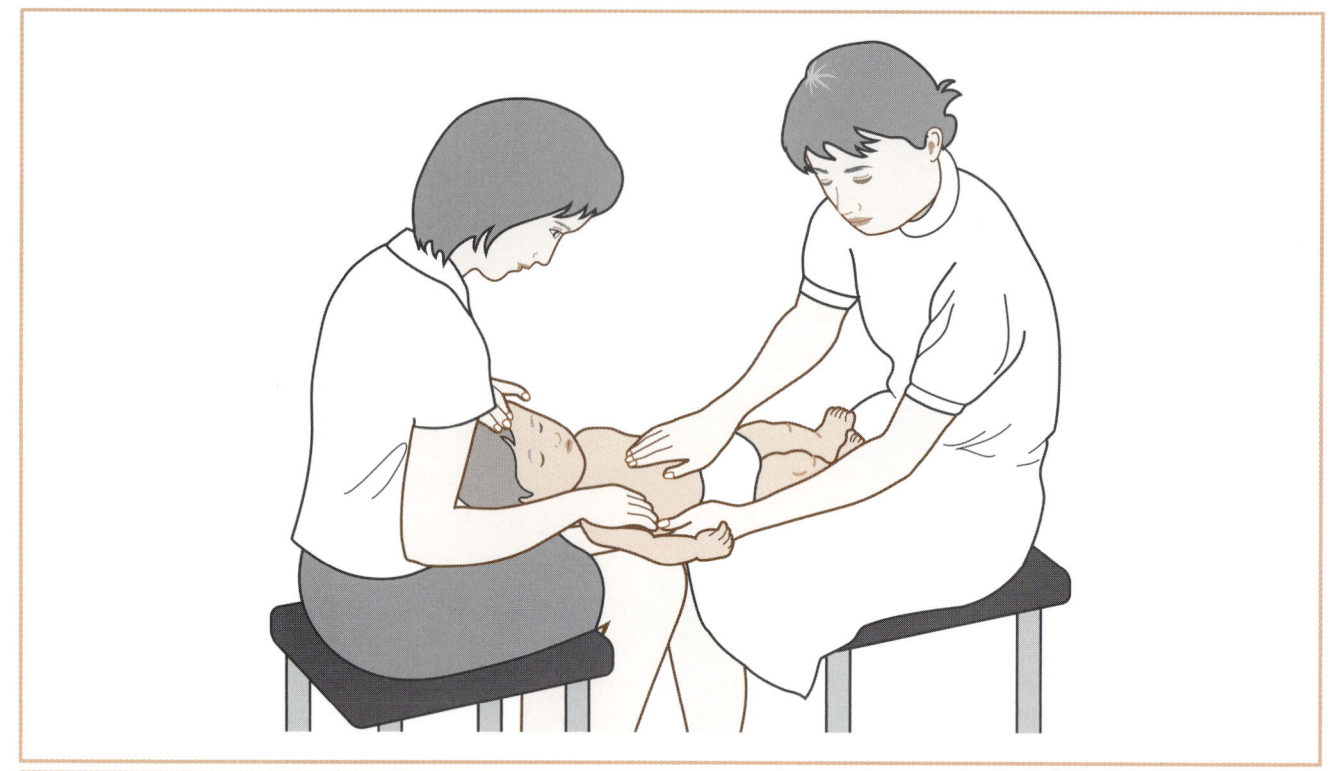

図7-1　小児診察のための「膝-膝ベッド」

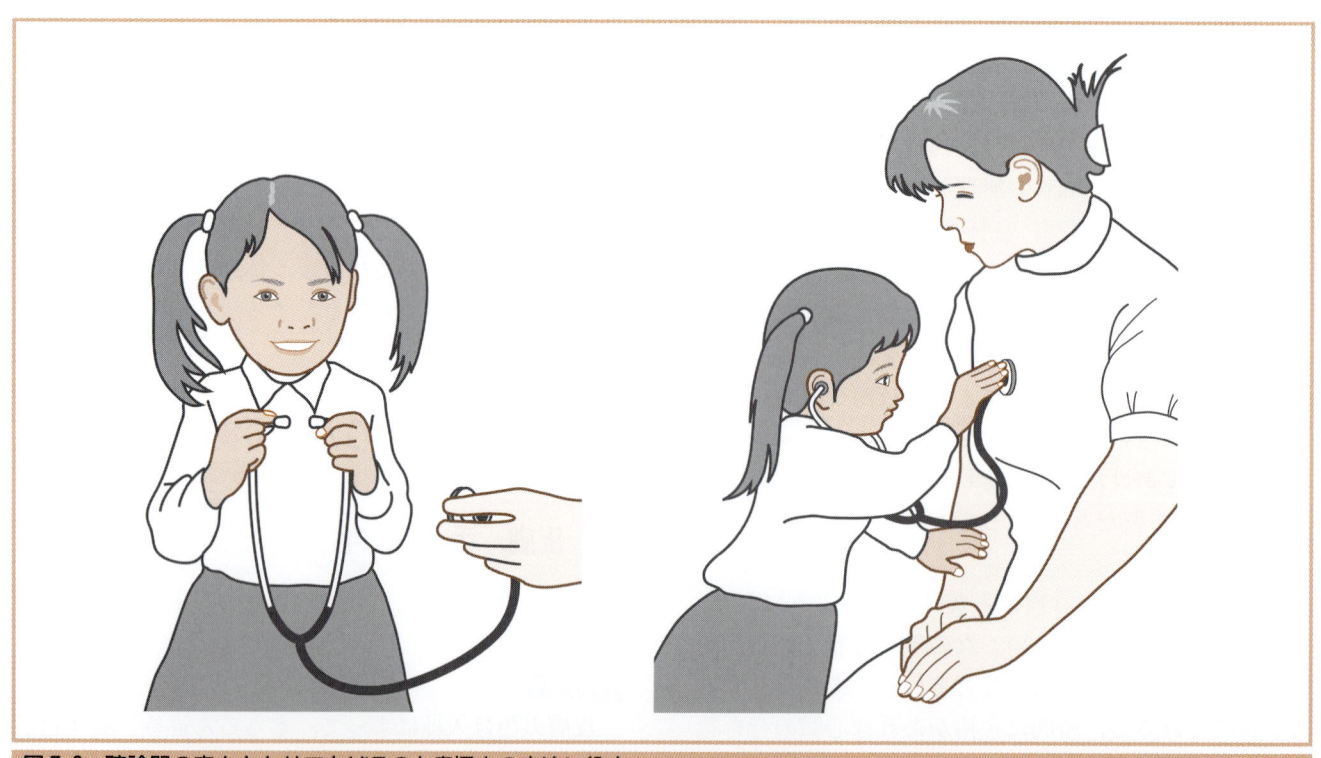

図7-2　聴診器の音をきかせてあげるのも患児との交流に役立つ

場合には貧血であることが多く，結膜，粘膜，爪の色も同様に蒼白となる。逆に潮紅を呈するのは，発熱などの他，双胎間輸血症候群の受血児などの場合がある。

皮膚のつや，弾力性をみるのには下腹部，腓腹筋のあたりの所見を指標にする。

●チアノーゼ

チアノーゼには末梢性と中心性がある。末梢性というのは手足のみにみられるチアノーゼであり，出生直後の新生児などにみられる。心配のないもののことが多く，約4〜5時間もすれば手から先に回復してくる。手だけが回復して足には末梢性と思われるチアノーゼが残ったような場合には，大動脈縮窄症を考慮しなければならない。全身にみられるいわゆる中心性のチアノーゼの原因としては，心肺の異常のためのもの，中枢神経系の異常によるもの，低血糖によるものなどがある。

●黄疸，柑皮症

血中に上昇したビリルビンのせいで皮膚が黄色みを帯びてみえることを黄疸と呼ぶ。日光による観察を行うことが特に大切である。新生児の場合，ビリルビンが5 mg/dlを超えると黄疸として観察される。年長児では血中ビリルビン値が2 mg/dlを超えると，いくらか黄色が強くみえ始める。黄疸の場合には，眼球結膜や粘膜の黄染もみられる。

これと鑑別すべきものとして柑皮症がある。柑橘類や人参など，色の濃い野菜，果物のとりすぎで起こる現象で，手掌，足底の着色が強い。眼球結膜の黄染がみられないことから黄疸と鑑別できる。

新生児には，生理的黄疸がみられる。これは24時間めくらいから始まる。一部の母乳栄養児にみられる遷延性黄疸を除けば，生理的黄疸は通常2週間ほどで消える。たとえば出生当日など，あまりに早期に現れる黄疸や全身状態の不良を伴う場合には，血液型不適合，敗血症，肝炎，胆道閉鎖などを考えなければならない。

●色素沈着

皮膚にみられる色素沈着として有名なものとしては，雀斑(そばかす)，尋常性白斑(白なまず)，カフェオレスポットがある。特にカフェオレスポットが多発する場合にはフォン・レックリングハウゼン(von Recklinghausen)病の可能性があるので，よく家族歴をきくとともに皮下腫瘤(神経線維腫症)に注意する。

●浮腫

浮腫には2種類あり，強く押すとへこみができるもの(ピティング・エデマ pitting edema)は，腎疾患や心不全の際に，押してもへこみができない硬性浮腫はクレチン病などでみられる。局所性の浮腫はアレルギー，接触性の皮膚炎でみられる。血管性紫斑病の際の有痛性浮腫は，伝染性単核球症の際の眼瞼浮腫，川崎病の手掌，足背の浮腫が有名である。

●皮膚剝脱

皮膚剝脱は溶連菌感染症や上記の川崎病の際にみられる。また，黄色ブドウ球菌による剝脱性皮膚炎もある。

●血管腫

血管腫には数種類あり，出生時に眼瞼などにみられる薄いサーモンピンクを呈する表在性血管腫は2歳くらいまでにほとんどが消失する。

顔面の大きなポートワイン状血管腫をみたらスタージ-ウェーバー(Sturge-Weber)病との合併を疑う。鮮紅色を呈し境界鮮明な苺状血管腫は生後6〜10カ月頃に一時的に増悪し，その後消失することが多い。

2 手

指紋，掌紋についての診察も小児科では重要となる。

よく知られている異常としては第5指単一屈曲線(シングル・クリーゼ)がある。これは図7-3のように通常は2本である第5指屈曲線が1本しかみられないものをいい，手掌を横切る屈曲線が1本につながっている猿線(シミアン・クリーゼ)とともに，ダウン症候群によくみられる所見である。図にみられるように手掌には掌紋が形成する三角がいくつか存在する。tの位置が高すぎる場合atd角が鈍角となるが，このような場合には種々の症候群を考えなければいけない。さらに小指球や母指球の異常掌紋にも病的意義がある場合が多い。

3 爪

爪は胎生19週くらいから形成される。通常，足より手の爪の方が伸びるスピードが速く，約5カ月半で根元の部が先端にまで達する。足の爪はゆっくり伸び

●正常　　　　　　　　　　　　　　●種々の異常

第5指の屈曲線が1本消失している（シングル・クリーゼ）

猿線（シミアン・クリーゼ）
atd角の鈍化

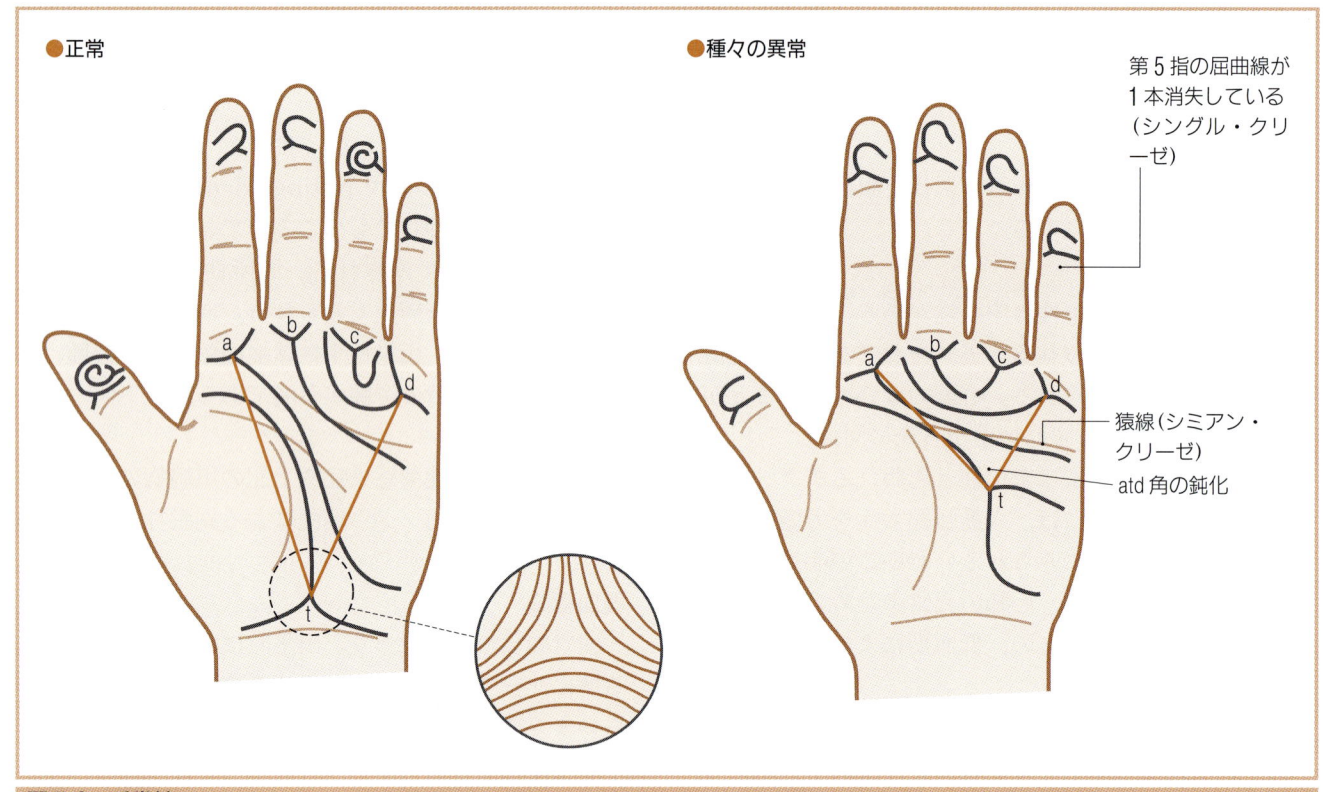

図7-3　手掌紋

て根元から先端まで伸びるのに1年半ほどかかる。過熟児の場合には，出生時に爪の黄染がみられ，ポルフィリアの児では黒っぽく変色した爪が観察される。貧血のときや，チアノーゼ発生時の爪の変化については既述した。その他の爪の所見については「全身のみかた」(19頁)を参照されたい。

4 毛

多毛は家族性のこともあるが，クッシング(Cushing)症候群や甲状腺機能低下症も疑わなければならない。二次性徴としての体毛の発生も重要である。恥毛は10〜12歳くらいから生え始め，その半年後くらいに腋毛が生える。男児では，さらに半年くらい遅れて顔にひげが発生する。恥毛がカールし始めるのは，男児の精子の生成と同時期である。

2）リンパ節

リンパ液の流れにのって，全身から老廃物が運ばれる（図7-4）。それゆえに，リンパ節の状態が健康状態の優秀なバロメーターとなりうる。感染症，過敏症，代謝性疾患，リンパ系の腫瘍などの場合には，リンパ節の診察が診断の大きな手がかりとなる。

小児では成人と比べてリンパ節がよく発達しているので，よく動く直径3mmくらいまでのリンパ節は身体のどの部位で触れてもそれだけでは異常とはいえない。頸部，鼠径部では周囲との癒着や圧痛がなく，よく動くリンパ節の場合には，直径1cmまでは正常と考えてよい。頸部リンパ節は繰り返す上気道炎のために，また鼠径部リンパ節はおむつかぶれで1cm以上の腫脹を呈することがよくある。頸部リンパ節に腫脹があれば扁桃炎を，頤下リンパ節の腫脹をみた場合には口内炎を疑わなければならない。ある部位にリンパ腺の腫脹をみた場合，上記の2例のように各リンパ節の分担している部位の異常について詳しく検索する必要がある。

全身性の感染症の中にもリンパ節が特徴的な腫脹を呈する疾患がある。たとえば風疹のときには後頭部リンパ節，耳介後リンパ節と後頸部リンパ節が腫れる。溶連菌感染症の場合には頸部リンパ節が腫れてくる。全身のリンパ節腫脹を呈するものには，伝染性単核球症，流行性耳下腺炎，水痘，麻疹などがある。伝染性

単核球症の場合には大きく腫脹するのに圧痛を伴わないことが多いという特徴がある。

また，予防注射の後にその部位の所属リンパ節が腫脹することもよくある。例外として，腸チフスの予防注射では全身のリンパ節が腫れる。

今まで述べたのはほとんどが感染症に伴うリンパ節腫脹であるが，SLE（全身性エリテマトーデス）や若年性関節リウマチなどの膠原病，白血病や悪性リンパ腫などの悪性腫瘍でもリンパ節腫脹は重要な所見となる。その他に特殊なものとして薬剤によるリンパ節腫脹がある。リンパ節腫脹の原因となる代表的な薬剤として，フェニトイン（抗てんかん薬）があげられる。

明らかに腫大したリンパ節をみた場合に，抗生剤投与などで経過を観察するうちに軽快し，やはり感染によるものだったかと安心することはよくある。しかしそれでも腫脹が消失しない場合，最終的な診断はリンパ腺を摘除し，病理学的に検査をするしかない。

3）頭，顔，頸

人間の感覚器の多くが頭，顔，頸に集結している。これらの感覚器が正常に発達することが，小児にとっていかに大切かはいうまでもない。また美容上の種々の訴えも顔に関するものが多い。

1 頭

脳を保護する役割を果たしている頭蓋は，7枚の骨よりなる。2枚の頭蓋骨の合わさる部位を縫合と呼び，3枚以上が接する部位にできる間隙を泉門と呼ぶ（図7-5）。泉門で有名なものは大泉門と小泉門である。その他に真の意味では泉門とはいえないが，通常第3泉門と呼ばれるものがある。顔面骨は14個あり，そのうち動くのは下顎骨のみである。

まず頭の外見の診察から述べる。この部位の診察は患児にとってあまり気分のよいことではない。そのため乳幼児の場合は，両親のうちのどちらかに抱っこしてもらい，この部位を一番最後に診察することが多い。しかし，他の部位をみている間も泣いたり，笑ったり，顔をしかめたりする瞬間をとらえ，表情の非対称性に注意し，麻痺や筋力低下などの異常がないか観察することを忘れない。

診察の初めに頭の大きさを測定する。巻尺を使い額の中央前頭結節と後頭結節を通る最大周囲を測定する。乳児は頭囲の方が胸囲より2 cmほど大きいのがふつうで，幼児になると頭囲は胸囲より5〜7 cm小さくなる。

付図7-2（207頁）に頭囲の変化を示すが，急に大きくなった場合には何らかの病変を考える必要がある。一般に頭囲が該当年齢平均値より2.5 cm以上小さければ小頭と呼び，3.0 cm以上大きければ大頭とする。

頭に触れる突出物としては，生下時にみられる産瘤と頭血腫がまずあげられる。産瘤とは出産時の外力による頭皮下の浮腫であり，骨膜下出血である頭血腫とは，腫瘤が骨の辺縁を越えるかどうかで鑑別される。産瘤は骨の辺縁とは無関係に存在する。前頭部の異常な突出は前頭突出と呼ばれ，くる病や梅毒に合併して観察されることが多い。

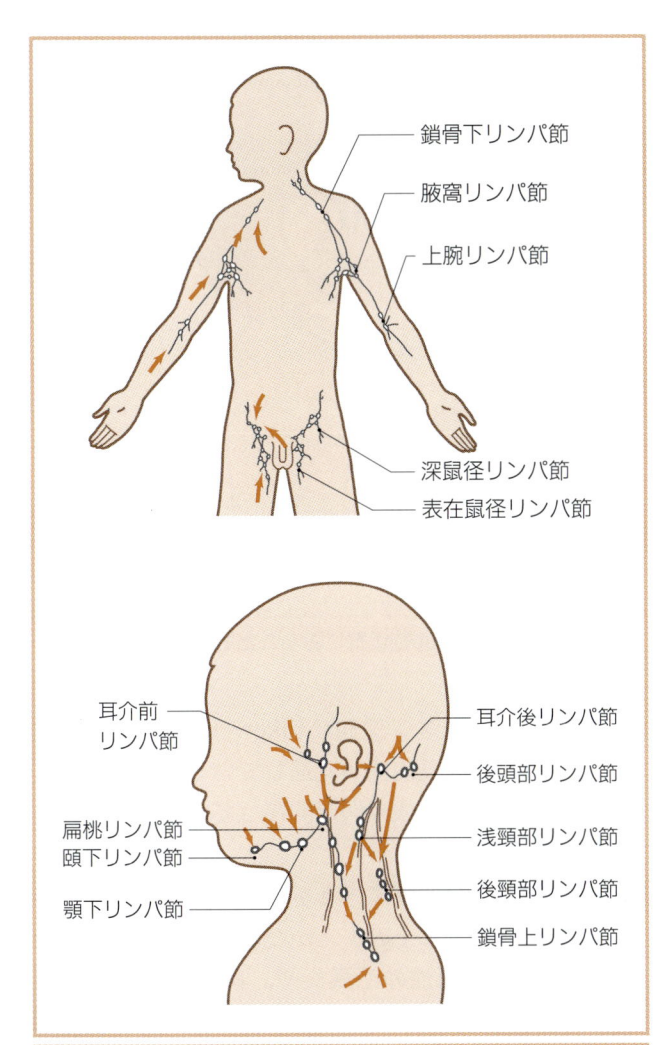

図7-4　リンパ節とリンパの流れ

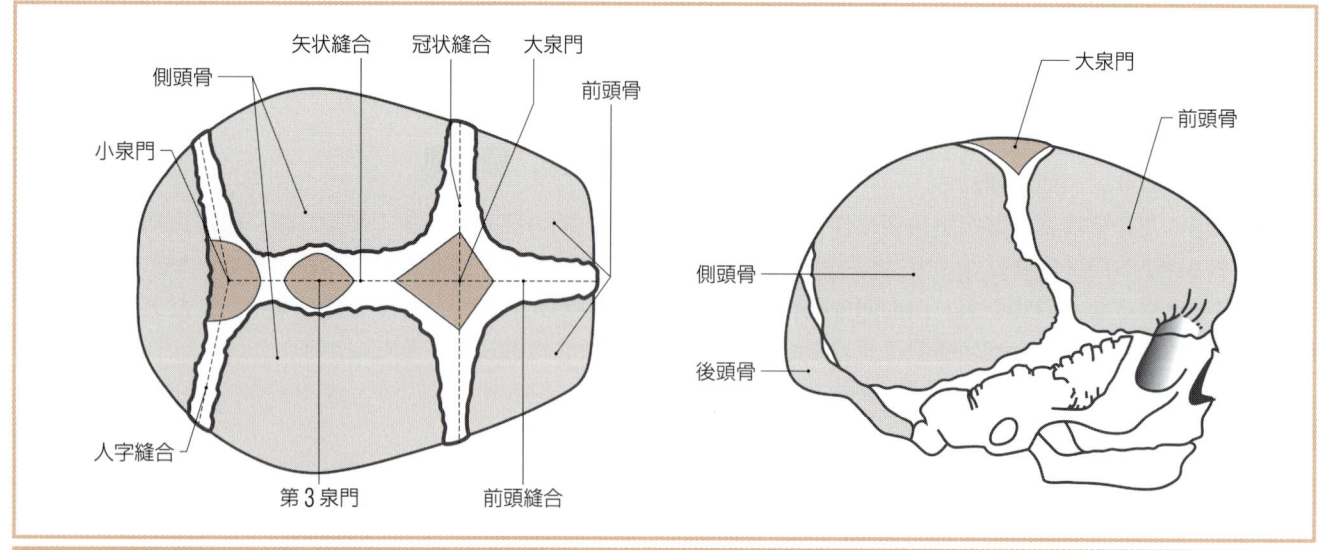

図7-5　幼児の頭蓋

前述した縫合の一部があまりに早く閉じてしまうと頭全体に変形が生じる。有名なものとしては，冠状縫合などがあまりに早期に癒合したために生ずる尖頭がある（**図7-6**）。縫合の名称は**図7-5**に示してあるが，冠状，矢状，人字の各縫合のどれもが生下時はとなり合う骨が重なり合っているため突出しているように感じることが多い。その後しばらくすると，縫合線が間隙として触れるようになる。

矢状縫合，冠状縫合の交わるところが大泉門である。大泉門は出生時には骨の重なりのせいでいくぶん小さく感じられることもあるが，通常は2.5×2.5 cm程度の大きさをもつ。97％の児は9〜19カ月で大泉門の閉鎖がみられる。この閉じかたが異常に遅い場合はクレチン病，くる病，梅毒，ダウン症候群，骨形成不全症，水頭症などが考えられる。

矢状縫合と人字縫合の交叉する場所が小泉門である。通常1×1 cmくらいの大きさで，1〜2カ月で閉じる。大泉門と小泉門のちょうど中間部に第3泉門と呼ばれるいくぶん広い箇所が触れることがある。これがみられたからといって病的であるとはいえないが，ダウン症候群のときなどに顕著である。

泉門でない部位がペコペコしてへこむような場合を頭蓋癆（とうがいろう）と呼ぶ。これは未熟児にはよくみられるが，成熟児で3カ月以上たっても観察される場合は，くる病，梅毒，ビタミンA過剰，水頭症などを疑う。

頭蓋に耳を当て，その対側を指で軽く叩くと，ひびの入った水がめを叩いているようなボコボコという音

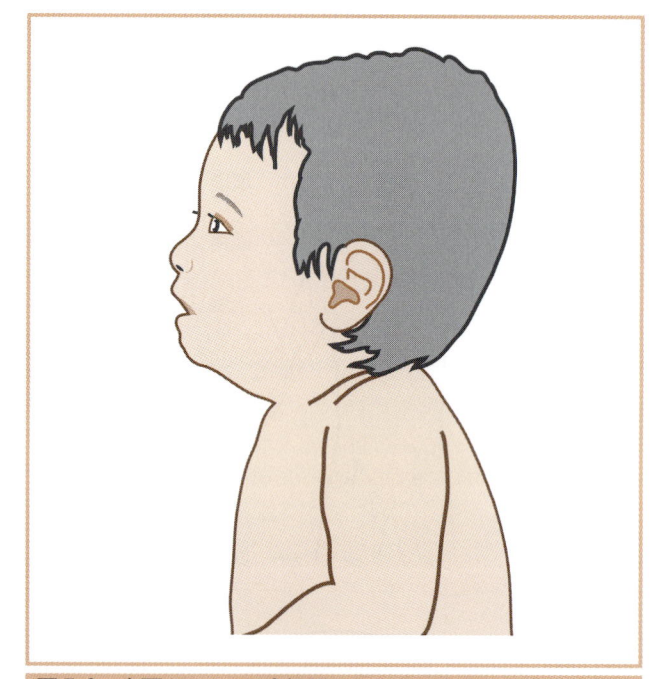

図7-6　尖頭（アペール症候群にみられたもの）

がしたら，マッキエン徴候（Makewen's sign）が陽性であるといい，頭蓋内圧が亢進している場合にきかれる。しかしこれは，大泉門が開存している間は正常児でもきこえる。

その他，頭部で観察すべきものとしては感染症，湿疹，髪の毛ならびにその生えかたがある。頭部の感染症としては，細菌性の毛囊炎や，真菌の感染症がある。細菌は培養で同定されるし，真菌はその部の剥離した皮膚を薬剤で処理し，直接顕微鏡で調べて同定さ

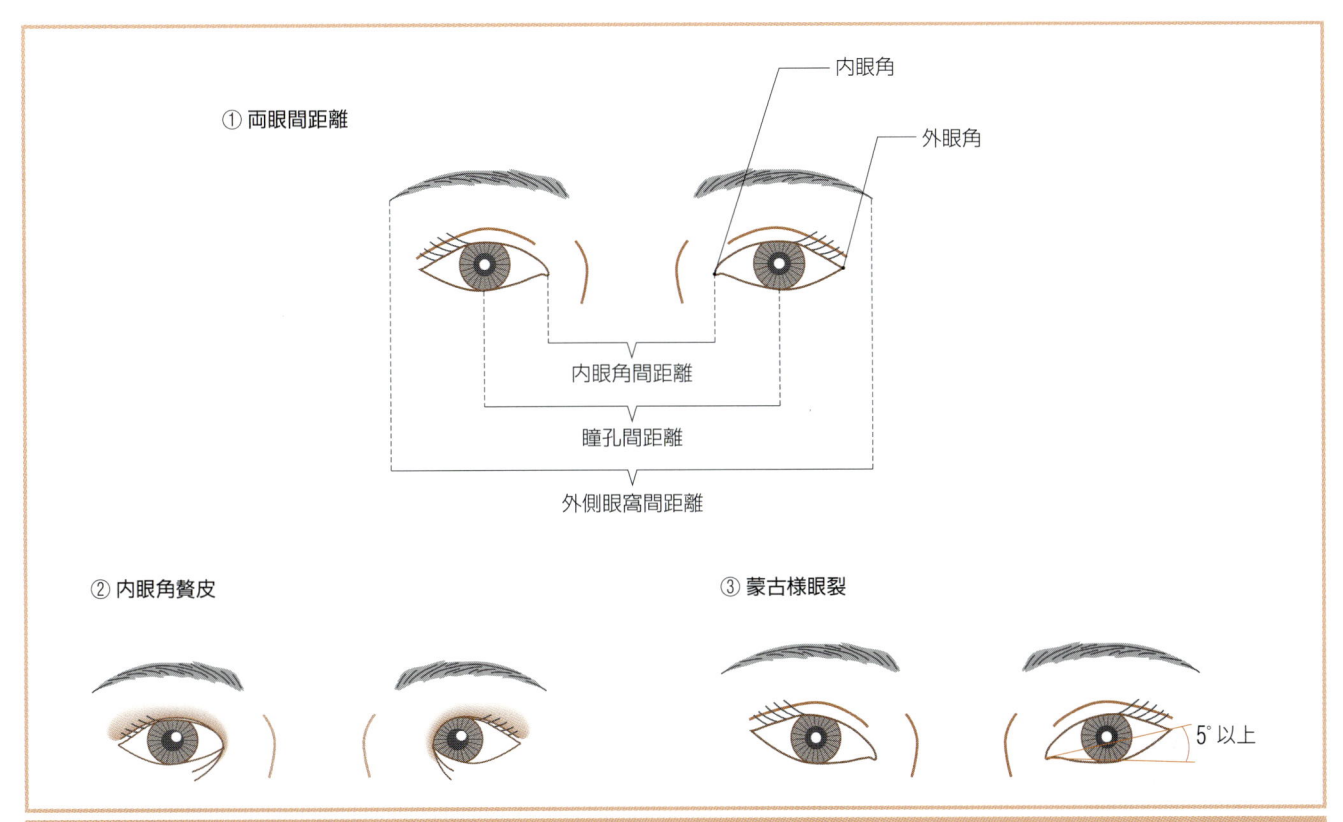

図7-7 両眼間距離と眼裂の異常

① 両眼間距離／内眼角／外眼角／内眼角間距離／瞳孔間距離／外側眼窩間距離
② 内眼角贅皮
③ 蒙古様眼裂（5°以上）

れる。特に乳児期に多くみられるものとして脂漏性湿疹がある。黄色いかさぶた様の脂漏が頭の被髪部に付着する。

髪の毛は，3〜6カ月くらいで新生児期の毛がすべて抜けて新しい毛に生え変わる。人種によって色，質ともにまちまちであるが，ワールデンブルグ（Waardenburg）症候群の white forelock（前頭部の毛が一部色素脱による白っぽい金色を呈する異常）や白子症（albinism）の際の金髪，クレチン病のつやのないボサボサの毛などは万国共通である。

毛髪の生えぎわが，額のかなり下まで下がってきていて，額が狭い感じを受けることがあるが，これもときには重要な所見である。狭い額は人種的特徴としてみられることもあるが，ハーラー（Hurler）症候群やクレチン病でよく観察される異常である。脱毛症には真菌感染によるものや，特発性の円型脱毛症などがあるが，小児に特有なものとしては乳児の寝相による髪の毛のすり切れがある。情緒障害から自分で髪の毛を引き抜くような患児もときにみられる。

頭の診察のうち特別な道具を使用するものとしては，頭蓋の光透過性（トランスイルミネーション）の検査がある。これはゴムのキャップのついた懐中電灯を頭皮に密着させ，暗室でその光がどのくらいまで頭蓋を透過するかをみる検査である。後頭部1cm，前頭部2cm以上の透過性を示した場合（電灯の辺縁より各1cm，2cm以上離れた部位までがぼんやり明るくみえた場合）は異常であり，水頭症などを考える。

2 顔

顔ではまず表情，対称性，麻痺の有無が観察の要点となる。自閉症の患児の視線がこちらと合わない硬い表情は，成人の統合失調症患者のそれと通じるところがある。泣いたり笑ったりしたときに顔がゆがめば，顔面神経麻痺を考える。

眼，耳，鼻などについても位置や対称性について検討する。人間には完全に左右が対称である人はいないといわれるが，左右を比べて大きな違いがあれば，問題としなければいけない。

●眼の位置

まず眼の位置であるが，離れすぎているものをハイパーテロリスム（hypertelorism），近すぎるものをハイポテロリスム（hypotelorism）と呼ぶ。図7-7①の

ように外眼角と内眼角ならびに瞳孔間距離を測定して判定する．内眼角間距離が3cm以上あればハイパーテロリスムを疑う．ダウン症候群におけるハイパーテロリスムは重要な所見である．また同症候群では内眼角贅皮，蒙古様眼裂もみられる．前者は内眼角を皮膚が覆っている状態をいう．真の意味をもつものは内眼角を図7-7②のように覆うものであり，ダウン症候群の他に糖原病や腎無形成の際にもみられる．東洋民族にみられる蒙古様眼裂というのは内眼角と外眼角を結んだ線が中心から外側に向かって5°以上の正の角をとるものをいう（図7-7③）．逆に反蒙古様眼裂と呼ばれるものは5°以上の負の角をもつものをいう．21番染色体長腕の欠損に合併してみられる．

● 耳の位置

眼と関連して耳の位置も検討される．耳介低位とは外眼角と外後頭隆起を結ぶ線より耳介の上端が下に位置するものであり，18トリソミーやトリーチャー・コリンズ(Treacher Collins)症候群にみられる．耳介の変形などについては耳の項（191頁）で詳述する．

● 鼻の形態

鼻の一般的な形態の異常としては鞍鼻，鼻根隆起などがあげられる．前者は内眼角の間の鼻部隆起のないものをいい，ダウン症候群やハーラー症候群の児にみられる．後者はその部が異常に高すぎるもので，ルービンスタイン-テイビ(Rubinstein-Taybi)症候群などでみられるとされている．

3 頸

頸の診察でも顔の場合と同様に，形態，対称性，動きなどをみる．診察上大切なものとしては気管，食道，甲状腺，それに種々の脈管系，筋がある．有名な頸の形態異常として，頸部がすそ広がりにみえる翼状頸がある．性染色体の欠損(X-O)のターナー(Turner)症候群などでは，この徴候のもつ診断価値は高い．

頸の筋の診察では胸鎖乳突筋が1つの指標となる．血腫の後のしこりがこの筋にみられる場合には斜頸が合併することが多い．その場合，児をベッドに寝かせて肩をベッドに密着させ，頭を持って右と左に回転させてみる．明らかな斜頸があっても運動制限の少ない斜頸は，6カ月〜1年で自然治癒することが多い．

甲状腺の診察は「全身のみかた」(21頁)を参照されたい．思春期の女子では，生理的に甲状腺が触れることがしばしばある．

4) 眼

眼は身体の中でも特に両親の注意をひく部位である．健康上の理由はもちろんのこと，外見上の理由からも異常があれば，比較的，早く発見されることが多い．結膜の着色で，肝臓病(黄染)や，骨形成不全症(青色)などが診断できる．眼が生き生きと輝いているかどうかも重要である．眼球とその付属物ならびに近隣のものに分けると，後者には，眼窩，眼筋，眉毛，眼瞼，睫毛，結膜，涙器がある(図7-8)．眼筋については図7-9に示した．涙器は，涙腺，涙小管，涙囊，鼻涙管よりなる(図7-10)．眼球そのものは3層よりなる．①外層は前部は角膜，後部は強膜，②第2層は脈管に富む脈絡膜と虹彩，③一番内側は，網膜である．この網膜まで視神経が入りこんでいる．眼底がどのようにみえるかは「神経系のみかた」(154頁)を参照されたい．

眼の診察は前項の顔の診察で述べたように，まず眼の位置の観察から始める．

眼裂が小さいのも1つの異常とみなされ，他の種々の奇形との合併が多い．

眼瞼下垂とは眼瞼が十分に挙上できない状態である．これは先天性のものと後天性のものがある．眼瞼下垂をもって生まれてきた児の場合，マーカス・ガン(Marcus Gunn)現象の有無を調べる．これは，下顎を片側に寄せると逆の側の眼瞼が上がる現象である．この現象を伴う型の眼瞼下垂は上直筋の麻痺または動眼神経の損傷による．後天性の眼瞼下垂はポリオ，脳炎，髄膜炎，脳腫瘍，重症筋無力症，ホルネル(Horner)症候群などでみられる．眼瞼下垂の原因は何にせよ，下垂した眼瞼が視野を邪魔しないかどうかをよく検査する必要がある．もしこれがあれば弱視の原因となるからである．眼瞼浮腫のせいでまぶたが上がらなくなる偽眼瞼下垂という病態もある．

閉眼時に眼瞼が眼球を覆いきれない場合は甲状腺機能亢進症などによる眼球突出か，顔面神経麻痺などによる閉眼障害(兎眼)を疑う．

斜視とは共同視の障害である．幼児では眼球だけをみると，一見，斜視にみえる場合も多い．簡単に診断

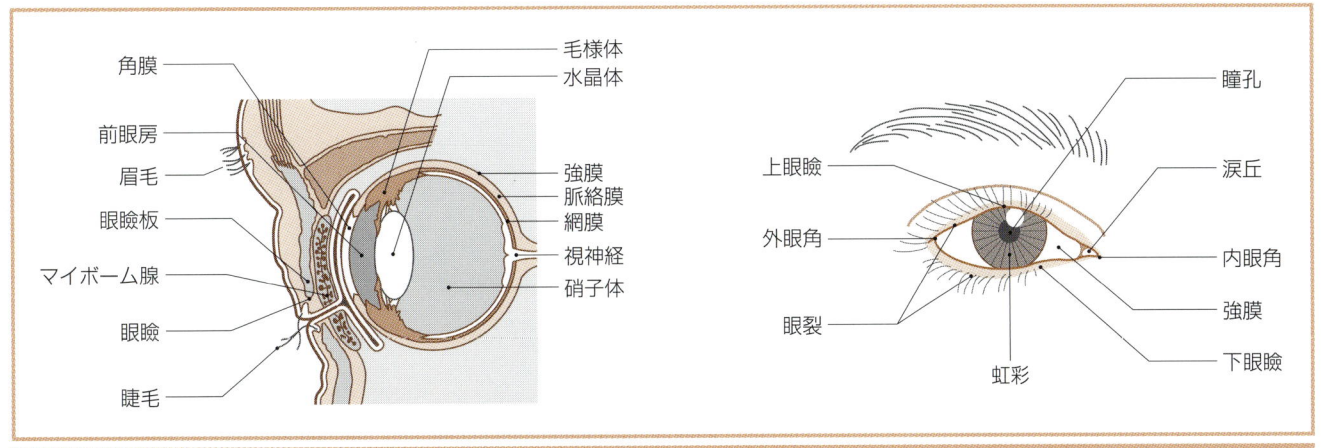

図7-8 眼の構造

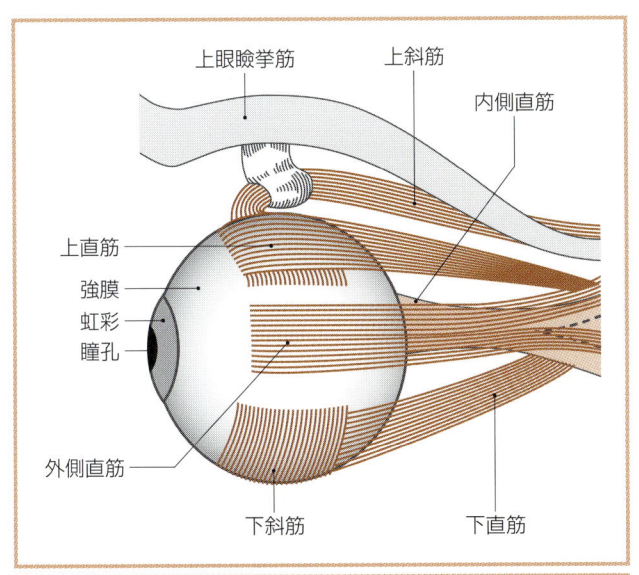

図7-9 眼筋

図7-10 涙器

するには，薄暗い場所で，ある程度の距離をおいたペンライトの光をみつめさせる。両眼とも瞳孔の中の同じ箇所にその光が入っていれば正常であり，もし斜視があれば片側でライトの光が瞳孔から外れる（図7-11）。

落陽現象とは児を急に座位から仰臥位に変えると眼球が下眼瞼にかくれ，上眼瞼の下に強膜（白眼）の部分が出るものをいう（図7-12）。正常の成熟児でもみられることがあり，未熟児ではかなりの割合でみられる。水頭症や脳幹部に病巣をもつ児でこれが現れる。

眼瞼の炎症には麦粒腫と霰粒腫がある。麦粒腫は脂腺の感染症で，黄色ブドウ球菌によるものが多い。発赤，痛みを伴う。霰粒腫は，より内側の脂腺の肉芽腫であり，痛みもなく境界鮮明な小腫瘤を作る。

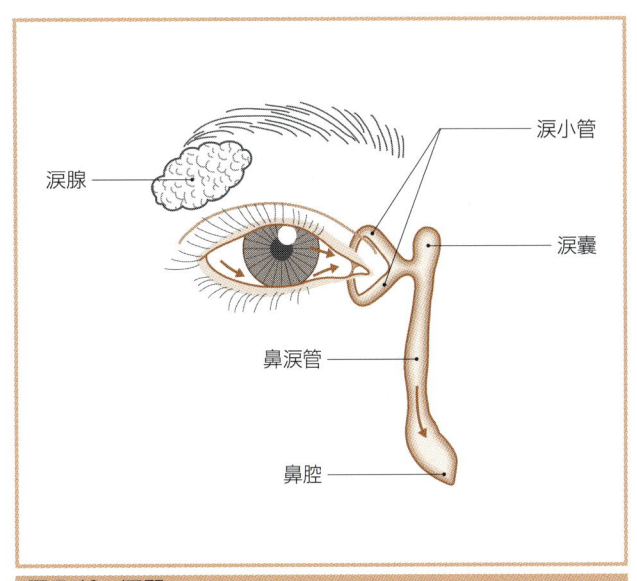

眼瞼の異常のうち，睫毛と関連のある異常なものとしては「逆さ睫毛（睫毛乱生）」がある。これには睫毛の生えかたがもともと異常であるものと，眼瞼が内反したためにこの病態が起こっているものがある。乳児では頬が豊かなために生理的にも睫毛が内側を向いて結膜を刺激している場合がたまにみられる。トリーチャー・コリンズ症候群では，内側の2/3に睫毛が生えていない。また，未熟児では睫毛が少ない。逆に多生はハーラー症候群にみられる。

内眼角贅皮については既述したが，これは東洋民族ではほとんど，白人種でも新生児の20％にみられる。しかし，白人種では10歳までにほとんどが消失する。

眼瞼の浮腫も重要な所見である。もしこれがあれば腎疾患の他，甲状腺機能亢進症，副鼻腔炎，麻疹，伝

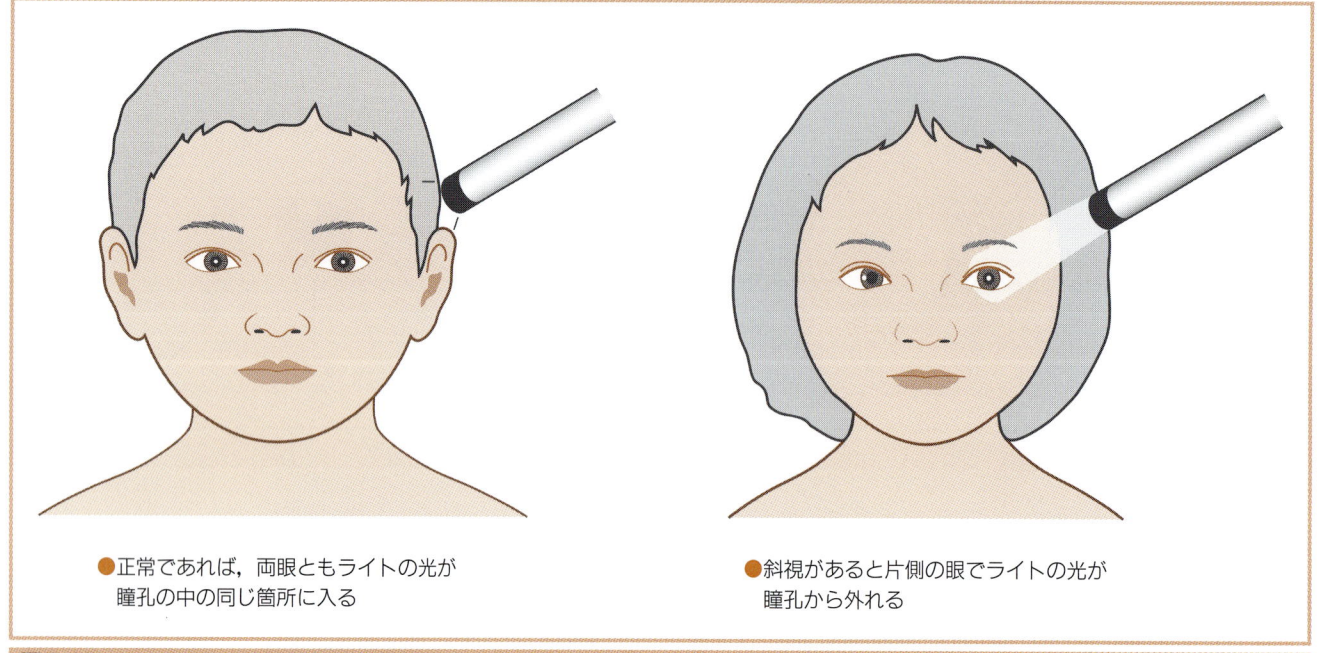

図7-11 ペンライトによる斜視の判定法

- 正常であれば、両眼ともライトの光が瞳孔の中の同じ箇所に入る
- 斜視があると片側の眼でライトの光が瞳孔から外れる

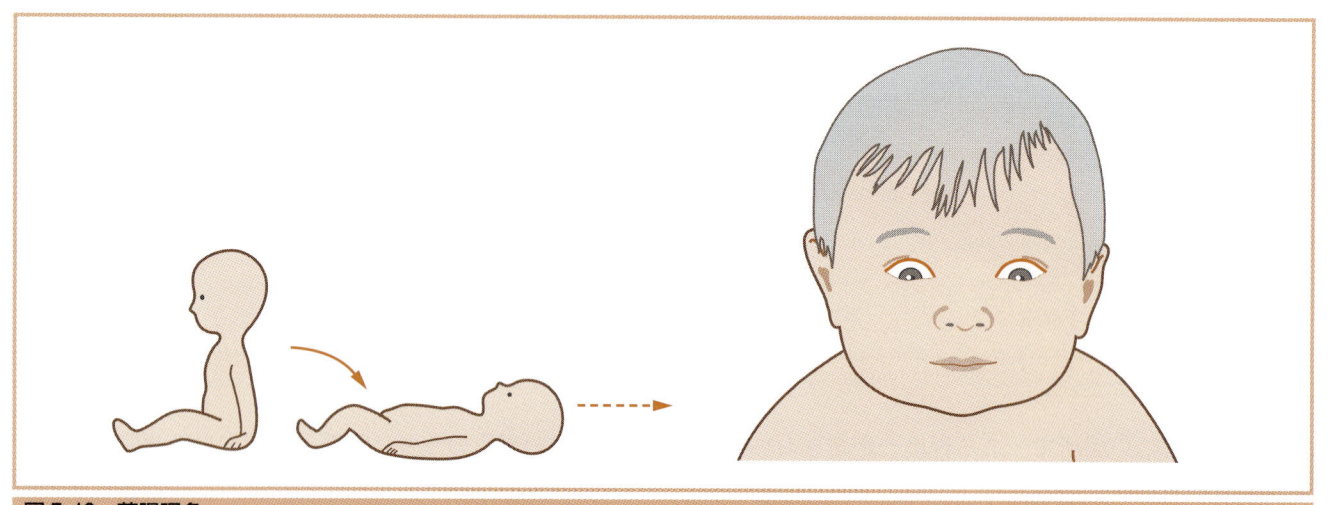

図7-12 落陽現象

染性単核球症、アレルギーなどを考える。

涙は生後3カ月くらいまでは十分な分泌がみられない。そんな時期に眼から涙があふれていたら涙管の閉塞などを頭におく。閉塞の原因は目やになどによることが多い。その場合は両親に涙点から下へ向けてのマッサージの方法を指導する(図7-13)。本格的な涙嚢炎を起こしてくれば、涙嚢に一致して発赤、腫脹が起こる。

結膜に発赤や赤いブツブツがみられ、分泌物があれば結膜炎である。結膜の乾燥はビタミンA欠乏症な

どでみられる。

眼球の大きさの異常としては、まず小眼球症がある。これは文字どおり眼球の小さいもので、先天性トキソプラズマ感染症や未熟児網膜症などに合併する。眼球の運動の異常は「神経系のみかた」(152頁)を参照されたい。

ブラッシュフィールドスポット(Brushfield spot)は虹彩にみられる白斑であり、正常児にもみられることがあるが、ダウン症候群や他の精神発達遅延を伴う症候群で顕著である。両側の眼の色が違うヘテロクロ

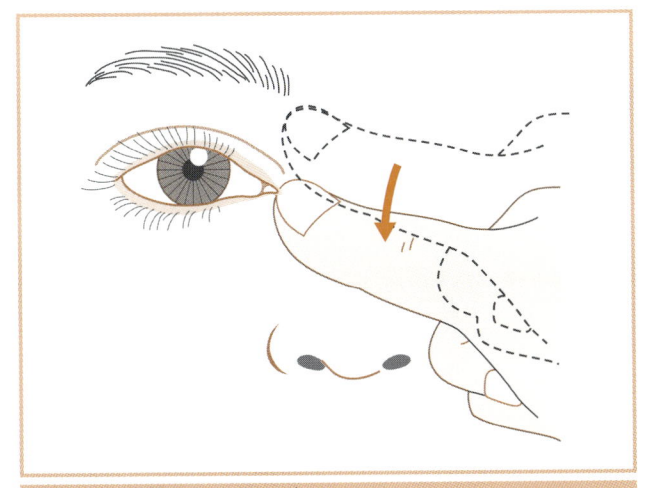

図7-13 涙管のマッサージ

ミア(Heterochromia)は正常児でもみられることがあるが，ワールデンブルグ症候群，または虹彩炎などに合併する。虹彩の欠損はウィルムス(Wilms)腫瘍との関係が有名である。カイザー-フライシャー環(Kayser-Fleisher's ring)は銅代謝異常症であるウィルソン(Wilson)病でみられるもので，茶色がかった灰色の環が虹彩の周りにみられる。

瞳をのぞいて白濁しているならば，白内障である。これは瞳がキラキラ輝く猫の目現象と区別される。後者は網膜芽細胞腫に特有のものである。水晶体脱は外傷時やマルファン(Marfan)症候群の患児にみられる。虹彩が眼球の中でフラフラ揺れる場合にこれを疑う。視力については視力のスクリーニングの項(201頁)で述べる。

5）耳，鼻，口腔，舌，咽頭

1 耳

耳の位置については，すでに述べたとおりである。外耳道は外耳口から鼓膜までの約2.5 cmの部位である。通常S型にカーブしており，鼓膜をみようとするときは耳介を後上方に軽く引っ張れば容易に観察できる。外耳道では湿疹，毛囊炎に注意する。

鼓膜をみるには耳鏡を使うのが便利である。耳垢が邪魔な場合には除去して観察する。しかしこれは医師にまかせた方がよい。綿棒での除去はかえって耳垢を奥に押し込む結果になる。鼓膜は図7-14のようにみえる。鼓膜の発赤や膨隆，それに膿の貯留をみた場合

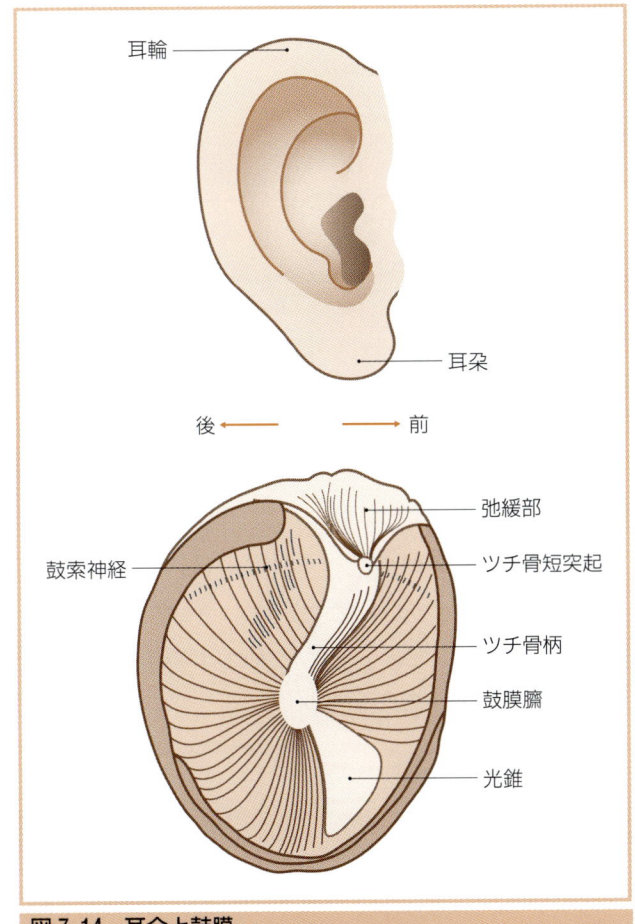

図7-14 耳介と鼓膜

には中耳炎を疑う。

2 鼻

鼻は皮膚，皮下組織，軟骨と骨からなる。鼻は鼻中隔で内腔が2分されている。生下時にはまったく同じに2分されているが，長じるに従い，ゆがんでくるのがふつうである。

鼻の先端に向かって血管が網目様に密に存在している部位がある。これがキーセルバッハ部位であり，この部位に何か異常があれば鼻出血の原因になりやすい。

成人では副鼻腔は計8個ある。4対の副鼻腔は図7-15のとおりである。篩骨洞，上顎洞，前頭洞，蝶形骨洞のすべてが生下時から存在するのではなく，最初は篩骨洞と上顎洞が副鼻腔として存在するにすぎない。蝶形骨洞はかなり早期から存在はするものの，完全にできあがるのは思春期に達してからである。前頭洞は生下時にはまったく存在せず，7～8歳になって

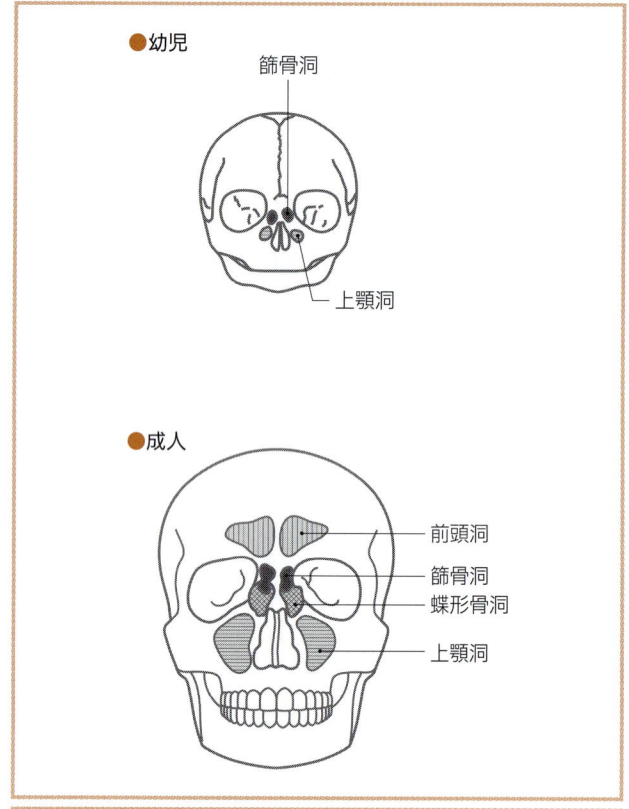

図7-15 副鼻腔の発達

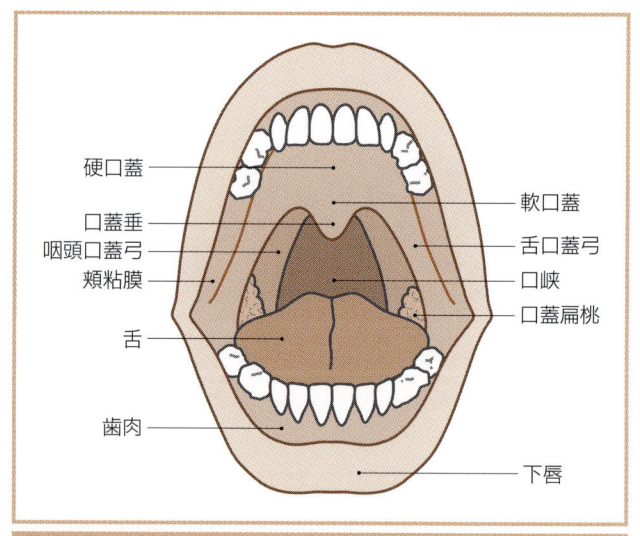

図7-16 小児の口腔

出現する。

鼻腔を観察するのには耳鏡を利用する。単純性の鼻出血を繰り返すときに耳鏡を利用してのぞいてみると，鼻粘膜が慢性の炎症のために浮腫性に充血していることが多い。

上顎洞と前頭洞に一致した部位を押して圧痛があれば，副鼻腔炎であることが多い。

3 口腔・咽頭

口腔と咽頭で観察すべきものとしては，図7-16のようなものがある。口に関係する筋肉には口腔壁を作る頬筋，物を噛む咬筋と唇を動かす口輪筋がある。喉咽頭の分かれめ，すなわち食道と気管を分けているのが喉頭蓋である。

次に歯について述べると，乳歯は20本存在する。6カ月頃に最初の歯が下顎から萌出する。ときには正常児で生後1年たっても歯が出てこないこともある。20本すべてそろうのは2歳半頃であり，6歳頃から永久歯との生えかわりが始まる。14歳頃に第3大臼歯（おやしらず）4本を除く28本が生えそろう。

口腔を診察する際に舌圧子はとても役に立つ道具であるが，年長児ではこれを使われるのを極度に嫌う子がいる。そんな場合は，できるだけ大きく口をあけ舌を出させて「アー」と発声させる。

乳児で上唇の中央に哺乳結節と呼ばれるものがみられることがある。これは哺乳をしている時期がすぎてしばらくすると消えるものであることを，家族に知らせて安心させる必要がある。唇の荒れやひび割れは，日焼けや風に当たった場合に起こる。また上気道炎で熱を出しているようなときにも唇の荒れが観察される。口角炎は，栄養の偏りのある場合の他に，溶連菌の感染症などでもみられる。口唇の色が蒼白なのは貧血の1つの徴候である。逆に真紅の場合にはアスピリン中毒，糖尿病，一酸化炭素中毒によるアシドーシスや川崎病を考える。

口臭にも十分気をつける。アセトン臭は脱水症，栄養不良，糖尿病性アシドーシスの際にみられる。ジフテリアのネズミ臭，腸チフスの腐敗臭，尿毒症のアンモニア臭が特に有名である。

口腔粘膜の診察で大切なのは，麻疹の際のコプリック斑である。ケシツブほどの赤い小さな斑で中央が灰色を呈する。下顎大臼歯に接する口腔粘膜から始まることが多いが，もっと広範囲に及ぶこともある。口腔粘膜への色素沈着をみたらアジソン（Addison）病や，大腸のポリポーシスを伴うポイツ-ジェガース（Peutz-Jeghers）症候群を疑わなければならない。

扁桃の大きさは＋1〜＋4で表示される。扁桃腺が

ようやくみえるのが+1, もし中央で両側のものが接していれば+4である。発赤とともにこれがみられたら, 扁桃炎または咽頭炎である。扁桃の炎症で特徴のあるものとしては, 後述する苺舌, 合併して腫大のみられる溶連菌感染症, 白苔が扁桃につく伝染性単核球症がある。ジフテリアは三種混合ワクチンが普及し, わが国ではほとんどみられなくなってきた。

　新生児で口蓋中心線近くに直径1〜2mmの黄色っぽい点がみられることがあるが, これはエプスタインの真珠とよばれ, 上皮が蓄積したもので自然に消滅する。口蓋は裂がないかどうかよく調べなければいけない。口唇裂（兎唇）と合併するものと, 単純に口蓋裂のみのものがある。口蓋の高さとその広さに注目する。新生児期は通常, 高口蓋であり, 4〜5歳になればふつうの高さになる。しかし高い上に天井が狭い口蓋は何らかの異常と合併していることが多い。マルファン症候群, トリーチャー・コリンズ症候群, エーラー-ダンロス(Ehlers-Danlos)症候群, ターナー症候群などでみられる。

　下顎の大きさにも注意する必要がある。小顎症は鳥様顔貌症候群などでみられ, クルーゾン(Crouzon)病などでは逆に顎が大きい。

　歯肉の診察で重要なのは, 炎症と過形成である。フェニトインを飲んでいる児では歯肉の過形成がよくみられる。出血を伴う腫脹は, 壊血病や白血病でみられる。炎症がみられた場合, その部位に近い歯に虫歯がみられることが多い。

　舌の動きもよく観察しなければならない。小児に特有なものとしては川崎病の際の苺舌があげられる。これは猩紅熱の際にみられる病変と区別できない。巨大舌もウィーデマン-ベックウィズ(Wiedemann-Beckwith)症候群などでみられる。

6）胸部, 肺

1 胸部

　胸郭の診察については「全身のみかた」(17頁)に詳述してあるので, ここでは小児に特異的なものだけを述べる。幼・小児では胸壁が薄いために剣状突起がはっきりみえることが多い。母親が異常腫瘤だと思って外来に児を連れてくることがある。

　解剖学的なことを最初に述べると, 胸郭の底を作るのが横隔膜である。これには3つの裂口がある。大動脈裂口, 食道裂口, 大静脈裂口である。胸郭の内腔は縦隔によって2分されている。これはさらに上, 中, 下に3分される。その他, 肺, 気管支の構造については「呼吸器系のみかた」(38頁)を参照されたい。

　胸郭の外壁に付属するものとしては乳腺がある。通常, 生下時は乳管があるのみで他の乳腺組織はまったく未発達である。女子では思春期になって発達してくる。

　胸郭の異常は図2-1(17頁)のように, はと胸, 漏斗胸, 樽状胸などがある。乳児期にはほとんどの児が前後径と左右径が大差ない円筒形の胸郭をしている（図7-17）。また, 肋骨弓と胸骨の延長線とがなす角度にも注目すべきである。通常これは45°くらいであり, 大きすぎる場合は肺疾患を, 小さすぎる場合は栄養不良を疑う。正常では平らでなければならない肋骨と肋軟骨の接合部が腫大し, ちょうどロザリオ（十字架のペンダント）をかけたようにみえることがある。これはくる病のときにみられる所見である。

　同じく, くる病または梅毒のときに横隔膜に一致して胸郭に溝がみられることがあり, これをハリソン溝と呼ぶ。胸郭の非対称がみられたら, 心肺の異常の有無をチェックしなければならない。また乳腺が思春期前に発達してきたら, 内分泌異常などを考えなければいけない。しかし生直後, 母親から移行したホルモンの影響で一過性に乳腺が肥大し, そこにしこりが触れることがよくあるが病気ではない。これは自然に消滅する。男児にみられる女性化乳房も, ホルモンの異常や全身性の疾患に付随してみられるものよりも, 肥満による一過性の身体の変化に伴うものが多い。副乳もたびたび遭遇する一種の奇形である。しかしこれは思春期に入り, そこに大きな乳腺組織が発達してこない限り問題とはならない。

2 肺

　次に呼吸の観察について述べる。まず, 呼吸数, 質の両方について検討する。呼吸数は1分間に表7-1に示した値が標準とされている。呼吸数は, 多くても少なくても異常といえる。呼吸数が少ない場合は脳腫瘍やモルヒネの中毒を疑う。また, 逆に多い場合（多呼吸）には肺炎, 発熱, 心不全, 髄膜炎などの感染症が考えられる。呼吸と心拍数の比は1:4くらいが普通

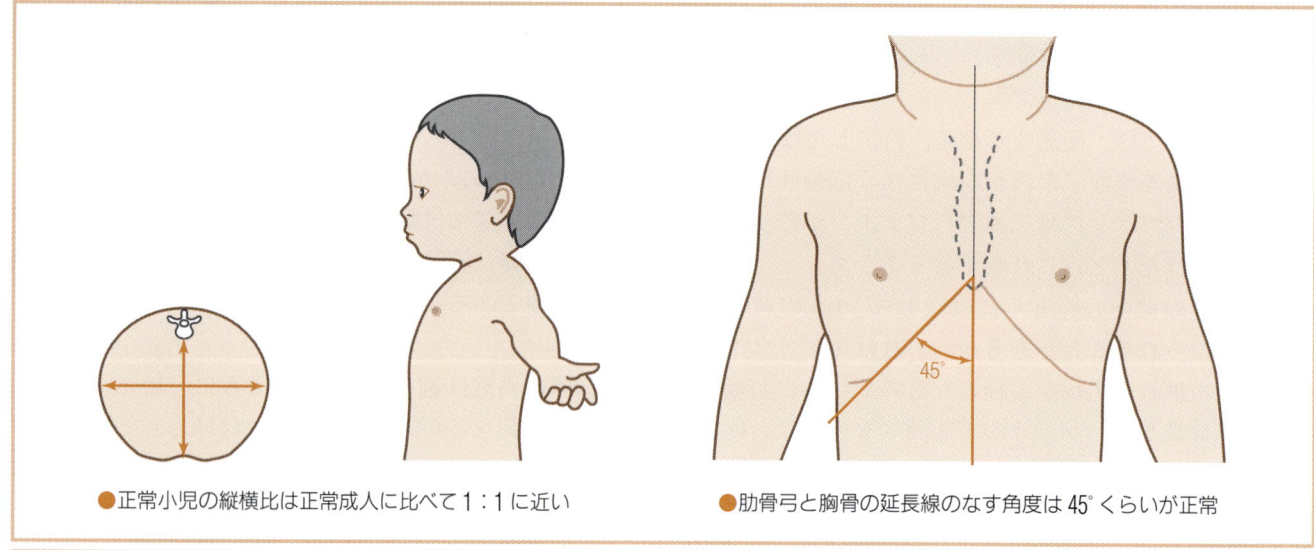

●正常小児の縦横比は正常成人に比べて1：1に近い　　　●肋骨弓と胸骨の延長線のなす角度は45°くらいが正常

図7-17　小児の胸郭の特徴

表7-1　呼吸数の正常値

月齢・年齢	正常呼吸数(回/分)
新生児	30-50
6カ月	20-30
2歳	20-30
思春期	12-20

表7-2　異常呼吸の種類と特徴

クスマウル大呼吸	深くてゆっくりした努力性呼吸であり，糖尿病性昏睡やその他の呼吸性アシドーシスに伴って起こる
チェーン-ストークス呼吸	無呼吸の時期からしだいに呼吸数と深さが増して，また無呼吸の時期がくる。これの繰り返し
ビオー呼吸	無呼吸と深呼吸の繰り返し

表7-3　心拍数の正常値

月齢・年齢	正常心拍数(回/分)
新生児	70-170
11カ月	80-160
2歳	80-130
4歳	80-120
6歳	75-115
8歳	70-110
10歳	70-110

であり，無呼吸や呼吸困難は速やかに原因を追求しなければならない。異常呼吸の代表的な例は**表7-2**に示す。一般的にいって小児の呼吸音は成人と比べて粗くてシャープである。副雑音その他の異常な呼吸音については「呼吸器系のみかた」(63頁)に詳述してある。

　小児の聴診上大切なことは，あらゆる機会をとらえて十分な診察をすることである。泣いている場合も，深呼吸時の診察のよい機会であることを忘れてはならない。

7）心臓

　解剖学的な知識ならびに一般的なことがらについては，「循環器系のみかた」(72頁)を参照されたい。

　新生児200人に1人は先天性の心疾患をもって生まれてくるといわれる。先天性心疾患で死亡する患児の多くは，第1週に危険な状態に陥る。しかし，そのうちの半数は早期に診断がつけば手術可能な症例であるから，できるだけ早く的確な診断をくださなければならない。大血管転移症，大動脈縮窄症，大動脈閉鎖，肺動脈閉鎖が早期死亡のみられる代表的な先天性心疾患である。次に注意すべきものとしてリウマチ熱による弁膜症がある。溶連菌感染症の後2週め頃の外来では，心臓を注意深く聴診しなければならない。心拍数の標準は，**表7-3**に示すとおりである。

1 視診

視診では胸郭の膨隆，特に左側の膨隆には注意する。基礎疾患として心肥大を伴うことがある。心尖の拍動も胸壁の薄い児では観察できる。その他に心機能異常を示す種々の徴候を注意深く観察する。たとえば頸静脈の怒張，ばち指，チアノーゼ，浮腫などである。

2 聴診

聴診では小児の場合，前述のように心拍数が多いので，拡張期が短く収縮期と拡張期の区別がつきにくい。心臓の聴診には，肺の聴診の場合と違って静かな状態が絶対に必要である。患児の協力が得られれば問題はないが，無理な場合は満腹にした後，静かな環境において眠らせてから聴診を行う，母親に抱っこしてもらって背中からきく，検者は白衣を着ないようにするなど，何らかの工夫が必要である。真正面からの聴診よりも，斜めまたは横からの聴診の方が患児に与える嫌悪感は少ないようである。

8) 腹部

腹部の診察には，視診，聴診，打診，触診がある。通常，触診は聴診の後に行う。その理由は触診が，腸の音を変化させてしまうからである。

診察の順番は特にはっきりとは決まっておらず，児がまだおとなしくしているうちに肺や心臓の聴診に引き続いて腹部の聴診を行うことが多い。視診はいつでもかまわないが，打診は肺の打診から引き続いて行うのが便利である。児が検者に慣れてきたところで触診を行う。

腹腔というのは，上は横隔膜が胸腔との境となり，下は骨盤腔までを含む。骨盤腔というのは通常，前面は前上腸骨棘間を結ぶ線，後面は仙骨上縁で決められる平面より下の腹腔をさす。腹腔の各部分に属している臓器は図7-18に示してある。それぞれの腹部臓器の位置関係は，「腹部のみかた」(図5-1, 108頁)を参照されたい。

1 視診

立位と仰臥位で診察を行う。通常，立位において乳児や学童前期の児の腹部はまるく前方に突き出してい

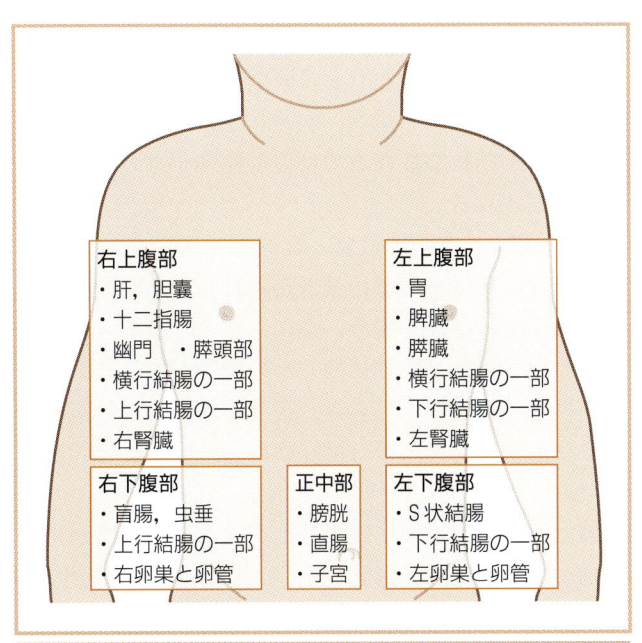

図7-18 腹腔の各部分に属している臓器

右上腹部
・肝，胆嚢
・十二指腸
・幽門　・膵頭部
・横行結腸の一部
・上行結腸の一部
・右腎臓

左上腹部
・胃
・脾臓
・膵臓
・横行結腸の一部
・下行結腸の一部
・左腎臓

右下腹部
・盲腸，虫垂
・上行結腸の一部
・右卵巣と卵管

正中部
・膀胱
・直腸
・子宮

左下腹部
・S状結腸
・下行結腸の一部
・左卵巣と卵管

るようにみえる。これは生理的背椎前彎が影響しており，仰臥位にすれば平坦となる。思春期に入ると男女差が出てきて，女子ではウエスト部分が細くくびれた女性特有の形態をとるようになる。

その他に，腹部の視診では栄養状態と筋肉の発達をみる。肥満児では当然，腹部が前方に突出してくる。しかし，他にも腹部膨満がみられる病的な状態を常に頭に入れておかなければならない。たとえば，腹水の貯留，腫瘍，腹部臓器(特に肝臓・脾臓)の腫大などには注意を要する。

わが国ではあまりみられないが，栄養の偏りと不足によって重症の栄養不良が起こるクワシオルコル(Kwashiorkor)などでは，腹部が極端に前方へ突出してくる。逆に腹部陥凹がみられるのは，脱水症や腹部臓器が胸腔内へすべり込む横隔膜ヘルニア発症のときである。腹腔の中央が剣状突起から臍または恥骨のあたりまで盛りあがってみえる児がいるが，これは腹直筋解離といい，左右の腹直筋がうまく融合しないで生まれてきたものにみられる。

腹壁の皮膚にも十分な注意が必要である。肥満や腹水によって腹壁が伸びきった時期を経験すれば，妊娠線と同様の線条(ストリエ)がみられるようになる。その他，傷，出血点または出血斑，毛の状態を観察する。腹壁を通して腸管の動きをみることも大切なことである。患児を仰臥位にして眼を腹壁の高さにもって

きたり，そのとき部屋を薄暗くしてペンライトによって片方から光を当てたりして観察する。はっきりした蠕動運動がみられる場合，病的状態のことが多い。たとえば，幽門狭窄症などでは胃の蠕動がきわめてはっきり観察される。

7〜8歳以下の児は通常，腹式呼吸をしている。小児で，呼吸に伴う腹壁の動きがみられない場合，重篤な腹部疾患の存在を疑う。逆に，腹式呼吸のみしかみられない場合には，肺に何らかの問題があることが多い。吸気時に胸部が膨らみ，腹部が陥凹し，呼気時に逆になるシーソー呼吸は神経筋疾患，気胸などの肺疾患にみられる。

臍についても小児では十分に視診を行う。臍から分泌物がある場合，尿膜管（ウラークス）の遺存（胎生期，臍と膀胱の連結を保っていた尿膜茎の遺存）や臍炎を疑う。新生児から乳児早期では，臍息肉と呼ばれる肉芽のために分泌物がみられることもある。この場合，肉芽に対し硝酸銀による焼灼や，結紮を行わなければならない。

臍ヘルニアは，児が泣いたり腹圧をかけたりすると臍が種々の形態に突出してくるもの（いわゆる出べそ）をさす。家庭ではよく硬貨をガーゼにくるみ，絆そうこうで止めたりしているのをみかけるが，不潔になりやすいので，やめさせた方がよい。ヘルニア門の小さなものは自然に治癒する。

新生児にみられる臍帯ヘルニアは，皮膚に覆われず単に腹膜をかぶっただけの腸管などが臍部から外へ突出してくるもので緊急手術の適応となる。ヘルニアについては「腹部のみかた」(130頁)も参照されたい。

肛門部の診察も必ず行う。外肛門括約筋の反射の検査としては，肛門周囲をそっと突っついてみる。肛門周囲裂や，直腸脱，ポリープ，痔核の存在にも注意する。便秘がちの乳児にみられる肛門前部の皮膚のヒダも心配のないものである。おむつかぶれがある場合，母親にその部分の清潔の保持を指示する。肛門周囲のそう痒感がある場合には，蟯虫の存在に注意する。

2 聴診・打診

「腹部のみかた」(124頁)を参照。

3 触診

浅い触診と深い触診の2種類がある。浅い触診では，軽いタッチで各部を触れ，圧痛，筋肉のトーヌス，腹壁の嚢腫などの存在をみる。

児に触診を行う場合，くすぐったがる児がいるので，話しかけながら行ったり，薄い下着の上から行うこともある。乳児の場合は母親の膝の上で行うのも有効である。

腹痛には大きく分けて臓器痛と体性痛の2種ある。腸管の痛みに代表される臓器痛は，鈍く，あまり局在がはっきりしない。逆に体性痛は腹腔壁または腹膜そのものの痛みで，鋭く，局在がはっきりしている。反跳痛(rebound tendernessまたはブルンベルグ徴候)は体性痛の代表である虫垂炎の腹膜刺激症状が出ているときに陽性となる。これは，虫垂炎のときに右下腹部を押すと局在した圧痛があり，急にその指を離して圧をとってやるとその場所に一瞬ひどい痛みがみられるものをいう。深い触診では各種臓器や脈管を触れ，その他，腹部の異常腫瘤も触知する。児が痛みを訴えている部分は最後にまわして，他の部分の触診から始めるのが常識である。心窩部を強く押せばほとんどの児が圧痛を訴えるので，これを病的なものと思ってはならない。

各臓器の触れかたは「腹部のみかた」(127頁)に詳しいので，ここでは小児に特異的なことについてのみ述べる。幼児で肝臓が1〜2cm，脾臓の先端が1〜2cm触れるのは異常とはいえないが，これ以上の大きさで肝臓，脾臓に触れた場合，ナースは医師の注意をうながす必要がある。肝臓，脾臓の触診にスクラッチテストを加えるとより正確になる。またやせた児では右腎の下極に触れることもよくある。膀胱も小児では比較的触れやすいが，思春期に入ると骨盤腔が深くなってくるため触れなくなる。盲腸やS状結腸も便がたまった状態ではソーセージ様に触れる。糞塊を異常な腫瘤と取り違えることはよくあることである。しかし何か異常な腫瘤が触れた場合，すぐに医師に報告するくらいの注意深さがナースには必要である。

脈管系の触診に話を移すと，やせた児では心窩部などで，大動脈の脈拍を触れるのは正常といえる。鼠径部での脈拍は両手で左右を比較しながら触れる。この脈が触れない場合には，大動脈縮窄症などを疑う。

腹壁反射(腹壁の皮膚をルーレットなどで外側から内側へこすると，腹壁筋が収縮する)については「神経系のみかた」(169頁)を参照されたいが，正常でも1

歳未満では，この反射が欠如していることがある。

9）性器ならびに二次性徴

通常，腹部に続いて性器の診察を行う。ただし思春期の児の場合，差恥心も十分に配慮して診察の最後にまわすことが多い。素早く，さりげなく診察することが大切である。

1 男児における視診

正常の発達段階〔タナー（Tanner）の分類〕を図7-19に示す。男性器ならびに睾丸のサイズと形態をみる。あまりに小さすぎる男性器はときとして，染色体上女性である個体のクリトリスである可能性もある。ふとった児では皮下脂肪が性器のつけ根の辺りまでも覆うために，ペニスが異常に小さく感じられることもある。年齢に比べて大きすぎるペニスをみた場合，思春期早発症などを疑う。

わが国では通常，割礼（亀頭包皮の切除）は行わないので，包皮の炎症などにも注意する。2〜3カ月までの乳児では包皮がきつく亀頭を包んでおり，先の皮をむいて亀頭をみることは不可能である。また後に包皮と亀頭の癒着のもとにもなるので，暴力的に包皮をむいて亀頭の観察を行ってはならない。この状態が年長児になっても続けば，包茎と呼ばれる。

尿道口が亀頭の背側に開いている場合を尿道上裂と呼び，下面に開いていれば尿道下裂と呼ぶ。

思春期男児では性病が疑われるような場合，ナースは診察時に手袋の着用を忘れないようにする。

睾丸の診察ではその位置，大きさに注意する。睾丸を入れている陰囊が異常に大きくみえる場合，ヘルニア，陰囊水腫，感染，腫瘍などを疑う。陰囊水腫の場合，暗室でペンライトによって光の透過性が高いことを確かめる。睾丸が触れない場合，停留睾丸を疑い，上方までさかのぼって睾丸を探ってみる。停留している睾丸が鼠径部に触れることや，腹腔内にあり触知不能のことがある。また陰囊にはクレマスター反射（挙睾筋反射）と呼ばれる反射があり，大腿内面に触れると陰囊が縮み睾丸が上部に引き上げられる。この反射により睾丸が触れにくくなるので，診察時には注意が必要である。

睾丸の触診時には睾丸本体とそれに付属する副睾丸，精索を区別する。陰毛の発達についても図7-19を参照されたい。

2 女性器，乳房の視診

発達段階を図7-19に示した。

性器については，サイズと各部位について視診を行う。

小陰唇は新生児で顕著であるが，少しずつ後退し目立たなくなっていく。尿道口，腟口の位置にも注意する。腟口の処女膜も新生児期には小陰唇とともに顕著である。

10）背部ならびに四肢

1 脊柱

腰椎の軽い前彎（前方に凸）は幼児期には生理的であり，年齢とともに改善する。これが異常に強い場合には，くる病や筋力低下の徴候である。逆の後彎症（後方に凸）は，姿勢の悪さによるものを筆頭に，種々の疾患に合併してみられる。側彎症（左または右側に凸）は，女児にみられることが多い。触診でも認知できるが，もっと詳しく調べるためには，患児を立たせておじぎをさせ，肩を床と平行の位置にする。その姿勢のまま前方から胸郭後部を観察し，左右どちらかが高位の非対称であれば，側彎症があるということになる。

背面の正中で注意しなければならないのは毛巣瘻（pilonidal sinus）で，毛髪を伴う小さな皮膚の陥凹である。基礎に脊椎裂があることが多い。髄膜瘤も触診，視診でみつかる。髄膜炎などのときの項部硬直については「神経系のみかた」（141頁）を参照されたい。

2 四肢

手足の対称性とサイズ，指の本数にまず注意する。指では，本数のみでなく変形，チアノーゼの有無をみる。腕と足では温度，色調，圧痛，腫瘤に注意しなければならない。O脚は乳児から幼児早期には生理的現象であり，筋肉の完成によって軽快する。X脚はその逆であり，これも2〜3歳半くらいまでは異常とはいえない。脛骨捻転とは脛骨の軸が正常位からねじれた位置にあるものをさす。児を診察台に座らせて，膝蓋骨を前方に向けた位置をとらせる。その場合，下にさげた足首の外顆に注目する。外顆の輪郭をペンで描

198 ● 7. 小児のみかた

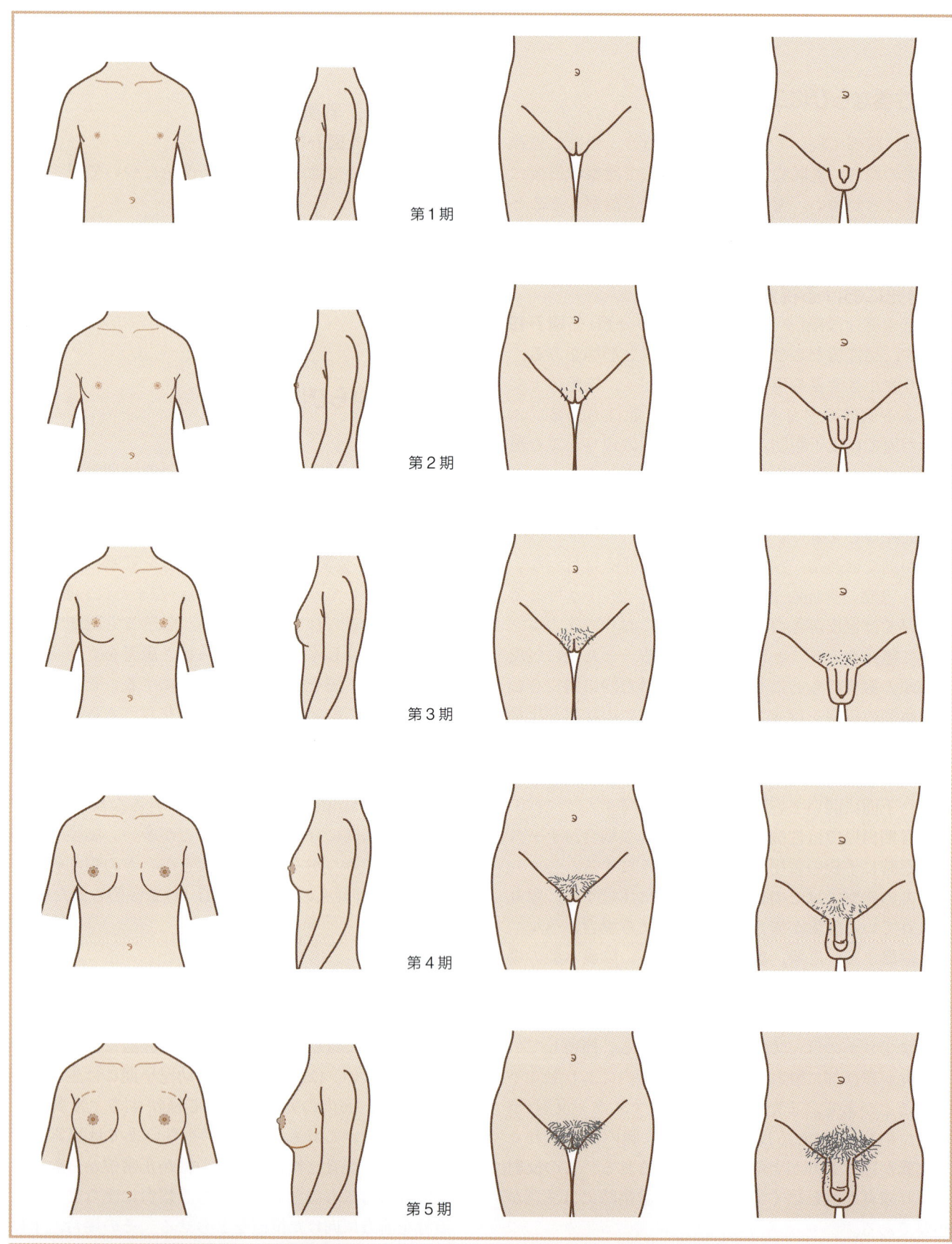

第1期

第2期

第3期

第4期

第5期

図7-19 生殖器と恥毛の発達（タナーの分類）

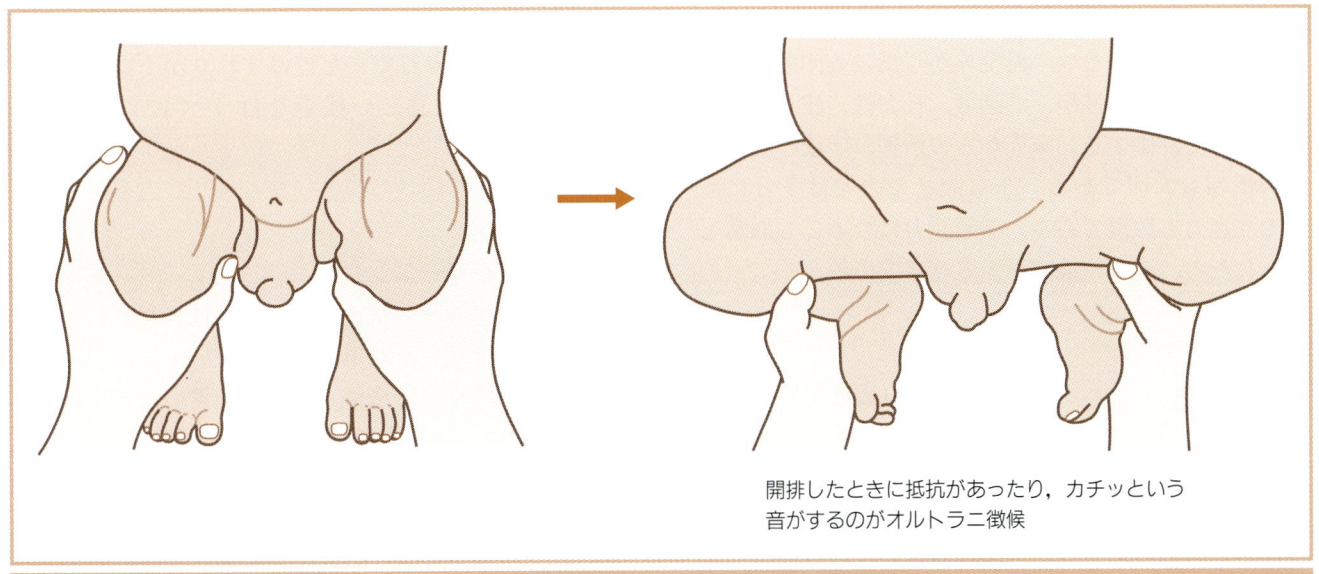

図7-20 オルトラニ徴候のみかた

開排したときに抵抗があったり，カチッという音がするのがオルトラニ徴候

いておき，正面からみてこの円の一部のみがみえる場合を正常とし，円の半分または3/4ほどもみえた場合，強く脛骨捻転を疑う。

足では内反，外反をみる。生下時には，子宮内の体位による影響が大きい。バビンスキー反射（足底の皮膚を刺激すると母趾が背屈する）は「神経系のみかた」（171頁）で解説されているが，これは1歳頃までは正常でも存在する。

歩行の観察も重要である。歩き始めは，足あとをみると左右の足あとの幅が身体に比して大きい，いわゆるヨチヨチ歩きである。しかし長ずるに従いその距離も近くなり，成人と変わらない歩きかたをするようになる。

3 関節

可動域と形態異常を診察する。有名なものは股関節の脱臼がある。これは女児に多く，新生児期に気づかれる。通常，新生児の股関節は開排（股関節を90°屈曲し，さらに外転）した場合の左右の角度が160～170°を示すくらいの可動域をもつ。しかし股関節脱臼の場合には開排に制限があり，なおかつ以下の検査で異常がみつかる。

まず1つは下肢の長さを比べる方法がある。これには単純に足を伸ばしてみる方法と，仰臥位にして膝の高さを比べる方法がある。いずれも大腿骨頭が脱臼していれば，患側の大腿部が短くなることを利用している。簡単に押し込めて短くなる現象を股関節不安定性（テレスコープサイン）という。また大腿の皮膚の，しわの非対称性をみるのも重要である。しかし一番の決め手となるのは，患児の両膝を曲げて外方，上部に左右のなす角175°くらいに開排したときに抵抗があり，また，関節包内に大腿骨頭が入ったときにカチッという音がするオルトラニ（Ortolani）徴候である（図7-20）。

4 筋肉

発達と緊張に注意する。その他については「神経系のみかた」（164頁）を参照されたい。

11）神経

神経のアセスメントは守備範囲がきわめて広く，漠然としている。第6章に「神経系のみかた」があるので，ここでは小児科的なことがらのみに限定して述べる。神経学的検索には種々の道具が必要である。打腱器は深部腱反射の検査に使われる。感覚の検査にはピンと綿がいるし，脳神経の検査には，味覚を調べる何か味のついたものと，嗅覚を調べる何か匂いのあるものが必要である。その他ペンライト，音叉，視力表，眼底鏡などが必要となる。

1 行動

特別な検査法はない。児全体から受ける印象とでもいうべきもので，性格，活動度，社会性，注意力などを統合して評価する。家族からの情報，学校の先生からの情報も大切である。2～3歳までの児は多分に多動で注意力も散漫である。学習能力についても異常と思われたら，詳しい検査をするべきである。

2 運動能力

発達のスクリーニング(204頁)でも後述するが，神経，筋力の発達に伴い運動能力はめまぐるしく変化する。不随意運動，関節の過伸展，頻繁なまばたき，うなづき動作，息を止める反応，幼児での異常姿勢がみられたら脳の障害を考えに入れなければならない。運動発達の中で一番重視しなければならないのは首のすわりである。通常，神経の発達は頭から下の方に向かって進行するので，いつまでも首がグラグラしているということは運動発達の第1歩でつまづいたことになる。4カ月までには首のすわりは完了していなければならない。6カ月でまだ首のすわりが不安定な児をみたら，すぐに詳しい検査を行うべきである(図7-21)。

3 感覚機能

●聴力のスクリーニング

聴力検査はオーディオメトリーを使った詳しいものから，ここで述べる簡単な検査までいくつかの方法がある。最も簡単な方法は，新生児の驚いたときの反応(いわば，びっくり反射)を利用した方法である。

大きな音がすると新生児はもし耳がきこえていれば，しかめっ面をしたり，まばたきをしたり，泣きやんだり，泣き出すなどの反応を示す。呼吸や心拍も早くなる。そのような反応がない場合，難聴を疑う。もし患児が2歳近くになっていれば，おもちゃを5個持たせておいて，小さな声で，リクエストをしてそれに該当したおもちゃをもらう方法もある。2歳を超え

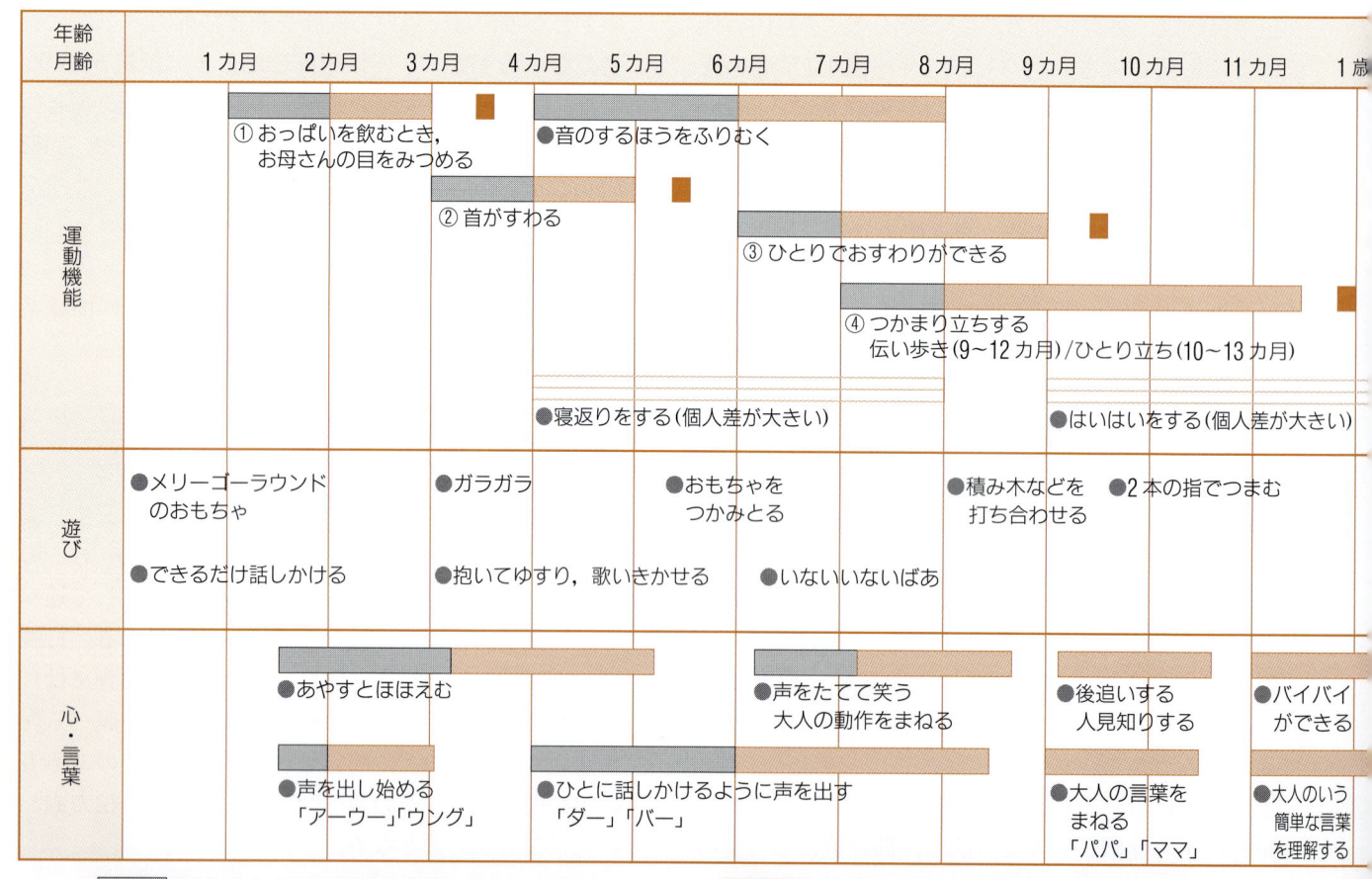

図7-21 小児の発達

ば6個，その後3歳では7個のおもちゃを使う。

児がもっと年長であれば骨伝導と気伝導の検査が行える。通常は気伝導の方がよく音を伝える。リンネ試験では鳴っている音叉を使う。乳突骨の部位に音叉の根元を当てて音がきこえなくなったら，それを耳のそばに持っていってみる。音がきこえるのが正常であるが，外耳，または中耳の障害がある場合，まったく反応がない。ウェーバー試験では，音叉を鳴らし額の中央や頭頂部に当てがう。児は両側に同じようにきこえるはずであるが，気伝導がどちらかで悪ければ，周囲の音がきこえない分，骨伝導がよく響くので患側の耳の方がよくきこえることになる。リンネ試験，ウェーバー試験については，「神経系のみかた」(156頁)で詳しく述べている。

● 視力のスクリーニング

新生児の視力のスクリーニングは，光を認知できるかどうかでみる。ペンライトを目の前で点滅させてまばたきをするか，また明るい光をみせた後，目をつぶって開眼するのを嫌がるかなどで，視力があることを推測する。また，横方向に動く縦じまをみせて眼振を起こさせ，視力の有無をチェックする方法もある。視力障害が疑われる場合にみられる徴候としては，瞳孔の大きさがいつも同じであること，ひどい斜視の存在，常時ある眼振，落陽現象などがあげられる。視力の精密な検査はある程度(2歳以上)年長にならないとできない。

5 小脳機能

「神経系のみかた」(166頁)参照

6 反射

「神経系のみかた」(168頁)に詳しいが，ここでは，新生児にみられる特有の反射をいくつか述べる。通常新生児の反射は，延髄以下のコントロールで行われ，原始反射と呼ばれる。

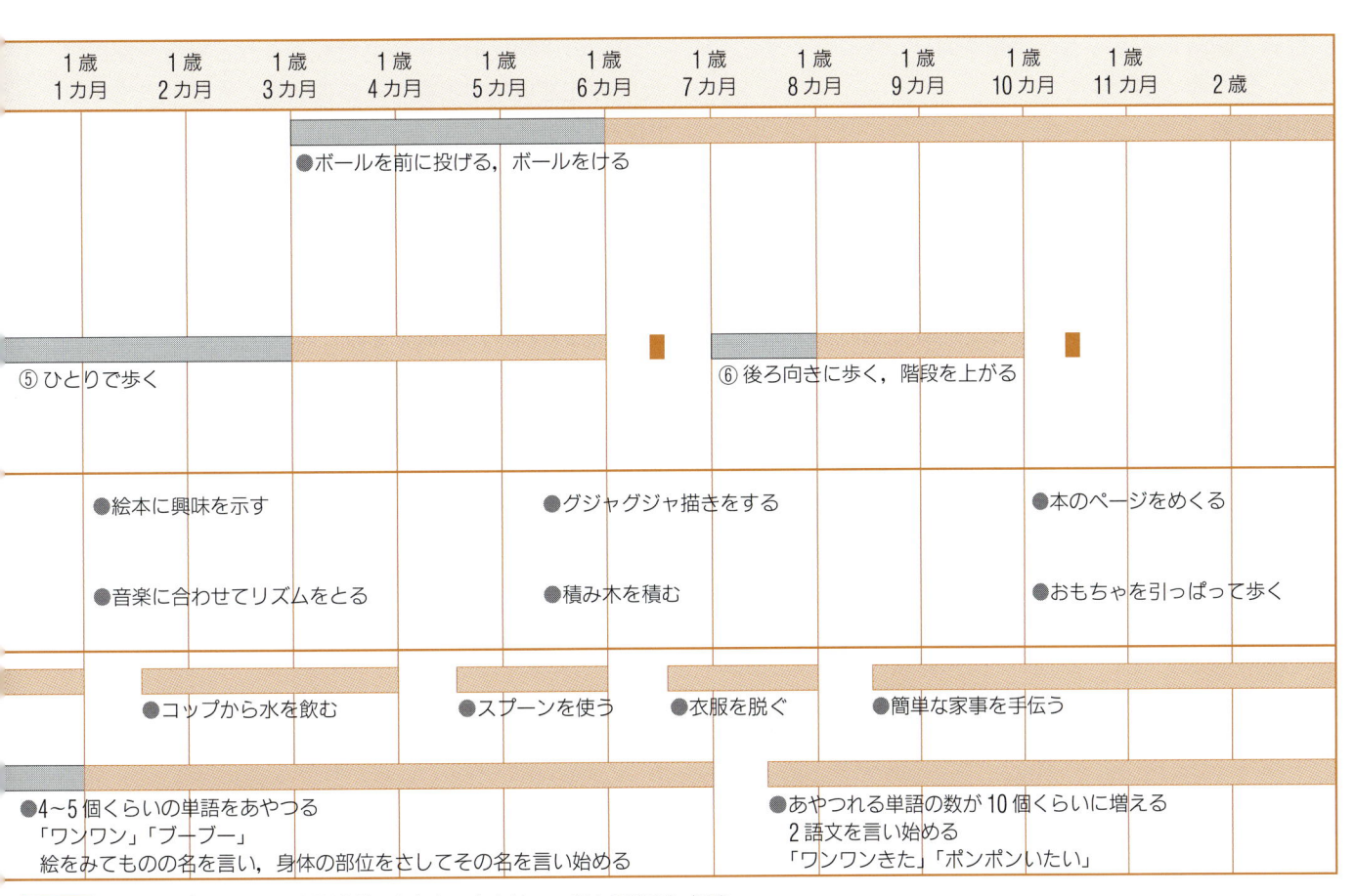

| 1歳1カ月 | 1歳2カ月 | 1歳3カ月 | 1歳4カ月 | 1歳5カ月 | 1歳6カ月 | 1歳7カ月 | 1歳8カ月 | 1歳9カ月 | 1歳10カ月 | 1歳11カ月 | 2歳 |

● ボールを前に投げる，ボールをける

⑤ ひとりで歩く　　　　　　　　　　　　　　　　　　　⑥ 後ろ向きに歩く，階段を上がる

● 絵本に興味を示す　　　　　　　● グジャグジャ描きをする　　　　　● 本のページをめくる

● 音楽に合わせてリズムをとる　　● 積み木を積む　　　　　　　　　● おもちゃを引っぱって歩く

● コップから水を飲む　　● スプーンを使う　● 衣服を脱ぐ　● 簡単な家事を手伝う

● 4～5個くらいの単語をあやつる
「ワンワン」「ブーブー」
絵をみてものの名を言い，身体の部位をさしてその名を言い始める

● あやつれる単語の数が10個くらいに増える
2語文を言い始める
「ワンワンきた」「ポンポンいたい」

■ チェックポイント　まだ発達がみられないときは，一度小児科医に相談

表 7-4　脳神経のみかた

脳神経	みかた	脳神経	みかた
I 嗅神経	鼻粘膜に分布している。何か匂いのあるもの(コーヒーなど)をかがせてみる。	VII 顔面神経	鼻腔内，涙腺，舌下ならびに顎下唾液腺，顔面の表情筋を支配し，また舌の前2/3の味覚を司る。笑ったり，イーッと言わせてみたりする。味覚の検査をする。
II 視神経	網膜から視神経へ移行して存在する。視力と眼底の検査でチェックする。	VIII 内耳神経	内耳に分布している。聴力検査，平衡機能検査でチェックする。
III 動眼神経	眼筋を支配している。眼球の動きの検査で異常をみつける。	IX 舌咽神経	咽頭ならびに舌の後ろ1/3の味覚を司る。舌圧子で咽頭を刺激してみる。後ろの方の味覚の検査も大切である。
IV 滑車神経	上斜筋を支配している。眼球の動きの検査を行う。	X 迷走神経	喉頭・咽頭，内臓の筋肉の一部，その他内臓へ分布している。麻痺すれば嗄声，飲み込み不能などが起こる。口蓋の張りを維持している。
V 三叉神経	咬筋を支配。また顔ならびに被髪頭部前2/3の知覚を支配している。噛む力の検査，顔面の知覚を調べる。	XI 副神経	胸鎖乳突筋，僧帽筋などを支配している。肩の筋力の検査を行う。
VI 外転神経	外直筋を支配。眼球の動きの検査で異常をチェックする。	XII 舌下神経	舌の筋肉に分布。舌の運動を検査してみる。

● **吸啜反射**

口唇の中に物をいれると吸啜が始まる。脳幹部障害で消失する。

● **哺乳反射**

口角を刺激するとそちらに顔を向け，吸いつこうとする。球麻痺で消失する。

● **把握反射**

手掌，足底に棒または指を直角に当てるとそれにつかまろうとする反射。頸部脊髄の損傷，上腕神経叢の障害，筋力低下で消失する。

● **モロー反射**

片手で児の上背部を支え，もう片方で児の頭を保持する。急に児の頭の支えを約30°下方にずらす。すると児は空を抱きかかえるような形態をとる。非対称性がみられたら，片麻痺，上腕神経麻痺または鎖骨骨折，上腕骨骨折を疑う。

上記の原始反射が年長児でもみられる場合や深部腱反射の亢進現象が出現するのは通常，大脳の異常が原因のことが多い。

深部腱反射の意義は「神経系のみかた」(169頁)に述べられている。

7 脳神経

脳神経のみかたは**表 7-4**のとおりである。

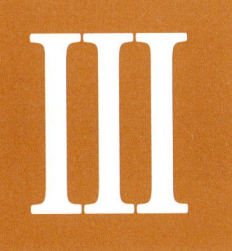

III 身体測定の方法とスクリーニングテスト

1 身体測定

　一般的に身体の成長の指標となるのは身長，体重，頭囲である。他に骨年齢と歯牙の発達をそれに加えることもできる。発育の表に月日を追ってその値を書き入れていくことで，発育の程度を判断できる。その児の計測値が全体の中で5％以下の部分に入るときには発育不良と思わなければならない。95％よりも上の場合には，肥満または大きな児といえる。両親の体型も考慮に入れる必要がある。発育の1つの指標を**付図7-1～2**および**付表7-1～3**（206～210頁）に示した。体重と身長の釣り合いがとれていない場合，児の年齢から考えて身長や体重が増加する時期なのに全然増えない場合，前の計測値と飛び離れて増加，減少を示した場合，児を精査する必要がある。

1）身長

　2歳未満では仰臥位で測定する。足は自然に曲げていることが多いので，伸ばして測定する。測定板を使うときには頭を真っすぐにして1人が膝を伸ばした状態を保持しなければいけない。測定板がない場合にはシーツに印をつけて，後で測定する。3歳以上では立位での身長測定が可能となる。靴，靴下をとってできるだけ真っすぐに立たせる。視線は正面に保ち，踵，殿部，背中，肩を壁に密着させる。身長計を使用した場合，これで計測すればよい。座高（椅子に腰かけた位置での殿部から頭頂部までの高さ）も侏儒症の診断のときなどには重要な計測といえる。座高の身長に対する割合は通常，出生時で70％，2歳で60％，10歳で約52％といわれている。

2）体重

　体重計でのチェックがまず第1である。まったく何も身につけないで体重が測れれば理想的であるが，ときとして静脈注射用のシーネがついたままで体重測定が必要なこともある。その場合には状況を付記しておくことが大切である。その他の一般的注意として，乳児を台秤にのせたときは，落下に注意することと，1人の乳児を測定し終えたら次の人のためにシーツを変えるくらいの心遣いは必要と思われる。

3）頭囲

　生後3年目までは，必ず定期的に測定した方が望ましい（**付図7-2**）。測りかたは頭のみかた（185頁）で述べたので省略する。

2 バイタルサイン

　通常，呼吸数から脈拍数，体温，血圧の順にチェックするのが望ましい。

1）呼吸数

　腹壁の動きで数える。不規則なことが多いので1分間の呼吸数を数えた方が正確である。呼吸数については肺のみかた（193頁）で述べた。

2）脈拍数

　2歳以上では成人と同様に橈骨動脈で脈拍を測ることができる。しかし幼・小児では心尖拍動を聴診器で

きいて数えた方が正確である。頻脈のときなどは「1,2,3,…」で数えられない場合があり，そのようなときは「ダルマさんがころんだ」が便利である。脈拍（心拍数）の正常値も前述（194頁）したので省略する。

3) 体温

口腔内の検温でガラス製の体温計を使用する場合，ある程度，大きな児でないと体温計を噛み砕く恐れがあり，危険である。その点，電子体温計は口腔内検温も安全にできる。腋窩の体温測定は，児が肛門検温を極度に嫌がり，かつ口腔内検温ができない場合に行う。5～6歳以下では肛門検温が一番安定した値を示す。

4) 血圧

血圧測定については「全身のみかた」（30頁）に述べてあるが，ここでは新生児や乳児に使われるフラッシュ法を図示する（図7-22）。この方法で測定される血圧は平均血圧であるが，動脈圧とよく相関することが確かめられている。

方法は，通常5cmのカフを手首または足首の近位に巻く。次にそのカフより遠位を先端から弾性包帯できつく巻き始め，その部の毛細血管を虚血状態にする。次にカフを140mmHgくらいまで膨らませて，弾性包帯を取り去る。カフ圧を5mmHg/秒のスピードで下げてきて，蒼白だった手または足が潮紅を示し始めた血圧が測定値となる。

3 身体発育

身体測定の項（203頁）と付表7-1～3（208～210頁）参照。

4 精神と運動の発達

種々のチェックリストがあるが，ここでは主要なチェックポイントだけを述べてみる。

まず乳幼児期について述べる。運動機能では前述したように首のすわるのが3～4カ月，その前の2カ月頃には笑い始める。物を握れるようになるのが4カ月。ひとりで座れるのが7～8カ月である。8カ月頃には這うようになり11～12カ月で伝い歩きをする。

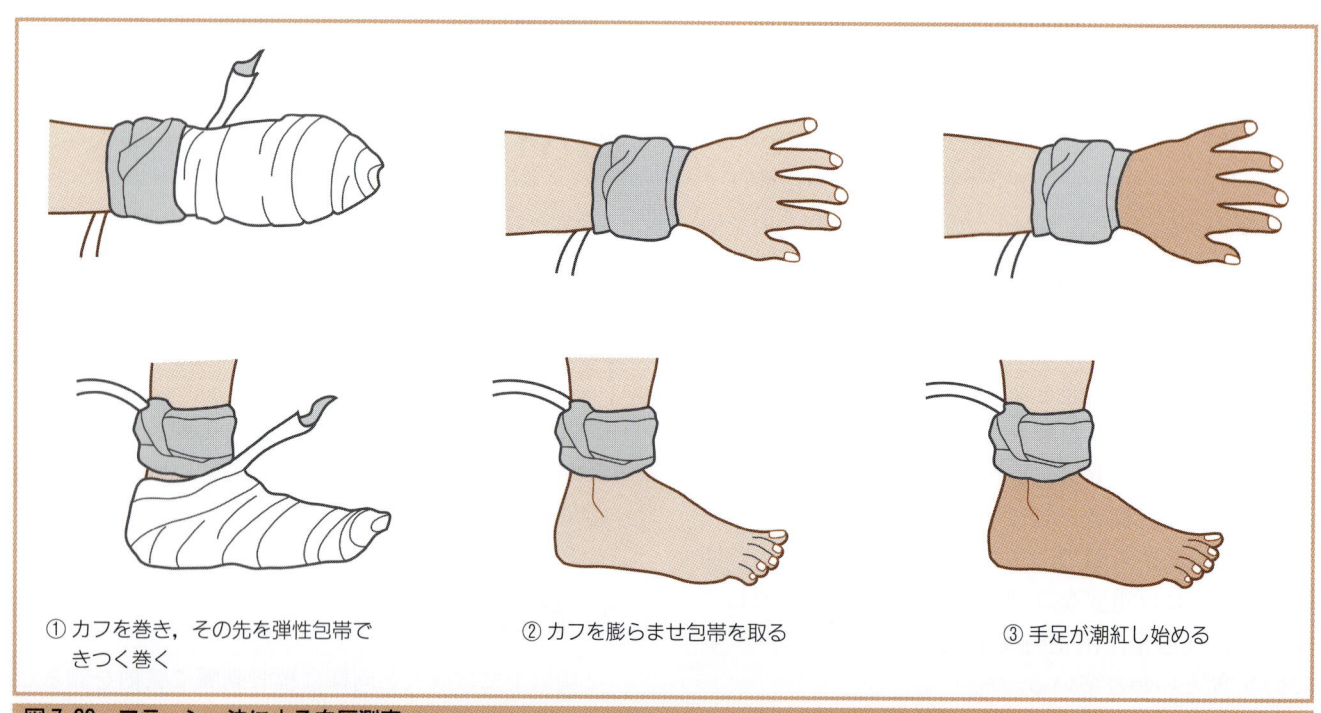

① カフを巻き，その先を弾性包帯できつく巻く　② カフを膨らませ包帯を取る　③ 手足が潮紅し始める

図7-22　フラッシュ法による血圧測定

ひとり歩きができるのが14カ月で，それから4〜5カ月後には走れるようになる。

精神発達では喃語(なんご)(母音中心の発声)が2〜3カ月で始まり，8〜9カ月には人見知りをし，1歳の誕生日の頃から何か話し始める。2語文の完成は2歳頃で，その頃には2人遊びが続けられるようになる(図7-21)。3歳になると文章を話すようになり，2人を相手に遊べるようになる。数意識の発達と数を数えられるのとはまた別問題である。通常4歳で2，5歳で3，6歳で10くらいまでの数意識をもつ。

学童前期(6〜8歳)に入ると，社会性が発達してくる。グループを作って遊べるようになり，情緒も複雑になる。学童後期(9〜11歳)では情緒は一層複雑になってくる。

5 視力，聴力のスクリーニング

感覚機能の項(200頁)に述べた。

6 血液，尿，便によるスクリーニング

現在，わが国で行われているマススクリーニングを次にあげる。地域によって行っていないところもある。

1. ガスリーテスト
2. 学校検尿
3. 学校での血液検査
4. 学校での検便

1，3は血液を使った検査で，前者は新生児を対象とした先天性代謝異常のスクリーニング，後者は学童の貧血をスクリーニングするためのものである。2は尿を使った検査で学童期の腎疾患の早期発見を目標にしている。4の検便は寄生虫の撲滅を目指していることはいうまでもない。

206 ● 7. 小児のみかた

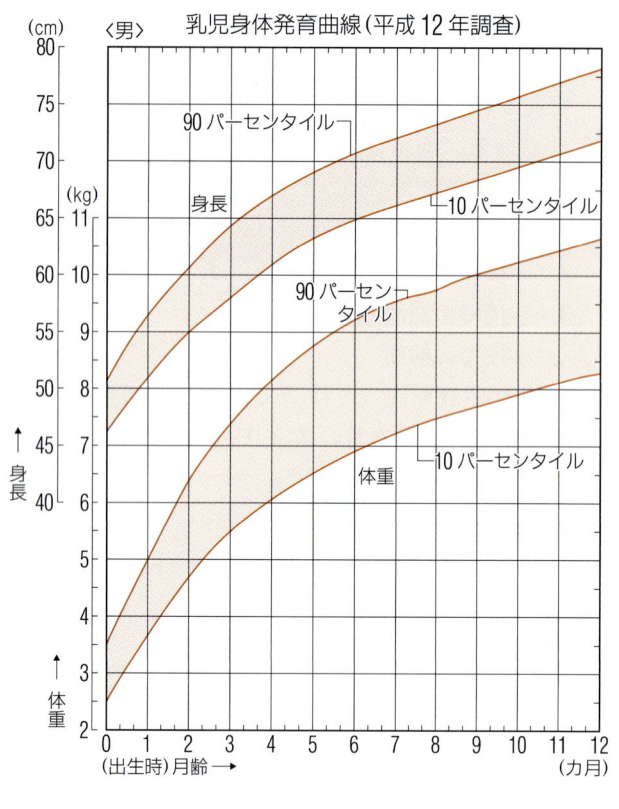

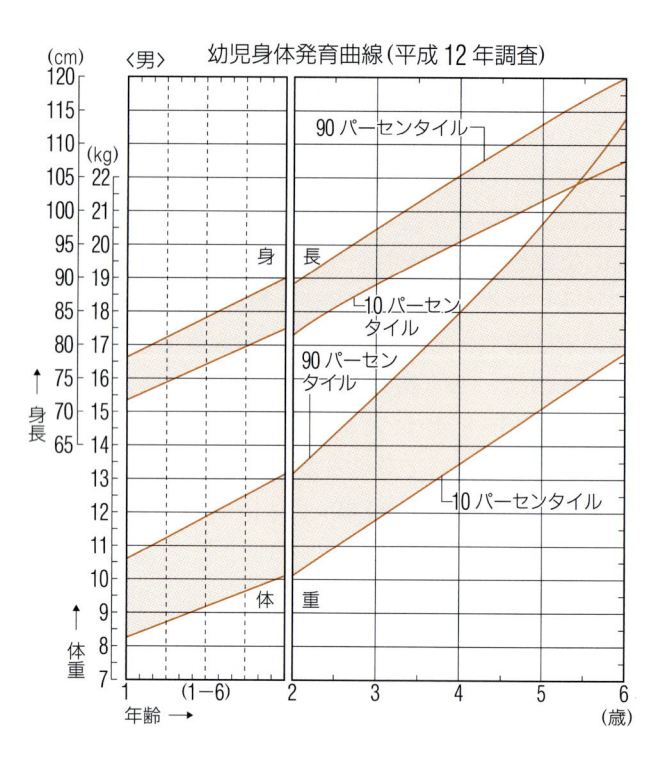

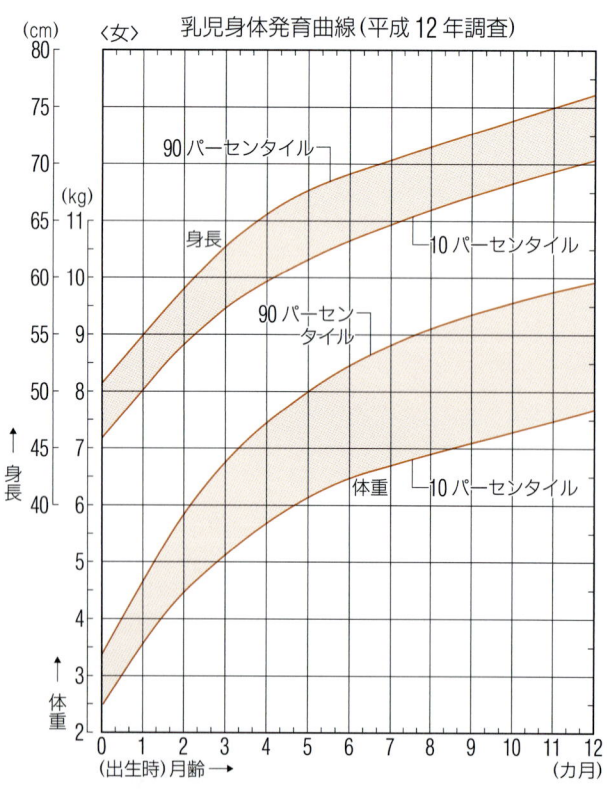

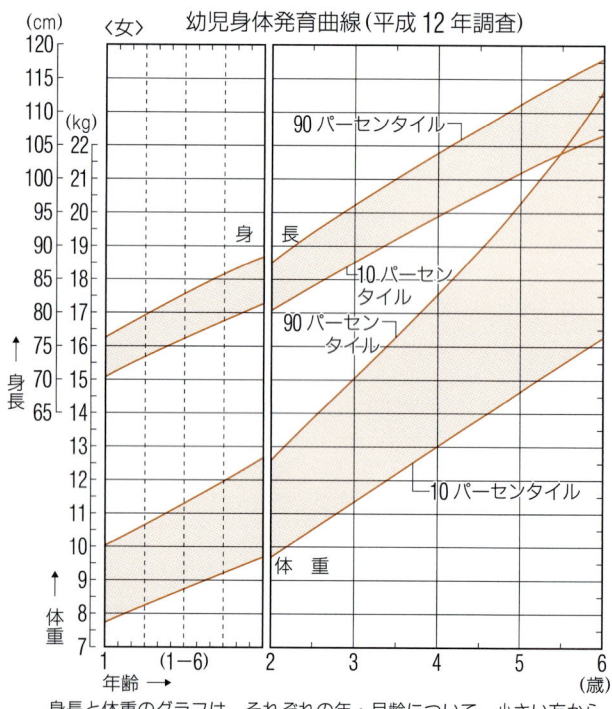

身長と体重のグラフは，それぞれの年・月齢について，小さい方から数えて10パーセントめ（10パーセンタイル）と90パーセントめ（90パーセンタイル）の値を示したものである。なお，2歳未満の身長は寝かせて測り，2歳以上の身長は立たせて測ったものである。

（厚生労働省：平成12年乳幼児身体発育調査報告書より）

付図7-1　乳児・幼児の発育曲線

a. 男児

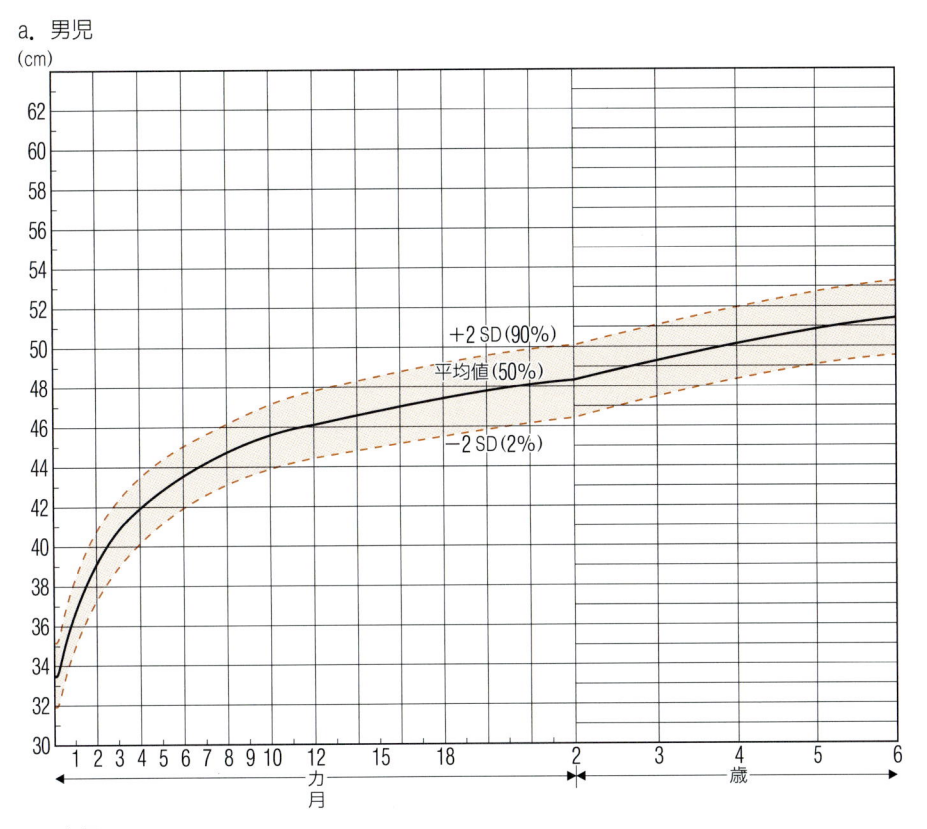

b. 女児

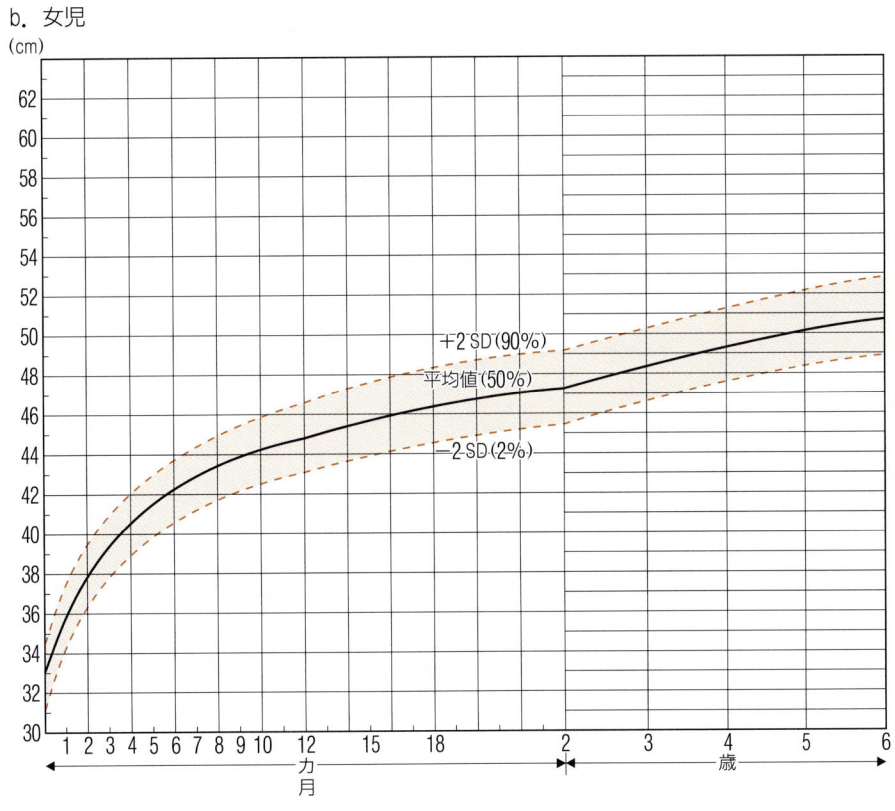

(厚生労働省：平成12年乳幼児身体発育調査報告書より)

付図 7-2　頭囲の発達

付表 7-1　一般調査および病院調査による体重の 10, 50, 90 パーセンタイル値 (kg)

年・月・日齢別, 性別

年・月・日齢	男子 10 パーセンタイル	男子 50 パーセンタイル(中央値)	男子 90 パーセンタイル	女子 10 パーセンタイル	女子 50 パーセンタイル(中央値)	女子 90 パーセンタイル
出生時	2.52	3.00	3.51	2.50	2.95	3.46
1日	2.47	2.93	3.43	2.41	2.84	3.33
2	2.44	2.89	3.39	2.38	2.80	3.28
3	2.46	2.92	3.41	2.39	2.81	3.29
4	2.50	2.97	3.47	2.41	2.83	3.31
5	2.55	3.02	3.53	2.43	2.86	3.34
6	2.59	3.08	3.58	2.47	2.90	3.39
7	2.64	3.13	3.63	2.52	2.95	3.45
30	3.63	4.24	4.92	3.44	4.01	4.64
0年1～2月未満	4.21	4.90	5.71	4.00	4.64	5.33
2～3	5.14	5.97	6.94	4.83	5.57	6.40
3～4	5.84	6.78	7.85	5.45	6.24	7.17
4～5	6.35	7.35	8.49	5.91	6.75	7.76
5～6	6.75	7.79	8.98	6.30	7.18	8.25
6～7	7.10	8.16	9.39	6.62	7.54	8.67
7～8	7.36	8.45	9.67	6.85	7.82	8.98
8～9	7.61	8.70	9.92	7.05	8.05	9.22
9～10	7.82	8.93	10.15	7.22	8.26	9.42
10～11	8.02	9.13	10.36	7.40	8.46	9.64
11～12	8.21	9.33	10.57	7.59	8.67	9.85
1年0～1月未満	8.39	9.51	10.77	7.79	8.88	10.06
1～2	8.55	9.68	10.95	7.97	9.07	10.30
2～3	8.69	9.85	11.18	8.14	9.26	10.51
3～4	8.84	10.03	11.39	8.31	9.45	10.74
4～5	8.99	10.22	11.61	8.48	9.65	10.97
5～6	9.16	10.41	11.83	8.65	9.84	11.19
6～7	9.31	10.59	12.04	8.82	10.04	11.42
7～8	9.47	10.77	12.26	8.97	10.22	11.63
8～9	9.62	10.94	12.46	9.14	10.40	11.85
9～10	9.75	11.10	12.65	9.28	10.57	12.05
10～11	9.90	11.28	12.87	9.44	10.76	12.28
11～12	10.03	11.43	13.05	9.60	10.95	12.51
2年0～6月未満	10.59	12.07	13.81	10.07	11.53	13.26
6～12	11.46	13.01	14.97	10.95	12.51	14.51
3年0～6	12.28	13.97	16.14	11.78	13.49	15.72
6～12	13.09	14.92	17.33	12.62	14.49	16.97
4年0～6	13.90	15.90	18.60	13.46	15.50	18.27
6～12	14.72	16.91	19.93	14.29	16.52	19.62
5年0～6	15.56	17.96	21.38	15.10	17.55	21.09
6～12	16.32	18.93	22.85	15.93	18.62	22.84
6年0～6	17.14	19.87	24.67	16.71	19.69	24.64

(厚生労働省：平成12年乳幼児身体発育調査報告書より)

付表 7-2　一般調査および病院調査による身長の 10, 50, 90 パーセンタイル値(cm)　　　年・月・日齢別，性別

年・月・日齢	男子 10パーセンタイル	男子 50パーセンタイル(中央値)	男子 90パーセンタイル	女子 10パーセンタイル	女子 50パーセンタイル(中央値)	女子 90パーセンタイル
出生時	46.5	49.0	51.0	46.1	48.5	50.9
30 日	51.2	54.0	56.5	50.2	52.6	55.0
0年1〜2月未満	53.2	56.2	58.8	52.3	54.8	57.2
2〜3	56.4	59.9	62.5	55.7	58.4	61.1
3〜4	59.4	62.9	65.6	58.5	61.4	64.3
4〜5	62.1	65.3	68.0	60.6	63.7	66.8
5〜6	64.0	67.0	69.8	62.4	65.4	68.5
6〜7	65.4	68.5	71.3	64.0	66.9	69.8
7〜8	66.6	69.7	72.6	65.3	68.1	71.0
8〜9	67.7	70.9	73.8	66.5	69.3	72.1
9〜10	68.8	72.0	75.0	67.7	70.5	73.3
10〜11	69.9	73.2	76.2	68.8	71.6	74.5
11〜12	71.0	74.4	77.4	69.8	72.7	75.6
1年0〜1月未満	72.0	75.4	78.5	70.9	73.8	76.8
1〜2	73.1	76.5	79.6	71.9	74.9	78.0
2〜3	74.0	77.5	80.6	72.9	76.0	79.1
3〜4	74.9	78.4	81.6	73.8	77.0	80.2
4〜5	75.8	79.4	82.6	74.8	78.0	81.3
5〜6	76.6	80.2	83.5	75.8	79.1	82.3
6〜7	77.5	81.1	84.5	76.7	80.0	83.3
7〜8	78.3	82.1	85.4	77.7	81.0	84.3
8〜9	79.3	83.0	86.5	78.5	81.9	85.2
9〜10	80.1	83.9	87.4	79.4	82.7	86.1
10〜11	81.0	84.8	88.3	80.2	83.6	87.0
11〜12	81.9	85.8	89.4	81.0	84.4	87.9
2年0〜6月未満	83.1	87.1	90.9	82.4	86.0	89.7
6〜12	86.9	91.0	95.2	86.0	89.9	94.0
3年0〜6	90.3	94.6	99.2	89.5	93.7	98.3
6〜12	93.6	98.2	103.3	92.9	97.4	102.3
4年0〜6	96.8	101.6	107.2	96.3	101.0	106.1
6〜12	99.8	104.9	110.9	99.3	104.3	109.5
5年0〜6	102.7	108.1	114.4	102.3	107.6	112.9
6〜12	105.8	111.4	118.0	105.2	110.8	116.4
6年0〜6	109.0	114.9	121.8	108.0	113.8	119.6

(厚生労働省：平成12年乳幼児身体発育調査報告書より)

付表7-3 一般調査および病院調査による頭囲の10, 50, 90パーセンタイル値(cm)　　　　年・月・日齢別，性別

年・月・日齢	男子 10パーセンタイル	男子 50パーセンタイル(中央値)	男子 90パーセンタイル	女子 10パーセンタイル	女子 50パーセンタイル(中央値)	女子 90パーセンタイル
出生時	31.9	33.5	35.1	31.3	33.0	34.6
30日	35.0	36.8	38.4	34.4	36.0	37.6
0年1～2月未満	36.2	38.0	39.6	35.6	37.1	38.7
2～3	38.0	39.8	41.4	37.2	38.8	40.3
3～4	39.5	41.3	42.9	38.5	40.1	41.6
4～5	40.7	42.3	43.9	39.5	41.1	42.6
5～6	41.5	43.1	44.7	40.3	41.9	43.5
6～7	42.1	43.7	45.3	41.0	42.6	44.2
7～8	42.6	44.3	45.9	41.5	43.1	44.7
8～9	43.2	44.9	46.5	42.0	43.6	45.2
9～10	43.6	45.3	46.9	42.4	44.0	45.7
10～11	43.9	45.7	47.3	42.7	44.4	46.1
11～12	44.2	46.0	47.7	43.0	44.7	46.5
1年0～1月未満	44.5	46.2	48.0	43.3	45.0	46.9
1～2	44.7	46.5	48.3	43.6	45.4	47.2
2～3	44.9	46.7	48.5	43.9	45.7	47.5
3～4	45.1	46.9	48.7	44.1	45.9	47.8
4～5	45.4	47.2	49.0	44.3	46.2	48.0
5～6	45.6	47.4	49.2	44.5	46.4	48.2
6～7	45.7	47.5	49.4	44.7	46.5	48.4
7～8	45.9	47.7	49.5	44.8	46.7	48.6
8～9	46.0	47.9	49.7	45.0	46.8	48.7
9～10	46.2	48.0	49.8	45.1	47.0	48.8
10～11	46.3	48.1	49.9	45.3	47.1	49.0
11～12	46.4	48.2	50.1	45.4	47.2	49.1
2年0～6月未満	46.8	48.6	50.4	45.8	47.5	49.5
6～12	47.4	49.1	50.9	46.4	48.1	50.0
3年0～6	47.8	49.6	51.4	46.9	48.6	50.6
6～12	48.2	50.0	51.8	47.4	49.1	51.1
4年0～6	48.5	50.4	52.2	47.8	49.6	51.6
6～12	48.9	50.7	52.5	48.2	49.9	52.0
5年0～6	49.2	51.0	52.9	48.5	50.3	52.4
6～12	49.4	51.3	53.2	48.8	50.6	52.7
6年0～6	49.7	51.6	53.5	49.0	50.9	53.0

(厚生労働省：平成12年乳幼児身体発育調査報告書より)

8
高齢者のみかた

I 加齢による変化

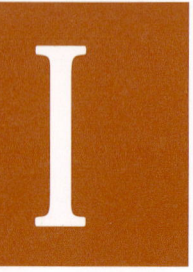

　本来高齢者のアセスメントは一般成人のアセスメントと同様に，全体的な機能体として個人をとらえるべきである。しかし高齢者は，その外見などから「高齢者」とひとくくりにみなされがちであり，個別性をもった個人としてはとらえられにくい。しかし，人は年をとっても各々が個別的で，独自的で，その傾向はむしろ年齢とともに顕著になることも少なくない。

　ナースは基礎データを収集する段階において，高齢者独自の経歴・経験や健康に対するニーズを認知する必要がある。加齢あるいは老化の過程として起こる身体機能の変化に関する知識を正しくもつことで，共通の事象と個別の現象が明確になる。言い換えれば，加齢変化において普遍的に認められることを明らかにすることで，各個人のもつ独自性を考慮する意義が明らかになる。

　一方で，普遍的に認められる加齢変化に心理・社会・環境因子が加わることで，高齢者は廃疾，依存などの状態に陥りやすい。この状態を脆弱化（frailty）ととらえ，これを予防，改善する研究も行われている〔資料（214頁）参照〕。高齢者のアセスメントの目的は，現在抱えている問題を明らかにするだけでなく，将来の健康維持・増進を図ることも含むものととらえられる。

1 加齢と身体的変化

　多くの生理的変化は自然の加齢過程の一部として，すべての生物体に認められる現象である。加齢によって起こる身体的変化は，中・壮年期に始まる継続的な衰退化傾向が中核現象であるとされている。

　高齢者はものごとに適応していく能力を徐々に失い，恒常性の維持や回復が困難になる。この適応能力の低下は，身体的，心理的なストレス下におかれたときにより顕著となる。たとえば，高齢者は感染症を発症しても，若年成人ほどの急激かつ顕著な体温の上昇は認めにくい。そのため変調に気づきにくく，手遅れになりやすい。また，高齢者が低体温症に陥りやすいのも，加齢による恒常性の変調の1例である。

　加齢による外観の変化は，皮膚などの結合組織の変化にみられることが多く，弾性線維の断裂や菲薄化は，高齢者の皮膚にみられる種々の変化を説明することができる。

　さらには肺活量，筋力，腎臓への血流量などを含め，多くの臓器系の機能が低下する。そうした変化により，高齢者の基礎代謝率の低下や，体重の増加と体脂肪率の変化を説明することができる。栄養状態の悪化や，視力，聴力，味覚の低下なども，多くの高齢者が経験する身体的活動の耐性や活動量の低下に影響を与える。

2 加齢と心理的変化

　加齢に伴って起こる心理的変化には，パーソナリティー，認知機能，感情などといった様々な要素が含まれている。身体的，心理的，そして社会的な加齢は，必ずしも同時に起こるものではない。

1）パーソナリティー

　加齢とともにパーソナリティーは固定されてみなされがちであるが，パーソナリティーの変貌のしやすさは生涯にわたり維持される。そのため，現在のパーソナリティーが加齢による影響を受けているかを考える際に，その人のライフサイクルにおけるパーソナリ

ティーの特徴とその成因について知ることが重要である。

　健康に関する不安の増加は高齢者の行動に強い影響を与えることが多い。年齢とともに自らの肉体的健康の低下に直面せざるをえないため，多くの高齢者は，身体の機能や肉体的な変化に過剰な注意を払うようになる。高齢者が自らの健康問題を解決する場面において，この身体への関心が問題解決への原動力となりうる。

2）認知機能

　人間は日々の暮らしの中で常に語彙，すなわち抽象的概念を増やしていく。それに際して新しい情報を獲得，維持し，新しい課題を習得することが必要であるが，高齢者ではその許容量が減衰していく。しかしこのような問題に対しては，反復したり，何度も試行の機会が与えられたり，時間的な拘束のない場面を用意されたりすることで，許容量の減衰を最小限にとどめることが可能である。

　せん妄は高齢者に最も一般的な認知障害であり，多様な潜在的問題を示唆する場合もある。

3）心理的変化

　心理的な変化も自己認知に影響を与える。加齢は，目にみえる身体的，心理的変化に加え，その変化をどのように受けとめていくかという心の過程でもある。加齢に関する間違った理解や概念の多くは，高齢者とその他の人々とが加齢の過程をどのようにとらえているかの相違が原因であることが多い。

　高齢者が自分自身の健康状態をどのようにとらえているかは，高齢者の人生に対する満足度を知る最もよい手がかりとなる。高齢者が自らの健康について話をするとき，主に自らの機能的能力について語っていることが多い。もし自立した生活や社会的役割の維持に必要とされる機能を補充することができるならば，実際の身体的な損傷のレベルにかかわらず，「健康状態はよい」と述べるであろう。

　高齢者の自己認知に関するもう1つの側面としてあげられるものは，年齢に見合ったように自己をとらえることである。65歳以上の者のうちで自らを「老人」ととらえているのは3～4割のみともいわれている。そして自分自身を老いていると考える人は，それに呼応するように「老人」らしく「なっていく」ともいわれていることは注目に値する。

3 社会・文化的変化

　多くの高齢者は，退職，家族や友人の死，関連のある役割の減少などから，社会的役割を失っていく。さらに収入の減少や疾病が生活空間の縮小をもたらし，社会的孤立へとつながる可能性を生み出す。

　しかし高齢者の大多数は自分の家に住み，自立した生活を送っている。高齢者が家族など他の人々に依存しサポートを受けることも事実であるが，加齢に伴い生活の第一線から退くべきである，とする根拠はまったくない。

　また若い人たちは，高齢者は高齢者同士で暮らすことを望んでいると思いがちだが，これも大きな誤解である。

　このように，社会が高齢者に対して「典型的な先入観に固められた役割」を課していることも覚えておく必要がある。年齢とともに起こる身体的な変化はどのような社会においても大差はないが，高齢者の在りかたは関わる社会によって大きく変わるのである。

　わが国の社会において，高齢者はしばしば軽んじられる傾向があり，社会に貢献しない非生産的な存在とみなされがちである。たとえば高齢者を描くのに用いられる言葉は，高齢者の弱さなどを強調したマイナスのイメージとして描かれることが多い。多くの高齢者はこうした形でとらえられていることに対して反感をもっている。このことを忘れず，偏見のない妥当な評価が肝要である。

4 加齢に伴う症状や徴候の現れかたの変異

　加齢に伴う身体的予備力の低下により，病気や創傷は顕著な反応として現れにくくなる。この予備力の低下は，日常生活に直接の影響を与えるほどではないが，身体の変調を見過ごされやすくする。

　具体的には以降の各論で述べるが，一般的事項とし

て，1）炎症を起こしていても発熱が出現しにくい，2）疼痛に対する閾値が上昇するため「痛み」を訴える場面が少ない，3）血液検査などの年齢相当の基準値の整備が不十分であるため，所見を正常範囲か否かを判断する際に困難がある，などは高齢者をみる際に留意すべき点である．

資料　高齢者の脆弱化（frailty）

　最近，米国やカナダを中心に高齢者の「脆弱化」という概念が注目を集めている．脆弱化がなぜ問題かといえば，この状態は加齢とともに増え，死亡，老人施設への収容，転倒，入院などに対してハイリスクとなるためである．

　脆弱化（frailty）を老年医学的に定義すれば，「ストレッサーに対する予備力や抵抗力の低下を伴う生物医学的症候群」としてとらえられ，いわば「加齢とともに生じる消耗性症候群」といえる．多くの生理学的系統にまたがって蓄積された機能障害を生じる結果，frail（壊れやすい，脆い）でvulnerability（壊されやすい）状態になると考えられる．そこで，脆弱化をスクリーニングし，インターベンション（ケアや介入など）によって改善を図ることこそ，高齢化社会における健康の維持・増進に対する有力な戦略と考えられる．

　ここでは，脆弱化の概念とその診断法を紹介する．

■脆弱化の悪循環

　高齢者の加齢による機能衰退の臨床像を総合すると，次のようなものが脆弱化のコアとしてあげられる．

・筋肉減少
・体重の減少
・低栄養
・運動耐容能の低下
・緩慢な動作
・平衡機能の低下
・活動能の減少

　同時に，認知機能にも潜在性，あるいは顕在化した障害を伴うことが多く，これらの原因はストレッサーによると考えられている．

　脆弱化には，以下のような理論的なサイクルが想定されている．

　慢性の低栄養による筋肉減少→パワーの低下→運動耐容能の低下→緩慢な動作→活動性の減少→廃疾→依存

　これらの一連の連鎖反応を通じての悪循環が，脆弱化の基本となる考えかたである．

　この悪循環への入口は随所に存在する．たとえば，加齢に伴う食欲減退から摂食不良となり，慢性の低栄養状態に陥る．そこに義歯の問題や認知症，入院などの環境の変化が影響することで脆弱化が進行する．このように，正常な加齢現象に身体・心理・社会的な助長要因が加わることで，依存，廃疾といった下降スパイラルへ至ると考えられる．

　なお，脆弱化は女性に発現が多く，そのメカニズムは生物医学的に明らかにされつつある．すなわち，男性ではもともと筋肉量が多いことが保護的に影響していると考えられ，成長ホルモン，テストステロン，コルチゾールなどの神経・内分泌系，ホルモン系が男性では女性より保護的に作用する．

■脆弱化の診断基準

　Friedら（2001）は，frailtyを臨床の実在として定義し，その診断基準を示した（**表**）．そこでは，体重・筋肉量の減少などを主要マーカーとし，これらの3つ以上を有するものをfrailty陽性，まったくないものを陰性，そしてその中間を中間型としている．これらの基準は，その後7年間の生存率の追跡調査によって妥当性が示されている．

■脆弱化の診断の意義と今後の課題

　脆弱化の診断には，以下の2つの定義がある．

・早期に診断し，介入することで予後が改善されるか
・脆弱化そのものが予防できるか

　現時点ではこれらを実証するデータはない．しかし，少なくとも脆弱化した状態からさらに進んだ廃疾への移行を阻止しうるかについては，臨床疫学的な研究が広く行われるものと期待される．すでに，転倒，平衡機能不全，筋力低下などを指標にしたこれまでの研究では，運動や筋力トレーニングなどの有用性が数多く報告されている．また，脆弱化した集団に対して機能の改善やQOLの向上が期待できることを示した介入研究も示されている．

　脆弱化そのものの予防についても確かなエビデンスはない．しかし脆弱化の診断基準が確立すれば，前向きの大規模対照研究によって介入の効用が実証されると思われる．

　脆弱化への介入はチーム医療によって行われ，主な介入の場は地域になる．地域医療に重要な役割を担うプライマリ・ケア医，ナース，保健師，そして理学療法士や作業療法士などによるチーム医療としての介入が必要となろう．

（日野原重明監修，道場信孝著：臨床老年医学入門，医学書院，2005より一部改変，引用）

表　脆弱化の評価基準（フェノタイプ）

A．Frailtyの特徴	B．測定指標
・萎縮：体重の減少	前年に比べて3.7 kg（10ポンド）減
・サルコペニア（筋肉量の減少）	上腕・上腿の筋面積の計測
・筋力低下	握力（下位20％以下）
・持久力の低下	疲憊（自己評価）
・緩慢な動作（歩行速度↓）	歩行時間/4.5 m（下位20％以下）
・活動性の低下	kcal/週　M＜383 kcal，F＜270 kcal

Frailtyの診断：陽性≧3基準，中間2～1基準，陰性＝0

（Fried, L. P. et al：J Gerontol 56, 2001）

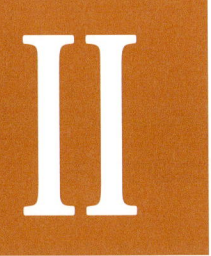

II 病歴聴取のための問診のポイント

1 病歴聴取の観点

　高齢者の基礎データの収集は，他の様々な年齢層の患者と同様，詳細な病歴の収集から始まる。病歴は地域，家庭，検査データなどと同じように身体的な所見を分析していく際の基本となるものであり，適切なケアプランへと導いてくれるものである。病歴の聴取には過去と現在の健康状態に加え，患者が自分自身をどのように感じているのか，どこを長所と感じ，どこを短所と感じているのかに至るまで，様々な観点が含まれているべきである。

　同時に，ある特定の疾患や障害が高齢者層に多くみられることから，高齢者独自の症状を評価していくことを考えなければならない。

　患者，家族，ないしは患者の既往歴から多くの問題や訴えが明らかになった場合に大切なことは，最初に提示されなければならない問題と後に回すことができる問題を，明らかにすることである。目にとまった問題に焦点を当てることがよい助けとなることもある。しかし，その高齢者が同時に抱えている問題は相互に影響し合っている。聴取の中で，それを確認していくことが重要である。そしてそれらの問題によって起こる可能性のある肯定的，あるいは否定的な医学的，機能的，そして心理・社会的な問題の相互作用も必ず考慮しなければならない。

2 コミュニケーションへの影響要因

　病歴聴取を行うには，対象者の年齢にかかわらず患者と良好なコミュニケーションがとれていることが前提となる。ここでは，特に高齢者の場合にコミュニケーションに影響を及ぼしやすい要因として，1) 面接者，2) 患者，3) 問診の流れ，4) 場面設定について述べる。

1) 面接者

　面接者は，コミュニケーションに影響を与えるほどの高齢者に関しての先入観をもっていることがある。高齢者との年齢差ゆえに，高齢者が彼らの孫と同年代の者にたずねられることに反発するのではと考えて，個人的な質問をすることに抵抗を感じる若いナースもいるかもしれない。

　しかし，こうした先入観の影響はこれまでのいかなる研究においても認められていない。高齢者は，他の人と接することに高い関心をもっている。彼らは若い人たちと関わることに非常に興味をもっているのであるが，その反面，拒否されてしまうことへの恐れも感じているのである。

　高齢の患者を自分達とは違う人としてとらえている若年者も少なくない。たとえば，高齢者を彼らの姓ではなく，名前やニックネームで呼んだりすることは，「高齢者は子供のようであり，依存的で，老いている」とする先入観による。年をとっているからといって，その人の個人としての質や，尊敬が失われてはならない。

　もう1つの傾向として，面接者には「高齢者は依存的であり，死ぬことばかり考えている」といった先入観がある。しかし，ほとんどの高齢者は自分自身で，金銭の支払いや交通手段の確保，または買い物といった日常生活を送っている。

　面接者が患者からデータを引き出す能力は，面接者自身が個人的な質問をすることにどれだけ抵抗をもっていないか，あるいは面接者自身が質問をすることに

納得しているかにかかっている。ナースもその能力と専門性が積み重ねられていくことにより，個人的な質問をしたり，高齢者との関係を築いていくことが，より抵抗なく行えるようになっていく。

2）患者

1 猜疑心や不安

高齢者から集められる病歴や経歴を完成させるのに影響を及ぼす要因がいくつかある。高齢者の中には自分自身の生涯を語ることにあまり積極的でない者もいる。見慣れない医療者に対しては，彼らは疑い深くなるかもしれず，そうした猜疑心や不安を取り除くには何度となく彼らと関わり，慎重な説明がなされていかなければならない。

2 情報の必要性についての説明不足

高齢者には漏れのない病歴などの情報を必要とする意義がよくわかっていないかもしれない。そのためにナースは，ある個人の全体的な健康の向上と管理を計画する中で，なぜ個人的な情報が必要となるのかを説明する必要がある。

3 話すことそのものの問題

高齢者の中には1日のうちにほんのわずかな時間しか他人と接することがない者も少なくないために，徐々に話をする機会が少なくなってしまう。このような高齢者から情報を引き出すには，ナースは的を絞った面接テクニックを使う必要がある。

それに加え，高齢者はよく用いられる医学用語などにも詳しくないことが多く，「脳卒中」，「心臓発作」，「便秘」などの言葉にも彼ら独自の意味を付加してしまう。誤解を防ぐためにも，面接の過程を通して語られた言葉の意味を確認していくことが必要となる。

4 機能の低下に伴う問題

ほとんどの高齢者は加齢に伴って起こる機能の低下に気がついている。また，疾病によって自立した生活が奪われることを心配している。そのため，記憶力や集中力の低下のために起きた事故があったとしても，その話をすることを避けてしまうことも考えられる。

さらに，自らの症状は単なる老化現象であると決めつけてしまっている高齢者もおり，症状を話さないままでいる可能性もある。そのため，面接者は支持的で安心感を与える態度で接することが大切である。

5 高齢者の示す症状や徴候は必ずしも典型的ではないこと

高齢者の場合，若年成人とは違った形で疾患の症状や徴候が現れることがある。たとえば，細菌性肺炎に感染しても若年成人に比べて発熱する傾向が低い。また心筋梗塞，肺塞栓，消化管穿孔，急性胆囊炎などでも痛みを伴わないことがある。甲状腺機能亢進症では過剰な活動をみせるのでなく，むしろ衰弱してしまう場合もある。また転倒，失神，虚弱といった様々な非特異的な訴えを示す傾向もある。

6 訴えの多さ，複雑さ

高齢者が一番心配していることを明らかにし，診察の本来の理由を見極めるには時間と忍耐を要することも多い。訴えは1つだけということは少なく，同時に多くの訴えを呈することが多い。病歴聴取のときに見出された徴候は，いくつかの慢性的な疾患の相互作用によるものかもしれないし，慢性的なものに加わった急性の経過かもしれない。ある1つの疾患の症状がその他の予期される症状を隠してしまうこともある。たとえば心不全が悪化したとしても，関節炎のために可動性を抑制されている場合，心不全の悪化による呼吸困難の増悪を自覚しにくい。

また，回復する可能性のない慢性的な疾患が高齢者の機能的能力に与える影響を評価することも非常に重要である。なぜならば，尿失禁などは，個人の機能的能力を非常に衰えさせる可能性があるが，回復は可能だからである。

3）問診の流れ

1 コミュニケーション上の障害

問診を始めるにあたり積極的なコミュニケーションを進めていくため，その面談で何がなされるかを簡単に説明する。そのとき視線を合わせ，高齢者を彼らの姓で呼ぶことが大切である。

また，面接の早い段階で視力や聴力の障害の有無を明らかにしておく。場合によってはそれがコミュニ

ケーションの障害を解決していくことにつながる。つまり視力に問題があれば眼鏡が必要かもしれない。もし患者に聴力障害があるならば，患者の正面から不愉快に感じない範囲で近づき，はっきりとした声でゆっくりと話しかける。高めの声やいたずらに音量を上げることは，むしろ高齢者の言葉の理解を低める原因になる。

さらに無理矢理会話を続けていたり，視線を合わせなかったり，疲労や肉体的な不快感を示すサインを出す，などのコミュニケーション上の問題を示す徴候がみられた場合は早めに切り上げるなどの配慮も必要である。

2 病歴や経歴の複雑さ

高齢者の病歴や経歴は，非常に長く複雑なことも少なくない。つまり80歳の患者は30歳の患者よりも，語るべきことがらが多くあるということである。また高齢者は情報を提供することに気が進まない態度を示すこともある。一方で，喜んで長々と状況を話す人達もいる。つまり，問診で明らかにしようとしている内容とは直接的には関係のない出来事を語ること自体を楽しんでいるのかもしれない。いずれにせよ，高齢者が長々とおしゃべりをしそうなときに，やんわりと話を病歴の方へ戻るように導く必要も生じる。

一方で，患者の回想を尊重し共有することは，患者の過去と価値観への理解を高め，両者間の信頼関係を増すことへもつながる。患者を1つの話題に留めておくことは困難かもしれないが，生活史の回顧は病歴に関連したデータを提供する優れた情報源として有効であり，とても重要である。

3 質問への反応や理解の難しさ

高齢者は質問に答えるのにかなりの時間がかかることがある。高齢者は言語刺激に対する反応時間が特に遅くなっているので，面接者は高齢者が反応するのに十分な時間をとる必要がある。反応を速くさせようとすることは高齢者に不安，混乱，そして当惑を与えるだけで，結局，概略だけの基礎データしか得られなくなってしまう恐れがある。もし全経歴をとる必要があるならば，何回かに分けてデータを集めるのも1つの方法である。

どのような言葉で質問を表現するかも重要な点である。高齢者は慣れ親しんだ語彙をより好んで使い，あまり新しい言葉は用いない。現代の話し言葉や俗語は理解されにくいこともある。質問は端的にまとめるべきである。また面接者は可能な限り素早い方法で情報を導き出すために，複数の情報が得られるような質問をすべきである。

焦点を絞り込んだ面接のテクニックは，患者の反応を活発にする。特に患者が抽象的な考えかたをすることに手こずっているときなどは，有効な手段となりうる。明確化，要約化といったインタビュー技法を駆使することも情報を確かなものとする助けとなる。高齢者の反応が今一つはっきりとしないときは，質問を違う言葉で言い直してみるとよい。

高齢者にかなりの記憶障害がある場合には，患者の許可を得た上で，家族やその他の患者本人に代わる情報源からもデータを集める。しかし，基本は患者から直接的に情報を得るべきである。特に高齢者自身が何を主たる健康上の問題として感じているのかに関しては，患者本人から直接情報を得る必要がある。もし患者の家族が問診に同席するのであれば，家族は許可が出るまでは質問に対して口をはさまないようにしてもらう。

4) 場面設定

高齢者に問診を行う際は，集中してもらうために可能な限り外からの雑音や妨害が入らない環境を用意する。高齢者は特に高い音域がきき取りにくくなるため，できる限り静かな部屋で行う。また，面接の初めに自分のおかれた環境になじむための時間をとる配慮が必要である。

高齢者は関節炎やその他の障害の痛みから長く座っていることが困難なこともある。そのため，患者用の椅子は座り心地のよいもので，適切な高さがあり，立ったり座ったりする際に補助となるよう頑丈な肘掛けのあるものがよい(図8-1)。必要に応じ，身体を伸ばすための休憩をはさむことも必要である。

感覚障害がある場合は，さらに環境を適切な状態に調整することが必要である。たとえば，しっかりとした照明のある部屋は視力の障害を補う。

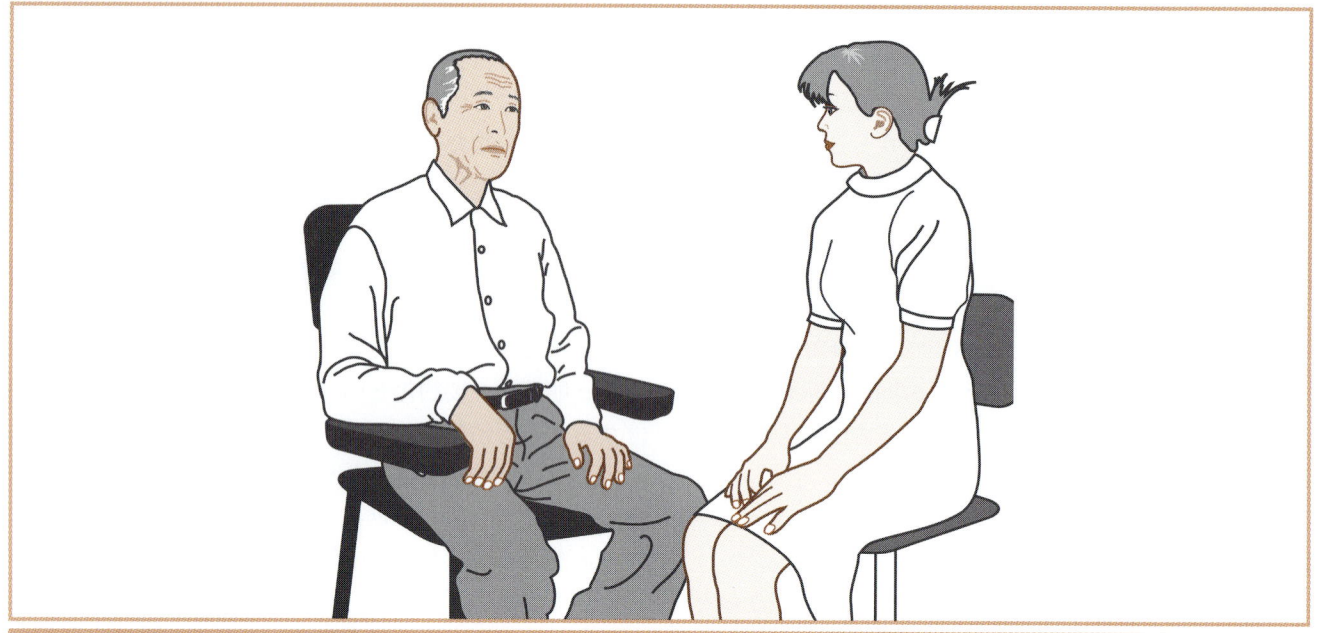

図8-1　高齢者との面接の場面設定

3　患者のプロフィールの作成

1）情報の信頼性

　ナースがまず初めにすべき判断の1つは，高齢者から得られた情報の信頼性を見極めることである。慣れない環境は高齢者に混乱をもたらすであろうし，認知症（痴呆症）と混同されがちなうつ状態は高齢者に多く見受けられる。患者が明確で詳細な病歴や経歴を語ることができないように見受けられるときは，面接者は混乱，認知症，またはうつ状態の症状や徴候に注意を払う。

　混乱を起こしていると疑われるときは，時間，場所，人，そして現在と過去の出来事について質問し，見当識障害の有無を確認する。認知症を示す根拠があったとしても，それだけの理由で高齢者との問診を中断してはならない。なぜならば，認知症がある患者は，過去の出来事を正確な時間の流れで語っていくことはできないが，しばしば非常に有用な情報を提供してくれるからである。

　必要ならば，患者が提供してくれた情報の信頼性を確認し病歴の補足をしてもらうために，家族にその旨を依頼してもよい。また患者の家を訪問することも，患者が慣れ親しんだ環境では質問にどのように答えるかといった重要な情報を提供してくれる。

2）健康状態に対する自己評価

　患者のプロフィールから得られたデータは機能レベルばかりではなく，現在の生活や人生への満足度に関する情報も提供してくれる。高齢者における「正常な機能」という状態は明確に定義されていないため，患者自身の認識と自己評価は非常に重要な情報となる。どのような状況においても，たとえば何らかの障害があっても，現在機能的に何ができるのか，またそのことを高齢者がどのように感じているのかを明らかにしていくことが大切である。

　一般的に，高齢者は自らの健康状態に関してきわめて現実的である。高齢者自身の健康に関する自己評価は，身体可動性の抑制，感覚障害，そして全体的な能力の喪失状態に非常に強く関連している。高齢者が自分はあまり健康ではないという場合は，肉体的な機能の不調を示していることが多い。

　「健康である」ことの意味も高齢者の間では様々であることも認識しておく必要がある。高齢者は自分の健康を過大評価し，現れている症状や徴候を最小のものとして考える，いわゆる「健康楽観主義」に陥る傾向がある。こうした状況は特に日常生活の活動を自分自身で切り盛りしている高齢者によくみられる。また，現

れている症状や徴候は年齢相応のものであり，ナースには興味のない情報であろうと自分勝手に判断し，話もしない人たちもいる。たとえば，高齢者は問診時に関節炎の痛みに関して何も言わないことがある。理由をたずねてみると，「いつもの関節炎の痛みを健康上の問題としてはとらえないから」という答えが返ってくることもある。

逆に「健康悲観主義」に陥る高齢者もいる。身体面ばかりにとらわれてしまい，加齢によって起こる肉体的な衰退をことさら重大にとらえ，こだわり続けてしまう。このように，患者が「健康楽観主義者」であるのか，「健康悲観主義者」であるのかは，自己や健康問題のとらえかたに大きな影響をもたらすものであるため，ナースは患者がどちらに属しているのかを見極めることが必要となる。

3）心理・社会的要因

心理・社会的な要因は高齢者の健康状態に影響を及ぼす。そのため，高齢者が誰と一緒に住んでいるのか，どのような援助（家族やその他）が得られる可能性があるのかを明らかにしていく。また社会との接触方法やその頻度を明らかにしていくことも大切である。たとえば，患者は社会との関わりに満足しているのか，毎日家の外に出ているのか，1週間（あるいは1カ月）のうちどれくらい外出するのか，緊急時に頼れる友達や親戚がいるのか，といったことである。

心理・社会的なデータは効果的な危機介入の計画を立てていく上で非常に有益である。たとえば，栄養不足による体重の減少がみられる場合でも，社会的孤立をなくし，経済的な援助や交通手段を提供することの方が，栄養摂取に関するカウンセリングよりも重要な場合がある。

4）役割

個人が担う役割は，壮年期を過ぎると年をとるにつれて少なくなっていく。たとえば男性の場合，壮年期では，父親，夫，会社員，趣味の仲間などの役割がある。しかし高齢になると，否定的で依存的な役割として自分自身をとらえがちである。担っている役割の質は，社会との接触が少なくなることによって変わっていくものである。そのため，患者のプロフィールをきき出すときに高齢者自身が担っている役割について話をきくことは，自分自身の生活，人生に満足しているのかを知る重要な手がかりとなる。

5）活動パターン

活動パターンに関する情報としては，高齢者がどのように1日を過ごしているのか，どのようなレクリエーション活動に参加しているのか，またどの程度の日常生活動作が可能なのかといった内容が盛り込まれていなければならない。高齢者が現在の活動状態を以前の機能レベルからは変化してしまったものと認識しているかどうかを明らかにし，現在の機能レベルにどの程度満足しているのかを明確にしていく。生活状況が明らかにされ，その変化はしっかりと評価されなければならない。たとえば，患者がどの程度活動することができ，地域でどのような社会的資源が得られ，現在の生活環境を窮屈に感じていないか，などを明確に評価する必要がある。

6）睡眠

活動歴は夜間の活動パターンや睡眠状態に関するデータも含めて集める。睡眠障害は高齢者に最もよくみられる訴えの1つである。一般的に高齢者は，睡眠時間が減少し，深い眠り（ノンレム睡眠の中でも最も深い眠りである第4ステージ）にある時間も減少する。そのため高齢者は夜間睡眠時間の減少，頻回な覚醒を伴う浅い眠り，早い目覚め，そして日中のうたた寝などを訴えることが多い。

呼吸器，循環器，そして糖尿病などの代謝系の障害は，多くの内服薬と同様に睡眠サイクルに影響を与える。また，関節炎などの慢性的な痛みを抱えている高齢者は，夜間の頻回な覚醒を伴うこともある。そのため詳細にわたる睡眠歴の聴取は，床につくまでの時間，現在の，かつ現在に至るまでの睡眠パターン，睡眠を促進するための方法，そして熟睡感などに関する情報を含むものでなければならない。

7）嗜好品

　飲酒，喫煙，コーヒーのようなカフェイン摂取に関する習慣も明らかにすべきである。こうした嗜好品の使用は，高齢者の重要な健康阻害因子でありながら，しばしば確認が忘れられる。それゆえ，単に嗜好品使用の有無だけでなく，その種類，使用量，使用頻度，またこれらの刺激物をとることに関連した心理的，社会的な環境，そしてここ何年かにおける使用状況の変化についても明記する必要がある。

8）栄養

　栄養は，何をどのくらいの量，どのくらいの頻度で食べているのかを具体的にしていく。通常，1日（24時間）の食事内容すべてを明らかにする必要がある。また摂取している蛋白質，炭水化物，脂質，繊維質，ビタミン，ミネラル，そして水分が適切であるかも明らかにすべきである。それと同様に，高齢者が食べることにどの程度喜びを感じているのか，誰が食料を買いに行くのか，誰が調理するのか，食事以外でよく摂取する清涼飲料や間食についても把握しておく必要がある。その他，食費はいくらくらいか，収入とその他の必要経費とのバランスはどうか，自分で買い物に行ける店はあるか，台所用品はそろっているか，腱鞘炎や視覚障害などの調理に支障のある機能的制限はないか，なども明確にする。

9）服薬

　内服薬は様々な徴候を引き起こす重要な原因の1つである。高齢者は数多くの市販薬も使用する傾向にある。多種類の薬剤を同時に服用することで，加齢に伴う変化と多くの病的な状態に加え，望ましくない薬の影響も簡単に受けやすい。

　また高齢者は服用している薬の数が多いために，服用中の薬をすべて正しく理解していないこともある。

　そのため面接では，医師からの処方薬と市販薬の服用歴のすべてを聴取しなければならない。患者には内服中の薬を面接時に持参するように指示する。そして，それぞれの薬をいつ，どれくらいの頻度で服用しているのか，どこから処方されたのか，どのくらいの期間内服しているのか，患者自身で服用を調整したり抜いたりはしていないか，薬の使用期限はいつか，どのように保管しているかなどを明らかにする。

　また，加齢とともに起こる身体的な変化は，薬剤の吸収・分解・排泄に大きな影響を与え，副作用を起こす重大な要因となるため，服用量は適正でなければならない。高齢者に頻繁に処方され，かつ起立性低血圧，電解質異常，認知機能不全，消化管出血などの副作用を起こしやすい薬剤としては，抗高血圧薬，利尿薬，ジギタリス製剤，シメチジン，そして非ステロイド性抗炎症薬（NSAID）などがある。

　市販薬と処方薬とを一緒に服用することで重大な副作用を起こしてしまうにもかかわらず，気楽に市販薬を使用している高齢者もいる。特に，処方箋を必要としないアスピリン，アレルギーや風邪の薬，ビタミン剤，そして緩下剤といった薬剤の服用歴にも注意を払う。こうした薬の乱用は，処方薬を指示どおりに服用しないこと（non compliance）と同様に，重大な健康障害を招く可能性があり，内服に関するその後の治療方針に影響を与えうる。

10）経済状況

　経済状況は重要なことがらではあるが，しばしば厄介な問題でもある。高齢者は現在の経済状況が十分に満たされていない場合，そのことを明らかにすることを快く思わないことがある。経済状況がぎりぎり，あるいはそれ以下の状態にある高齢者は，栄養摂取，食事の状態に関して打ち明けることも躊躇するかもしれない。扱われることがらが個人の秘密事項であり，そのことによって患者を傷つけかねないため，データの収集にあたっては個々の患者の状況に即した方法で，かつ共感的に行うことが肝心である。

11）性生活歴

　性生活歴は一般の健康歴でもなかなか触れにくいことがらであり，ましてや高齢者からの聴取は，これまでほとんどなかったと思われる。人は80～90代に至るまでも性的に「現役」でありうるにもかかわらず，性的関心（sexuality）を否定することは個人の1つの重要な側面を否定することと同じである。なお，性的関

心は幅広い性的な活動と関係を意味するものであり，性交はその中の1つの形にすぎない。

患者が性的に現役ではないとしても，性的関心に関する質問によって，患者の過去と現在の愛情関係と，その満足度を推察することができる。また，配偶者に先立たれた男性も女性も同様に，性のパートナーを亡くしたことの重大さについて語る機会が必要である。

性生活歴の面接における聴取は，様々な方法によってなされるが，どんな方法でなされるにしても性的関心に関する質問をする前に，患者との間に信頼関係が築かれていることが前提となる。性的関心については，家族関係や大切な人を亡くしたことについて語っているときに評価していくこともできるであろう。

加齢に伴って起こる生理的な変化は，性交などをより困難にするかもしれない。こうしたデータは女性の場合には産婦人系の病歴聴取時に得られるし，男性の場合は泌尿器系の病歴聴取時に情報収集することもできる。そして，集められたデータを時系列に再編成することによって情報の統合が進められる。

4 家族歴

多くの遺伝性疾患は若い頃に発症することが多いため，高齢者の健康上の問題を予測するには，詳細な家系図はあまり役立たない場合もある。しかしながら高齢者の家系図は，疾患，障害，または死因を知るための手がかりとしての機能を果たすこともあるので，基本的な情報源であることに変わりはない。

5 既往歴

過去に患った疾患や治療に関する経歴は，高齢者の現在の健康問題を総合的な視野でとらえるのに有用である。高齢者の既往歴はときとして非常に長く複雑で，それをまとめるには相当の時間を要する。そのため，面接に先立ち患者自身ないしは家族によって事前に整理しておいてもらうとよい。情報がすでに医療記録にまとめられているならば，不必要な反復はさけ重要な点についてのみ患者に確認をするのも一法である。

現在ではまれな疾患やその治療法などについても忘れずに言及し，高齢者の現在の健康状態に影響を与えたであろう重大な疾患，事故，ケガ，またはアレルギーなどに関しての情報を調べる。過去に行われた歯科，眼科，耳鼻科，あるいは婦人科の検診のような各種検査は，その日付と結果を確認すべきである。予防接種は高齢者の感染症の予防対策として推奨されていることもあり，ツベルクリン反応，破傷風，インフルエンザ，また肺炎などの履歴を明らかにしておくことも必要である。B型肝炎の感染者との接触や，輸血の経験も確かめる。外科的手術に関しても，いつ，どこで，なぜ，何の手術を受けたのかという情報を収集することが大切である。

女性では妊娠・分娩歴についても明らかにしておく。もしもこのような情報について高齢者自身や家族が把握していないならば，必要に応じて昔の診療録などの入手が必要となる場合もある。

6 身体各機能についてのシステムレビュー

高齢者の主訴と身体各機能のシステムレビューに関する，より詳細な調査を行うためのガイドラインは，身体診察の各段階に特に考慮しなければならないことがらと一緒に述べる。ここでは面接者が，統括的で信頼性があり，かつ妥当性のある情報を，病歴聴取の中から得ていくためのアプローチに関する一般的な原則を紹介するにとどめる。

一般的に老人医療の専門家たちの間では，病歴や経歴，ある種の身体診察は，典型的な「頭のてっぺんから足の先まで」のシステムレビューよりも優先すると共通理解されている。たとえば，内服薬，尿失禁，認知症の程度，視力，消化管機能，家族やその他の社会的サポートなどは，より注意深く検討されなければならない。

1）チェックリストの活用

若年成人層の場合，様々な身体器官システムに現れた症状に関する情報は，あらかじめリストアップされた症状についての質問を重ねることよって得られる。そのため精神機能に問題のない高齢者や家族などに

は，面接に先立ってチェックリストに答えておいてもらえれば，不必要に時間を費やすことをさけられる。そして面接では，患者が現在直面している問題や症状のより深い調査と，その明確化に集中することができる。

2）質問方法の選択

　面接の際の質問は，患者や家族に開かれた質問（自由回答形式の質問）でたずねるのがふさわしい。しかし場合によっては，閉じられた質問（選択肢から選ぶ形式の質問）によって，高齢者が自分の経験している症状を一番うまく言い得ているものを選べるようにすることが必要な場合もある。たとえば，胸痛の性質をうまく自発的に表現できなければ，鋭い，鈍い，刺すような，圧迫されるような，つぶされるような痛み，などのように，あらかじめ用意された語彙のリストの中から，一番うまく言い得ているものを選ぶように促すことが非常に有効となる。

3）意図的な質問

　いかなる年齢の患者においても，身体機能の各システムについて概観する情報を集めているときには，患者が「型にはまった反応」をとりがちであるということに注意する。項目がリストアップされている質問に，「はい」か「いいえ」で答え続けなくてはならず，よく考えずに答えてしまう傾向もある。意図的に質問しなければ不明なままになってしまいそうな問題には，特に注意が必要である。

　その例としては，性的機能障害，アルコール摂取量，うつ状態，失禁，筋・骨格の硬化，転倒，そして視力・聴力の低下などがあげられる。また，「階段を上がるのに，2カ月前は1度休むだけで上がれたのが，今は3度休まなければならない」といった変化のように，すでにわかっており長期にわたって抱えている症状が，その発症の質，強さ，持続期間，頻度において最近変化をしたかについても忘れずに明らかにしていくことが重要である。

III 機能評価

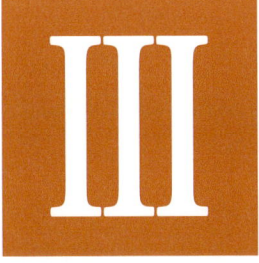

1 機能評価とは

　身体や精神の機能は高齢者の健康レベルを決める重要な因子である。加齢に伴い，頻繁に起こる年齢的な変化や慢性の各種疾病により身体や精神機能が障害され，高齢者の自立生活を脅かすことも少なくない。高齢者の活動性を保持していくことは重要な目標の1つであり，機能評価は高齢者のアセスメントには欠かせないものである。

　標準化された機能評価法を用いる利点として，患者が遂行可能な機能を明らかにし，疾病の初期徴候や慢性疾患の進み具合を判断できること(グループの相違の明確化)，治療・ケアすべき疾病の選択や，治療上の意思決定をするための基礎的なデータを得られること(意思決定支援)などがあげられる。また，複数の医療従事者が異なる状況で患者をみても，機能を評価するための共通の質問事項を常に用いることができるため，異なる設定の中でも確実に再現性をもった評価を短時間で行えることがあげられる。

　しかし機能評価とは，高齢者アセスメントの一部分にすぎない。ほとんどの評価法では，動作・活動の頻度，それを完全遂行するのに必要となる時間，動作・活動を行えない理由に関してはあまり役立たない。また，ほとんどの評価法においてすべての動作・活動の重要性が同一に設定されており，被検者である患者個人にとっての重要性までは考慮されていない。そのため，評価法によって得られた全体的なスコアから推し量られる個人の機能状態は，正確ではない危険性がある。標準化された評価法は，統括的な病歴聴取と身体診察の代わりとなるものではなく，それらを補完していくものであるという認識が欠かせない。

　本項では日常生活における機能・能力の中でも，特に狭い意味での「機能評価」を定義し，臨床実践への機能評価の適応についてまとめる。機能評価には，1)日常生活動作・活動(ADL)：個人の身の回りのケア能力，2)機能性日常生活動作・活動(IADL)：個人が地域において自立した生活をしていく能力，の二側面がある。

1) 日常生活動作・活動(ADL)の評価

　ADL評価は，食事，歩行，移動，着替え，清潔，排泄などの基本的な身の回りのケア能力をとらえたものである。すべての評価手法がそうであるように，ADLの評価手法を選択する際には，評価すべき目的をまず考えるべきである。カッツスケール(Katz Scale：表8-1)では，依存/自立といった二分された評価のみで行われるが，ロートンスケール(Lowton Scale)では介助の必要度を基準に評価している。また，バーセルセルフケア評価法(Barthel Self Care Rating)では，日常生活上の活動を介助の有無や補助具の有無によって，完全に自立して行うことができるか，また妥当な時間内に行うことができるかまで分類して評価する。

2) 機能性日常生活動作・活動(IADL)の評価

　IADLはADLに必要とされる動作よりも複合的であり，地域の中で自立した生活を送っていくのに非常に重要な生活動作のことである。調理，掃除，洗濯，買い物，電話の使用，交通手段，金銭管理などがIADLの構成要素である。

　ADLスケール同様に，IADLスケールも様々なものがある。動作を行う頻度を基調にしているスケールや，IADLに影響を与える知覚・記憶障害を除外し

表 8-1　カッツの ADL スケール

1. 入浴(清拭, シャワー, 入浴)	I:	介助を必要としない(通常の浴槽なら自力で出入りができる)。
	A:	身体の一部(たとえば背中や足)を洗うのに介助を必要とする。
	D:	身体の複数の部分を洗うのに介助を必要とする(あるいは自力で入浴できない)。
2. 衣服の着脱	I:	介助なしで衣服を準備し, 完全に着衣ができる。
	A:	靴紐を結ぶ以外は, 介助なしで衣服を準備し, 着衣ができる。
	D:	衣服の準備あるいは着衣に介助を必要とするか, または部分的もしくは完全に脱衣ができない。
3. トイレの使用	I:	介助なしでトイレに行き, 自分で後始末し, 衣服を整えることができる(杖, 歩行器, 車椅子などの補助具は使用してよい。また夜間に使用した便器やカモード(室内便器)を朝片づけることができる)。
	A:	トイレに行ったり, 後始末をしたり, 排泄後衣服を整えたり, 夜間便器やカモードを使ったりするのに介助を必要とする。
	D:	トイレに行くことができない。
4. 移動	I:	介助なしでベッドの上り下り, 椅子から起立ができる(杖, 歩行器などの補助具は使用してよい)。
	A:	ベッドの上り下り, 椅子からの起立に介助を必要とする。
	D:	ベッドから下りることができない。
5. 排泄	I:	排尿・排便を完全に自力でコントロールできる。
	A:	ときどき「おもらし」をする。
	D:	排尿・排便のコントロールには監視を必要とする。カテーテルを使用する。あるいは失禁がみられる。
6. 食事	I:	介助なしに自分で食事ができる。
	A:	肉を切ったり, パンにバターをつけるのに介助を必要とする以外は, 自力で食事ができる。
	D:	食事に介助を必要とする。食事は部分的もしくは完全にチューブか静脈栄養による。

略語：I＝自立 independent, A＝要介助 assistance, D＝依存 dependent

●総合評価
A：6 項目のすべてが自立できている
B：1 項目のみ自立できていない
C：入浴と他の 1 項目のみが自立できていない
D：入浴, 衣服の着脱と他の 1 項目が自立できていない
E：入浴, 衣服の着脱, トイレの使用と, 他の 1 項目が自立できていない
F：排泄, 食事のいずれか一方のみ自立できている
G：すべての項目が自立できていない
その他：2 項目以上自立できておらず, かつ C〜F のどれにも当てはまらない

J Am Med Assoc 1963;185:915 より

て評価するものなどもある。

　中でもロートンの IADL スケール(Lowton IADL Scale：表 8-2)はしばしば用いられる。この IADL スケールは生活動作を行える度合いを,「介助をまったく必要としない」,「最小限の介助を必要とする」,「かなりの程度の介助を必要とする」,「まったく行うことができない」などの分類で評価する。

　厚生省(当時)の「障害老人の日常生活自立度(寝たきり度)判定基準」(表 8-3)も, 福祉施設や介護現場などで広く利用されている。

　患者の動作機能と日常生活との間には段階的な必要条件が存在することが実証されており, 自立して食事をとることのできる人は, 更衣に関しても自立しており, 自分の足の爪を切ることができるか否かの能力判断は, ADL 全般にわたる自立能力と強く相関があるとされている。

　しかしながら, IADL における自立は ADL での自立を必ずしも意味しない。IADL が完全に自立していても, 失禁があったり浴槽につかっての入浴を自分で行うことができないことはまれではない。一般的に IADL 評価での機能低下は主に下半身の減衰に起因することが多く, ADL 評価では手や手首などに巧緻性を必要とされる細かな運動の協調が障害されることに起因する傾向がある。

3）目的と実行能力に基づいた機能評価

　歩きかた, 更衣, 椅子からの立ちかた, 座りかた,

表 8-2 ロートンの IADL スケール

項目	
電話の使用	1. 自分から積極的に電話をかける（番号を調べてかけるなど）。 2. 知っている 2，3 の番号へ電話をかける。 3. 電話を受けるが，自分からはかけない。 4. 電話をまったく使用しない。
買い物	1. すべての買い物をひとりで行う。 2. 小さな買い物はひとりで行う。 3. すべての買い物に付添いを要する。 4. 買い物はまったくできない。
食事の支度	1. 献立，調理，配膳を適切にひとりで行う。 2. 材料があれば適切に調理を行う。 3. 調理済み食品を温めて配膳する。また調理するが栄養的配慮が不十分。 4. 調理，配膳を他者にしてもらう必要がある。
家事	1. 家事を自分で行える。ただし負担の大きい作業では家族の助けを借りる。 2. 皿洗い，ベッドメーキング程度の軽い作業を行う。 3. 軽い作業を行うが，十分な清潔さを維持できない。 4. すべての家事に援助を要する。 5. 家事にはまったく関わらない。
洗濯	1. 自分の洗濯は自分で行う。 2. 靴下程度の小さなものは自分で洗う。 3. すべて他人にしてもらう。
外出時の移動	1. ひとりで公共交通機関を利用する。または自動車を運転する。 2. タクシーを利用し，他の公共交通機関を使用しない。 3. 介護人または連れがいるときに公共交通機関を利用する。 4. 介護人つきでのタクシーまたは自動車の利用に限られる。
服薬	1. 適正量，適正時間の服薬を責任をもって行う。 2. 前もって分包して与えられれば正しく服薬する。 3. 自分の服薬の責任をとれない。
家計管理	1. 家計管理を自立して行う（予算を立てる，小切手を書く，家賃を支払う，請求書の支払いをする，銀行へ行く）。 2. 日用品の購入はするが，銀行関連，大きなものの購入に関しては援助を必要とする。 3. お金を扱うことができない。

診察台への上がりかたなどをみることから，患者の機能状況のアセスメントは開始されている。柔軟かつ細かな運動の協調がされているかを知るためには，服のボタンのはめはずしやドアの開け閉めなどをさせたり，排泄コントロールに関しては患者のトイレ使用の様子を観察する場合もある。筋力，関節可動域，平衡機能や姿勢，振動感覚といった情報も得ること，いわゆる通常のフィジカルイグザミネーションを行うことも，患者の包括的機能状況を把握する助けとなる。

なお，多くの機能評価法は当初，遂行能力の評価を基本としていたが，転倒リスクの予測評価などのような機能許容度を直接評価することもある。

2　機能評価を行う際の留意点

1）機能評価を行う時期

一時点での評価のみで患者の活動レベルを包括的にとらえようとしても限界がある。一定年齢（65 歳）以上の患者に関しては，初回診察をはじめ定期の診察においても，系統的な機能評価が行われるべきである。療養型病床群などへの入院に際しては，入院後 1 週間以内に評価が行われることが望ましい。その後，前回の診察時より機能が改善しているか，悪化しているか，または変わりがないかを明らかにしていく。

表 8-3 障害老人の日常生活自立度(寝たきり度)判定基準

生活自立	ランク J 何らかの障害等を有するが,日常生活はほぼ自立しており,独力で外出する。 1) 交通機関などを利用して外出する。 2) 隣近所へなら外出する。
準寝たきり	ランク A (house bound) 屋内での生活はおおむね自立しているが,介助なしには外出しない。 1) 介助により外出し,日中はほとんどベッドから離れて生活する。 2) 外出の頻度が少なく,日中も寝たり起きたりの生活をしている。
寝たきり	ランク B (chair bound) 屋内での生活は何らかの介助を要し,日中もベッド上での生活が主体であるが座位を保つ。 1) 車椅子に移乗し,食事,排泄はベッドから離れて行う。 2) 介助により車椅子に移乗する。
	ランク C (bed bound) 1日中ベッド上で過ごし,排泄,食事,着替えにおいて介助を要する。 1) 自力で寝返りをうつ。 2) 自力では寝返りもうたない。

※判定にあたっては補装具や自助具などの器具を使用した状態であっても差し支えない

(厚生省,1991)

患者の機能状況は,健康状態が変化するたびに再評価されることが望ましい。たとえば,入院,老健施設などへの入所後,急性疾患や慢性疾患悪化の経緯があった後,または機能低下後のリハビリテーションの期間などは機能状況を再評価していく必要のある時期である。再評価によって,以前の活動能力と機能の改善・安定・衰退といった客観的な証拠とを比較することができ,現在の機能状態をよりよく分析できる。

患者が新しい施設に入所する際には,直近に行われた機能評価の記録を持参させるべきである。それにより新しい施設側も,患者の最近の活動技能に関して現実的な全体像をとらえていくことができ,そこから治療のゴール設定を適切に行うことができる。

2) 評価に影響を与えるもの

機能評価を行うときに患者がおかれている状況や,患者自身が受けとめている機能評価の目的は,機能評価のデータに大きな影響を与える。地域社会に住んでいる高齢者は,機能が衰退すれば自立した生活を送れなくなることを理解している。また施設にいる高齢者も,さらに機能が低下すれば別の施設や病棟への移動を余儀なくされることがわかっている。そのために,機能障害を最大ないしは最小限にみせようと努力するといったことが起きかねない。そうしたことがないよう,機能評価にあたっては,その目的を十分に説明することと,事前に患者の状態を決めつけない,という基本姿勢で臨むことが大切である。

また病院などの整えられた空間で生活動作を演じてみせたとしても,家で行うことができる動作や活動を反映しない可能性がある。そのため,患者の機能状態を正確に測るためには,患者本人の家で直接その生活を観察することが望ましい。自己申告だけでもある程度の情報は得られるが,実際に可能となる機能許容量よりも現在のレベルでの機能だけを表すことになるので注意を要する。

3) 機能評価で測れないもの

前述したように,機能評価は高齢者アセスメントの一部分にすぎない。標準的な機能評価だけでは測ることのできない,患者個人にとって重要な機能上の問題については,適切な質問によって引き出す必要がある。

患者に質問をするときは,以前の活動レベルがどのように変化したのか,現在の肉体的活動の多様性は満足できるレベルに達しているか,も含めてきくことが重要である。そして,能力の低下に対する不安や,現在の機能レベルに対する影響因子についても明確にしていかなければならない。

もし患者が生活活動に限界を感じているならば,その原因は身体的なものか,経済的なものか,または本人にはコントロールが困難な社会的な要因によるものか,について明らかにしていく。同時に,そうした限界は自らが課してしまったものではないか,などに関しても明らかにしていく必要がある。

そして次回には,そのときの活動能力と前回のそれとを比較し,生じている変化の原因を追究する。活動能力の変化は単に健康の衰退のみが原因ではなく,興味や動機づけの欠如などからも生じうる。しかし,みかたを変えれば,努力することによって維持できる機能がありうる,ということである。

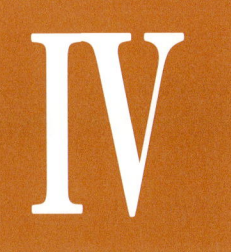

IV 身体各系統のみかた

1 外観ならびに全身系

1) 生物学的変化

　高齢者の身体における生物学的変化は，以下のように様々な部位でみられる。

　成長を終えた大腿骨や上腕骨のような長管骨はその長さを減じることはあまりないが，脊椎骨のような骨では骨粗鬆症などの影響もあり，そのサイズが小さくなることがある。身体全体の細胞数の減少は特に結合組織に著明であり，皮下脂肪の減少と皮下組織の弾力性が消失する。汗腺は活動と数が減少する。色素細胞の肥厚は色素沈着またはほくろの形成を引き起こす。皮下脂肪支持組織が減少することにより，皮膚または毛細血管への血液供給はより不十分になる。毛髪は薄くなり毛根は萎縮する。爪は分厚くもろくなり，伸びもゆっくりとなる。

　ホルモン分泌は加齢とともに減り，身体に広く影響を与える。産生レベルの低下に加え，組織のホルモンに対する反応も低下する。後者の例としては，インスリンレベルが十分あるのにインスリンを利用するための細胞の能力が低下している場合があげられ，加齢に伴う正常な耐糖能の低下が認められている。

　変化は免疫系にも起こり，組織の損傷の修復に時間がかかるようになる。抗体生成やリンパ球生成は低下し，その結果，病気にかかりやすくなる。

2) 主観的情報

　主観的情報を得るために，患者本人に自分自身の変化についての印象をたずねる。ここでは全体的な変化ないしは表面的な変化に，本人がどのように気がついているかを知ることが大切である。そのためにはまず開かれた質問(自由回答形式)でたずね，その後，個別の質問を行う。

　体型の変化については，衣服が合わなくなった，服が大きくなったように感じる，などの言動は身長の低下や体重の減少などを示唆している。

　洗面や入浴時に気がつく，いわゆる「しみ」の増加なども本人からの訴えが大切な情報となる。また汗をかきにくくなったことやかゆみの訴えなどは皮膚に関する重要な所見である。

　毛髪に関しては，白髪が目立つようになった，髪が薄くなってきた，などの言葉からヒントをつかむことができる。

　内分泌疾患の症状は原則的に年齢に関係なく同様なものであるが，甲状腺機能亢進症では，高齢者の場合，典型的な落ち着きのなさ，多動などといった症状があまり前景に立たず，やせ，うつ，感覚鈍麻などが認められやすくなる。また倦怠感や脱力感などの症状を主訴とする甲状腺機能低下症は，しばしば，「年のせい」であるとか，認知症やうつとして誤診されたままでいることも少なくない。

3) 身体所見

1 全身観察

　身体全体の細胞数が減少し，皮下脂肪の減少と皮下組織の弾力性が消失し，さらに筋肉組織も減少がみられるため，全身としてやせ型の体型となり，身体各部(特に眼窩，肋間，骨盤など)でくぼみが目立つようになる。その結果，肋骨，腸骨稜(いわゆる腰骨)などの骨性のランドマーク(体表から確認できる骨の目印)が顕著になってくる。

　脊椎骨のサイズの減少は，身長の低下として観察さ

れることもある。身長の伸びが終わってから5〜10cm程度の身長の低下を認めることがあるのは、そのためである。成人では両手の端から端までの長さは身長とほぼ等しいが、加齢による身長の低下の結果、相対的に手が長くひょろっとした体格になる。他に肩幅の減少、膝関節や股関節が屈曲するなどの変化としてみられることもある。もともと後方へ彎曲している胸椎において、その程度が過度になると背中の上部がこぶのように突き出てくる。

なお脂肪は単に減少するばかりでなく身体末梢各部から身体の中心部への再分布を起こすため、手足(特に手背、ふくらはぎ、殿部)での皮下脂肪が減少し、それとは対照的に腹部や腰部といった胴体周辺に脂肪の増加を認める。

2 皮膚

皮膚では色、病変の有無、水分、乾燥の有無を観察する。皮膚は全体的に水分量が少なくなり乾燥し、かゆみや落屑を伴う鱗屑を生じ、乾皮症と呼ばれる状態になる。汗腺の活動と数が減少することにより、皮膚の潤滑性と保湿性が十分に維持できず皮膚の乾燥が増長される。

乾皮症と皮下組織の減少と弾力性の低下が合わさると、いわゆる「しわ」として認められる。しわは頻繁に皮膚を動かす場所などに目立ち、顔面の中でも目尻にできる、いわゆる「カラスの足跡」や鼻や口周囲のしわ、瞼や頬の垂れ下がりとして認められる。

色素細胞の肥厚は色素沈着またはほくろを形成し、手背や顔面など身体各部に認められる。

手背や前腕での皮膚の萎縮や菲薄化により、皮下の静脈がより目立つようになる。さらに皮下脂肪支持組織が減少することにより、皮下出血や毛細血管の拡張が起こる。その結果、サクランボ状の血管腫(老人性拡張症)として認められ、その頻度は加齢とともに増加する。

ツルゴール(緊張度)とは皮膚をつまみ上げたときにどのくらい速やかにもとに戻るかの程度のことであり、直下に骨があるような、骨隆起部や額などの皮膚をつまみ上げることで評価する。ツルゴールが低下しているということは、つまんだ皮膚がもとに戻るまでにかかる時間が延長していることを示し、その要因には体水分量の減少と皮下の結合組織の変化がある。一般成人の場合は脱水の判断にこのツルゴールの低下具合を利用できる。しかし高齢者の場合は、加齢に伴う変化として皮下組織の変化が認められるので、脱水がなくともツルゴールの低下が認められるため、判断は困難である。

また、歩行に影響を及ぼす足の魚の目、たこ、潰瘍、いぼなどにも注意を払う。

貧血の有無を確認する目的で眼瞼結膜を視診する場合があるが、より確実な方法は手の視診である。特に高齢者では結膜よりも優れたヘモグロビンレベルの指標となるのが、手のしわの色調である。手掌を軽く広げた状態で手のしわが正常の赤い色調を呈しているならば貧血である可能性は低く、しわの部分が蒼白ならばヘモグロビンレベルが正常の半分以下であることを示唆する。

3 体毛・毛髪

体毛の減少・喪失は身体末梢部から始まり、中心部へと進展する。四肢の体毛、陰毛、腋毛も徐々に減少していく。甲状腺機能低下症では体毛の喪失が1つの徴候であるが、加齢に伴う体毛の喪失があるときには、甲状腺機能低下症の有効なサインになりにくいので要注意である。

毛髪の喪失は、いわゆる禿げとして知られているが、その多くは遺伝的素因で運命づけられている。禿げの有無にかかわらず、毛髪は加齢とともに細くなり、それに伴って直毛傾向を示す。毛髪の色調変化としては白髪化、いわゆる白髪が加齢に伴い目立つようになるが、毛髪色素が薄くなり茶色に変わることもあり、これらが混在することもある。

また頭皮も皮膚の一部であるため、乾皮症が頭皮で認められることもよくある所見である。

4 爪

爪では、ばち指形成、変色、分離の存在を観察する。特に足には特別な注意を払い、足趾の間を注意深く観察する。足の爪は清潔さ、匂い、色、異常肥厚、真菌感染症について観察する。

2 呼吸器系

1）生物学的変化

加齢による最も大きな変化は呼吸器系に認められ，加齢とともにその機能は低下する。胸壁の張りと筋緊張は減少し，肋骨は動きが小さくなり肋軟骨は石灰化する。気管壁の線毛の動きや細気管支の拡張性は減少し，肺胞数も減少する。咳反射や咳の効果は低下する。これらの変化が積み重なることで，呼吸の深さおよび換気量が減少し，さらには構造的変化とも関連して解剖学的死腔も増大する。これらの結果として肺活量が減少することになる。

この肺活量の減少こそが，高齢者における一般的な健康状態を最も正確に予知する指標となるともいわれている。このような変化は身体のすべての組織での酸素化を減らすことになる。そのため，60〜90歳までの患者においては，1歳加齢するごとにPaO_2値から1 mmHgを差し引いた値を動脈血酸素分圧値の解釈時の，年齢相当値とすべきである。

2）主観的情報

呼吸・循環・造血機能は，すべてが連動して初めて身体のすみずみの細胞に酸素を届けるというはたらきを成り立たせている。つまり呼吸器系で酸素を取り込み，造血器系で作られた血液にその酸素を渡し，循環器系の血管中を同じく循環器系の心臓の勢いで体中にめぐらせていくのである。

しかし患者本人の自覚的所見として，これらの機能を別個のものとして感じ分けることはほとんど困難である。

そのため呼吸器系のみに限局される主観的情報はあまりなく，実際に情報収集するにあたっては，呼吸器系・循環器系・造血器系に共通するものとして広くとらえていく必要があり，心肺機能とまとめて表現されることも多い。

1 息切れ・呼吸困難

心肺機能に関する主観的情報として，まず運動耐性能があげられる。これは特別に何かのスポーツをするととらえなくとも，着替え，外出，散歩などの日常生活における活動状況を把握することで大まかな心肺予備力が予測できる。たとえば家屋内の移動でも，別の階に移動するのに困難を自覚している，などの話があれば運動耐性能は容易に予測できるであろう。これは主観的情報として項目をあげるならば，息切れ，呼吸困難などとしてあげられる。

2 胸痛

胸痛も呼吸器系・循環器系ともに関連する主観的情報であるが，呼吸器系では，気胸，胸膜炎などや，胸郭の構造に関連する肋間神経痛，肋骨骨折，胸椎圧迫骨折などが例としてあげられる。加齢とともに一般的に痛みに対する閾値が上昇することが知られており，若年成人と同じ程度の病態が生じていても，高齢者からは「痛み」の訴えがきかれる可能性が低くなることを認識しておかなくてはならない。すなわち明らかな痛みの訴えがなくとも，本来疼痛を生じうる病態は現存している場合があり，加齢が進むにしたがってそのリスクは高くなる傾向にある。

3）身体所見

1 胸郭変形

呼吸器系の視診をする際には胸郭拡張の対称性を観察するために患者に椅子に座ってもらい，胸郭の形状，あらゆる骨変形，努力性呼吸を観察する。

示指と中指を使って脊柱の異常な彎曲を確かめたときに，もともと後方へ彎曲している胸椎において，その程度が過度になり，背中の上部がこぶのように突き出ているのは脊椎後彎症である（図8-2）。これは胸椎椎体が骨粗鬆症に伴ってその大きさを減じ，椎体への力学的なストレスによって変形したものである。もしもこの変形が骨粗鬆症による圧迫骨折から引き起こされたものならば，背中を触診する際に椎体の欠損を触知できることもある。

胸郭の変形が側彎であるならば，気管が正中から変位していることもあり，そうなれば胸骨上切痕直上で気管の触診を試みたときに気管を確認できない，ということもありうる。

胸郭の前後径と横径との比率は，若年成人においては1：1.5〜2であるが，この比率が1：1に近づくよ

図8-2 脊柱の触診

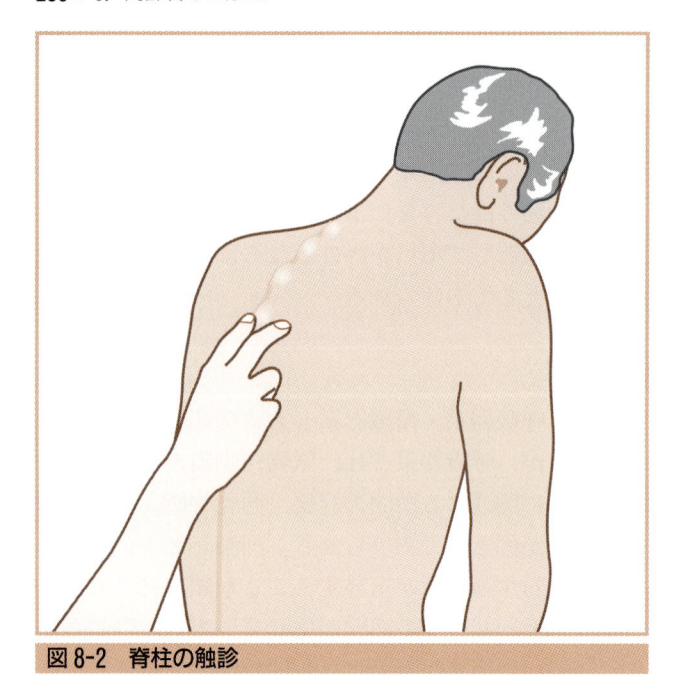

うに前後径の増大を認める場合がある(図8-3)。これは若年成人では慢性閉塞性肺疾患に引き続き起こる樽状胸郭変化であるが，打診や聴診などの他の身体所見で明らかな異常は認められず，加齢のみが原因として考えられる場合は老人性肺気腫と呼ばれることもある。

2 呼吸数・呼吸パターン

健常な高齢者であれば，安静時の呼吸数や呼吸リズムは若年成人と比べても違いはない。しかし加齢に伴い，軽度の労作でも呼吸数は容易に増加し，安静時の呼吸数に戻るまでの時間もかかるようになる。加齢に伴う身体変化により死腔容積は増加し肺活量が減少し，努力呼気量も減少していく。このことは軽度の気道閉塞を伴ってきたことに相当する。つまり病態変化として閉塞性肺疾患があるわけではないが，加齢による変化としての軽度の閉塞性状態をもち合わせることになる。

3 触診

胸郭の所見で見落としがちなのは肋骨骨折である。加齢による骨粗鬆症のリスクの上昇と，それによる肋骨骨折は高齢者ではよくみられることである。高齢者ではわずかな打撲や，ほんの少し転倒でも骨折してしまうことがある。

しかし，肋骨骨折は連続する複数の肋骨が骨折して初めて動揺胸郭(胸壁が吸気時に陥凹し，呼気時に膨隆する奇異性の動き)としての所見を認める場合があるほど，見抜くのが難しい。その上高齢者では加齢に伴って痛みに対する閾値が上昇するために，骨折としての痛みの自覚も乏しいという条件が重なる。そのためにたとえ肋骨骨折があったとしても，患者本人からの訴えがいつもあるとは限らない。

したがって，若年成人よりもやや積極的に骨折を疑うことが大切である。実際には片方の手を前胸部に，

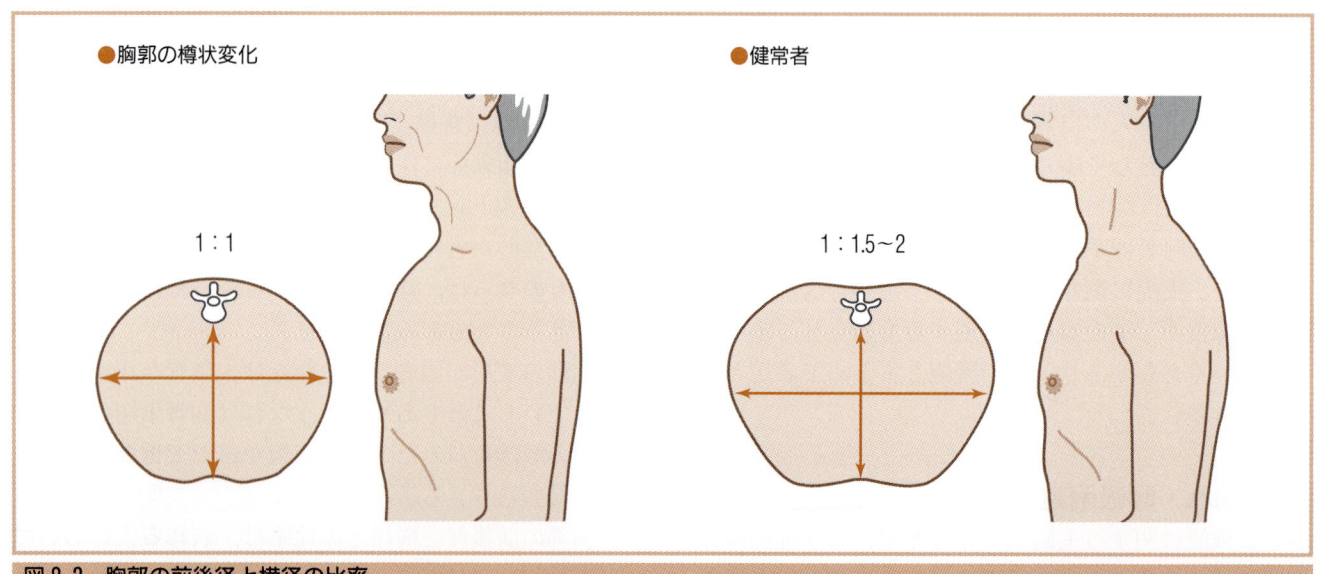

●胸郭の樽状変化　　1:1

●健常者　　1:1.5~2

図8-3 胸郭の前後径と横径の比率

3 循環器系

1）生物学的変化

心筋は加齢に伴い，硬くこわばり伸展性が低下する。心臓弁は肥厚し，心臓への血液還流能を低下させる。加齢による変化は心臓弁に石灰化やムチン変性を引き起こす可能性があり，75歳以上の高齢者の実に約1/3に石灰化がみられる。

動脈壁は弾力性が減り，大動脈は拡大・拡張し，冠動脈の血液循環量は減少する。収縮期血圧は一般に64歳までは年齢に応じて上昇し，その後下降する傾向にある。運動後安静時の心拍数に戻るにはより時間がかかるようになり，120/分以上の心拍数には身体的に耐えられなくなる傾向にある。

2）主観的情報

前述したように，患者自身が呼吸機能・循環機能・造血機能を別個のものとして感じ分けることは困難である。つまり循環器系のみに限局される主観的情報というものはあまりなく，実際に情報を収集するにあたっては，呼吸器系・循環器系・造血器系に共通するものとして広くとらえていく必要がある。特に循環器系と呼吸器系との関係は密接であり，一方が他方へ影響を及ぼすことも日常的である。

循環器系に深く関与する主観的情報，すなわち症状や自覚できる客観的所見をあげるとすれば，運動時呼吸困難，頻脈，動悸，手足の冷えなどがあり，その他にも食欲不振，嘔気，嘔吐などがあげられる。これらの症候は顕著でないことも多く，さらに後者の3つは消化器系の訴えともとられがちで，循環器系の不調を気づかせるサインとはなりにくい。

1 息切れ・呼吸困難

呼吸器系の主観的情報（229頁）で述べたとおり，心肺機能に関する主観的情報としては，運動耐性能があげられる。日常生活における活動状況を把握することで大まかな心肺予備力が予測できる。主観的情報としては，息切れ，呼吸困難などがあげられる。

心肺予備力の少なくなった高齢者では，心疾患の経

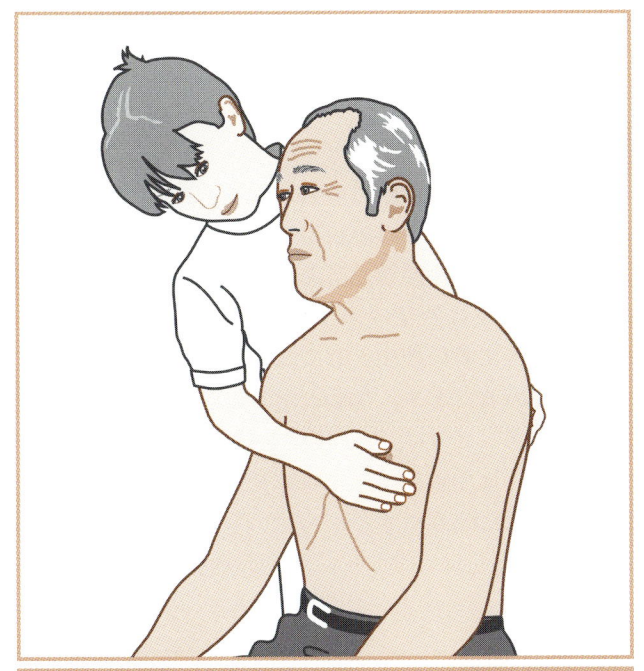

図8-4 肋骨骨折の触診

反対の手を背部に置き，胸郭を前後からしっかりとはさむ（図8-4）。そのまま患者に深呼吸をさせると，もしも骨折が存在するならば，その部位で痛みが誘発されることから発見できるはずである。

4 打診

打診音は高齢者であっても若年成人と同様であり，基本的には胸郭では共鳴音を呈する。胸郭の変形や加齢に伴う残気量の増大による老人性肺気腫などの構造上変化によっては共鳴音の増大を認め，過共鳴音としての所見が得られる場合もある。

5 聴診

呼吸音は正常な肺である限り高齢者であっても若年成人と何ら変わりがない。脊椎後彎症や老人性肺気腫などの身体構造上の変化は，気流の低下を伴うため，呼吸音の音量の減少として反映される。しかし気道の狭窄を反映する「連続性副雑音」，肺胞構造の変化を反映する「細かい断続性副雑音」，気道内の水分の過剰貯留を反映する「粗い断続性副雑音」〔呼吸器系のみかた（66頁）〕は，加齢が聴取の理由になることはない。言い換えればこれらの異常呼吸音を聴取した場合には，何かしらの病的意味があると考えてよい。

過としてうっ血性心不全を認めることがある。うっ血性心不全による体液の過剰貯留は，むくみの自覚，衣服がきつくなったこと，体重増加などとして気づかれる。うっ血性心不全により心臓への仕事量の負荷がかかると労作時の呼吸困難などの訴えとして認められることもある。

ただし労作時呼吸困難をきたす原因は循環器系だけでなく，各種呼吸器系病態，貧血などの造血器系病態，あるいは肝不全による低蛋白血症に起因する浮腫や水分貯留などもあるため，主観的情報と病態とが直結できないことに改めて注意すべきである。

2 胸痛・疼痛

胸痛も呼吸器系・循環器系ともに関連する主観的情報であるが，循環器系では，狭心症や心筋梗塞にみられる冠動脈疾患，解離性大動脈瘤などが原因として考えられる。部位は胸部ではないが，疼痛では側頭動脈の病変による頭痛，下肢における一過性の虚血では歩行時の下肢の痛みと跛行(有痛性間欠性跛行)となる。ふくらはぎを強く握りしめたときに疼痛を訴える場合(ホーマンズ徴候 Homans'sign 陽性)は，下肢の深部静脈血栓症が疑われる。

心筋梗塞は発見が遅れれば生命を失いかねない重大な病態であるが，その1/3～1/2には全経過を通じても胸痛の訴えがまったくないことが知られている。その上，加齢とともに一般的に痛みに対する閾値が上昇するので，若年成人と同じ程度の病態が生じていても，高齢者からは痛みの訴えがきかれる可能性が低くなるため，注意を要する。すなわち明らかな痛みの訴えがなくとも，疼痛を生じうる病態が現存している場合も多く，加齢が進むにしたがってそのリスクは高くなる傾向にある。

心筋梗塞が高齢者に発生した場合は，「典型的な胸痛」がそのサインとなることはむしろまれで，呼吸困難，肩こり，頸部の不快感，消化器症状をうかがわせるような胸やけ，他には脱力，回転性めまい，錯乱，意識障害などの脳血液循環不全を示唆する言葉として表現されることが少なくない。

大腿動脈の病変による間欠性跛行を起こしうる病態でも，高齢者の痛みに対する閾値の上昇は症状をわかりにくくする。典型的な痛みではなく，しびれや知覚異常，足の冷感や色調変化などといった症候で気づかれることも多い。脱毛，てかてかして緊満した肌，爪の変形などを訴えることもある。

3 めまい・浮遊感

起立性低血圧は高齢者の外来患者の約2割に認められ，その訴えとしては臥位ないしは座位から立位になるときのめまい・浮遊感であることが多い。姿勢変化による低血圧は若年成人でも起こりうるものであるが，高齢者に多い理由としては，圧受容体反射が緩徐になっていることや，加齢とともに各種疾病をもち合わせており，そのために様々な薬剤を用いているため，あるいは加齢に伴って身体全体に占める水分量が減少し脱水に陥りやすくなっているため，などが考えられている。

3）身体所見

1 心臓の大きさ

健常な高齢者では，前胸部の視診，触診，打診において健常若年成人と比べて，特に変わることはない。病的変化がない限り心臓のサイズには加齢による変化はみられないのがふつうである。

最強心拍部位(PMI)，または心尖部をみつけるためにまず手の母指つけ根部分を用いるが，この部位は左鎖骨中線より正中側の第5肋間にあるはずである。しかし，脊椎後彎症や胴体周辺への脂肪組織の移動として現れる肥満症の場合は，この心尖拍動部位が相対的に元の場所からずれてしまうこともある。そのため，単なる最強心拍部位の触知や打診による心臓の輪郭の把握は，心臓の大きさの評価にあたってはその意味づけが難しくなる。

2 聴診

聴診では，本来は聴取されない過剰心音が健常高齢者で聴取されることもある。最も多い所見は第4心音(S_4)の聴取であり，循環器疾患を伴わない S_4 は異常とは言い切れない正常亜型ともいわれる。心音計によるデータでは高齢患者の6割以上に心雑音があることを示している。最もよく遭遇する心雑音は心基部できこえる柔らかな収縮期駆出性雑音であり，聴診器による臨床所見では高齢者の2割以上に収縮期早期の雑音が認められる。他の心疾患の症候を伴わない状態で

は，この心雑音には病的な意味づけはできず，無害性雑音と評価される。なお，この雑音の起源は大動脈の弾力性の低下による拡張や，大動脈弁交連の癒合などが想定されている。

3 心拍数

正常な加齢により心拍数そのものはほぼ変わらないか，変わったとしても若干低下する程度である。心拍出力そのものは加齢による低下は認められないと考えられているが，運動耐性能は低下する。この運動耐性能の低下は運動負荷後の心拍数とその戻りの悪さに反映される。この際に注意することは，与える運動負荷が心臓の予備力を超えないようにすることであり，通常は日常生活の活動レベルに見合った運動負荷を行う。つまりトレッドミルなどによる大きな運動負荷でなく，座位から立位への体位変換や，手指の屈曲伸展を繰り返すなどの負荷がふさわしい患者もいることを忘れてはならない。

ふさわしい運動負荷量の設定や運動耐性能の正確な評価には，きちんと管理された条件で検査を行う必要がある。一般的には，ふさわしい運動負荷では心拍数の変化は1分間に10ないしは20を超えることはなく，安静時心拍数への戻りも2分以内である。これが高齢者の場合は，若年成人ほどは心拍数の増加はみられず，いったん増加した心拍数が安静時の値に戻るまでに要する時間が長くなる。

また高齢者は不整脈を有していることが少なくなく，60～85歳の健常者の9割近くに24時間の間に何らかの不整脈がみつかる。明らかな心疾患がなくても不整脈が認められることもある。その理由としては，膠原線維や脂肪の浸潤，アミロイド沈着などの他，洞結節や房室結節自体が萎縮するためなどともいわれている。高齢者の洞結節においてはペースメーカー細胞数がかつての約1割減少し，ヒス束の線維数も約半分に減少している。

不整脈のうち一過性の頻拍発作を呈する人は，他の不整脈を有する人よりも心不全を起こしやすいともいわれている。明らかな心不全となる前に予測するためには，高齢者では末梢動脈での脈拍の触知と心尖拍動の触知とを同時に行い，脈拍欠損の有無について，より積極的に確認する姿勢が大切である（図8-5）。

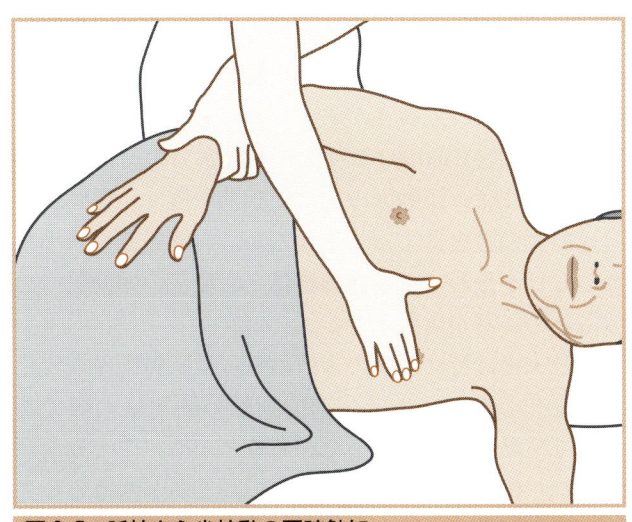

図8-5　脈拍と心尖拍動の同時触知

4 血圧

血圧は通常，座位をとり両腕で測定し，左右差をみる。心血管系に問題があったり高血圧症のために投薬を受けているならば，連続して血圧を測るべきである。上肢での左右差が10 mmHg以内であれば正常と考えられている。

加齢とともに動脈壁の弾力性は低下する。そのため年齢が高くなるにしたがって血圧が上昇すると考えられており，50歳以上の者の1/4から約半数では血圧の上昇を認める。血圧の上昇の程度は拡張期血圧に比べて収縮期血圧で顕著であり，その結果，脈圧が増大する傾向を示す。

65歳以上では40％以上が高血圧症を有していると推定されており，前述のような生理的変化をふまえると高齢者の正常血圧の定義には種々の意見がある。しかし血圧の上昇は年齢にかかわらず身体の諸器官に何らかの障害を誘発するという見解は確立しており，高血圧の存在は高齢者でも許容されるものではない。

5 血管の評価

血管は加齢に伴い弾力性がなくなるだけでなく，血管自体が伸展し蛇行する。また動脈硬化のために動脈は硬くなり周囲の支持組織が減少することから，より目立つようになり，触知しやすくなる。しかし下肢の末梢動脈などでは，もともとの血流の弱さがさらに顕著になるために拍動を触知しづらくなる場合もある。

頸動脈は左右別々に優しく触れる。加齢に伴う動脈硬化性変化により頸動脈を経て送られる脳血液循環が

潜在的に障害されている可能性もあり，左右同時に頸動脈を触知すると，失神発作や脳虚血に伴う症候が顕在化してしまう危険性があるからである。

頸動脈雑音(bruits)と呼ばれる異常音の有無を確かめるためには，頸動脈の上に聴診器を置く。頸動脈雑音は血流の障害によって生じるが，血管内腔の狭小化ないしは不整形による血管雑音と心雑音の頸動脈への放散との鑑別が重要となる。

四肢末梢，特に下肢の末梢動脈には動脈硬化性変化が顕在化しやすいため，末梢動脈の触知は大切である。末梢動脈での循環不全があると末梢への十分な血液供給が確保されず，冷感を生じ，皮膚が菲薄化し光沢があり緊満したようになり，体毛の喪失や爪の肥厚と脆弱化を認める。下肢を挙上し末梢の血液を中心部に移動した後に下肢をおろすと，健常者ではすぐに均一に肌がピンク色になるが，末梢動脈の循環不全があると，この色調の変化は薄暗いピンク色，かつまだらな模様となる。

静脈系の循環不全では血液灌流不全となり，末梢での血液のうっ滞による浮腫として観察される。そこで足背や脛での圧痕性浮腫の有無を確認する。また静脈灌流不全の徴候を疑った場合は，皮膚の熱感の有無，ふくらはぎを圧迫することにより疼痛が誘発されないか(ホーマンズ徴候，232頁)を確認する。

4 消化器系

1）生物学的変化

高齢者になると一般的に嗅覚や味覚の感度が低下する。また加齢に伴って歯のエナメル質と象牙質の磨耗の結果，歯がすり減ってくる。唾液の分泌が減り歯茎が収縮するが，高齢者の歯を失う主たる原因は歯周疾患である。

加齢に関係する胃，小腸，大腸の主な変化は，動きや蠕動が弱まることである。胃腸では分泌液の生成が減り，胃内消化時間が延長する。小腸の吸収表面の細胞数も減少する。肝臓は小さくなり，重量と肝血流量も減る。肝機能は加齢に伴い多少低下し，胆嚢は胆汁排泄に時間がかかるようになり，胆汁は濃くなり量が減るが，症状として顕在化するほどの変化はみられない。膵臓も加齢による変化はほとんどない。

消化器系の臓器(消化管ではないが肝胆膵を含む)は何かしらの疾病に罹患しない限り，症状を呈することはないと考えてよい。

2）主観的情報

1 口腔

嗅覚や味覚の感度が低下し，食べ物の味がわかりにくくなったという訴えがきかれることがある。さらに唾液分泌の低下もこの感覚低下に相乗作用を及ぼす。食べても砂を噛んでいるようだとか，何を食べても美味しく感じられないとの言葉になることもある。

味覚が低下しているために微妙な味つけを区別しづらくなり，また少しでも食の感覚を向上させようとして味つけが全体的に濃くなる傾向もある。

2 胸部・腹部

高齢者でよく認められる訴えに「嚥下困難」がある。感覚的な咽頭閉塞感や各種の原因による胸やけの感覚と，実際の嚥下困難の自覚的感覚との区別は必ずしも容易ではない。実際に食べ物がつかえるのか，もしそうなら固形物と流動物のどちらがよりつかえやすいか，などの質問とその反応により区別していく。

加齢に伴う身体変化の1つに胃液の分泌低下が知られているが，実際には物を食べにくくなるほどの変化ではない。そのため高齢者で「食べると下痢をする」など食物不耐症の訴えがあっても加齢のためとはいい難い。食物不耐症の訴えは何かしらの器質的病変の存在を示唆する。

消化器系は部位的には腹部だけではなく口腔から胸部，腹部と続くが，その部位を峻別して痛みや異常を感じとるのは困難である。そのために消化器系の訴えは非常にあいまいなものとなりやすく，これは高齢者でも若年成人と何ら変わりがない。

加齢により食道裂孔ヘルニアの罹患率が高まるといわれている。食道裂孔ヘルニアは，40歳以上の約1割が，70歳以上の約7割が罹患していると推定される。これは食後の「胸骨下部の疼痛や不快感」などとして現れることもある。さらに裂孔ヘルニアに逆流性食道炎を合併すると，食後や臥位になったときの疼痛や不快感の訴えとして認められることもある。

さらに前胸部での不調は食道や胃といった上部消化管のみならず，心臓や胸部大血管という循環器系や，胸膜や肋間という胸郭などの不調のサインである可能性もあり，その鑑別は容易でない。この中でも心臓あるいは大血管由来の疼痛については，予断を許さないものであることが多いため見逃すことができない。

便秘も高齢者に多い訴えの1つであるが，高齢者の便秘傾向には複数の加齢変化が関連している。消化管中の食物通過時間，すなわち消化管を通って便として排出されるまでの時間が延長するために，消化管内での水分の吸収にかける時間が長くなる。その結果，便に残される水分が減り，便が硬くなる。さらに食事量や水分摂取量が減少したり，運動や活動が少なくなるなどの生活上の変化も伴い，排便したいという感覚が低下する傾向もある。また年齢が高まるにつれ様々な基礎疾患をもつことにより，各種の医薬品を使用するようになる。それらのことが関連し合って便秘傾向になると考えられる。

3）身体所見

1 口腔

口腔においては歯並びと粘膜の状態を注意深く観察し，どんな腐敗臭も記録する。口臭は様々な健康問題を示唆する。

義歯を装着しているならば，部分的な義歯であるのか，全面的なものなのか，使用している義歯と口腔の構造がきちんと合っているか，義歯を清潔にしているか，噛み合わせはきちんとしているかを観察する。また，歯茎や歯周組織は色，水分，病変や感染の有無を調べ，歯槽膿漏の可能性を確認する。

2 腹部

高齢者であっても，健常では腹部の身体所見では何ら特異的な所見はみられない。加齢に伴い肝臓や腎臓などの実質臓器はわずかに小さくなるが，打診や触診でその変化を見出すことができるほどの明らかな変化ではない。筋肉組織が減少するために腹筋も薄く軟らかくなり，腹腔内臓器を触知しやすくなるかもしれないが，一方で脂肪組織の胴体周辺への移行のために腹部の触診はわかりにくくなることもある。

また，高齢者の便秘の一要因として直腸の緊張度は加齢に伴って多少減少することがあげられる。直腸診で指を挿入されたときの感覚が低下していないかどうか，確認を怠らない。

5 泌尿器・生殖器系

1）生物学的変化

腎臓は，主に体内の体液量と可溶性物質の調節の役割を担っている。生体成分構成が加齢とともに変化することは知られている。水分量は減り，脂肪濃度は増す。腎臓は萎縮し尿濃縮能が，特に夜間に低下する。しかし病気のない状態では，腎臓に由来する症候は認めないのが普通である。ただし高齢者は若年成人に比べて脱水，心不全，感染症などの腎臓に負担をかける状態におかれた場合，腎機能障害が顕在化しやすい。

膀胱容量低下や膀胱の筋緊張低下は，加齢に伴う変化として現れやすく，排尿時に膀胱を完全に空にできなくなることもある。また，加齢に伴い前立腺肥大の罹患率が高くなる。

健康な成人では性欲，性交能力は生涯にわたり完全なままで残る。女性は更年期に伴い月経，排卵が停止する。卵巣，子宮の大きさは小さくなり，腟は薄くなり，弾力性や腟の滑らかさも減り，腟分泌物はよりアルカリ性となる。男性では精子生成は生涯続くが，その数と運動性は減る。睾丸の大きさ，硬さも年齢とともに減少する。生殖機能の低下は，女性より男性の方が徐々に起こる。年齢を重ねることにより，男性は勃起しクライマックスに達するのに，より時間がかかるようになり，射精量も減る。

2）主観的情報

高齢者の泌尿器系の訴えで多いものに，尿失禁がある。高齢者のおよそ3割に何らかのタイプの尿失禁を認めるが，患者本人から積極的な訴えをききづらい病態でもあるため，実態が把握できない場合も少なくない。嗅覚の低下のために自分の尿臭に気づきにくくなっていることもあり，衣服が濡れて初めて気がつく場合もある。また，尿失禁を自覚している場合には外出を控えるため，他人から気づかれにくい傾向にあ

る。

　尿失禁のタイプを判別することは，対処法を探るために重要である．この判別は患者の話をていねいにきくことで可能になる．尿意を感じられない患者は下着が濡れることで初めて排尿したことに気がつくが，これは反射性尿失禁あるいは溢流性（低活動性）尿失禁のパターンである．尿意を感じると排尿を我慢できず，トイレにたどり着く前に排尿してしまう切迫性（急迫性）尿失禁，くしゃみなどの腹圧がかかったときに尿を漏らしてしまう腹圧性（緊張性）尿失禁，とパターン分けすることができる．さらに，切迫性尿失禁と腹圧性尿失禁を合併する混合性尿失禁というパターンもある．

　これらの尿失禁では既往歴との関連もあり，高齢者の男性では前立腺肥大症や前立腺の手術に伴い膀胱三角の筋緊張の調整がうまくいかず，溢流性尿失禁を呈することがある．また排尿後に尿がしたたり落ちる場合も，前立腺疾患による溢流性尿失禁と考えられる．経産婦などで骨盤底筋群の筋緊張が弛緩している場合は腹圧性尿失禁となる．

　尿失禁ではないが加齢とともに前立腺肥大の傾向が増え，夜間尿の訴えが目立ってくる．同じ夜間尿でも目が覚めてからトイレに行きたくなるのはむしろ睡眠パターンの障害であるが，尿意のために目が覚めるというものはこの夜間尿の問題である．夜間尿は泌尿器系には問題ない心不全患者でもしばしば認められるが，この場合は臥位になることで腎血流量が増加するため尿生成が増えるもので，成因が異なる．

6 感覚系

1）生物学的変化

　視力は加齢とともに変化する．最も一般的な加齢に伴う視力の変化は老眼，あるいは遠視である．これは水晶体の含水量が減じ，また水晶体の弾力性も低下するために，手前で焦点を合わせることができにくくなるためである．

　光をまぶしいと感じやすくなり，光度変化に順応する時間もかかるようになる．これは加齢に伴って光に対する閾値が上昇し，水晶体の光透過性が加齢とともに低下するからである．ものをみるための最低量の光量は，若年成人に比べて高齢者では2～3倍必要となることが知られている．

　加齢の影響で水晶体が黄色に変色していくために，色識別覚も低下する．この影響は青色や緑色ないしは紫色により顕著であり，色の識別が困難になってくる．オレンジ色や黄色のような暖色の識別は比較的保たれる．

　周辺視野での認識が困難になることは高齢者ではまれなことでないが，必ずしも生理的変化だけではなく，緑内障の可能性も考慮する．なお中心性の視野欠損は加齢による生理的変化としては起こらないのがふつうである．

　聴力の主たる変化は，高音域の知覚低下である．複数の音をきいたとき，それらの音の区別がより難しくなる．また，加齢に伴い耳垢生成が減少する．

　加齢に伴い聴力が低下する，あるいは聴力を失うこともあるが，この聴力障害がすべての高齢者に必ず起こることではない．なお老人性難聴の原因で最も多いのは内耳の変化によるものである．

　加齢に伴い味覚ならびに嗅覚も低下するが，味覚の方が嗅覚よりも保たれやすい傾向がある．

2）主観的情報

1 眼

　高齢者はものをはっきりみるために，より明るい環境が必要となる．これは何かを読むためにこれまでよりも明るい光が必要になったとの訴えや，薄暗いところを歩くために常夜灯をつけるようになったとの生活環境の変化の訴えとして判明することもある．明るさの変化に順応するのに若年成人よりも時間がかかるようになり，夜間のドライブで対向車のライトをまぶしく感じるようになったとの訴えでわかることもある．

　老眼については近くのものが見えにくくなり，使っていた眼鏡を調整したという訴えをきくこともある．

　色覚は暖色系の識別力は比較的保たれるが，青や緑ないしは紫色の区別に困難を自覚するようになる．

　日常生活で意識している中心付近の視野は加齢による変化がほとんどないので，その自覚があった場合は何かしらの病的状態の存在を示唆するものである．周辺視野が保たれたまま視野の中心部に欠損が生じた場

合は，老人性黄斑変性症などの可能性も考慮しなければならない。周辺視野の欠損や狭小化については意識が及びにくく，何かにぶつかったりよろめいたりするという情報が，障害を疑うヒントとなる場合もある。

　加齢に伴い涙腺の機能低下で涙の分泌が減少することと，結膜が菲薄化することにより，眼が乾燥し結膜が脆弱化する。そのために患者は眼がチクチクする，焼けるような感じがするといった訴えを示すこともある。ただし，すべてが加齢による結膜の乾燥によるものとは断定できず，実際に結膜炎などを起こしていることもあるので注意を要する。

　高齢者の視力に影響を与える代表的な加齢変化に，白内障や緑内障がある。加齢に伴いその罹患率は高くなる傾向がある。これらは決して加齢に伴う生理的な変化ではなく，あくまで病的状態であるので，年齢のせいとしてないがしろにしてはならない。

　白内障は水晶体の混濁による光透過の障害であり，混濁の部位や程度によって自覚症状は様々である。初期の段階では水晶体の厚みが増すことにより一過性に屈折率が改善し，近くのものが少しよくみえるようになったという訴えもきかれる。

　緑内障は，高齢者の失明の原因として最も頻度の高いものの1つである。急性発症のものは，眼の奥ないしは眼周囲の激痛や，光の周囲に虹がかかったようにみえる，視野中心部の視力が急激に低下するといった訴えが典型的である。慢性開放隅角緑内障の場合は，患者の訴える症状がはっきりせず，各種検査でようやく診断されることも多い。

　一過性の視力喪失などは一過性脳虚血発作の症状の可能性もあり，両眼性の片側の視野欠損は脳梗塞などの脳血管障害によることもある。片側の眼の部分的な視野欠損は眼そのものの，それも網膜での出血や剥離などを疑わせる症状である。

2 耳

　高齢者で最も多い難聴は老人性難聴であり，75歳以上の3割以上の高齢者は生活に何かしらの支障がある聴力低下を経験している。この老人性難聴で障害される音域は4,000 Hz以上の高音域であり，日常会話で用いている500～2,000 Hzあたりの音域より高いところである。しかし高音域の聴力が失われるため，相対的に低音域が強調されることになり，それまでよりも低めの声で話しかけた方がきこえやすくなる。この老人性難聴は加齢とともに徐々に進行するため，患者自身は聴力低下を患者なりの様々な方法（相手と面と向かって話す，複数の相手と同時に話さないように状況設定をする，など）で補っていることも多い。

3 鼻

　嗅覚として独立して意識することは日常生活場面では必ずしも多くはなく，食事などの際に味覚とセットで違和感を自覚することが多い。嗅覚の低下は加齢に伴い認められるものでもあり，進行すると匂いがわからなくなったと訴えることもある。

3）身体所見

1 眼

　眼では，腫れ，充血，過度の涙，渇きなどの有無を調べる。眼窩周囲の皮膚は，色素沈着のためにやや黒ずんでみえる場合もある。脂肪組織が全体に減少するために，眼球が落ち込んで眼球陥没様にみえることもある。

　眼瞼は病変や固くなっていないかどうかを調べる。眼瞼の筋肉が萎縮・弛緩するために，老人性眼瞼内反と呼ばれる眼瞼縁の内方転曲や，眼瞼外反とよばれる下眼瞼の外方転曲が生じる。これは観察所見としては上眼瞼のひだが顕著で，眼窩下部の皮膚のたるみなどとして観察される。

　結膜には加齢に伴う脂肪の沈着が認められることが多く，結膜と強膜は黄染する。表皮への脂肪の沈着である眼瞼黄色腫が内眼部や上眼瞼，下眼瞼に認められ，角膜に接した鼻側またはこめかみ側の結膜上に透明から黄色の塊状の結膜脂肪斑を認めることもある。

　虹彩では老人環と呼ばれる環状ないしは弓状の灰白色の混濁が角膜周囲を取り囲んでいる場合もある。これらの脂肪の沈着は瞳孔を覆い隠すことはなく，視力や視野には影響を与えない。

　瞳孔は若年成人よりもやや縮瞳気味であるが，高齢者であるからといって瞳孔径に左右差を認めたり，対光反射や角膜反射が若年成人と異なることはない。

　白内障は45°の角度で眼にペンライトを当てることで確かめられる。白内障があると，水晶体に曇った混濁がみられる（図8-6）。

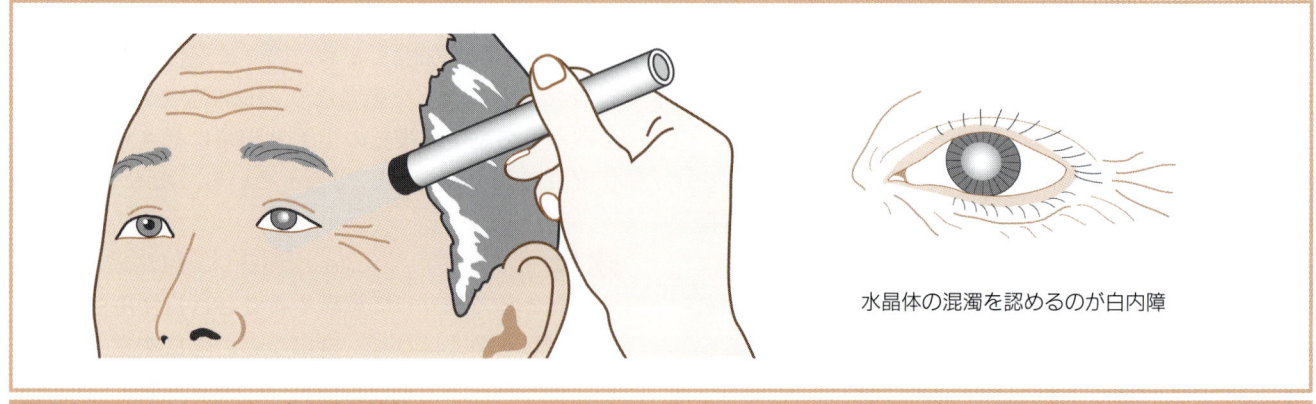

図8-6 ペンライトによる白内障の確認

水晶体の混濁を認めるのが白内障

2 耳

外耳では対称性, 病変, 明らかな排液の有無を視診する。下部耳介では縦ひだの有無に注目すべきである。それは心臓血管病を示すこともある。内耳は耳鏡でみる。光錐は鼓膜の上にみられる(図7-14, 191頁)。耳道には耳垢の堆積や, 以前の感染による瘢痕を観察する。それらのために外耳道が閉塞し聴力を失うかもしれない。

聴力のスクリーニング検査は, 患者の後部30 cmほどのところから数字などをささやき, 発音された言葉を1語ずつはっきりと繰り返させる。補聴器を使用しているならば補聴器使用時ならびに不使用時の両方での聴力を評価する。

スクリーニング検査の後, さらに詳細なベッドサイド検査(ウェーバー試験, リンネ試験)を行うこともある。これは音叉が1本あれば, 難聴を伝音性難聴か感音性難聴か, 区別することができる有用な手技である〔神経系のみかた(156頁)〕。

3 鼻

鼻と外鼻孔では明らかな偏位または排液の有無について観察する。嗅覚は眼を閉じてアルコール綿棒または他の刺激臭の同定をたずねることで検査する。

7 神経系

1) 生物学的変化

加齢に伴う神経系生物学的変化は広範囲に及び, 神経細胞数の減少, 脳の容積と重量の減少, 神経伝導速度の低下が起こる。すべての反射が認められるはずであるが, その反応時間の延長や, アミロイド沈着の増加, 神経伝達物質の減少, 複数の刺激に対する反応能力の低下, など様々である。また知能と学習能力は低下しないが, 情報を処理するのに時間がかかるようになる。記憶には障害はないが, 加齢に伴い短期記憶は低下する可能性がある。

神経細胞の脱落があっても脳細胞の数や容積には十分な余力があり, 直接的な症候として顕在化するわけではない。多くの高齢者は神経系疾患を患わない限り, 認知能力, 協調運動など, 他者がみてわかるような明らかな機能変化を示すことはない。

2) 主観的情報

神経系の不調は, それがコントロールしている身体各システムの不調として現れるために, 神経系そのものの不調を自覚させるような症状は少ない。たとえば脳神経の1つである嗅神経(第Ⅰ脳神経)の不調は, 匂いを感じないなどの感覚機能の不調として自覚され, 膀胱機能の調整の不調は各種尿失禁として自覚される。

神経系の不調の自覚を導く症状としては, めまい, ふらつき, 不随意運動や運動失調, 皮膚知覚異常などがあるが, いずれも加齢による正常な変化として認められることはない。これらの症状の訴えがあった場合は, 病的状態が潜んでいると考えるべきである。

3）身体所見

　高齢者の神経系の身体所見を得ることは，若年成人から得るのに比べてやや難しいものとなる可能性もある。多くの神経学的検査では患者の検査への理解と協力が確保されている必要があり，検者と患者との間に緊密なコミュニケーションと協力関係が必要となるものが多いからである。たとえば，皮膚表在知覚の検査などでは，辛抱強く患者の反応を待たねばならない場面もあり，協調運動などの検査では患者が検者の指示を正確に理解できることが前提となっている。

　高齢者では，理解力の低下はなくとも新たなことがらを記憶し保持し，適切なタイミングで想起するといったことはやや苦手になり，反応に要する時間も全般的に延長する傾向にある。そのような高齢者への神経学的検査では，患者を疲れさせないような段取りや配慮が重要となる。

1 脳神経系

　脳神経系のほとんどが感覚系など，他の身体システムで確認されるものである。

　第Ⅰ脳神経は嗅覚として，第Ⅱ脳神経は視覚として確認される。第Ⅲ，第Ⅳ，第Ⅵ脳神経は主に外眼球運動機能を担当しているが，加齢による外眼球運動への変化はないので，通常の若年成人での確認方法と変わるところはない。第Ⅴ脳神経にも加齢の影響はない。

　第Ⅶ脳神経の感覚機能については味覚を確認することで行われ，運動機能は顔面の表情の確認などを行う。この際には皮膚のたるみなどが加齢により修飾されたものであり，また高齢者において義歯を用いている場合は義歯を装着した状態での検査を行うことにより，顔面の構造的変化による修飾を補正する。

　第Ⅷ脳神経は聴覚の検査として行われる。第Ⅸ脳神経による咽頭反射は，ときに高齢者で反応時間が遅延することはあっても反射そのものが加齢によって消失することはない。残る第Ⅹ，第Ⅺ，第Ⅻ脳神経は加齢による影響を受けないので，通常の若年成人での確認方法と変わるところはない。

2 感覚機能

　感覚機能のうち皮膚知覚や深部知覚などは全身性のものであり，一般的に感覚系として取り上げて確認することはない。ただし皮膚知覚に関しては，通常は皮膚・外皮のアセスメントでカバーされる。高齢者であっても通常は皮膚での触覚や表在性の痛みに対する感覚の低下はみられない。しかし深部痛覚や温度覚に対しては，反応そのものの低下あるいは反応に要する時間の延長を認めることもある。

　振動覚の検査にあたっては患者の手足が十分に温められていることが重要であり，左右の上下肢で比較しつつ検査することが不可欠である。下肢の振動覚を評価する際には足趾よりも踝部の方が信頼性が高いといわれ，70歳未満の患者の場合，下肢での振動覚の低下はほとんどみられない。

3 運動機能

　多くの運動機能は筋骨格系のアセスメントに包含されるが，運動を調整する機能は神経系のアセスメントとして行われることもある。運動機能の評価としては筋肉量，筋緊張，筋力がアセスメントされる。高齢者のほとんどで筋肉量は加齢に伴って減少し，特に指間部の背側骨間筋や，大腿・下腿の筋群で顕著である。弛緩した筋を触診すると高齢者のほとんどで多少の筋緊張の低下を認める。

4 小脳機能

　小脳のアセスメントとしては，協調運動の評価，姿勢，歩行，立位のバランスにおける平衡機能に関する固有知覚検査が含まれる。

　高齢者では一般に細かい指の動作などをする際に緩急をつけるのが難しくなる。これは書字が以前のものと比べて変化することなどによってわかる。急速変換試験，指鼻試験などにより，この傾向はより鮮明となる〔「神経系のみかた」（166頁）〕。

　高齢者であっても基本的には立位のバランスは保たれている。健常ならば，多少の困難さを伴っても原則的に継ぎ足歩行は可能なはずである。高齢者で片足立ちができない場合がしばしばあるが，これは筋力低下や小脳失調によるものではなく，固有知覚や感覚障害に起因するものと考えられる。

　健常な高齢者でも，パーキンソン病患者にみられるような歩行姿勢（身体の上部をわずかに前方に屈曲させ，腕と膝を曲げて，少ない腕の振りで，歩幅は狭く歩く）が認められる（図8-7）。歩行のスピードと歩幅の

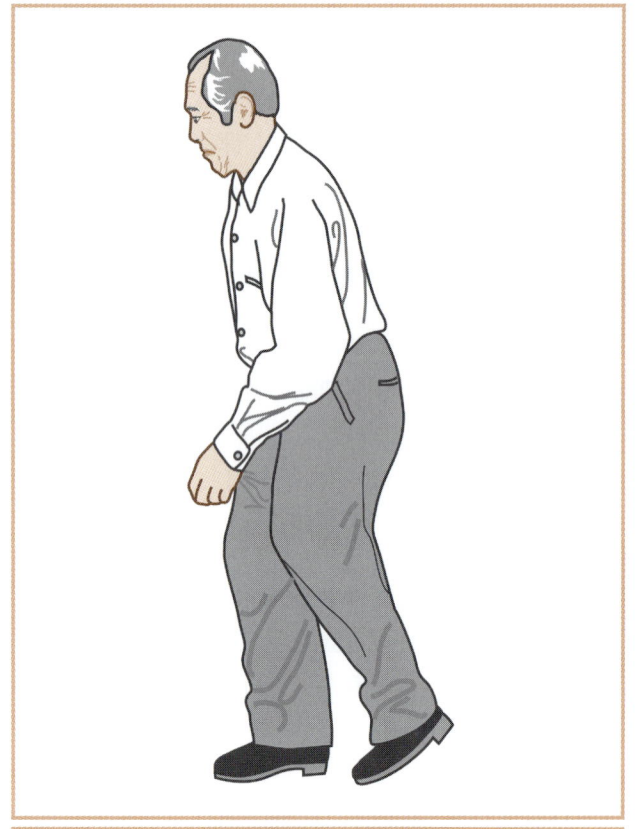

図8-7 パーキンソン病患者にみられるような歩行姿勢

広さは転倒のリスク指標として有用な情報であることが知られている。

5 深部腱反射

高齢者においては若年成人ほどには深部腱反射を誘発できないことも多い。これは，高齢者では若年成人ほどリラックスして筋肉の力を抜くことができないからともいわれている。また，うまく反射が誘発できたとしても，若年成人に比べて反応がやや緩徐になることもある。反射がやや亢進すること，あるいはやや減弱することは健常高齢者では許容範囲であることが多い。しかし高齢者の中でも年齢層が特に高い者では反射の低下，ないしは消失を認めることもある。

いずれにしても，反射に左右差があることは正常を逸脱した所見として有意である。言い換えれば反射はその強弱よりも，左右差の有無により臨床的な意義がある。この左右差はいかなる加齢状況であっても本来は認められるものではないので，明らかな左右差を認めた場合は必ず病的な意味がある。

6 その他の反射

表在腹壁反射は通常，加齢に伴って消失傾向にある。原始反射は加齢とともに再び出現する場合もあるが，何かしらの病的状態を否定せずに加齢によるものと決めつけてはいけない。

8 筋骨格系

1）生物学的変化

加齢に伴い筋細胞と弾性組織の数が減少する。骨格筋は萎縮し強さや大きさも減る。軟骨組織は薄くなり黄色っぽくなり，関節は動きが鈍くなる。脊椎にも変化が起こり，それにより身長が低くなる。骨量と無機質（ミネラル）が減り，そのため骨はもろくなる。高齢者では筋肉の量と同様に大きさも減っていく。

高齢者の筋骨格系にみられる主な変化は，骨粗鬆症と変形性関節症である。変形性関節症は70歳以上の約8割に認められる。また閉経後の女性では，骨粗鬆症が数多くの骨折に直接的・間接的に関与している。

2）主観的情報

高齢者自身で気がついている筋骨格系の構造や機能に変化がないかを詳しくたずねる必要がある。患者の活動レベルがどの程度であり，どの程度動くことができるか，どのような動作や活動が可能かについて確認していくことが重要である。このことについては別途「機能評価」の項目で述べた（223頁）。

高齢者は転倒に遭遇しやすい。転倒自体によりケガに至るものは5〜10％程度，さらに重症となるものは1％にも満たないといわれている。しかしながら，高齢者の事故死の約1/3は転倒による。さらに転倒を経験した者の約2割はその恐怖体験以後の日常生活で何かしらの活動制限をしているとされている。

転倒に至るには様々な要因が複雑に絡み合っているが，患者に属する要因としては，1）高齢，2）転倒の既往，3）鎮静剤の使用，4）認知機能障害，5）視力や聴力の障害，6）下肢の機能不全や足の問題，7）バランスや歩行の異常，がリスクファクターとして明らかにされている。これらについての主観的情報は，転

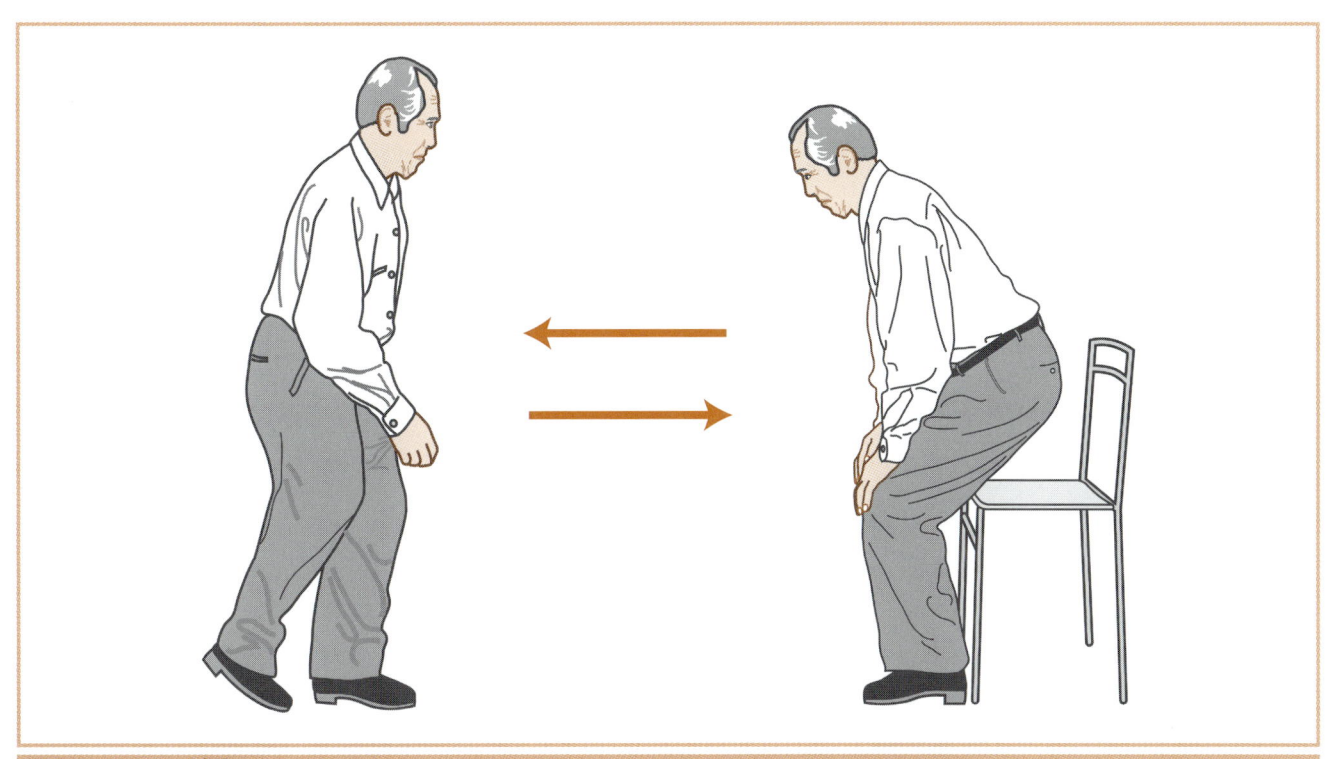

図 8-8　Up & Go 試験

倒の危険防止にあたって重要なものである。

3) 身体所見

1 上肢

　手ではヘバーデン(Heberden)結節，ブシャール(Bouchard)結節，デュピュイトラン(Dupuytren)拘縮の有無を評価する。ヘバーデン結節は遠位指節間関節の背側表面が肥厚・変形したものであり，変形性関節炎を示唆する。通常無痛性であり機能障害をきたすものではない。ブシャール結節は近位指節間関節に位置する。ブシャール結節も関節炎を示唆する。
　一方，デュピュイトラン拘縮は手掌筋膜の結節状の肥厚である。指は手掌側に引っ張られ完全に指が伸ばせなくなる可能性もある。

2 歩行

　歩行については足の引きずり，片側不全麻痺，その他の異常について観察する。靴の踵の過度な摩耗は歩行障害を示唆する。左右の手足の長さや周径が等しいかどうかを基礎データとして測ることもある。

　椅子から立ったり座ったりする能力を観察する，「Up & Go 試験」は，高齢者の身体のバランスと歩行を総合的にアセスメントするのに簡便かつ有用な検査である。患者に肘掛けがなく背もたれが垂直な椅子に座ってもらう。まずその椅子から立ち上がり，そのままの状態で少しの間静止した後，約 3 m 前方に向かって歩いてもらう。そこでどこにもつかまらずに向きを変え，もとの椅子まで戻り，そこでまた向きを変え椅子に座ってもらう。この一連の動作を観察するのが Up & Go 試験である(図 8-8)。
　この Up & Go 試験の評価方法は 2 つあり，オリジナルの評価方法では時間計測はせず，5 段階評価を行う。また，この一連の動作を完了させるのにかかった時間をもって評価する変法もある。後者では，健常な高齢者ならばこの一連の動作は 10 秒以内に完了することができ，30 秒以上かかった場合は種々の日常生活動作に援助を必要とすることが予測される。
　この他に，転倒リスク評価スケールも様々なものが考案され試行されているが，患者が実際に生活する場でも同様の動作が可能なのか，という観点が十分に反映されることが総合評価をする上で欠かせない。

索引

和文

あ

アキネジア 148
アキレス腱反射 169
アジソン病 191
頭のみかた，小児の 185
アダムス-ストークス症候群 76
圧痛 21, 114, 123
圧痛点 123
圧迫骨折 229
軋轢音 65
アテトーゼ 166
アペール症候群 186
粗い断続性副雑音 66
アルツハイマー型と脳血管性認知症の鑑別 148
アレルギー歴，小児の 179
安静時呼吸困難 75
鞍鼻 40, 47

い

胃アニサキス症 111, 113
胃下垂 116
息切れ 41
——，高齢者の 229, 231
意識障害，呼吸不全による 46
意識障害とは 139
意識障害の原因 142
意識状態 16
——のみかた 139
異常呼吸音 63
溢流性（低活動性）尿失禁 236
胃の触診 129
胃泡鼓音消失 60
イヤーピース 25, 88
インチング法 90
咽頭痛 40
咽頭のみかた 47
——，小児の 191
咽頭反射 19, 47, 151, 168
インパルス 84

う

ウィーズ 42, 66
ウィルヒョーのリンパ節 117
ウェーバー試験 **156**, 201

ウェルニッケ失語 145
うっ血性心不全 76
うっ血乳頭 154
うつ熱 35
運動機能のみかた 157
——，高齢者の 239
運動ニューロン 160
——障害 165
運動能力，小児の 200
運動方向の表現 158

え

栄養，高齢者の 220
腋窩 50
——線 51
——中央線 120
易疲労感 75
エリス・ダモワゾー曲線 60
エルプの点 90, 91
嚥下困難 114
鉛管様固縮 164
嚥下困難，高齢者の 234
延髄外側症候群 173
エンドトキシンショック 135

お

横隔膜ヘルニア 195
黄疸 116, 135
——，小児の 183
嘔吐 114
オースチン・フリント雑音 101
悪心 114
オスラー結節 78
音の性質と聴覚 87
折りこみナイフ現象 164
オリバー徴候 49
オルトラニ徴候 199
音声振とう 55
音声伝導 55
温度覚 172, 174

か

カーテン現象 151
ガーランド三角 60
外眼球運動のみかた 152
カイザー-フライシャー環 191
改訂長谷川式簡易知能評価スケール 147

開放音（OS） 95
顔，小児の 187
下顎反射 169
過換気症候群 75
過共鳴音 23
拡張期血圧 31, 32
拡張期血流雑音 97
拡張期性雑音 97, 101
角膜反射 168
——のみかた 153
過呼吸 45
ガス交換 38
ガスリーテスト 205
カスレ声 43
家族歴 13
——，高齢者の 221
——，循環器系の 72
——，小児の 180
——，腹部症状の 109
片足立ち 168
下大静脈閉塞 118
喀血 43, 77
滑走性触診 122
カッツスケール 223
活動（ADL）の評価 223
活動（IADL）の評価 223
活動性 17
活動パターン，高齢者の 219
括約筋機能 174
可動域の表記法 158
「可動性がよい」 20
カバー・テスト 152
カフェオレスポット 183
下部消化管出血 134
ガラガラ声 43
軽い触診 120
カルバロ徴候 100
加齢による変化 212
眼位の確認 151
肝炎 127
肝縁の変化 128
感音性難聴 155
肝下縁の推定 126
感覚機能，小児の 200
感覚系のみかた，高齢者の 236
感覚のみかた 172
換気 38
眼球突出 151
間欠性跛行 232
——症 28

間欠熱　35
眼瞼下垂　151, 188
還元ヘモグロビン　44
肝硬変　127
看護記録　4
看護診断　5
看護の役割　2
間質性肺炎　41
患者の姿勢, 腹部診療時の　120
患者の生活像　10
肝腫大　127
冠状縫合　186
乾性咳　41
関節可動域の測定　158
間接対光反射　143
肝臓の下限　26
肝臓の上限　26
肝臓の触診　127
間代　172
肝濁音界　124
眼底のみかた　154
顔面神経のみかた　150

き

奇異性分裂　94
キーセルバッハ部位　47, 191
既往歴　12
　──, 高齢者の　221
　──, 循環器系の　72
　──, 小児の　179
　──, 腹部症状の　109
期外収縮　30
機械的雑音　102
気管呼吸音　62
気管支炎　68
気管支声　65
気管支呼吸音　63
　──, 肺野できかれる　64
気管支喘息　41, 42
気管支肺胞呼吸音　63
気管分岐部　38, 52
利き目　152
気胸　69
気伝導　156
気道クリアランス　39, 41
亀頭の観察　197
機能性胃腸症　115
機能性日常生活動作の評価　223
機能評価　223

　──で測れないもの　226
　──を行う時期　225
きびきびした脈　82
奇脈　83
逆流性雑音　97, 98
ギャロップ　94
吸引反射　171
嗅覚　149
吸気　38
救急車症候群　75
嗅神経のみかた　149
急性肺水腫　75
急性腹症　133
急速変換試験　167
吸啜反射　171, 202
胸郭の異常, 小児の　193
胸郭の動き　39
胸郭の左右不整　18
胸郭の診察, 小児の　193
胸郭の変形　80
　──, 高齢者の　229
胸骨線　50
胸骨中線　50
胸水　69
強制把握　171
胸痛　43, 74
　──, 高齢者の　229, 232
胸痛, 心筋虚血による　74
胸痛, 非虚血性の　75
胸部身体所見のとりかた　52
胸部の境界線　50
胸部の区分　50
胸部のみかた　49
胸膜肥厚　69
胸膜摩擦音　67
共鳴音　23
挙睾筋反射　169, 197
ギラン-バレー症候群　160
起立性低血圧　174
筋萎縮　165
筋硬直　123
筋骨格系のみかた, 高齢者の　240
筋ジストロフィー　160
筋性防御　123
筋トーヌス　164
　──亢進肢位　145
　──の亢進　164
　──の低下　165
筋力低下の要因　160
筋力のMMT評価　160

筋力のスクリーニング　159

く

クヴォステック徴候　172
空洞性呼吸音　64
駆出音(ES)　96
駆出性・逆流性雑音　97
駆出性雑音　97, 100
クスマウル大呼吸　42, 45, 194
口とがらし反射　171
クッシング症候群　184
　──による皮膚線条　117
頸の診察, 小児の　188
くも状血管腫　117
くも指　78
クラインフェルター症候群　22
グラスゴー・コーマ・スケール　140
グラハム・スチール雑音　101
クリック　96
クルーケンベルグ腫瘍　117
クルーゾン病　193
グル音　125
くる病　193
クレチン病　186, 187
クレマスター反射　197
クローヌス　172
グロッコ・ラウハフス三角　60
クワシオルコル　195
群発呼吸　142

け

毛, 小児の　184, 187
経済状況, 高齢者の　220
痙縮　164
頸静脈と右心の関係　78
頸静脈の怒張　79
頸静脈の拍動パターン　80
系統的レビュー, 小児の　180
頸動脈雑音　234
頸動脈の拍動パターン　82
頸動脈のみかた, 高齢者の　233
頸部圧迫試験　157
頸部のみかた　48
　──, 神経系　157
稽留熱　35
痙攣　166
下血　115
血圧　30

――，高齢者の　233
――測定，小児の　204
――値の診断と分類　32
血圧測定
　下肢での――　31
　上腕での――　30
　触診法による――　32
　フラッシュ法による――　204
結核性リンパ腺炎　21
血管雑音　30，104
　胸背部の――　104
　頸部の――　104
　四肢の――　105
　腹部の――　105，125
血管腫，高齢者の　228
血管腫，小児の　183
血性痰　41
血便の原因　110
下痢　114
ケルニッヒ徴候　142
健康歴　10
減呼吸　45
検査歴と治療歴，腹部症状の　110
原始反射　171
剣状突起　53
犬吠性の咳　41
現病歴　11
　循環器系の――　72
　腹部症状の――　110

こ

後腋窩線　51，120
構音障害　150
咬筋　19
　――反射　169
口腔内の構造とみかた　18
口腔の構造，小児の　191
口腔のみかた，高齢者の　235
口腔のみかた，小児の　191
後脛骨動脈　28
高血圧　32
交互脈　83
高次脳機能のみかた　145
口臭　114
　――，小児の　191
甲状腺　21
拘束性の肺疾患　42
叩打痛　124
高調性連続性副雑音　65

喉頭ラ音　67
項部硬直　141
肛門出血　110
肛門反射　169
肛門部の診察，小児の　196
絞扼反射　47
口輪筋　19
鼓音　23
　――，肺・胸郭内の　60
股関節の脱臼，小児の　199
股関節不安定性　199
呼気　38
　――延長　63
呼吸運動　54
呼吸音の減弱　64
呼吸音の消失　64
呼吸器系の解剖　38
呼吸器系のみかた，高齢者の　229
呼吸器系の役割　38
呼吸器の聴診　61
呼吸困難　41，75
　――，高齢者の　229，231
呼吸困難，心理的な　75
呼吸困難の成因　42
呼吸数，高齢者の　230
呼吸数，小児の　203
呼吸数の正常値，小児の　193
呼吸性不整脈　30
呼吸中枢　38
呼吸の観察，小児の　193
呼吸パターン　38，44
　――，高齢者の　230
　――の変化　142
呼吸リズムの異常　45
黒内障　77
固視障害　153
固縮　164
個人の習慣　13
骨性胸郭　49
骨性のランドマーク　227
骨粗鬆症　240
骨伝導　156
コプリック斑　191
細かい断続性副雑音　67
コミュニケーション，高齢者の　215
コロトコフ音　30
　――の増強法　31
混合性難聴　155
根痛　173

さ

細菌性肺炎　41
最大呼気流量　41
臍帯ヘルニア　196
臍ヘルニア　130，196
逆さ睫毛　189
鎖骨上窩　48，53
鎖骨中線　50，120
嗄声　43
錆色痰　41
猿線　183
三叉神経のみかた　150
三尖弁逆流の聴診所見　100
三尖弁閉鎖成分（M_2）　93
三尖弁領域（T）　92
三層形成痰　41
産瘤　185
霰粒腫　189

し

痔　130
シーソー呼吸　196
シェーグレン症候群　18
シェーンライン・ヘノッホ紫斑病　117
シェロング起立試験　174
色素沈着，腹部の　117
四肢の太さの測定　163
四肢のみかた，小児の　197
矢状縫合　186
視診　16
　咽頭の――　19
　胸郭の――　17
　胸部の――　52
　頸静脈の――　78
　頸動脈の――　80
　頸部の――　21，48
　口腔の――　18
　舌の――　18
　循環器系の――　78
　乳房の――　22
　腹部の――　116
　指・爪の――　19
視神経のみかた　150
システムレビュー　12
　――，高齢者の　221
ジストニア　166
自然気胸　42
死前喘鳴　56，67

持続性雑音　97, 102
弛張熱　35
膝蓋腱反射　169
膝窩動脈　27
失行　146
失語　145
失神　76
湿性咳　41
湿性ラ音　66
失読失書　145
失認　146
質問方法，高齢者に対する　222
歯肉・歯の観察　18
しぶり腹　115
シミアン・クリーゼ　183
指紋と掌紋，小児の　183
ジャクソン徴候　157
斜視の有無　152
斜視の判定法　188
視野の確認　153
ジャパン・コーマ・スケール　140
斜裂，肺葉の　51
収縮期血圧　30, 32
収縮期性雑音　97, 98
手指屈筋反射　171
手掌オトガイ反射　171
主訴　11
蠕動音の減弱・消失　125
蠕動音の亢進　125
腫瘤，腹部の　130
循環器系のみかた，高齢者の　231
漿液性痰　41
障害老人の日常生活自立度(寝たきり度)
　判定基準　224
消化管出血　134
消化器系のみかた，高齢者の　234
小呼吸　45
症状や徴候の現れかた，高齢者の　213
衝動触診　122
小児の発達　200
小脳機能のみかた　166
　──，高齢者の　239
小脳失調　167
上腹部不定愁訴　115
上部消化管出血　134
小脈　82
静脈圧　78
静脈性ハム　104
静脈瘤　81
睫毛徴候　150

上腕三頭筋反射　169
上腕動脈　27
上腕二頭筋反射　169
触診　20
　──，胸部の　54
　──，頸動脈の　82
　──，頸部の　21, 48
　──，後脛骨動脈の　83
　──，甲状腺の　21
　──，呼吸運動の　55
　──，尺骨動脈の　82
　──，前胸壁の　83
　──，足背動脈の　83
　──，大腿動脈の　83
　──，橈骨動脈の　82
　──，乳房の　22
　──，腹部の　119
　──，肋骨骨折の　230
　──に用いる部位　83
食道裂孔ヘルニア　234
食欲不振　114
徐呼吸　45
女性化乳房　22
触覚　172
除脳硬直肢位　145
除皮質硬直肢位　145
徐脈　30
自律神経のみかた　174
自律性反射　168
視力喪失，一過性の　237
視力のスクリーニング，小児の　201
視力のみかた　153
腎盂腎炎　124
心音　87
　──成分　87
　──聴診，高齢者　232
　──聴診時の患者の体位　91
　──聴診と肺聴診　62
　──の聴診部位　90
　──発生のメカニズム　89
心筋梗塞　74
　──のサイン　232
シングル・クリーゼ　183
神経学的診察法　138
神経系の系統的アセスメント　138
神経系の不調　238
神経系のみかた，高齢者の　238
神経原性心血管失神　76
神経のアセスメント，小児の　199
心原性ショック　78

診察　8
心雑音　97
　──，高齢者　232
　──ピッチ　97
心室性ギャロップ　94
心室中隔欠損の聴診所見　100
心室瘤　80
振水音，腹部の　125
振せん　166
心尖拍動　80, **83**
　──と頸動脈の触診　92
　──部位のずれ，高齢者の　232
心臓性呼吸困難　75
心臓の大きさ，高齢者の　232
腎臓の触診　128
身体各系統のみかた，高齢者の　227
身体所見のとりかた，小児の　181
身体診察　3, 8
身体測定，小児の　203
身体的見わけ　5
心濁音界　57
深達性触診　120
診断　5
　──のレベル　5
　──の論理と過程　6
　──名　6
身長，小児の　203, 209
振とう音　67
振動覚　174
心内現象　89
心内膜炎　78
腎の浮球感　129
心肺予備力　231
心拍数，高齢者の　231, 233
心拍数の正常値，小児の　194
深部腱反射　169
　──，高齢者の　240
　──の表記法　171
深部知覚のみかた　174
心房音　89
心房性ギャロップ　94
心房中隔欠損の聴診所見　101
心膜ノック音　104
心膜摩擦音　103

す

水銀式血圧計を置く位置　33
水銀体温計　33
膵臓の触診　129

錐体路障害による病的反射　171
錐体路と錐体外路　164
水頭症　186，187
水泡音　66
水泡性ラ音　66
髄膜刺激症状のみかた　141
睡眠パターン，高齢者の　219
スクラッチテスト　**26**，126，196
ストライダー　42
スパーリング徴候　157
スリル　83，85
　──を触れる部位　86

せ

清音　58
声音振とう　55
生活習慣病　73
生活歴，腹部症状の　109
性器のみかた，小児の　197
脆弱化（frailty）　212，214
正常血圧　32
正常呼吸音　62
正常心音　93
生殖器系のみかた，高齢者の　235
生殖機能の低下　235
精神と運動の発達，小児の　204
性生活歴，高齢者の　220
正中線　120
咳　40
赤外線鼓膜体温計　33
脊髄神経と信号の伝達　165
脊髄半側症候群　174
脊柱の触診，高齢者の　230
脊椎後側彎曲　81
脊椎後彎症　229
脊椎側彎症　46，197
舌咽神経のみかた　150
舌下神経のみかた　151
舌小帯　34
切迫性（急迫性）尿失禁　236
前腋窩線　51，120
前胸壁の拍動パターン　85
全身観察，高齢者の　227
全身倦怠感　114
全身のみかた，小児の　181
浅促呼吸　45
喘息様呼吸音　64
疝痛　111
先天性心疾患，小児の　194

尖頭　186
喘鳴　42
泉門　185
前立腺肥大症　236

そ

相加性ギャロップ　95
臓器の触れかた，小児の　196
双手触診　122
僧帽弁顔貌　78
僧帽弁逆流の聴診所見　98
僧帽弁狭窄の聴診所見　102
僧帽弁閉鎖成分（M_1）　93
僧帽弁領域（M）　92
足底反射　169
足背動脈　28
速脈　82
鼠径ヘルニア　130

た

ターナー症候群　188
タール便　134
第1心音（S_1）　93
第1心音の発生　89
第2心音（S_2）　93
第2心音の発生　89
第2心音の分裂　94
第3心音（S_3）　94
第3心音の発生　89
第4心音（S_4）　95
第4心音の発生　89
第5指単一屈曲線　183
体位反射　168
体温　33
　──，小児の　204
　──異常　35
　──のメカニズム　35
体温測定
　腋窩での──　33
　口腔での──　33
　鼓膜での──　34
　直腸での──　34
対光反射　153
　──のみかた　142
体重，小児の　203，208
体性反射　168
大腿動脈　27
大腿ヘルニア　130

大腸の触診　130
耐糖能の低下　227
大動脈弁逆流の聴診所見　101
大動脈弁狭窄の聴診所見　100
大動脈弁閉鎖成分（A_2）　93
大動脈弁領域（A）　92
大動脈瘤　80
大葉性肺炎　68
ダウン症候群　183，186，188
濁音　23
　──，肺野の　60
　──の移動　132
多呼吸　45
打診　23
　──，胸部の　57
　──，循環器系の　86
　──，肺部の　57
　──，腹部の　124
　──時のコツ　23
　──上の異常　60
　──上の肺境界　59
　──の原理　23
打診音　23
　──，肺部の　58
　──の分類　23
脱酸素化ヘモグロビン　44
タナーの分類　197
樽状胸　17，46，81，230
痰　41
単神経障害　174
断続性呼吸音　64
断続性副雑音　66
胆嚢炎　128
胆嚢の触診　128

ち

チアノーゼ　**44**，77
　──，小児の　183
チェーン-ストークス呼吸　42，45，142，194
チェストピース　25，88
痴呆症（認知症）　147
遅脈　83
中咽頭　47
中腋窩線　51，120
中心性チアノーゼ　19，45，77，183
虫垂炎の圧痛点　132
中枢神経　149
中枢性チアノーゼ　19

中枢性発熱　35
聴診　25
　　――，音声の　65
　　――，胸部の　61
　　――，呼吸器の　62
　　――，心音の　89
　　――，腹部の　125
聴診器の使いかた　88
聴診器の使い分け　25
聴診の順序　62
聴力曲線　87
聴力のスクリーニング　155
　　――，高齢者の　238
　　――，小児の　200
直接対光反射　143

つ

椎骨線　51
痛覚　172
爪の変形　19
爪のみかた，高齢者の　228
爪のみかた，小児の　183
ツルゴール　228

て

低調性連続性副雑音　66
笛声音　65
テネスムス　115
デファンス　123
デュピュイトラン拘縮　241
伝音性難聴　155
電子体温計　33
転倒，高齢者の　240

と

頭囲，小児の　185，203，210
頭囲の発達　207
頭蓋，幼児の　186
頭蓋の光透過性の検査　187
頭蓋癆　186
動悸　76
洞結節　89
橈骨回内反射　169
橈骨動脈　27
糖尿病性アシドーシス　191
頭部後屈反射　171
動脈管開存の聴診所見　102

動脈血酸素分圧値，高齢者の　229
動揺胸郭　230
等容性収縮　89
兎眼　188
吐血　115
徒手的筋力測定（MMT）　160
トリーチャー・コリンズ症候群　188，189
トルソー徴候　172
トレムナー反射　171
呑酸　114

な

内眼角贅皮　188，189
内頸静脈の観察　79
内耳神経（聴神経）のみかた　150
内臓反射　168
軟口蓋反射　169
難聴，高齢者の　237

に

二次性徴　197
二段脈　83
日常生活動作，高齢者の　223
日常生活動作（ADL）の確認　157
ニトログリセリン　74
乳癌　22
乳児・幼児の発育曲線　206
乳房の視診・触診　22
乳房の視診，小児の　197
尿失禁　235
人形の目現象のみかた　144
認知症と他疾患との鑑別　147

ね

粘液性痰　41
粘性痰　41
捻髪音　67

の

脳幹反応　144
脳神経系のみかた，高齢者の　239
脳神経の配列　149
脳神経のみかた　149
　　――，小児の　202
膿性痰　41
脳ヘルニア　144

は

パーキンソン病　164
把握反射　202
ハーシュ　97
バーセルセルフケア評価法　223
パーソナリティー，高齢者の　212
ハーラー症候群　188，189
肺炎　41
肺活量　55
肺肝境界　57，86，124
肺気腫　68
肺下界　58，59
肺梗塞症　43
肺上界　59
肺線維症　69
肺塞栓症　42，81
バイタルサイン　27
　　――のみかた，小児の　203
肺動脈弁逆流の聴診所見　101
肺動脈弁狭窄の聴診所見　101
肺動脈弁閉鎖成分（P_2）　93
肺動脈弁領域（P）　92
肺の上・下境界　52
背部のみかた，小児の　197
肺胞呼吸音　62
肺胞内圧　38
肺葉の位置　51
白内障　237
麦粒腫　189
長谷川式簡易知能評価スケール　147
ばち指　19，46
発汗障害　174
発達歴，小児の　179
波動の触知　22，131
はと胸　18，81
鼻のみかた　47
　　――，小児の　191
パニック発作　75
バビンスキー反射　169，171
　　――，小児の　199
バリスムス　166
反射性尿失禁　236
反射の増強法　171
反射のみかた　168
　　――，高齢者の　240
　　――，小児の　201
半側空間無視　147
半側身体失認　147
反跳痛　114，123，196

ひ

ピークフロー 41
鼻炎 40
ビオー呼吸 42, 45, 143, 194
皮下気腫 49, 56
　　──捻髪音 67
皮下捻髪音 57
鼻鏡 47
鼻腔 47
膝踵試験 167
脾腫 127
皮疹，腹部の 117
非心臓性呼吸困難 75
鼻背 47
脾臓の触診 127
ピティング・エデマ 183
泌尿器のみかた，高齢者の 235
皮膚線条，腹部の 116
皮膚のみかた，高齢者の 228
皮膚のみかた，小児の 181
鼻閉 40
ヒポクラテス振とう音 60
ヒュー-ジョーンズ分類 42
病因的診断 5
表在性触診 120, 121
表在知覚 172
　　──のスクリーニング 173
　　──のみかた 173
表在反射 168
病的反射 168, 171
　　──，錐体路障害による 171
病歴 10
　　──聴取，呼吸器系の 40
　　──聴取の観点，高齢者の 215
　　──とり 9
　　──のとりかた，小児の 178
　　──のとりかた，腹部の 109
　　──や経歴，高齢者の 217
鼻翼 47
　　──呼吸 42, 47
非律動性不随意運動 166
ビリルビン 135, 183
鼻漏 40
貧血の有無の確認，高齢者の 228
頻呼吸 45
頻脈 30

ふ

ファロー四徴症 76
フォン・レックリングハウゼン病 183
深い触診 120
腹圧性(緊張性)尿失禁 236
副雑音 65
副神経のみかた 151
腹水の有無 130
腹水の存在診断 124
腹直筋解離 130, 195
腹痛 111
　　──の部位 112
　　──の放散 112
副鼻腔炎 40
副鼻腔の発達 191
副鼻腔群 48
腹部重圧感 114
腹部症状のとらえかた 108
腹部触診の姿勢 121
腹部臓器の位置 108
腹部大動脈瘤 80, 86, 118, 125, 130
腹部の診察，小児の 195
腹部の拍動 118
腹部の部位区分 112
　　──，疾患単位による 119
腹部膨満感 115
腹壁静脈の怒張 118
腹壁瘢痕ヘルニア 130
腹壁反射 169
　　──，小児の 197
腹壁皮膚の変化 116
腹壁ヘルニア 130
腹膜炎 123
服薬，高齢者の 220
ブシャール結節 241
浮腫 76
　　──，眼瞼の 189
　　──，小児の 183
不随意運動 166
不正咬合 18
不整脈 30
　　──，高齢者の 233
舞踏病 166
ブラウン-セカール症候群 174
ブラッシュフィールドスポット 190
フラッシュ法 204
フリーマン・レバインの分類 97
ブルジンスキー徴候 142
ブルンベルグ徴候 123

へ

ブローイング 97
ブローカ失語 145
プロフィールの作成，高齢者の 218
分裂脈 82

へ

平衡機能のみかた 167
閉塞性イレウス 115, 125
閉塞性黄疸 135
平坦音 23
ペクトリロキー 65
ヘテロクロミア 190
ヘバーデン結節 241
ベル型 25, 26, 88
ヘルニア 130
変形性関節症 240
変態性呼吸音 65
扁桃の大きさ，小児の 191
便秘 115
　　──，高齢者の 235

ほ

ポイツ-ジェガース症候群 191
房室結節 89
ホーマンズ徴候 232
歩行，高齢者の 241
歩行姿勢，高齢者の 239
歩行のアセスメント 158
ホジキン病 21
発作性夜間呼吸困難 75
哺乳反射 202
ホフマン反射 171
ホルネル症候群 151, 188

ま

マーカス・ガン現象 188
膜型 88
マススクリーニング 205
マッキエン徴候 186
末梢神経 149
　　──障害，糖尿病性の 174
末梢性チアノーゼ 45, 77, 183
麻痺，舌の 18
麻痺性イレウス 125
マルファン症候群 78, 191
マロリー-ワイス症候群 134
マンシェット 30

慢性閉塞性肺疾患 42

み

ミオクローヌス 166
ミオパチー 165
耳の位置，小児の 188
耳の構造 155，191
耳のみかた 155
　——，小児の 191
脈管触診，小児の 196
脈拍欠損 82
　——，高齢者の 233
脈拍数 30
　——，小児の 203
脈拍測定 27
　——のポイント 29
脈拍と心尖拍動の同時触知 233
ミュッセの徴候 78

む

無害性雑音 103
無気肺 69
無呼吸 45
胸やけ 114

め

迷走神経のみかた 150
メタボリックシンドローム 18，80
眼の位置，小児の 187
眼の構造 189
眼のみかた 151
　——，高齢者の 236
　——，小児の 188
めまい，高齢者の 232
面接 8
　——の場面設定，高齢者の 217

も

蒙古様眼裂 188

毛髪の喪失 228
もたれ感 114
モロー反射 168，202
問診 8
　——，小児の 178
　——，高齢者の 215
門脈閉塞 118

や

山羊声 65

ゆ

指先触診 123
指鼻試験 166
指鼻指試験 167

よ

ヨード試験 174
翼状頸 188

ら

ライフ・プランニング・センター式生活
　習慣検査 73
雷鳴音 125
落陽現象 189
ラゼーグ徴候 142
ラフ 97
ランブル 97

り

律動性不随意運動（振せん） 166
緑内障 237
臨床的判断力 4
リンネ試験 **156**，201
リンパ節，腹部の 117
リンパ節腫大 48，55
リンパ節とリンパの流れ 185
リンパ節の可動性 20
リンパ節の腫脹 21
リンパ節のみかた，小児の 184

る

類軋音 65，66
涙管のマッサージ 190
るいそう 115
ルービンスタイン-テイビ症候群 188

れ

レバイン分類 97
レルミット徴候 157
連続性副雑音 65

ろ

労作性呼吸困難 75
老人環 237
老人性うつ病 148
老人性拡張症 228
老人性眼瞼内反 237
老人性難聴 237
老人性肺気腫 230
漏斗胸 17，46，81
ロートンスケール 223
ロートンのIADLスケール 224
肋間腔 53
肋骨下角 50
肋骨弓 53
ロッソリモ反射 172
ロンベルグ試験 167

わ

ワールデンブルグ症候群 187
ワルテンベルグ反射 171
ワレンベルグ症候群 173
腕橈骨筋反射 169

欧文

A
a波，頸静脈の　79
ADLスケール　223
Ankle-Brachial Index：ABI　32
assessment　3
Austin Flint雑音　101

B
Barthel Self Care Rating　223
BMI(body mass index)　16

D
death rattle　56, 67

E
egophony　65

F
Five F　117
Free-man/Levineの分類　97

G
Glasgow Coma Scale：GCS　140, 141

H
Hugh-Jones分類　42

I
IADLスケール　223

J
Japan Coma Scale：JCS　140

K
Katz Scale　223

L
Lowton IADL Scale　224
Lowton Scale　223
LLB(lung-liver border)　26, 124

M
mammary soufle　104
MMT(manual muscle test)　160
McBurney　119
　──点　132
MMTの看護への応用　161

O
O脚　197

P
physical examination　3
pitting edema　183
POS(problem oriented system)　4, 74
preconditioning現象　74

R
Rapp四角　132

S
s(cv)波，頸静脈の　79
stridor　42

U
Up&Go試験　241

V
v波，頸静脈の　79
venous hum　104

W
wheeze　42, 66

X
X脚　197

数字

18トリソミー　188
3部調律　94
4部調律　94

CD-ROM 操作ガイド

付録の CD-ROM には，呼吸音・心音・腸音が収録されています。
音を聴く際には正確に音の特徴をとらえるため，イヤホンまたはヘッドホンを使用してください。

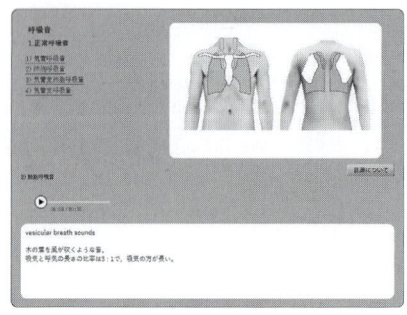

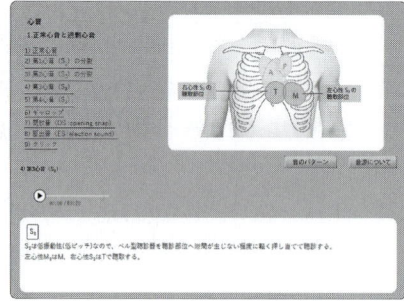

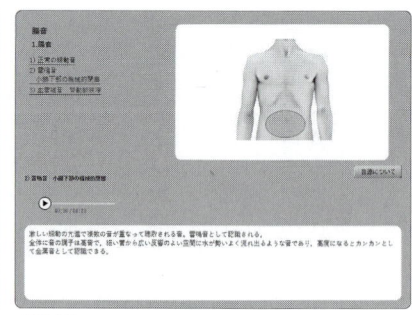

[呼吸音]　　　　　　　　　　[心音]　　　　　　　　　　[腸音]

■使いかた
- 本 CD-ROM は，CD-ROM ドライブにセットすると自動的に起動します。
  起動しない場合は，「**マイ コンピュータ**」の CD-ROM ドライブのアイコンを右クリックして「開く」を選択し，「**index.html**」を開いてください。
  Macintosh の場合は，デスクトップにできる CD-ROM ドライブのアイコンを Ctrl キーを押しながらクリックして「開く」を選択し，「**index.html**」を開いてください。

■使用上の注意（必ずお読みください）
- 本製品の内容は著作権により保護されており，一部または全部を無断で転載すること，改変することは禁止されています。
- 本製品は書籍の付録として添付されている CD-ROM のため，ユーザー登録ならびにユーザーサポートは行っておりません。ご了承下さい。

■ Web 版について
- 本 CD-ROM に収録された内容は，Web でもご覧になることができます。
- 下記の URL または QR コードにアクセスし，ID と PASS を入力してください。

http://www.igaku-shoin.co.jp/prd/00233/

このシールを剥がすと，
ID と PASS が記載されています

- 本 Web 付録のデータは予告なしに変更・修正したり，また配信を停止する場合もございます。ご了承ください。
- 本 Web 付録の利用ライセンスは，本書1冊につき1つ，個人所有者1名に対して与えられるものです。第三者への ID（ユーザー名）とパスワードの提供・開示は固く禁じます。また図書館・図書施設など複数人の利用を前提とする場合には，本 Web 付録を利用することはできません。
- Web 版も CD-ROM と同様に書籍の付録のため，ユーザーサポートの対象外とさせていただきます。ご了承ください。

■推奨ブラウザとバージョン

Internet Explorer	バージョン 9 以上
Chrome，Edge，Firefox，Safari	最新版とそのひとつ前のバージョン
Opera	最新版
iOS 版 Safari	iOS 7 以上
Android 標準	4.0 以上